Anne Waldschmidt · Anne Klein · Miguel Tamayo Korte

# Das Wissen der Leute

# Theorie und Praxis der Diskursforschung

herausgegeben von
Reiner Keller

Seit Mitte der 1990er Jahre hat sich im deutschsprachigen Raum quer durch die verschiedenen sozial- und geisteswissenschaftlichen Disziplinen eine lebendige Szene der diskurstheoretisch begründeten empirischen Diskurs- und Dispositivforschung entwickelt. Nicht nur Qualifikationsarbeiten etwa im Rahmen von Graduiertenkollegs, sondern auch Forschungsprojekte, Methodenwerkstätten und Tagungen oder die von der Deutschen Gesellschaft für Soziologie unlängst vergebenen Nachwuchs-Preise für empirische Diskursstudien dokumentieren die zunehmende Bedeutung des Diskursbegriffs für die Analyse gesellschaftlicher Wissensverhältnisse und Wissenspolitiken. Vor diesem Hintergrund zielt die interdisziplinär angelegte Reihe durch die Veröffentlichung von Studien und Diskussionsbeiträgen auf eine weitere Profilschärfung der Diskursforschung sowie auf die Vorstellung entsprechender Arbeiten für ein breiteres wissenschaftliches Publikum. Die einzelnen Bände werden sich mit theoretischen und methodologischen Grundlagen, methodischen Umsetzungen und empirischen Ergebnissen der Diskurs- und Dispositivforschung sowie mit deren Verhältnis zu anderen Theorieprogrammen und Vorgehensweisen beschäftigen. Vorgesehen ist die Publikation von Forschungsarbeiten aus unterschiedlichen Fachdisziplinen sowie von Sammel- und Tagungsbänden.

Anne Waldschmidt
Anne Klein
Miguel Tamayo Korte

# Das Wissen der Leute

## Bioethik, Alltag und Macht im Internet

Unter Mitarbeit von Sibel Dalman-Eken

VS VERLAG FÜR SOZIALWISSENSCHAFTEN

Bibliografische Information der Deutschen Nationalbibliothek
Die Deutsche Nationalbibliothek verzeichnet diese Publikation in der
Deutschen Nationalbibliografie; detaillierte bibliografische Daten sind im Internet über
<http://dnb.d-nb.de> abrufbar.

1. Auflage 2009



Lektorat: Katrin Emmerich / Sabine Schöller

VS Verlag für Sozialwissenschaften ist Teil der Fachverlagsgruppe Springer Science+Business Media.
www.vs-verlag.de



Umschlaggestaltung: KünkelLopka Medienentwicklung, Heidelberg
Druck und buchbinderische Verarbeitung: Krips b.v., Meppel
Gedruckt auf säurefreiem und chlorfrei gebleichtem Papier
Printed in the Netherlands

ISBN 978-3-531-15664-4

# Inhaltsverzeichnis

# Tabellenverzeichnis

# Abbildungsverzeichnis

# 1 Die Problemstellung

Was ist der Mensch? – Diese im 18. Jahrhundert von Immanuel Kant aufgeworfene Frage hat mit den Gen- und Fortpflanzungstechnologien in neuer Weise an Aktualität gewonnen.[1] Praktiken wie die selektive Abtreibung nach Pränataldiagnostik, die künstliche Befruchtung mit anonymer Samenspende, die Präimplantationsdiagnostik zur Embryonenauswahl, die weltweite Forschung an embryonalen Stammzellen, die Herstellung transgener Versuchstiere und die Vision menschlicher ‚Klone' stellen Grundannahmen über Menschsein, Menschenwürde und das Zusammenleben ebenso in Frage wie als selbstverständlich erachtete Grenzziehungen, etwa die zwischen Mensch und Tier oder, grundlegender betrachtet, zwischen Natur und Kultur. Forschungspolitische Weichenstellungen, beispielsweise die Förderung verbrauchender Embryonenforschung und die Erlaubnis fremdnütziger Forschung, werfen bislang unbekannte Fragen im Umgang mit dem menschlichen Leben auf. Als brisant gelten auch der kommerzielle Handel mit weiblichen Eizellen und klinische Experimente ohne informierte Einwilligung der Versuchspersonen.[2] Genetische Diagnostik und Pharmakogenetik bergen, selbst wenn sie Selbstmanagement und individuell angepasste Therapien offerieren, Stigmatisierungspotenziale und Kontrollmöglichkeiten.

Angebots- und Nutzungspraktiken von Organtransplantation und Klonierungstechniken differieren weltweit; die gesetzlichen Regelungen für Sterbehilfe und prädiktive Diagnostik unterscheiden sich auch auf europäischer Ebene.[3] Dis-

---

1 Gen- und fortpflanzungstechnologische Eingriffe richten sich nicht allein auf den Menschen, sondern betreffen in gleicher Weise auch Tiere, Pflanzen und Mikroorganismen. Bemerkenswert ist allerdings, dass vorzugsweise die so genannte ‚rote' Gentechnik (im Unterschied zu der ‚grünen', pflanzenorientierten Variante) im Blickfeld der Öffentlichkeit steht und bioethische Fragen weniger im Zusammenhang mit Tierschutz und Ökologie, sondern vor allem mit Bezug auf den Menschen thematisiert werden.

2 Zur Frage der Vernutzung menschlichen Lebens vgl. die Debatte um die Stammzellforschung, u. a. verbunden mit der Debatte über den Handel mit Eizellen rumänischer Frauen (vgl. u.a. Ärzte Zeitung Online 2005). Im Sommer 2006 hat das Europäische Parlament grünes Licht für die Forschungsförderung verbrauchender Embryonenforschung gegeben, vgl. http://www.aerzteblatt-studieren.de/doc.asp?docId=103299 (12.01.2007).

3 In Europa gibt es national verschiedene Regelungen: In Belgien und den Niederlanden ist die Sterbehilfe liberalisiert; außerdem gibt es eine entsprechende Praxis in der Schweiz (vgl. Tolmein

kussionen verweisen nicht nur auf wissenschaftliche und ökonomische Interessen, pragmatische Erwägungen und unterschiedliche Akzeptanzbereitschaften, sondern zeigen auch die Veränderung ethischer Wertvorstellungen und Normsetzungen an. Der Subjektbegriff, die Unantastbarkeit der Person und die Unverfügbarkeit menschlichen Lebens, Vorstellungen von Gleichheit und Autonomie – Konzepte also, auf denen die modernen westlichen Gesellschaften basieren – werden in neuer Weise problematisiert; in Frage gestellt ist „das ethische Selbstverständnis der Gattung" (Habermas 2005, 34ff.). Auch tradierte Körperbilder und identitätsrelevante Vorstellungen vom eigenen Leib als einer stabilen Einheit geraten ins Wanken. Das auf Generationenfolge und Geschlechterunterschied basierende „Allianzdispositiv" (Foucault 1983, 128ff.) der Familie verliert seine Gültigkeit; behinderte und chronisch kranke Menschen sehen sich mit neuartigen Herausforderungen, Hoffnungen und Diskriminierungen konfrontiert (vgl. Lemke 2004). Auf den Intensivstationen büßt der Tod den Charakter eines Mysteriums ein; mittels Patientenverfügung wird der Sterbeprozess zu einer Angelegenheit persönlicher Entscheidung (vgl. Tolmein 2006).

Was haben all diese hier nur kurz skizzierten, unterschiedlichen Problemstellungen gemeinsam? Landläufig werden sie unter dem Oberbegriff „Bioethik" subsumiert. Wie kaum ein anderes Thema gilt Bioethik als ein „hot issue" (Winkler/Kozeluh 2005, 182) der Gegenwartsgesellschaft.[4] In der Debatte über die Auswirkungen medizintechnologischer Interventionen auf menschliches (Zusammen-) Leben treffen die unterschiedlichsten Positionen aufeinander. Während einerseits gentechnische Eingriffe befürwortet werden, weil man sich verbesserte Diagnostika und Therapien verspricht, gibt es auf der anderen Seite warnende Stimmen, welche das Missbrauchspotenzial der neuen Technologien hervorheben. Längst wird die Auseinandersetzung über bioethische Problemstellungen nicht mehr nur in den Wissenschaften geführt; im Gegenteil, sie ist zu einem Thema geworden, dessen kulturelle, ökonomische, politische und rechtliche Aspekte auch in den Massenmedien und der Alltagskultur diskutiert werden.

Bioethik als diskursive und soziale Praxis lässt sich als paradigmatischer Fall der „Wissensgesellschaft" (vgl. Burke 2002; Kübler 2005; Lehmann 2005; Stehr 1994; Weingart 2001) begreifen. Unter diesem Begriff wird üblicherweise „eine Gesell-

2006). Auch die Präimplantationsdiagnostik wird unterschiedlich gehandhabt (vgl. Hennen/Sauter 2004) ebenso wie die Stammzellforschung (vgl. Badura-Lotter 2005). Vgl. zu bioethischen Fragestellungen in interkulturellen Kontexten Schicktanz (2003).

4 Mit dem Begriff „hot issue" sind brisante Themen gemeint, die kontroverse Stellungnahmen hervorrufen, ein ausgeprägtes Diskussionsinteresse evozieren und den Anlass für ausdauernde, gesellschaftliche Debatten geben. Der Begriff „diskursives Thema", den wir im Anschluss an Jürgen Link später in dieser Studie verwenden werden, bezeichnet einen ähnlichen Sachverhalt.

schaftsform [verstanden, d. Verf.], in der die Ware Wissen in Gestalt von wissenschaftlich-technischem Wissen, Bildung, Produkten, Kulturindustrien, Informationstechnologien usw. von ökonomisch zentraler Bedeutung ist." (Keller 2005, 87) In anderen Worten, in der Wissensgesellschaft, die im Zusammenhang mit der Bioethik korrekter eigentlich als „*Wissenschafts*gesellschaft" (Stehr 1994, 219, Hervorh. d. Verf.) zu bezeichnen wäre, geht es um Allgegenwart und Dominanz von wissenschaftlichem Wissen in zentralen gesellschaftlichen Lebensbereichen. Nico Stehr (2003, 86ff.) spricht auch von „Wissenspolitik" und meint damit die „Überwachung" oder auch „Regulierung" des Wissens. Unmittelbar einleuchtend ist, dass Gen- und Fortpflanzungstechnologien Ergebnisse wissenschaftlichen Handelns sind, als deren Folge existentielle Lebensbereiche wie Gesundheit und Krankheit, Partnerwahl, Kinderkriegen und Sterbebegleitung zunehmend wissenschaftlichen Deutungsmustern, technischen Interventionsmöglichkeiten und der Expertise von Professionellen unterworfen werden. Dass die Verwissenschaftlichung von Lebensbeginn, Lebensführung und Lebensende nicht unbedingt zu fortschreitender Rationalität und erhöhter Problemlösungskompetenz geführt hat, sondern im Gegenteil neue Aporien und Dilemmata erzeugt, ist in vielen Studien überzeugend aufgewiesen worden. Exemplarisch seien an dieser Stelle die Entscheidungsnöte schwangerer Frauen nach einer vorgeburtlichen Diagnostik (vgl. Strachota 2006; Wieser 2006), die Suche von mittels anonymer Samenspende gezeugten Kindern nach dem biologischen Vater,[5] der unklare rechtliche Status tief gefrorener Keimzellen und die Problematik von Hirntod und Organspende (vgl. Kalitzkus 2003) aufgeführt.

Am Beispiel der Bioethik lässt sich nicht nur der Versuch der bewussten Steuerung der menschlichen Beziehungen und Lebenswelten studieren, sondern auch die Rationalisierung der gesellschaftlichen Debatte. Die „Verwissenschaftlichung des Sozialen" (Raphael 1996) ist umfassend: Nicht allein die Technikgenese beruht auf (primär: natur-) wissenschaftlichem Expertentum; auch die Reflexion der Auswirkungen von Technologien auf die Gesellschaft greift in erheblichem Maße auf wissenschaftliches Wissen zurück. Mittlerweile gibt es eine ganze Reihe von Einrichtungen, die sich die konstante Beobachtung und Diskursivierung der Gen- und Fortpflanzungstechnologien zur Aufgabe gemacht haben. Das Büro für Technikfolgen-Abschätzung beim Deutschen Bundestag (TAB) und die Akademie für Technikfolgenabschätzung in Baden-Württemberg sind hier ebenso zu nennen wie das Deutsche Referenzzentrum für Ethik an der Universität Bonn, das Interfa-

5 Vgl. etwa den Fall eines britischen Jungen, der via Internet den Mann fand, mit dessen Samen er gezeugt wurde: „Anonymous sperm donor traced on internet", http://www.newscientist.com/channel/sex/mg18825244.200.html (08.11.2005).

kultative Zentrum für Ethik in den Wissenschaften an der Universität Tübingen und das Berliner Institut Mensch, Ethik und Wissenschaft (IMEW). Technikfolgenabschätzung wie auch Recht und vor allem Ethik scheinen die Fachdisziplinen zu sein, die sich erfolgreich der biotechnologischen Problemstellungen bemächtigt haben, während andere Fächer wie etwa Soziologie und Kulturwissenschaften sich bislang mit der Thematik noch schwer tun und erst in neuerer Zeit, meist in kritischer Absicht, vermehrt Studien zur „Bio-Macht" entstehen (vgl. Gehring 2006).[6] Die Verwissenschaftlichung gesellschaftlicher Reflexion geht einher mit der Verwissenschaftlichung der Politik als entscheidungsmächtige, mit Regulations- und Kontrollfunktionen beauftragte Instanz (vgl. Fisch/Rudloff 2004). Auch in diesem Bereich ist eine Institutionalisierungstendenz zu beobachten.

Angefangen mit der so genannten Benda-Kommission zur „In-Vitro-Fertilisation, Genomanalyse und Gentherapie" (1985), der Enquetekommission des Deutschen Bundestags „Chancen und Risiken der Gentechnologie" (1987), den Bund-Länder-Arbeitsgruppen zur Fortpflanzungsmedizin (1988) und Genomanalyse (1990) bis hin zur Enquetekommission „Recht und Ethik der modernen Medizin" (Deutscher Bundestag 2002) und ihrer mit nur leicht verändertem Titel „Ethik und Recht der modernen Medizin" eingesetzten Nachfolgerin (Deutscher Bundestag 2005) gibt es mittlerweile eine fast zwanzigjährige Tradition wissenschaftlicher Politikberatung zur Bioethik, die mit dem im Juni 2001 konstituierten „Nationalen Ethikrat" als ein dem damaligen Bundeskanzler Gerhard Schröder direkt zugeordnetes Gremium einen vorläufigen Höhepunkt erreichte. Mit dem Regierungswechsel 2005 setzte eine gewisse Flaute im biopolitischen Diskurs ein; nach längerem Streit wurde schließlich 2007 die Einrichtung eines „Deutschen Ethikrats" beschlossen; bei der Besetzung haben Bundesregierung und Bundestag gleichermaßen Einfluss erhalten. Auch wenn absehbar ist, dass sich die politische Debatte auch in Zukunft auf der Grundlage von wissenschaftlicher Expertise mit bioethischen Problemstellungen auseinandersetzen wird, bietet die Kontroverse[7] um den

6 Dass es in Folge der Monopolstellung einzelner Fächer zu einer Engführung der gesellschaftlichen Auseinandersetzung über Bioethik gekommen ist, wird unter dem Stichwort einer Ethisierung der Debatte problematisiert (vgl. 4.1).

7 Vgl. die Pressemitteilung zur Initiative von Bundestagsabgeordneten, ein „Ethik-Komitee" des Deutschen Bundestags zu errichten: http://www.1000fragen.de/projekt/aktuell/detail.php?did=317 (30.06.2006). Dagegen plante Wissenschaftsministerin Annette Schavan zunächst ein bei der Bundesregierung angesiedeltes Gremium, bei dem die direkte Beteiligung von Bundestagsabgeordneten nicht vorgesehen war (vgl. Jachertz 2006). Nach dem Gesetzesentwurf des Bundeskabinetts vom 12. Juli 2006 waren 24 Mitglieder vorgesehen, „wissenschaftliche Experten und mit ethischen Belangen besonders vertraute und anerkannte Persönlichkeiten", die zur Hälfte von Bundestag und Bundesregierung ausgewählt und vom Bundespräsidenten berufen werden sollten; der neue

Deutschen Ethikrat doch aufschlussreiches Material für die These, dass das Expertentum in eine Legitimationskrise geraten ist.

Bereits seit den 1960er Jahren wird die Herrschaft von Experten immer wieder kritisiert, da sie demokratische Deliberation zwar nicht ganz verhindert, gleichwohl aber einschränkt, in vorgegebene Bahnen lenkt und Bürgerproteste[8] nicht ausreichend zum Zug kommen lässt (vgl. Hennen 2003, 38f.; Kuhn 1961). In der Praxis wissenschaftlicher Politikberatung kollidieren zudem oft genug wissenschaftsimmanente Neutralitäts- und Objektivitätsansprüche mit manchmal recht unverblümten Versuchen, Interessen von Stakeholdern durchzusetzen. Bezogen auf die Frage, ob die wissenschaftliche Politikberatung angesichts des zunehmend unsicheren und umstrittenen Wissens insbesondere im Bereich von Technikgenese und -folgen überhaupt in der Lage ist, ihr selbst gesetztes Ziel zu realisieren, scheint daher Skepsis angebracht. Anstatt nämlich mittels Verhandlung und Verständigung zu wissenschaftlich fundierten, konsensual entwickelten Stellungnahmen zu gelangen, die zur Auflösung etwa bioethischer Entscheidungsdilemmata beitragen könnten, hat die von Experten dominierte Debatte bislang immer wieder die Vielschichtigkeit und vielleicht sogar Unlösbarkeit der aufgeworfenen Fragen vor Augen geführt. Durchaus selbstkritisch gelangte die Enquetekommission „Recht und Ethik der modernen Medizin" (Deutscher Bundestag 2002, 179ff.) daher zu der Schlussfolgerung, dass zwar einerseits hoch spezialisiertes Wissen benötigt werde, um Neuheit, Komplexität und gesellschaftliche Reichweite der beschleunigten wissenschaftlich-technischen Entwicklung abschätzen zu können, dass aber gleichzeitig die Förderung einer bürgernahen Diskussionskultur dringend notwendig sei, um eine tragfähige Basis in der Bevölkerung im Umgang mit diesen Neuerungen zu entwickeln. Vor allem die Probleme der unbeabsichtigten Nebenfolgen, die bestehende Vielfalt an Normen und Werten und der ethische Dissens, der in der Bevölkerung in Bezug auf Gen- und Fortpflanzungstechnologien herrsche, würden Formen der Partizipation unerlässlich machen.

---

„Deutsche Ethikrat" sollte bereits am 1. Juli 2007 die Arbeit aufnehmen. vgl. die Pressemitteilung „Kabinett verabschiedet Gesetzentwurf für Deutschen Ethikrat", Link: http://www.bmbf.de/_media/press/pm200060712-124.pdf (12.07.2006). Tatsächlich trat das „Gesetz zur Einrichtung des Deutschen Ethikrats (EthRG)" aber erst am 01. August 2007 in Kraft; vorgesehen waren nun 26 Mitglieder. Deren Benennung wiederum zog sich über Monate hin und konnte erst im Februar 2008 abgeschlossen werden. Im Wesentlichen wurde Kontinuität gewahrt: 14 der 26 Mitglieder des neuen Rats arbeiteten bereits im alten Nationalen Ethikrat mit, vgl. http://www.1000fragen.de/projekt/aktuell/detail.php?sid=91101cf9a03551f363da (13.02.08).

8 Dass soziale Bewegungen auch auf wissenschaftliche Expertise zurückgreifen, um ihre Positionen zu untermauern, und auf diese Weise ebenfalls zur allgemeinen Verwissenschaftlichung beitragen, sei hier nur am Rande vermerkt; auf die Aspekte (nicht) hegemonialer Wissensproduktion und widerständigen Wissens kommen wir im Laufe der Studie noch zurück (vgl. Kap. 8).

Dieser Ruf nach Bürgerbeteiligung stellt auch längst etablierte Institutionen in Frage, deren Funktion es ist, gegenüber Politik und Staat Bürgerwillen[9] zu artikulieren, und die zugleich spezialisiertes Wissen für eine breite Öffentlichkeit massenwirksam aufbereiten und in populärer Form verbreiten. Die mit der bürgerlichen Gesellschaft entstandenen Printmedien, die Rundfunk- und Fernsehanstalten des letzten Jahrhunderts und das Internet als globales Medium des 21. Jahrhunderts stellen gegenwärtig die intermediären Instanzen zur Produktion der öffentlichen Meinung dar; zugleich sind sie immer auch Wissensinstitutionen.[10] Längst lässt sich von einer „Medialisierung der Wissenschaft" (Weingart 2005, 159) sprechen: Wissenschaftliches Wissen wird unter den Bedingungen der Medienrationalität als „popular science" (Krysmanski 2001) aufbereitet; es zirkuliert in Magazinen, Dossiers, Ratgeberliteratur, Wissenschaftssendungen und Talkshows, kurz: Wissenschaftskommunikation ist in Form von Bildungssendungen und ‚Infotainment' allgegenwärtig. Wenn Wetterprognosen nicht mehr auf meteorologische Exkurse verzichten können und gleichzeitig als Unterhaltungssendungen aufgemacht sind, wenn selbst die als trocken und langweilig verschriene Mathematik im „Wissenschaftsjahr 2008" unter dem Motto „Alles, was zählt" als ‚Event' inszeniert wird,[11] dann kann man tatsächlich fragen, ob es überhaupt noch Wissensbestände gibt, die sich gegen eine mediale Aufbereitung sperren.

Der Medialisierung des Wissens entspricht die Verwissenschaftlichung der medialen Öffentlichkeit. Insbesondere für die Gen- und Fortpflanzungstechnologien kann festgestellt werden, dass die mediale Berichterstattung von wissenschaftlichen Akteuren dominiert wird, unter denen insbesondere die Befürworter technologischer Eingriffe sehr erfolgreich in der Verfolgung ihrer Legitimationsstrategien sind. Ihnen vor allem gelingt es, Argumentationsmuster und Begründungszusammenhänge in den Massenmedien so zu platzieren, dass von der „Herstellung einer öffentlichen Hegemonie" (Gerhards/Schäfer 2006) gesprochen werden kann. Mit Blick auf Printmedien und Sendeanstalten ist dieser Befund nicht eigentlich überraschend, wird doch die ‚veröffentlichte Meinung' wegen ihrer Anonymität, Asymmetrie und Ausschließungstendenz schon seit längerem kritisiert. Insofern liegt die gesellschaftliche Funktion der Medien weniger in der Beteiligung aller an einer gemeinsamen Realität, sondern, wie Niklas Luhmann (1981, 320) hervorgehoben hat, „in der Erzeugung einer solchen Unterstellung, die

9 Man denke an Leserbriefe in Tageszeitungen, Call-Ins im Rundfunk, Interviews und Talkshows im Fernsehen.

10 Peter Weingart (2005) untersucht im Rahmen seiner wissenschaftssoziologischen Studie verschiedene Facetten der wechselseitigen Beziehungen von Wissenschaft und Öffentlichkeit.

11 Vgl. die Homepage des Wissenschaftsjahrs: www.jahr-der-mathematik.de (04.03.2008).

dann als operative Fiktion sich aufzwingt" und dadurch zur Realität wird. Medien lassen sich demzufolge als „alltägliche Instrumente der Wirklichkeitserzeugung" (Schmidt 2000) betrachten, deren Funktion und Wirkungsweise nicht weiter hinterfragt werden.

In dem weit verbreiteten medienpolitischen Pessimismus scheint zumindest ein Medium einen Lichtblick zu bieten: An das Internet knüpfen sich vielfach Hoffnungen auf eine Überwindung von Demokratiedefiziten und eine Revitalisierung deliberativer Elemente in der bürgerlichen Öffentlichkeit. So entwirft etwa Claus Leggewie (2003, 117f.) die Vision virtueller Bürgerkonferenzen als künftige Form der Partizipation. Bisher werde das Internet als Medium eingesetzt, um Informationen *in* die Öffentlichkeit zu tragen; dagegen sei es als eigenständige Dialogform *mit* der Öffentlichkeit noch unentdeckt. Es erlaube „eine nachhaltige und individualisierte Kommunikation" (Leggewie 2003, 117). Neben den Zielgruppen Politik, Wissenschaft und engere Öffentlichkeit (‚der gut informierte Bürger') könne gerade auch mit dem Internet „die weitere Öffentlichkeit (‚Mensch auf der Straße')" erreicht werden (Leggewie 2003, 117). [12] Auch Jürgen Habermas (2006) hat vor einiger Zeit in einer Rede die Überzeugung formuliert, die Nutzung weltweiter Computernetze berge das Potenzial, die Wurzeln einer egalitären Öffentlichkeit wieder zu beleben.[13] Allerdings verbindet er seine Hoffnung zugleich mit der Warnung, Online-Debatten könnten durch ihre Interessengebundenheit auch zu mehreren, fragmentierten Teil-Öffentlichkeiten führen. Ähnlich abwägend wird das öffentlichkeitswirksame Potenzial des Internets auch an anderer Stelle diskutiert.[14] Den offensichtlichen Vorteilen – Entfernungsunabhängigkeit, Schnelligkeit, Dezentralität, Interaktivität etc. – stehen problematische Aspekte wie Abhängigkeit von technischer Verfügbarkeit und Computer-Fachwissen, externe Kontroll- und Zugriffsmöglichkeiten, Anonymität und Kommerzialisierung gegenüber. Dennoch gilt: Versteht man unter Zivilgesellschaft nach Adloff (2005, 8) „einen gesellschaftlichen Raum, nämlich die plurale Gesamtheit der öffentlichen Assoziationen, Vereinigungen und Zusammenkünfte [.], die auf dem freiwilligen Zusammenhandeln der Bürger und Bürgerinnen beruhen", also idealtypisch eine öffentliche Sphäre „unabhängig von einem staatlichen Apparat und in der Regel auch unabhängig

---

12 Schaut man sich die Netzwerkarchitektur von Online-Diskursen an, die Leggewie vorschwebt, fällt auf, dass für den „Menschen auf der Straße" nur die Kommunikationsformate „Fragen-Antworten-Übersichten (sog FAQ)", „Chat", „Moderiertes Forum" und „Bürgerkonferenz" vorgesehen sind, während „gut informierter Bürger" „Wissenschaftler" und „Politiker" sich auch auf virtuellen Hearings treffen sollen (Leggewie 2003, 117f.).

13 Vgl. auch den Bericht im „Tagesspiegel" (7. Juli 2006) von Jazbinsek (2006).

14 Vgl. u.a. die Studie „Internet und Demokratie" des Büros für Technikfolgen-Abschätzung beim Deutschen Bundestag (Grunwald u.a. 2005).

von wirtschaftlichen Profitinteressen", dann könnte das Internet tatsächlich so etwas wie ein virtuelles Forum bieten, auf dem Bürgerinnen und Bürger direkt miteinander in Kontakt treten und unabhängig von den Herrschenden ihre Meinungsbildungs- und Entscheidungsprozesse selbst regeln.[15]

Schaut man sich allerdings empirische Befunde zum Stellenwert des Internets für demokratische Deliberation und zivilgesellschaftliche Verständigung an (vgl. Grunwald u.a. 2005), so muss sich auf der Ebene der praktischen Nutzung Ernüchterung breit machen. Beispielsweise kommen Gerhards/Schäfer (2006, 155ff.) in ihrer Studie zur massenmedialen Berichterstattung über die Humangenomforschung in Deutschland und den USA zu dem Schluss, dass die Internetkommunikation im Wesentlichen die gleiche wissenschafts- und betreiberdominierte Struktur wie die der Printmedien aufweist. In ihrer Untersuchung über interaktive Beteiligungsformen auf europäischer Ebene stellen Winkler/Kozeluh (2005, 190f.) fest, dass es sich bei der analysierten Internetplattform „Your Voice in Europe" um ein „sehr spezialisiertes Diskussionsforum" handelt, bei dem sich zwei Drittel der Beiträge[16] dem „kritisch-rationalen Diskurs" mit „sehr gut nachvollziehbaren Argumentationslinien" (Winkler/Kozeluh 2005, 192) zuordnen lassen, während emotional gefärbte Aussagen nur selten vorkommen. Aber verhalten sich die Bürger/innen tatsächlich so ungemein vernünftig und gesittet – das fragt man sich an dieser Stelle? Oder liefert die „Zivilgesellschaft Online" (Winkler/Kozeluh 2005) nur ein legitimatorisches Etikett für eine faktisch weiterhin von Experten dominierte Debatte? Ist die Verwissenschaftlichung der Lebenswelt tatsächlich so weit fortgeschritten, dass auch in zivilgesellschaftlichen Zusammenhängen kein Raum mehr bleibt für Kontroversen, die sich nicht nur von wissenschaftlich-rationaler Logik leiten lassen, sondern alltagsnahe Rationalitäten, also unsicheres Wissen, marginalisiertes Wissen und auch Nichtwissen, mit einbeziehen?

Im Bereich der Biomedizin und der Gen- und Fortpflanzungstechnologien wird die Brisanz dieser Fragestellungen besonders augenfällig, denn viele der technologischen Neuerungen haben bereits Eingang in den Alltag gefunden und beeinflussen das lebensweltliche Handeln. Eine große Zahl von Menschen sieht sich mit den Konsequenzen dieser Neuerungen konfrontiert. Ältere Bürger fragen sich, ob sie per Vorausverfügung künstliche Ernährung am Lebensende verweigern sollten. Schwangere Frauen lassen sich auf die vorgeburtliche Diagnostik ein,

15 Auch die Enquetekommission „Recht und Ethik der modernen Medizin" plädiert für die Nutzung des Internets, um insbesondere die Partizipation besonders junger Menschen zu verwirklichen (Deutscher Bundestag 2002, 180).

16 Insgesamt wurden nur 626 Beiträge von 225 Usern untersucht (vgl. Winkler/Kozeluh 2005, 182), eine sehr geringe Anzahl, wenn man den EU-Kontext bedenkt.

obwohl sie ein Wunschkind erwarten und eine Abtreibung eigentlich nicht in Frage kommt. Patienten bekommen gentechnologisch hergestellte Medikamente verschrieben, die sie aus ethischen Gründen eigentlich ablehnen würden. Männer spenden ihre Samenzellen, ohne sich über etwaige rechtliche Folgen Gedanken zu machen. Tatsächlich sind – im Unterschied zu anderen Großtechnologien wie etwa Atomkraft und Weltraumforschung – insbesondere Biomedizin und Biotechnik auf Grund ihrer direkten Anwendung am Menschen in großem Maße auf die Zustimmung bzw. Beteiligungsbereitschaft der Bürger/innen angewiesen. Während wissenschaftliche Expertise vom Zwang zum Handeln entlastet ist, hypothetische Kasuistiken entwickeln und – zumindest vom Anspruch her – in Freiheit und Muße wohlüberlegt Für und Wider abwägen kann, steht der Alltagsmensch unter Entscheidungsdruck: Irgendwann ist es für die künstliche Befruchtung definitiv zu spät; um den sterbenden Angehörigen muss man sich hier und heute kümmern; die einmal erfolgte Lebendspende eines Organs ist für die eigene Gesundheit folgenreich und lässt sich nicht mehr rückgängig machen.

Um die Rationalitäten der Wissensgesellschaft und der Zivilgesellschaft vergleichend auszuloten – die Bioethik-Debatte soll hier als paradigmatischer Fall dienen –, wurden bislang verschiedene Modelle entwickelt, die zu gegensätzlichen Bewertungen führen. Aus Sicht traditioneller Ansätze der Technikfolgenabschätzung sollen Laien zwar bei der Umsetzung wissenschaftlichen Wissens mit entscheiden, aber eine frühzeitige partizipative Einbeziehung der Bürgerinnen und Bürger in die Weichenstellung von Forschungsvorhaben findet kaum statt (Bröchler u.a. 1999; Grunwald 2002; Westphalen 1997). Von den sprichwörtlichen ‚Stammtischen' oder ‚dem Mann (und der Frau) auf der Straße' wird offensichtlich nicht viel mehr erwartet als die fragmentarische und stereotypisierende Wiedergabe von Expertenwissen oder die Beherrschung routinemäßigen Gewohnheitswissens, das allein dem Zweck dient, alltägliche Handlungsabläufe zu bewältigen. Allerdings: In neueren wissenssoziologischen Beiträgen (vgl. Schützeichel 2007) erfolgt eine Rehabilitierung praxisrelevanten Wissens und zunehmend wird Zweifel an der These geäußert, dass allein wissenschaftliches Wissen die Quelle neuer Erkenntnisse sei. Da jedoch das Alltagswissen einer soziologischen Betrachtungsweise nicht ohne weiteres zugänglich ist, scheint es Prozessen der Marginalisierung unterworfen zu sein. Stehr (2003, 37) kommentiert daher: „Es scheint [.] verwunderlich, wie es möglich ist, dass alltägliches Wissen in modernen Gesellschaften überhaupt überleben kann [.]."

Aktuelle Debatten um die Zivilgesellschaft heben auf die Existenz der Laienexpertise ab und setzen großes Vertrauen gerade in sie. Nicht nur die bereits erwähnte Enquetekommission „Recht und Ethik der modernen Medizin" erhofft sich von der Bürgerbeteiligung die Problemlösungen, zu denen die Fachleute nicht fähig sind. „(E)in Bedarf an gemeinsamer Beratschlagung“ (Deutscher Bundestag 2002, 179) sei entstanden; eine deliberative Bürgergesellschaft erfordere eine kritisch-rationale Verständigung auf der Basis von *common sense*. Eine zweite zivilgesellschaftliche Position geht noch einen Schritt weiter: Ihr gilt das Alltagswissen als eine Quelle von Kreativität und Erneuerung, das in die öffentliche Debatte eingespeist und auch im Rahmen von Untersuchungen ernst genommen werden sollte (vgl. beispielsweise Chaudhary 2004; Reichertz 1988). Dieses Wissen, das mit Foucault (1999a, 15ff.) auch als ein „unterworfenes“ Wissen bezeichnet werden kann, gilt es zu entdecken, zu rehabilitieren und für die Gesellschaftskritik zu nutzen. Dieser zweite Ansatz geht also davon aus, dass das Alltagswissen seine eigene Überzeugungskraft besitzt, dass es sich nicht ausschließlich von logischen Prinzipien der Argumentation leiten lässt und gerade deshalb – auf Grund seiner ganz eigenen Rationalität – Machtwirkungen entfalten kann.

Aber muss sich die Hoffnung auf die innovative Kraft des Alltagswissens nicht letztlich als Idealismus erweisen, der sich aus einem allzu positiven Konzept von Zivilgesellschaft speist? Studien haben gezeigt, dass es sich bei der Zivilgesellschaft um ein historisch voraussetzungsvolles Konzept der westlichen Moderne handelt (vgl. Bauerkämper 2003; Jessen u.a. 2004; Kocka 2004). Ihrer idealtypischen Konstruktion wohnt ein „egalitärer Grundimpuls“ (Nolte 2004, 305) inne, der die Wahrnehmung trübt für Faktoren wie Ungleichheit und Distinktion. Die Zivilgesellschaft kann, so Nolte (2004, 306), eben nicht als „jener geschützte, egalitäre Binnenraum der sozialen Harmonie“ betrachtet werden; sie ruhe „vielmehr immer auf einem Fundament realer gesellschaftlicher Ressourcenverteilung“. Auch Philip Sarasin, der das Konzept um den Bezug auf die Wissenschaften erweitert, verweist auf das „ausgesprochen naive[.] Verständnis von Macht“ (Sarasin 2004, 58), das zivilgesellschaftlichen Konzepten vielfach zugrunde liegt. Die Hoffnung auf eine ethisch fundierte Selbstverständigung (in) der (Zivil-)Gesellschaft muss daher aufgegeben werden zu Gunsten eines Ansatzes, der „Gegenbegriffe, Gewalt und Macht“ (Gosewinkel/Reichhardt 2004) mit einbezieht. Zivilgesellschaft stellt keineswegs einen Gegenpol zur Wissensgesellschaft dar, sondern ist eng mit Strukturen sozialer Ungleichheit verbunden.

Die diskursive Praxis der Zivilgesellschaft im Spannungsfeld von Verwissenschaftlichung und Medialisierung lässt sich genauer studieren anhand eines sozialen Experiments, das konsequent auf die Eigenwilligkeit des Alltagswissens vertraut: des Internetforums „www.1000fragen.de“. Dieses Onlineportal der privaten Förderorganisation Aktion Mensch versteht sich als innovativer Beitrag zur öffentlichen Bioethik-Debatte. Verglichen mit ähnlichen Projekten im deutschsprachigen

Internet setzt das 1000 Fragen-Forum sicherlich am mutigsten den zivilgesellschaftlichen Partizipationsgedanken in die Praxis um.[17] Die Internetplattform wurde erstmalig im Oktober 2002 im Rahmen einer öffentlichkeitswirksamen Kampagne präsentiert mit dem Ziel, die Beteiligung der Bevölkerung an der gesellschaftlichen Debatte über die moderne Medizin und die Gen- und Fortpflanzungstechnologien anzuregen und zu fördern. Bis heute kann jeder User jederzeit persönliche Fragen zu einzelnen Aspekten der Bioethik eingeben und hat gleichzeitig die Möglichkeit, eigene Kommentare zu Beiträgen anderer User zu formulieren. (vgl. Kap. 2). Dieses Internetforum, das in einzigartiger Weise einen Einblick in das zivilgesellschaftliche Reden über Bioethik ermöglicht, bildet den Gegenstand der vorliegenden Untersuchung, genauer gesagt: Analysiert werden die 10.000 Fragen und die dazu gehörenden 34.611 Kommentare, die während der ersten Phase des Diskursprojekts von Oktober 2002 bis Mai 2004 gesammelt wurden, sowie die 78 Fragen und 20.205 Kommentare, die im Rahmen so genannter Patenschaften entstanden. Dieses empirische Material ist insofern ungewöhnlich, als es einen direkten und unvermittelten Zugang zu dem lebensweltlichen Wissen und den Einstellungen der Bevölkerung zur Bioethik bietet. Da es sich bei den Internetäußerungen um so genannte ‚natürliche', nämlich ungefilterte und nicht in der Erhebungsphase vorstrukturierte Dokumente[18] handelt, können sowohl Themen und Problematisierungsweisen als auch Dynamik und Struktur der diskursiven Praxis analysiert werden. Im Vergleich zu gängigen Umfragen, Meinungs- und Einstellungsstudien, bei denen z.B. in der Befragungssituation Phänomene wie ‚soziale Erwünschtheit' immer auch eine Rolle spielen, erweist sich das 1000 Fragen-Projekt – gerade auch wegen seines ‚rohen' Charakters – als viel besser geeignet, ein aussagekräftiges Bild des alltagstypischen Wissens zu liefern. Gleichzeitig liefert „www.1000fragen.de" eine Fülle an empirischen Daten, um die Eigenwilligkeit des Alltagswissens zu studieren.

Nach dieser Einleitung wird im zweiten Kapitel das 1000 Fragen-Projekt ausführlich vorgestellt und Hintergrund und Anlage der Studie werden erläutert. Gegenstand des Kap. 3 ist die Entwicklung eines theoretischen Konzepts für die Untersuchung. Ausgangspunkt ist die vom Projektträger implizit verfolgte Diskursethik, eine an Habermas angelehnte Diskurskonzeption, die mit der in der eigenen Forschungsarbeit benutzten Diskurstheorie Foucault'scher Prägung kontrastiert wird. Im Ergebnis wird vorgeschlagen, „www1000fragen.de" als ‚diskursi-

17 Im März 2006 hat Aktion Mensch – auf der Basis der Erfahrungen mit „1000fragen.de" – ein zweites Onlineforum zu allgemeinen gesellschaftlichen Fragen eingerichtet: http://diegesellschafter.de.

18 Atteslander (2003, 65ff.) nennt die nicht primär zu Forschungszwecken entstandenen, „zufälligen" Dokumente auch „akzidental".

ves Ereignis' anzusehen, dessen Regelstruktur nicht vorausgesetzt werden darf, sondern induktiv erschlossen werden muss. Angenommen wird, *dass* die untersuchte Kommunikation eine Ordnung aufweist; jedoch wird nicht vorab eine Entscheidung darüber getroffen, *welcher Art* diese Ordnung sein sollte. Außerdem werden die für das Internetforum maßgeblichen Äußerungsformen – die Frage und der Kommentar – diskurstheoretisch beleuchtet. In Kap. 4 wenden wir uns den drei Aspekten der Rahmung zu, die dem Forschungsgegenstand sein besonderes Profil gegeben haben: Als *thematische* Rahmung haben wir „Bioethik" vorgefunden; an dieser Stelle drängt sich die Frage auf, mit welchen analytischen Kategorien der komplexe und vieldeutige Gesprächsgegenstand adäquat erfasst werden kann: Ist Bioethik eine Disziplin, ein Diskurs, eine Debatte oder ein Thema? Auf der *institutionellen* Ebene zeigt sich, dass das 1000 Fragen-Forum ähnliche Ziele wie die partizipative Technikfolgenabschätzung verfolgt. Aus diesem Grund bietet es sich an, das Diskursprojekt mit Verfahren wie Bürgerkonferenzen, Bevölkerungsumfragen und anderen internetbasierten Foren zu vergleichen. Schließlich ist die *mediale* Rahmung zu reflektieren, denn höchstwahrscheinlich prägen die Eigenheiten virtueller Kommunikation auch „www.1000fragen.de".

Den theoretischen Abhandlungen folgen die empirischen Untersuchungen, beginnend mit methodologischen Überlegungen (Kap. 5) zum Forschungsprozess, bei dem quantitative mit qualitativen Phasen abwechseln und insgesamt ein offenes, an *grounded theory* und Diskursanalyse orientiertes Vorgehen empirischer Entdeckungen und begleitender Theoriereflexion verfolgt wird. Kap. 6 enthält Methodik und Resultate des ersten quantitativen Analyseschritts und bietet somit einen ersten Überblick über das Material der 10.000 Fragen und ihrer Kommentare. Die Komplexität reduzierende Absicht wird in der anschließenden qualitativen Untersuchungsphase (Kap. 7) weiter verfolgt; mittels Kategorisierung ist ein Codebaum entstanden, der inhaltliche und formale Teilstrukturen des diskursiven Ereignisses zum Vorschein bringt. Auffallend ist dabei der hohe Stellenwert von wissensrelevanten Codes: Neben spezialisiertem Wissen wird auch subjektorientiertes, auf persönliche Erfahrung rekurrierendes Wissen sehr häufig und mit bemerkenswertem Nachdruck in die Internetkommunikation eingebracht. Dieser Befund führt zu einer wissenssoziologischen Ausrichtung der weiteren Arbeitsschritte: Das theoretische Konzept wird um entsprechende Überlegungen ergänzt (Kap. 8); im Ergebnis wird eine vergleichende Typologie operationalisierbarer Merkmale der drei untersuchten Wissensformen Alltagswissen, interdiskursives Wissen und Spezialwissen entwickelt. Der Macht des Alltagswissens, seinem Verhältnis zum Spezialwissen und den Kämpfen zwischen diesen beiden Erkenntnisstilen gilt der sich anschließende Untersuchungsschritt (Kap. 9). In diesem Zusammenhang findet außerdem eine Erweiterung des Datenkorpus auf das Material der 78 Patenschaften statt, das wiederum mit qualitativen und quantitativen Methoden untersucht wird. Während die qualitative Analyse die Merkmale und Funktionsweisen der Erkenntnisstile des Alltags und der Wissenschaft anhand von Textbeispielen zu veranschaulichen sucht, spüren statistische Verfahren typische Streuungen von zentralen Begriffsfeldern auf, die als Resultat diskursiver Formationsregeln interpretiert werden. In drei exemplarischen Fallstudien werden schließlich die Relevanz interdiskursiven Wissens und die mit ihm verbundenen Versuche diskursiver Grenzverschiebungen erkundet (Kap. 10): Am Beispiel des ‚Klons' zeigen sich Umgestaltungen von Menschenbildern und Subjektbegriffen; ausgehend von der Redewendung „Jeder soll selbst entscheiden" lassen sich Veränderungen in Autonomiekonzeptionen eruieren; das Thema „Normalität und Behinderung" bietet Anlass, gesellschaftliche Definitionsmacht in Abweichungsprozessen zu beleuchten. Eine kritische Reflexion der eigenen Forschungsergebnisse und Verweise auf Anknüpfungsmöglichkeiten an aktuelle wissenschaftliche und gesellschaftliche Diskussionen runden die Studie ab (Kap. 11).

# 2 Der Forschungsgegenstand

In welchem Kontext sind die lebensweltlichen Fragen, Kommentare und Diskussionsbeiträge zur Bioethik, die den Gegenstand dieser Studie darstellen, entstanden? Wir beginnen mit einer Skizze der Konzeption, die von dem Projektträger Aktion Mensch verfolgt wurde, um anschließend einen Einblick in die begleitende, groß angelegte Medienkampagne und ihre Chronologie zu geben. Diese Öffentlichkeitsarbeit hat den Forschungsgegenstand maßgeblich geprägt. In einem weiteren Schritt wird das Internetportal inklusive seiner visuellen Elemente dargestellt. Dabei wird die Phase berücksichtigt, die für die Genese des untersuchten Materialausschnitts maßgeblich ist, nämlich der Zeitraum von der Eröffnung des Forums im Oktober 2002 bis zur vorübergehenden Deaktivierung aller interaktiven Features im März 2006. Nachgezeichnet wird, welches graphisches Design die User vorfanden und wie sie in dem Internetportal agieren konnten. Außerdem wird das Projekt der 78 Patenschaften vorgestellt, dessen Diskussionsforen ebenfalls in diese Studie eingegangen sind. Eine Reflexion der Ausgangsfragestellung beendet das Kapitel.

## 2.1 Diskursprojekt „1000 Fragen zur Bioethik"

In dem Schlussbericht der Enquetekommission „Recht und Ethik der modernen Medizin" wird dem Deutschen Bundestag empfohlen, „sich dafür einzusetzen, dass die demokratische öffentliche Diskussion über die ethischen, rechtlichen und gesellschaftlichen Fragen der modernen Medizin gefördert wird", und dass „bei der Beteiligung der Öffentlichkeit darauf geachtet wird, dass auch weniger einflussreiche und ressourcenstarke Gruppen Stimme und Gehör erhalten." (Deutscher Bundestag 2002, 407) In bemerkenswerter zeitlicher Parallelität, aber sicherlich ohne offiziellen Auftrag setzte auch bei der Aktion Mensch, der von Wohlfahrts- und Behindertenverbänden sowie dem Zweiten Deutschen Fernsehen getragenen privaten Förderorganisation,[19] ein Nachdenken über den Bedarf an zivilgesell-

19 Die Organisation existiert bereits seit 1964. Gegründet vor dem Hintergrund des Contergan-Skandals nannte sie sich zunächst „Aktion Sorgenkind", ab 1985 mit dem Zusatz „Deutsche Be-

schaftlicher Diskussion über Fragen der Biomedizin und Gen- und Reproduktionstechnologie ein. Anschließend an die Ausstellung „Der (im-)perfekte Mensch. Vom Recht auf Unvollkommenheit"[20] entwickelte Heike Zirden, Geschäftsbereichsleiterin für Öffentlichkeitsarbeit und Aufklärung bei der Aktion Mensch, das Gesamtkonzept des 1000 Fragen-Projekts, das sich des Internets als modernes Medium bedienen und konsequent dialogorientiert und partizipatorisch angelegt sein sollte (vgl. Aktion Mensch 2003a, 89). Der bis zu diesem Zeitpunkt vor allem behindertenpolitisch tätige Projektträger legitimierte die Initiative unter anderem mit dem Anliegen „die (bio-)ethische Diskussion neu aufzunehmen und dabei denjenigen Menschen Gehör zu verschaffen, die in dem vorwiegend akademisch-ökonomisch geführten Diskurs kaum wahrgenommen werden." (vgl. Aktion Mensch 2002a, 16) An der bisherigen, primär von Experten und Entscheidungsträgern gestalteten Diskussion erschienen vor allem der Entscheidungsdruck, das strategische Einbringen von „vorgeblichen Sachzwängen" (vgl. Aktion Mensch 2004b, 50) und die starke Polarisierung der medialen Diskussion als problematisch. Das Projekt sollte „gegen Festlegungen und Polarisierungen" darauf verweisen, „dass die ethischen Probleme, die sich aus den Entwicklungen im Bereich der biomedizinischen Forschung ergeben, noch lange nicht ‚bewältigt', teilweise noch nicht einmal vollständig verstanden" (vgl. Aktion Mensch 2003a, 89) sind. Ursprünglich gedacht als ein „philosophisches Alltagsexperiment" (vgl. Aktion Mensch 2004f, 3) sollte das eigene Diskursprojekt als eine Kombination von Medienkampagne und Internetportal einen zivilgesellschaftlichen Kommunikationsraum schaffen, der jedem und jeder, unabhängig vom Vorwissen, einen Zugang zur bioethischen Debatte ermöglicht

hindertenhilfe". Zweck des eingetragenen Vereins war, neben der Berichterstattung über die Situation von behinderten Menschen im ZDF, die Veranstaltung einer Fernsehlotterie, mit deren Einnahmen Einrichtungen und Projekte der Behindertenhilfe und -selbsthilfe gefördert wurden. In den 1980er Jahren wurde die Organisation immer öfter kritisiert wegen der mitleidsorientierten Darstellung und Inszenierung von Behinderung in Fernsehberichterstattung und Außendarstellung; auch die einseitig auf stationäre Einrichtungen ausgerichtete Förderpolitik wurde beanstandet. Als Reaktion orientierte sich die Organisation, auch vor dem Hintergrund einer sich verändernden Medienlandschaft und sinkender Einnahmen, in den 1990er Jahren konzeptionell um. Der von einer großen Kampagne begleitete Namenswechsel von „Aktion Sorgenkind" zu „Aktion Mensch" dokumentierte 2000 den Modernisierungsprozess. Er umfasste alle drei Geschäftsfelder (Förderung, Lotterie und Aufklärung) sowie die Unternehmenskommunikation. Heute betreibt die Organisation die größte Soziallotterie Deutschlands und versteht sich als Kooperationspartner der Behindertenselbsthilfe; Förderspektrum (z.B. im Bereich der Kinder- und Jugendhilfe) und Tätigkeitsbereich (z.B. behinderten- und sozialpolitische Kampagnen) sind erweitert worden.

20 Diese Ausstellung, die gemeinsam von der Aktion Mensch und der Stiftung Deutsches Hygiene-Museum Dresden durchgeführt wurde, fand vom 20.12.2000 – 12.8.2001 im Dresdner Hygiene-Museum sowie vom 16.3.2002 – 2.6.2002 im Martin-Gropius-Bau, Berlin, statt. In der letzten Abteilung der Ausstellung ging es unter der Überschrift „Die Lichtung" um bioethische Kontroversen.

(vgl. Aktion Mensch/Zirden 2003). Einzige Erwartung an die User war, dass sie vor dem Hintergrund „persönlicher Erfahrungen“ vor allem ihre Fragen formulierten (vgl. Aktion Mensch 2002a, 16).

## 2.2 Die Medienkampagne

Das Diskursprojekt begann am 10. Oktober 2002 und wurde mit Hilfe professioneller Öffentlichkeitsarbeit zu einem multimedial inszenierten Ereignis. Gestartet wurde es mittels einer bundesweiten Medienkampagne, die die Bevölkerung dazu aufrief, Bioethik nicht nur den Politikern und Wissenschaftlern zu überlassen. Der Appell, persönliche Fragen über „Chancen und Risiken der modernen Medizin, die Möglichkeiten der vorgeburtlichen Diagnostik, die Forschung an Embryonen oder die Diskussion um Sterbehilfe“ zu stellen, wurde damit begründet, dass diese Themen „die Grundlagen unserer Identität und unser Selbstverständnis als Gesellschaft“ berühren (vgl. Aktion Mensch 2004c, 3). Entsprechend sprachen großformatige Plakate verschiedene brisante Themenkomplexe der Bioethik an. Zehn Bildmotive wurden mit Zitaten aus Zeitungsmeldungen und Frageaufforderungen kombiniert. So hieß es in einem Plakat der Kampagne: „Überlassen Sie Bioethik nicht Experten! Wir brauchen Ihre Meinung“[21] oder „Noch Fragen? Setzen Sie ein Zeichen: www.1000fragen.de“. Einige Überschriftenzitate aus verschiedenen Zeitungen, z.B. „Wird das Y-Chromosomen überflüssig?“ sowie Formulierungen wie „Noch Fragen?“ sollten dem Publikum eine Ethikdebatte anbieten, in die man sich ohne Scheu einmischen kann. Andere Frageaufforderungen waren „Fragwürdig?“, „Da fragt man sich doch?“ und „Schon gefragt?“. Die zitierten Zeitungsmeldungen thematisierten bioethische Aspekte wie Therapeutisches und Reproduktives Klonen, Gentechnik, Präimplantationsdiagnostik (PID), Pränataldiagnostik (PND), Sterben und Sterbehilfe, Selektion, Zukunftsängste und Zukunftshoffnungen, Patente, Rendite, Wirtschaft und Forschung. Die Plakatmotive wurden auch als Anzeigen in Printmedien geschaltet. Als weiteres Medium wurden zwei Kinospots mit graphischen Animationen zu den Themen Sterbehilfe und Klonen eingesetzt.[22] Insgesamt erwies sich die Publikumskampagne als überaus erfolgreich: Binnen kurzer Zeit übertraf die Resonanz die Erwartungen der Aktion Mensch. So wird in der Chronik des 1000 Fragen-Projekts berichtet, dass bereits nach 19 Tagen die

---

21 Zu einem späteren Zeitpunkt fand man an prominenter Stelle der Homepage die fast wortgleiche Aufforderung: „Überlassen Sie Bioethik nicht Experten. Diskutieren Sie mit.“, vgl. http://1000fragen.de (5.12.2004).

22 Alle Plakatmotive und Kinospots können vom Internetportal „http://1000fragen.de“ heruntergeladen werden.

ersten 1000 Fragen und mehr als 4000 Kommentare eingegangen waren (vgl. Aktion Mensch 2004c, 152).

Wenige Wochen später konnten erste Ergebnisse in die wissenschaftliche Politikberatung eingespeist werden: Bei einer Anhörung des Nationalen Ethikrats am 13. Dezember 2002 zum Thema „Genetische Diagnostik vor und während der Schwangerschaft" erläuterte die Projektleiterin die Haltung der Aktion Mensch zu dieser Frage und verlas 20 Fragen aus dem 1000 Fragen-Forum.[23] Im März 2003 startete der Projektträger mit einer weiteren Phase der Öffentlichkeitsarbeit. Nun wurden bereits vorhandene Fragen aus dem Internetforum in die Öffentlichkeit gebracht: Wiederum wurden Plakate, Kinospots und Zeitungsanzeigen geschaltet, um Hunderte der eingegebenen Fragen zu präsentieren. Auf diese Weise wollte man zu einer noch stärkeren Nutzung animieren. Bis Ende Juni 2003 wurden dann tatsächlich mehr als 400.000 Besucher mit insgesamt 8.500 Fragen und 35.000 Kommentaren[24] verzeichnet (vgl. Aktion Mensch 2004c, 152; Aktion Mensch/Zirden 2003, 11). Die Idee, das Material als Buch zu veröffentlichen, wurde ebenfalls realisiert. Die Publikation „Was wollen wir wenn alles möglich ist? Fragen zur Bioethik" (Aktion Mensch/Zirden 2003) enthielt neben einer Erläuterung der Zielsetzungen sämtliche bis August 2003 eingegebenen Fragen (gegliedert nach den Themengruppen), eine Auswahl an Kommentaren, eine Bilddokumentation des 1000 Fragen-Projekts, einige Statistiken zu den Fragen und ihren Absendern sowie ein Glossar.

„Berlin wird zur Stadt der 1000 Fragen'" und „Berlin denkt nach über Bioethik" – unter diesen Slogans kam es im September 2003 zum vorläufigen Höhepunkt des Diskursprojekts. In ganz Berlin wurden eine Woche lang Theateraufführungen, Diskussionsforen, Lesungen und Filme zur Bioethik veranstaltet.[25] Außerdem wurden ausgewählte Fragen nachts auf historische Bauwerke und Wahrzeichen der Hauptstadt projiziert. Bestandteil dieses Programms war die Abendveranstaltung „Nacht der 1000 Fragen", die die Aktion Mensch am 24. September 2003 in Kooperation mit dem Deutschen Historischen Museum in Berlin durchführte. In diesem Rahmen hatte das Theaterstück „Wohin Gen?"[26] Premiere und das Buch

23 Vgl. das Wortprotokoll der Anhörung unter: http://www.ethikrat.org/texte/pdf/Anhoerung_Diagnostik_02-12-12_Protokoll.pdf (Beitrag Zirden, S. 30-34).

24 Die Zahl von 35.000 Kommentaren enthält einige Beiträge, die später wieder gelöscht wurden und aus diesem Grund auch nicht mit in diese Studie eingegangen sind. Zu den Moderationsregeln, die zur Löschung von Beiträgen führen konnten, vgl. 2.3.

25 Die Veranstaltungen fanden vom 18. bis 24. September 2003 statt.

26 Auf Grund der positiven Resonanz ging das Theaterstück vom 17. September bis 08. Oktober 2005 auf eine bundesweite Tournee. In dreizehn deutschen Städten fanden Aufführungen statt. Die In-

der Fragensammlung wurde feierlich Experten aus Politik, Forschung und Wirtschaft überreicht.[27] In szenischen Lesungen, mittels Musik, Schauspiel und Tanz wurde eine Auswahl der Fragen dem Publikum präsentiert. Ziel dieser auch im Fernsehen übertragenen Inszenierung war es, die „persönlichen Emotionen" und die „Ambivalenzen" der Fragesteller/innen sowie „die Kraft des Fragens als Prinzip der Offenheit, der Gesprächsbereitschaft und der demokratischen Diskussion" zu verdeutlichen (Aktion Mensch 2003b, 5). Ein Monat später wurde die Buchpublikation an alle Abgeordneten des Deutschen Bundestags, Redaktionen aller überregionalen Medien sowie wichtige Wissenschaftseinrichtungen versandt. Auch nach dem offiziellen Ende dieser ersten Projektphase, deren Schwerpunkt die Sammlung von Fragen und Kommentaren war, blieb das Internetforum für die weitere Nutzung geöffnet.

Am 26. April 2004 startete mit den „Patenschaften" eine weitere Phase des 1000 Fragen-Projekts. Unter dem Motto „Austausch ohne Entscheidungsdruck" wurde die Bevölkerung nun dazu aufgerufen, sich mit Diskussionsbeiträgen zu ausgewählten Fragen zu beteiligen und Antworten zu finden: „Welche Fragen brauchen eine eindeutige Antwort? Auf welche Fragen gibt es mehrere Antworten? Welche Fragen beantwortet man lieber gar nicht? Gibt es gemeinsame Antworten, Kompromisse? Und: Gibt es Fragen, bei denen sich schon die Diskussion verbietet?" (Aktion Mensch 2004a, 3) Die zweite Projektphase beinhalte insofern einen neuen Akzent, als man nun auf die Einbindung von Persönlichkeiten[28] aus Politik, Wirtschaft, Wissenschaft und Kultur setzte; diese wurden gebeten, für je-

---

szenierung in 13 Bildern mit 19 Schauspielern, Tänzern und Musikern, getextet von Fred Bernst und Heike Zirden, basiert auf authentischen Fragen des 1000 Fragen-Projekts. Das Stück rekonstruiert und verdichtet den gesellschaftlichen Diskurs und schafft ein theatralisches Forum für die persönlichen Emotionen und Ambivalenzen der Fragesteller, so die Selbstdarstellung (vgl. Aktion Mensch 2004c, 153).

27 Dies waren: Wolfgang Thierse, Präsident des Deutschen Bundestages; Prof. Dr. Drs. h.c. Spiros Simitis, Vorsitzender des Nationalen Ethikrates; René Röspel, Vorsitzender der Enquetekommission des Deutschen Bundestages „Ethik und Recht der modernen Medizin"; Prof. Dr. Ernst-Ludwig Winnacker, Präsident der Deutschen Forschungsgemeinschaft; Dr. Ricardo Gent, Geschäftsführer der Deutschen Industrievereinigung Biotechnologie.

28 Paten waren beispielsweise der damalige Bundestagspräsident Wolfgang Thierse, Bundesjustizministerin Brigitte Zypries und Politiker wie Heiner Geißler, Norbert Blüm und Guido Westerwelle. Bischöfin Margot Käßmann, Arztfunktionär Frank-Ulrich Montgomery und der ehemalige BDI-Präsident Hans-Olaf Henkel beteiligten sich ebenso wie Magdalene Weiß, die Präsidentin des Bundes Deutscher Hebammen. Die Wissenschaft war ebenfalls repräsentiert, z.B. durch die Soziologin Doris Lucke, den Philosophen Marcus Düwell und den Kulturwissenschaftler Thomas Macho. Kunst und Kultur vertraten Schauspieler wie Ulrike Folkerts und Dominique Horwitz, die Sängerin Ulla Meinecke und die Schriftstellerin Ursula Eggli. Vertreter/innen behinderter Menschen waren z. B. Christian Judith, Robert Antretter, Ottmar Miles-Paul und Martina Puschke.

weils eine Frage die Patenschaft zu übernehmen und zu begründen, warum sie gerade diese Frage für wichtig und diskussionswürdig erachteten (Aktion Mensch 2004c, 3). Insgesamt konnten 78 Patenschaften[29] gewonnen werden, von denen siebzig in der Publikation „Was ändert unsere Diskussion?!" (Aktion Mensch 2004c) dokumentiert sind. In den Mittelpunkt der begleitenden Medienkampagne wurden zehn beispielhaft ausgewählte Fragen mit neuen Plakatmotiven gestellt. Ab Oktober 2004 wurden die Fragen, die die Paten ausgewählt hatten, und ihre Stellungnahmen in moderierten Foren diskutiert. Bis dahin hatte das 1000 Fragen-Forum die Teilnahme von mehr als 1 Million Menschen, die 15.000 Fragen und 40.000 Diskussionsbeiträge eingegeben hatten (Aktion Mensch 2004c, 153). Bis März 2006 stieg die Zahl der eingegebenen Fragen auf 16.000 und die der Beiträge auf 54.000.[30]

Zwischen März 2006 und Oktober 2007 schaltete die Aktion Mensch die interaktiven Features der Seite vorübergehend ab, weil die für den Betrieb notwendigen Ressourcen für ein weiteres Diskursprojekt[31] benötigt wurden. Die Webseite konnte zwar noch besucht werden; neue Fragen und Diskussionsbeiträge waren jedoch nicht mehr möglich. In dieser Phase diente die Plattform der Dokumentation und wurde weiterhin regelmäßig mit aktuellen Hintergrundinformationen gepflegt. Auch in dieser Zeit konnten im Durchschnitt täglich etwa 1.500 Besucherinnen und Besucher verzeichnet werden.[32] Im Oktober 2007 wurde das Onlineportal wieder reaktiviert; seitdem ist die Eingabe von neuen Fragen, Kommentaren und Diskussionsbeiträgen wieder möglich. Zusätzlich hat die Aktion Mensch gemeinsam mit dem Gen-Ethischen Netzwerk, Berlin, auf der Grundlage der Webseite die Unterrichtsmaterialien „Lebensfragen. Kontroversen zur Bioethik" entwickelt.[33] Aktuell werden die Seiten von einer großen Zahl von Schülerinnen und Schülern frequentiert, denen der Einstieg in das komplexe Thema außerdem mit einem „1000Fragen Quiz zur Bioethik" erleichtert wird.[34]

---

29 Unter den 78 Patenschaften befanden sich nicht nur Personen, sondern auch Gruppen, z.B. ein schulischer Philosophiekurs. Insgesamt waren es 22 Frauen, 48 Männer und acht Gruppen.

30 Mitteilung per Mail von Christian Scheifl, Aktion Mensch, am 29.05.2008.

31 Es handelt sich hierbei um das konzeptionell ähnlich angelegte Diskursprojekt „www.dieGesellschafter.de", das aktuell unter dem Motto „Nachdenken. Diskutieren. Handeln" diese Frage öffentlich zur Diskussion stellt: „In welcher Gesellschaft wollen wir leben?"

32 Mündliche Angabe Heike Zirden (02.05.2008).

33 Es handelt sich um Unterrichtsmaterialien zum Bestellen bzw. zur Bearbeitung online, vgl. http://1000fragen.de/lebensfragen/schueler.php (für Schüler); http://1000fragen.de/lebensfragen/lehrer.php (für Lehrer).

34 Vgl. hierzu: http://1000fragen.de/interaktiv/bioethikquiz/index.php (27.02.2008).

Mittlerweile finden sich die Beiträge des Onlineforums nicht nur in zahlreichen Schulbüchern;[35] auch die über eine Laufzeit von nunmehr sechs Jahren akkumulierte Masse an zivilgesellschaftlichen Äußerungen lässt auf eine beachtliche Breitenwirkung schließen. Im Ergebnis ist die Schlussfolgerung erlaubt, dass das Diskursprojekt sicherlich das größte Bürgerforum zur Bioethik darstellt, das je im deutschsprachigen Raum stattgefunden hat.

## 2.3 Das Internetportal „www.1000fragen.de"

Was erwartet die User, wenn sie am eigenen Computer den Link „www.1000fragen.de" eingeben? Im Internet werden sie auf eine professionell und auf der Basis konzeptioneller Überlegungen gestaltete Onlinearchitektur treffen, die den Diskussionsraum des Forums maßgeblich bestimmt. Im Folgenden wird der Aufbau des Internetportals zum Zeitpunkt des Kampagnenbeginns im Oktober 2002 dargestellt. Zum damaligen Zeitpunkt wurde der Hauptframe[36] in der Mitte des Bildschirms, in dem die wechselnden Inhalte aufgerufen werden, eingerahmt durch eine Titelzeile oben, eine Navigationsleiste links und einen weiteren Frame rechts (s. Abbildung 1). Die Navigation (auf der linken Seite) war hierarchisch gegliedert. Durch farbige Ebenen wurden insgesamt fünf Themengruppen mit den Titeln „1000Fragen-Projekt", „Dialog", „Hintergründe", „Interaktiv" und „Anfordern" differenziert. Diese Rubriken waren wiederum in jeweils drei bis vier Unterthemen aufgeteilt. Die Übersicht wurde im Hauptframe durch Balken in der Farbe der jeweiligen Ebene unterstützt: Die erste Ebene „1000Fragen-Projekt" führte zu den Seiten, die einen Überblick über die Kampagne gaben. Hier fanden sich aktuelle Meldungen zu unterschiedlichen Themen der Bioethik,[37] eine Sammlung aller eingegebenen Fragen, der Plakate & Anzeigen[38] und eine Erläuterung der Zielsetzung der Initiative (vgl. Abbildung 1).[39]

35 Mündliche Auskunft Heike Zirden (26.02.2008).

36 Als „Frame" werden Teilbereiche einer Webseite bezeichnet, die unabhängig voneinander aufgerufen werden können. Meist benutzt man Frames für Navigationsfunktionen, um komplexe Internetseiten übersichtlich zu gestalten.

37 Die aktuellen Themen der Bioethik können immer noch als Newsletter über E-Mail empfangen werden. Das Abonnieren des Newsletters erfolgte in dem untersuchten Zeitraum über die Navigationsleiste „Anfordern/Newsletter". In der neu bearbeiteten Webseite findet sich der Button oben rechts in der Titelleiste.

38 Unter diesem Link sind Plakate, Anzeigenmotive und Kino-Werbespots, die in der flankierenden Öffentlichkeitsarbeit des 1000 Fragen-Projekts eingesetzt wurden, zu sehen.

39 Die aktuelle Untergliederung sieht folgendermaßen aus (11.4.2007): Über dieses Projekt / Plakate & Anzeigen / Alle Fragen / Aktuell / Unterrichtsmaterial.

*Abbildung 1* Startseite der Webseite „www.1000fragen.de“[40]

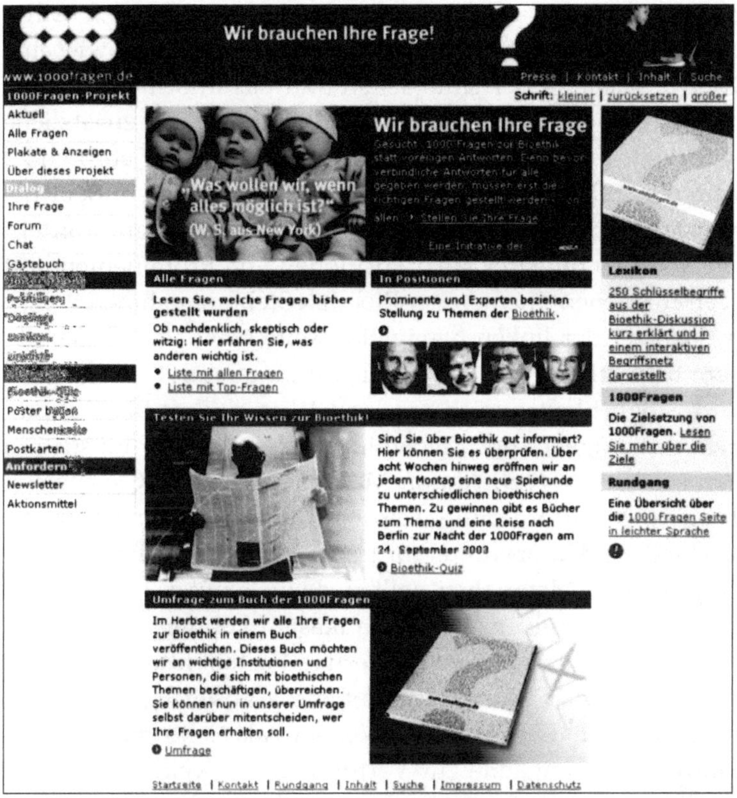


Durch diese Gliederung wurde den Usern die Möglichkeit gegeben, sich auf der Seite zu orientieren und die Hintergründe des 1000 Fragen-Projekts zu erfahren. Mit der „Dialog“-Leiste auf der zweiten Ebene wurde der Zugang zur Onlinekommunikation ermöglicht. Auf dieser Ebene konnte eine individuelle Frage eingegeben werden; man konnte sich in das Forum einmischen, im Chatraum[41] mit ausgesuchten Experten und anderen „interessanten Persönlichkeiten“[42] über bio-

---

40 Bildquelle: Aktion Mensch/Zirden (2003, 771).

41 Insgesamt fanden neun Chat-Termine mit Experten und Expertinnen statt. Aktuell kann man eine Zusammenfassung unter der Navigationsleiste „Chat“ im 1000 Fragen-Forum abrufen (11.4.2007).

42 Dies waren: Heike Zirden (Initiatorin und Leiterin des 1000 Fragen-Projekts bei der Aktion Mensch), Prof. Dr. jur. Herta Däubler-Gmelin (ehem. Bundesjustizministerin), Dr. Peter Radtke (Autor und Geschäftsführer der Arbeitsgemeinschaft Behinderung und Medien e.V.), Dr. Katrin Grüber (Geschäftsführerin des Instituts Mensch, Ethik und Wissenschaft), Dr. Ruud Ter Meulen (Professor am „Instituut voor Gezondheidsethiek“ an der Universität Maastricht), Prof. Dr. Marcus Düwell (Philosoph und Professor am Lehrstuhl für philosophische Ethik an der Universität

ethische Themen diskutieren oder Eintragungen ins Gästebuch vornehmen. Unter der dritten Rubrik „Hintergründe" wurden für einige Themengebiete „Positionen", „Dossiers" und ein „Lexikon" (in html- und flash-Versionen) sowie eine „Linkliste" offeriert. Die Aufmachung der Unterseiten und das Informationsangebot dienten der vertieften Auseinandersetzung mit der Bioethik. Viele zusätzliche Angebote, z.B. die Möglichkeit, Textdossiers auch in „leichter Sprache" abrufen zu können, oder das sehr breit angelegte „Lexikon" zur Bioethik mit einem Begriffsnetz,[43] unterstützten den Meinungsbildungsprozess, den die Kampagne fördern wollte. Auf dieser Ebene konnten die User auch Positionen von Prominenten und Experten lesen, die zu verschiedenen Themen der Bioethik Stellung nahmen.[44]

Die letzten beiden Ebenen[45] der linken Navigationsseite beinhalteten interaktive Elemente für weitere thematische Zugänge. Der mit „Interaktiv" bezeichnete Bereich bot den Nutzern Möglichkeiten, sich spielend Wissen über Bioethik anzueignen. So gab es etwa das Angebot des „Bioethik-Quiz",[46] um den Einstieg in verschiedene Themen zu erleichtern (vgl. Aktion Mensch 2002b, 16). Gleichzeitig fand sich auf der Webseite die Aufforderung, selbst für die Kampagne aktiv zu werden. Es wurden verschiedene Aktionsmittel für persönliche Werbemaßnahmen zur Verfügung gestellt. Folgende Materialien sollten dazu genutzt werden, um individuelle Ideen einzubringen: In einem Poster-Baukasten konnte zu einem eigenen Text ein Bildmotiv ausgewählt werden. Das fertige Poster enthielt das 1000 Fragen-Design und wurde in einer Postergalerie auf die Webseite gestellt bzw. konnte als Email verschickt werden. Ebenfalls zum Versand als elektronische Postkarte standen fertige Motive der Kampagne zur Verfügung. Ein weiteres Angebot unter „Interaktiv" war die virtuelle Menschenkette. Sie bestand aus von Nutzer/innen eingesandten, nebeneinander aufgereihten Fotos und sollte die Breite des öffentlichen Interesses verdeutlichen.[47] Dazu der Projektträger: „Seit dem Beginn

Utrecht), René Röspel (Bundestagsabgeordneter der SPD), Christian Weimer (Mitarbeiter der Deutschen Hospiz-Stiftung, Magdalene Weiß (Präsidentin des Bundes Deutscher Hebammen).

43 250 Schlüsselbegriffe aus der Bioethik-Diskussion wurden in einem „Begriffsnetz" dargestellt. Die Zusatzfunktion „Begriffsnetz" diente dazu, die Zusammenhänge verschiedener Begriffe verständlich zu machen.

44 Hier fanden sich die Positionen wieder, die bereits in der Ausstellung „Der (im-)perfekte Mensch" Verwendung gefunden hatten. Die Webseite der zweiten Phase der Kampagne enthielt die „Positionen"-Seite nicht mehr, weil sie inzwischen nicht mehr aktuell war und auch viele der Prominenten sich nun als Paten beteiligten.

45 Die beiden Rubriken „Interaktiv" und „Anfordern" wurden in der aktualisierten Webseite zusammengefasst, mit „Bioethik-Quiz", aber ohne „Newsletter" (11.4.2006).

46 Der „Bioethik-Quiz" knüpfte an die Gewinnmotivation der User an und lief mit verschiedenen Preisen zunächst zwei Monate lang. In 2007 erhielt dieses spielerische Element mehr Gewicht.

47 Eigendarstellung auf der Webseite www.1000fragen.de/index.php?mo=32 (21.9.2005).

der 1000Fragen-Initiative haben wir Fotos von Menschen gesammelt, die symbolisch die Wichtigkeit eines bioethischen Diskurses verdeutlichen. Mit ausgestreckten Armen bilden sie gemeinsam eine virtuelle Menschenkette. Wir wollen damit insbesondere Politikern, der Wirtschaft und anderen Entscheidern auch bildlich verdeutlichen, dass sich eine breite Öffentlichkeit für diese Themen interessiert und aktiv mitreden möchte."[48]

Die Übersicht im Hauptframe in der Mitte (vgl. Abbildung 1) stellte Detailinformationen zu einzelnen Themengruppen bereit: Blau hervorgehoben („1000 Fragen-Projekt") und an oberster Stelle der Webseite stand die Aufforderung „Wir brauchen Ihre Frage" mit der direkten Verlinkung zur Eingabemaske der Fragen. Zusätzlich wurde dieser Aufforderung mit einem Plakatmotiv bereichert. Durch diesen Button hatte man auch die Möglichkeit, direkt auf die Seite aller eingegebenen Fragen zu gelangen. In der rot unterlegten Rubrik „Positionen" traf man auf Prominente und Experten, die inhaltlich Stellung bezogen. Auch die grüne „Interaktiv"-Ebene war im Hauptframe durch einen Verweis auf das „Bioethik-Quiz" vertreten. Elemente zur Navigation fanden sich außer im linken Frame auch in Titel- und Fußzeile. „Presse", „Kontakt", „Inhalt" und „Suche" befanden sich auf der Titelleiste. Weitere Links waren auf der Fußleiste positioniert, z.B. „Startseite", „Rundgang", „Impressum", und „Datenschutz".

Auf allen Seiten wurde das Layout durch Fotos und Illustrationen aufgelockert. Die Webseite war außerdem weitgehend barrierefrei gestaltet; sie enthielt variable Schriftgrößen und Texte in einfacher Sprache. Während des für unsere Untersuchung maßgeblichen Zeitraums war die Teilnahme am Internetforum auf zwei Ebenen möglich. Zum einen konnten selbst Fragen gestellt werden (vgl. Abbildung 2); zum anderen konnten Fragen anderer Teilnehmer/innen in der Forumsansicht bewertet und kommentiert werden. Abbildung 2 zeigt die Eingabemaske für Fragen, betitelt mit „Ihre persönliche Frage zur Bioethik". In den darunter positionierten leeren Textkasten konnte eine Frage eingegeben werden. Im unteren Bereich der Seite wurden die User aufgefordert, ihre Frage einer Rubrik zuzuordnen. In der Rubrik ließ sich mittels einer Auswahlleiste aus insgesamt sieben Themen[49] mit 45 Unterthemen[50] ein vorgegebenes Thema auswählen. Weiter wurden persönliche Eingaben abgefragt. Vorname, Name und Email-Adresse waren

48 Die Darstellung „Menschenkette der Fragenden" kann auf der Seite http://www.1000fragen.de/interaktiv/menschenkette/index.php (28.02.2007) eingesehen werden.

49 Diese sind: PID/PND/Wunschkinder, Heilen/Forschen/Experimente, Patente/Rendite/Wirtschaft, Ethik/Medien/Kommissionen, Der (im-)perfekte Mensch, Sterben/Sterbehilfe/Töten sowie Sonstiges.

50 Für die Auflistung der vorgegebenen Rubriken siehe Kap. 6.

Pflichteintragungen; Angaben zu Beruf, Alter und Wohnort wurden in nicht obligatorischen, statistischen Zwecken dienenden Feldern erfasst. Den Usern blieb es überlassen, durch Anklicken der erforderlichen Kästchen zu entscheiden, ob der eigene Name voll ausgeschrieben oder nur durch Initialen hinter der Frage sichtbar gemacht werden sollte. Mit einem Button zum Anklicken wurden die Teilnehmer/innen außerdem aufgefordert, eine Einverständniserklärung zu geben, dass Name (oder Initialen) und Wohnort im Rahmen des Forums weiter verwendet werden konnten.

*Abbildung 2* Eingabeformular für Fragen

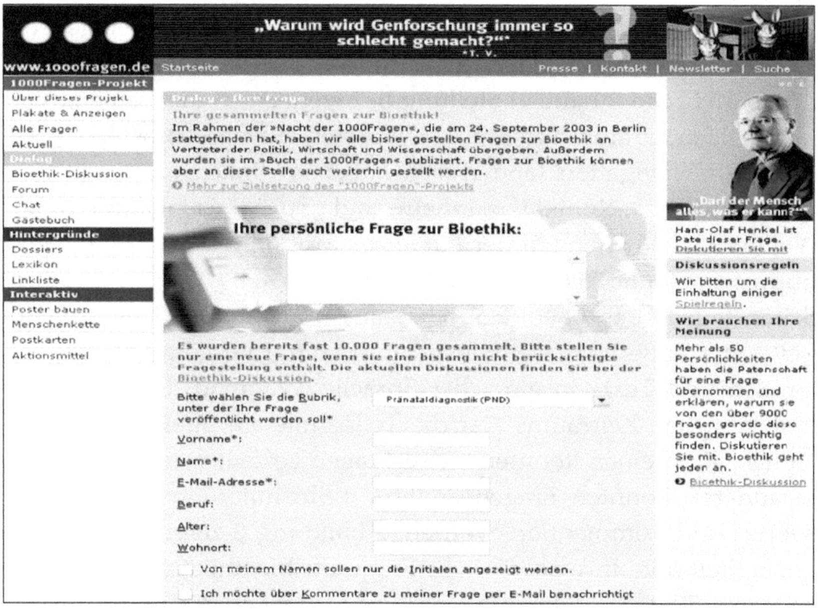


Das Herzstück des Projekts war die Seite zum Mitdiskutieren. Hier konnten alle eingegebenen Fragen eingesehen werden. Mit einem Klick auf die jeweilige Frage öffnete sich der entsprechende Diskussionszusammenhang bzw. „Thread", nämlich eine bestimmte Frage mit den zu ihr gehörenden Kommentaren. Diese Threadseite enthielt Informationen über Fragesteller/in (Name), Zeitpunkt (Datum) der gestellten Frage, Themenraster und die zur Frage eingegebenen Kommentare. Am Ende der Seite hatten die User die Möglichkeit, selbst einen Kommentar einzugeben. Dieser konnte sich auf die Frage oder einen der abgegebenen Kommentare beziehen. Um eine weiterführende Diskussion zu erleichtern, wurde die Möglichkeit geboten, sich per Email automatisch über den Eingang weiterer Kommentare informieren zu lassen.

Die Beiträge zum Forum unterlagen einer Moderation. Zum einen waren Moderationsregeln bereits in die Gestaltung der Webseite eingearbeitet. So gab es die Aufforderung, den Beitrag in Frageform zu verfassen, und die Frage musste in eines der Themen/Unterthemen eingeordnet werden (s. Abbildung 2). Zum anderen wurden zwar alle Inputs unmittelbar veröffentlicht, doch die Eingänge wurden vom Projektträger regelmäßig kontrolliert und Beiträge, die nicht den allgemeinen Diskussionsregeln entsprachen, wurden unverzüglich wieder depubliziert. Hinweise hierzu waren als interaktiver Frame auf der rechten Seite der Startseite zu finden (s. Abbildung 1). Die Aufforderung „Wir bitten um die Einhaltung einiger Spielregeln" beinhaltete, dass sich die User in ihren Beiträgen auf bioethische Fragen beschränken und die „Netiquette"[51] achten sollten. Die Möglichkeit der Depublikation wurde auf der Seite der „Diskussionsregeln" folgendermaßen begründet: „Dopplungen und Fragen mit beleidigendem oder inhaltlich irrelevantem Inhalt [werden, d. Verf.] ohne Rücksprache mit den jeweiligen Urhebern" gelöscht.[52] Im Hinblick auf eine spätere Printpublikation wurde außerdem die Rechtschreibung der Beiträge korrigiert und vereinheitlicht.[53] Programmatisch waren die Eingriffe des Projektträgers jedoch von Zurückhaltung geprägt, um das kontroverse Bild der Diskussion nicht zu verzerren.

Fast vier Jahre lang wurde die Webseite zum Fragen, Diskutieren, Kommentieren, Informieren und Moderieren genutzt. Ab März 2006 diente sie nur noch der Dokumentation der mittlerweile über 16.000 Fragen und der dazu gehörenden Kommentare sowie der Diskussionszusammenhänge, die als Ergebnis des Patenschaftsprojekts entstanden waren. Auch in dieser Phase wurde die Homepage immer wieder aktualisiert, gepflegt und weiter entwickelt. Seit Oktober 2007 ist die Plattform für neue Eingaben offen. Vor allem von Schulen und Universitäten wird sie intensiv genutzt. Aus Sicht des Projektträgers stellt das auf der Webseite akkumulierte Material einen einzigartigen Schatz dar, der für die Öffentlichkeit zugänglich bleiben sollte.[54] Darüber hinaus kann das Onlineforum jederzeit neue Impulse

51 Die „Netiquette" umfasst insgesamt 17 Verhaltensregeln, welche die schriftliche Web-Sprache vereinheitlichen und angemessenen Umgang gewährleisten sollen. Auf der Unterseite „Diskussionsregeln" findet sich der entsprechende Link: „http://www.chemie.fu-berlin.de/outerspace/netnews/netiquette.html".

52 Hinweis auf der Eingabeseite für neue Fragen vgl. www.1000fragen.de (13.12.2004).

53 Die übernommenen Originalzitate entsprechen diesem Stand; sie werden in dieser Studie nach den Vorgaben des originalgetreuen Zitierens wiedergegeben. Weiter vorhandene Rechtsschreibfehler etc. sind aus diesem Grund von uns nicht nachträglich korrigiert worden.

54 Mündliche Auskunft Heike Zirden (02.05.2008).

erhalten, wenn die Aktion Mensch es für angezeigt hält, sich im bioethischen Diskurs wieder offensiver zu Wort zu melden.

## 2.4 Die Patenschaften „78 Fragen zur Bioethik"

Nachdem die Sammlung der Fragen mit der Berliner Veranstaltung im September 2003 ihren Höhepunkt erreicht hatte, wurde die ursprüngliche Konzeption verändert. Im April 2004 startete, wie bereits erwähnt, das Projekt der „Patenschaften". Da das in diesem Rahmen generierte Material ebenfalls Gegenstand unserer Untersuchung ist, soll im Folgenden auch die dazu gehörende Webseite dieser Projektphase kurz dargestellt werden. Mit einer Broschüre über die Paten, ihre Fragen und Statements sowie mittels Anzeigen, Plakaten und Kinospots wurde wiederum die Öffentlichkeit aufgerufen, sich an der neuen Form der „öffentlichen Kommissionsarbeit" zu beteiligen (vgl. Aktion Mensch 2004a, 4). Auch in dieser Phase stand der „Austausch ohne Entscheidungsdruck" im Vordergrund. Nunmehr ging es darum, einige der bis dato gestellten Fragen zum Thema öffentlicher Diskussion zu machen (vgl. Aktion Mensch 2004a, 4). Auf Grund der neuen Projektphase ergaben sich einige Veränderungen auf der Internetseite „1000fragen.de". Zwar wurden Moderation und Eingabemasken beibehalten. Die Neuerung lag hauptsächlich in der Art, wie die Besucher/innen sich einbringen sollten. Da die Diskussion im Mittelpunkt stand, hieß es auf der Startseite der Rubrik „alle Fragen" nun: „Es wurden bereits über 10.000 Fragen gesammelt. Bitte stellen Sie nur eine neue Frage, wenn sie eine bislang nicht berücksichtigte Fragestellung enthält."[55] Damit sollte die Aufmerksamkeit der Besucherinnen und Besucher auf die Diskussionsforen gelenkt werden.

Die Gliederung der Navigationsleisten blieb im Wesentlichen gleich. Anstelle der Leiste „Ihre Frage" auf der gelb hinterlegten Ebene „Dialog" fand man nun die Leiste „Bioethik-Diskussion". Diese Seite war so aufgebaut, dass neue Themen in alter Ordnung angeboten wurden. In der Mitte des Hauptframes waren die Navigationsleisten so angeordnet, dass die User an erster Stelle Zugang zu den beliebtesten[56] Diskussionen erhielten. Weiter unten konnten die Patenschaftsfragen angeklickt werden. Die Fragen erschienen in der Reihenfolge der letzten Eintragungen und der bisher eingegebenen Beiträge sowie mit den Bildern der Paten. Auf dieser Ebene konnten die User direkt auf die Diskussionsebene der Fragen gelangen. Zu jeder Frage eines Paten oder einer Patin gab es ein moderiertes Forum; in

55 Vgl. http://www.1000fragen.de/index.php?mo=3 (26.9.2005).

56 Ausgewählt nach den Kriterien Diskussionslänge und Zahl der Kommentare.

ihnen wurde knapp zwei Jahre lang diskutiert. Im Ergebnis verzeichneten einige Fragen Tausende von Beiträgen. Patenschaftsfragen mit den meisten Beiträgen waren z.B. „Wo ist Gott?" mit insgesamt 4.253 Beiträgen, „Haben Sie auch Angst unsterblich zu werden?" mit 2.596 Beiträgen, „Ein Baby – Hurra, es ist kein Mädchen!" mit 2.537 Beiträgen und „Sind 16 Zellen ein Mensch?" mit 1.553 Beiträgen.

## 2.5 Das Forschungsvorhaben

Ursprünglich war von dem Projektträger weder eine Begleitforschung noch eine systematische Ergebnisauswertung der Onlineplattform geplant gewesen. Jedoch weckte die in diesem großen Ausmaß nicht vorhergesehene Resonanz im Nachhinein das Interesse an einer wissenschaftlichen Bearbeitung. Als Zielsetzung der geplanten Studie[57] an der Universität zu Köln wurde in der ersten Forschungskonzeption noch recht offen formuliert: „Das Datenmaterial, das quasi naturwüchsig aus der Zivilgesellschaft heraus generiert wurde, bietet in einzigartiger Weise die Möglichkeit zur Erforschung des Alltagswissens und der Einstellungen der Bevölkerung zur Bioethik. Dabei beinhaltet gerade der Sachverhalt, dass es sich bei dem zu untersuchenden Material um so genannte natürliche Dokumente handelt, die nicht im wissenschaftlichen Sinne systematisch erhoben wurden, die Chance, sowohl Themen und Problematisierungsweisen als auch Dynamik und Struktur des lebensweltlichen Bioethik-Diskurses eingehend zu analysieren." (Waldschmidt 2003a, 5) Das Erkenntnis leitende Ziel der Forschungsarbeit war also nicht eine Evaluation der 1000 Fragen-Kampagne im Sinne der Überprüfung oder Entwicklung von Erfolgskriterien für das Stimulieren zivilgesellschaftlicher Debatten. Vielmehr ging es darum, mehr über die Modi der gesellschaftlichen Auseinandersetzung über Problemstellungen der Bioethik herauszufinden. Vor allem sollte die Grundannahme, dass das lebensweltliche Reden anderen Regeln folgt als die von Experten und Expertinnen geführten Diskussionen, überprüft werden. Dabei standen sowohl inhaltliche als auch formale Dimensionen im Blickpunkt der Analyse. Den Startpunkt der Untersuchung bildete die klassische inhaltsanalytische Frage: „Wer fragt was wen auf welche Weise mit welcher Wirkung?" (Waldschmidt

57 Die Untersuchung wurde als Drittmittelprojekt von der Aktion Mensch gefördert. An dieser Stelle sagen wir insbesondere Heike Zirden, Christian Scheifl, Mark Czogalla und Karin Jacek herzlichen Dank für mehrjährige, gute Zusammenarbeit und Unterstützung unserer Forschungsarbeit in vielerlei Hinsicht. Zu großem Dank verpflichtet sind wir auch Sibel Dalman-Eken, die als Projektmitarbeiterin an allen Untersuchungsschritten beteiligt war, sorgfältige Arbeitsergebnisse und viele wertvolle Anregungen geliefert hat. An dem Projekt beteiligt waren auch Shadi Heinrich, Kathrin Lingnau und Anna Pilot-Schäfer, denen wir ebenfalls danken.

2003a, 7) Das ‚Wer' und ‚Wen' dieser Heuristik zielte auf die User und Adressaten des Forums, wohl wissend, dass die Gewinnung solcher Daten im virtuellen Raum besonderen Schwierigkeiten unterliegt. Eine leichtere Ausbeute versprach die Analyse des ‚Was', das für die inhaltliche Dimension des Onlineforums steht: Welche Themen wurden diskutiert, welche vermieden? Gab es auch Diskussionsstränge, die quer zu den durch die Veranstalter vorgegebenen Themen verliefen? An welches Wissen knüpften die Beiträge an bzw. welches Wissen setzten sie voraus? Zu den Forschungsfragen, die eher auf strukturelle Aspekte zielten, zählten die Aspekte ‚auf welche Weise' und ‚mit welcher Wirkung': Welche Argumentationsmuster ließen sich identifizieren? Welche Frageformen setzten die User ein? Welche Positionen wurden in den Beiträgen eingenommen, äußerten sich vor allem Betroffene oder auch (vermeintliche) Experten? Und schließlich: Gab es ein machtvolles Sprechen im virtuellen Raum?

Ausgehend von diesem Erkenntnisinteresse lag es nahe, Anschlüsse an die Soziologie des Alltagswissens, die Einstellungs- und Partizipationsforschung sowie vor allem an Diskurstheorie und -analyse herzustellen. Folgt man der Grundannahme, dass das 1000 Fragen-Forum Aufschlüsse für das lebensweltliche Reden über Bioethik bietet, liefern die Analyseergebnisse auch Implikationen für allgemeine soziologische Fragestellungen: So ist bislang in Konzepten der Technikfolgenabschätzung der partizipationstheoretischen Bedeutung des Alltagswissens wenig Aufmerksamkeit geschenkt worden. In der Wissenssoziologie wird das alltagsweltliche Reden zumeist als Routinehandeln charakterisiert; eine kreative Komponente wird ihm selten zugestanden.

Doch kann ein Onlineforum als repräsentativ für den Alltagsdiskurs angesehen werden? Allein die Trägerschaft der Aktion Mensch könnte eine (nicht unbedingt beabsichtigte) Vorstrukturierung des inszenierten Diskursprojekts zur Folge gehabt haben: Diese im Bereich von Sozial- und Behindertenpolitik aktive Förderorganisation ist eben nicht eine neutrale Instanz, sondern allgemein bekannt für ihr klares inhaltliches Profil. Es ist deshalb möglich, dass der institutionelle Hintergrund die Userentscheidungen über die Teilnahme am 1000 Fragen-Forum mit beeinflusst hat. Auch die Struktur der Webseite, ihre Vorgaben auf der inhaltlichen und formalen Ebene haben sich höchstwahrscheinlich auf die Zusammensetzung des Materials ausgewirkt. In der Zusammenschau muss konzediert werden, dass „1000 Fragen zur Bioethik" keine maßstabgetreue Abbildung des ungefilterten Alltagsdiskurses darstellt. Aber: Verglichen mit anderen Ansätzen zivilgesellschaftlicher Teilhabe kommt das Diskussionsforum diesem ziemlich nahe. Ein gewichtiges Argument, das die Bedeutung der Vorstrukturierung des Diskursprojekts durch die Veranstalter relativiert, bezieht sich auf die große Anzahl der Beiträge. Auch wenn die Besucher/innen des 1000 Fragen-Forums keinen Bevölkerungsdurchschnitt im statistischen Sinne repräsentieren und es nicht zulässig sein dürfte, Untersuchungsergebnisse quantitativer Art auf die gesamte Bevölkerung zu übertragen (z.B. „60% der Bürger/innen sind für/gegen die Organspende"), spricht vieles dafür, dass allein auf Grund der Masse der Äußerungen alle bedeutsamen Positionen und Argumentationsmuster des zivilgesellschaftlichen Diskurses, der sich am Thema Bioethik entzündet, im Material vorhanden sind. Der Datenkorpus würde somit zumindest eine Repräsentativität im Sinne qualitativer Vollständigkeit erreichen, und zwar insofern, als das ‚Reden über Bioethik' in allen seinen Aspekten sich in ihm wieder findet.

# 3 Diskurstheoretische Überlegungen

Ziel dieses Kapitels ist es, eine theoretische Verortung des eigenen Gegenstands vorzunehmen. Zunächst sollen die Ansätze von Jürgen Habermas und Michel Foucault auf Stellenwert und Brauchbarkeit für die Untersuchung überprüft werden. Dabei geht es vor allem darum, den zu Grunde liegenden Diskursbegriff trennscharf zu definieren sowie ein kohärentes Begriffsinstrumentarium zu entwickeln. Wie bereits erwähnt, war mit „1000fragen.de" eine neue Form des öffentlichen Austauschs und der Verständigung über das weitgehend von Experten dominierte Thema Bioethik intendiert. Im ersten Schritt (3.1) wird daher überprüft, ob die von Habermas eingeführten diskursethischen Kriterien in Anlage und Nutzung des Forums zum Tragen kommen. Anschließend wird ein an Foucault orientierter Diskursbegriff vorgestellt (3.2). In diesem Zusammenhang erfolgt eine Betrachtung der Sprechakte ‚Frage' und ‚Kommentar' (3.3) sowie die Differenzierung zwischen ‚Äußerung' und ‚Aussage' (3.4). Der anschließende Entwurf einer Typologie des Diskursiven (3.5) lässt sich von diesen Fragen leiten: Wo befindet sich das Internetforum im diskursiven Feld? Welchem Diskurstypus ist es zuzuordnen? Zum Schluss wird „1000 Fragen zur Bioethik" als ‚diskursives Ereignis' charakterisiert und die Erträge der theoretischen Überlegungen werden im Hinblick auf die nachfolgenden empirischen Arbeitsschritte noch einmal zusammengefasst (3.6). [58]

## 3.1 Welcher Diskursbegriff liegt dem Internetforum zugrunde?

Zwar beinhalten die konzeptionellen Überlegungen des Projektträgers Aktion Mensch, soweit sie uns zugänglich sind, keine eigens ausgearbeitete Theorie des Diskurses; man trifft aber in den Projektpublikationen auf verschiedene Aussagen, welche auf einen impliziten Diskursbegriff schließen lassen. Der Entscheidung zur Einrichtung des Diskursprojekts lag, wie bereits erwähnt, die Annahme zugrunde, dass bioethische Fragestellungen nicht hinter verschlossenen Türen verhandelt

58 Der hier vorgestellte diskurstheoretische Bezugsrahmen wird in Verbindung mit den nachfolgenden empirischen Untersuchungsschritten (vgl. Kap. 6, 7, 9 und 10) erweitert und spezifiziert werden.

werden sollten, sondern einer breit angelegten gesellschaftlichen Debatte bedürfen. Menschen, deren Meinungen und Erfahrungen in der Öffentlichkeit nur selten Gehör finden, sollten sich artikulieren können, ohne besondere Ansprüche oder Bedingungen erfüllen zu müssen. „Politische Entscheidungen, die diesen sensiblen Bereich betreffen, sollen nur auf der Grundlage von breit angelegten Prozessen demokratischer Willensbildung getroffen werden," so die Haltung des Projektträgers (Aktion Mensch 2004b, 10). Mit der Webseite sollten ein öffentlicher Raum und ein erweiterter Zeitrahmen zur Verfügung gestellt werden, somit Möglichkeiten für einen „Austausch ohne Entscheidungsdruck" (Aktion Mensch/Zirden 2003, 11). Allerdings wurde die Art des Austauschs im Internetforum vorstrukturiert: Als Kommunikationsweise wurde das Stellen von Fragen vorgegeben; daneben waren Kommentare möglich. Fragen, so formulieren die Initiatoren, „fordern Zeit, bekennen sich zu Unwissenheit, Unsicherheit, Uninformiertheit, verlangen Berücksichtigung, Differenzierung, Vorsicht, Absicherung und Nachdenklichkeit. Fragen symbolisieren Bewegungen des Denkens: sie fordern das Weiterdenken, das Kommunizieren, eine prinzipielle Offenheit für neue Aspekte und Einsichten." (Aktion Mensch/Zirden 2003, 9)

Die demokratietheoretische und lebensweltliche Orientierung, die Fokussierung auf Dialog und Verständigung, die Idee, dass es möglich sei, sich gemeinsam mit anderen mittels Fragenstellen auf die Suche nach Konsens zu begeben, die Voranname, dass Bürger/innen mündige Subjekte sind, die sich kompetent zu komplexen Sachverhalten äußern können, wenn ihnen die Möglichkeit dazu geboten wird – all diese konzeptionellen Vorüberlegungen legen nahe, dass der implizite Ausgangspunkt von „1000 Fragen zur Bioethik" die von Habermas (1981b; 1981c; 1991, 148) entwickelten Prinzipien der Diskursethik sind. Beispielsweise schließt die Überlegung des Projektträgers, dass es notwendig sei, die Debatte über bioethische Fragestellungen ‚in die Gesellschaft' hinein zu öffnen, an die Voranname der Diskursethik an, dass die„Konsensgrundlage der normativen Strukturen" (Habermas 1973, 12) in der Moderne immer wieder neu ausgehandelt werden muß.

Die Diskursethik postuliert eine auf Rationalität (Habermas 1981b) und Universalität (Habermas 1981c) ausgerichtete sprachliche Verständigung, die auf Konsensfindung abzielt. Die sprachlichen Handlungen, die entsprechend des Modells einer idealen Sprechsituation durchzuführen sind, sollen vier Geltungsansprüchen genügen: Wahrheit, Richtigkeit, Wahrhaftigkeit und Verständlichkeit (Habermas 1981a, 376). Sie lassen sich mit Annette Treibel (2004, 168) so zusammenfassen: Wahrheit ist „nichts anderes als Zustimmungsfähigkeit, Richtigkeit die Übereinstimmung mit der Wirklichkeit (Angemessenheit oder Berechtigung der Aussage) und Wahrhaftigkeit die Unverstelltheit und Aufrichtigkeit der beteiligten Personen selbst. Verständlichkeit ist eine Sonderform unter den Geltungsansprüchen; sie ist schon vorausgesetzt, damit eine Aussage überhaupt als wahr, richtig oder aufrichtig gelten kann." Eine derart strukturierte Verständigung setzt rational argumentierende Individuen voraus, denn allein die am Gespräch beteiligten Subjekte können die Einhaltung der Geltungsansprüche bestätigen. Überträgt man nun dieses intersubjektive Modell der Konsensfindung auf die Gesellschaft, so scheint die Hoffnung durchaus berechtigt, dass eine Berücksichtigung diskursethischer Prinzipien dazu beitragen kann, auch in strittigen Themen wie der Bioethik eine gesellschaftliche Verständigung zu erreichen.

Bezogen auf das 1000 Fragen-Forum stellt sich jedoch die Frage, ob die Einhaltung der diskursethischen Prinzipien überhaupt gewährleistet werden kann; außerdem wäre zu fragen, ob das Internetforum tatsächlich auch in diesem Sinne genutzt wird. Auf den ersten Blick scheint der auf die Partizipation breiter Bevölkerungskreise angelegte Charakter des Diskursprojekts die von Habermas (1996, 292) geäußerte Hoffnung zu bestätigen, dass sich auch im öffentlichen Bereich verständigungsorientierte Diskussionen realisieren lassen. Schaut man sich jedoch das Material genauer an, so fällt auf, dass sich beispielsweise eine vom Bemühen um Konsens geprägte, dialogische Kommunikationsstruktur (Wechselspiel von Rede und Gegenrede, Argument und Begründung etc.) wenn überhaupt, dann nur ansatzweise in der Minderheit der längeren Diskussionsstränge[59] findet. Die Statistik der Beiträge zeigt, dass nur 5,1% aller Fragen mehr als zehn Kommentare auf sich gezogen haben. Im empirischen Material kommt es also nur in relativ wenigen Fällen zu einem intensiveren Austausch, so wie ihn sich Habermas vorstellen mag.

Bei der weiteren Sichtung des Materials wird zudem offensichtlich, dass die Regeln der Diskursethik als normative Bezugspunkte kaum zum Tragen kommen bzw. ständig verletzt oder missachtet werden. Wahrheit und Richtigkeit der meisten Äußerungen können unter den Bedingungen des Internets nur bedingt geltend gemacht werden; Verständlichkeit ist häufig nicht gegeben und oft genug als Bemühen auch nicht zu erkennen. Auf Grund der Anonymität des Mediums, bei dem sich *face to face*-Interaktionen erübrigen, läuft das Geltungskriterium Authentizität ebenfalls ins Leere. Die Fragen und Statements werden zwar aus dem Alltag heraus gestellt, doch der Bezug zu den Lebenswelten der Teilnehmenden ist schlechterdings nicht verifizierbar.

Außerdem besteht nach Habermas (1981a, 385) eine unverzichtbare Voraussetzung diskursiver Ethik darin, Situationsdefinitionen auszuhandeln. Da jedoch

59 Diese Diskussionsstränge werden in der Onlinekommunikation auch „Threads" genannt. Im Rahmen unserer Studie bezeichnet ein Thread eine Frage plus die dazu gehörigen Kommentare.

die Gestaltung der Webseite die Bedingungen des Redens im Forum im Wesentlichen festlegt – es werden vornehmlich Fragen und Kommentare zu vorgegebenen Themen(-gruppen) erwartet –, können die für eine ideale Sprechsituation notwendigen Voraussetzungen nicht hergestellt werden. Die Vermutung liegt nahe, dass es zu einer solchen Verständigung selbst dann nicht kommt, wenn einzelne Forumsteilnehmende dies wünschen.

Anlage und Eigenheiten des internetbasierten Materials bieten somit nicht den geeigneten Rahmen, um die diskursethischen Geltungsansprüche Wahrheit, Richtigkeit, Wahrhaftigkeit und Verständlichkeit realisieren zu können. Auch eine Metakommunikation über die Bedingungen der Kommunikation findet nicht statt. In anderen Worten, der empirische Gegenstand dieser Studie folgt nicht dem Ideal der Diskursethik. Ein solcher Befund vermag im Grunde gar nicht zu verwundern, am wenigsten wahrscheinlich den Begründer der Diskursethik, der selbst auf das Spannungsverhältnis zwischen normativer Orientierung (Diskursethik) und faktischer Gegenwart (empirisch auffindbaren Verständigungsprozessen) aufmerksam gemacht und die Kritik an seinem Modell explizit aufgegriffen hat (Habermas 1991, 162ff., 199-226). Trotzdem erscheint es als nicht sinnvoll, den Habermas'schen Diskursbegriff, auch wenn er der Grundidee des Projektträgers entsprechen mag, für das eigene Forschungsdesign zu nutzen. Höchstwahrscheinlich wäre er wenig ertragreich: Aus Sicht der Diskursethik würde man möglicherweise sogar zu dem Schluss gelangen (müssen), dass das Internetforum einer systematischen Untersuchung gar nicht wert ist, sondern eher ein ,Rauschen' im virtuellen Raum, wenn man so will: ein Sprechen ,ohne Sinn und Verstand' darstellt.[60]

Da aber unser Forschungsinteresse darauf ausgerichtet ist, gerade dieses auf den ersten Blick ordnungslos erscheinende ,Rauschen' der Stimmen aus der Bevölkerung ,lesbar' zu machen, bietet sich eher das diskurstheoretische Konzept Foucaults als adäquater theoretischer Bezugsrahmen für die empirische Untersuchung an.[61] Denn im Unterschied zum diskursethischen Ansatz, dem es im Sinne eines Kantischen Idealismus um die Einhaltung *normativer* Geltungsansprüche geht, ist

60 Jürgen Gerhards (2003) gelangt in seiner Analyse der Debatten über Abtreibung in den Vereinigten Staaten und der Bundesrepublik Deutschland zu dem Ergebnis, dass zwar ethische und moralische Überlegungen in Deutschland einen größeren Stellenwert einnehmen, diskursethische Prinzipien in öffentlichen Diskussionen aber selbst nicht zur Anwendung kommen.

61 Das für unseren Untersuchungsgegenstand zentrale Thema „Bioethik" lässt sich darüber hinaus einen inhaltlichen Bezug auf Foucaults Arbeiten über die „Menschenwissenschaften" bzw. die „Bio-Macht" zu (vgl. Dreyfus/Rabinow 1994b, 41ff., 156ff), eine Möglichkeit, die allerdings im Rahmen dieser Studie nur eine periphere Rolle spielt.

die Diskurstheorie Foucaults auf die Analyse diskursiver *Praktiken* ausgerichtet.[62] Die Subjekte und die Notwendigkeit einer Konsensfindung treten dabei in den Hintergrund; stattdessen lässt sich das Internetforum als ‚Puzzle-Teil' eines gesamtgesellschaftlichen Bioethik-Diskurses begreifen und auf inhärente Regelmäßigkeiten, also Ordnungen hin untersuchen. Zielsetzung einer Foucault folgenden Forschungsarbeit ist es, Verweise auf derartige Diskursordnungen herauszufiltern. Die Gesamtmenge an Äußerungen wird folglich nicht unter normativ-ethischen Gesichtspunkten, sondern de- und rekonstruierend analysiert.

## 3.2 Was ist ein „Diskurs" nach Foucault?

Eine Untersuchung des 1000 Fragen-Forums im Anschluss an die Diskurstheorie Foucaults hat mehrere Vorteile. Erstens verspricht sie die Einordnung des empirischen Gegenstands in einen größeren diskursiven Gesamtzusammenhang; zweitens bietet dieser Theorierahmen eine methodologische Orientierung, die es ermöglicht, den verhältnismäßig großen Datenkorpus empirisch ‚in den Griff zu bekommen' und die im Internet generierten Äußerungen als Verweise auf mögliche Diskursordnungen ‚lesbar' zu machen.

Sowohl für den diskurstheoretischen Rahmen als auch für die Methodologie dieser Studie stellt sich allerdings das Problem, dass Foucault keine eindeutige Begriffssystematik anbietet und seine Rede vom Diskurs oft genug polyvalent ist. Stattdessen findet man bei ihm des Öfteren kritische Bemerkungen zur Begriffsbildung; er setzt „gegen den Logozentrismus totalisierender Allgemeinbegriffe [...] die Pluralität von aufeinander irreduziblen Aussagesystemen" (Bogdal 1990, 33). Foucaults Vorsicht gegenüber Generalisierungen und sein Bemühen, ohne Essentialismen auszukommen, bieten jedoch die Möglichkeit, seinen Ansatz dem spezifischen Charakter des jeweiligen Untersuchungsgegenstands anzupassen (vgl. Kammler 1990, 44). Das diskurstheoretische Modell ist flexibel, anpassungsfähig und gleichzeitig umfassend genug, um in der empirischen Untersuchung den Besonderheiten des – wie in unserem Falle: internetbasierten – Materials gerecht zu werden.

Nimmt man also den vagen Diskursbegriff Foucaults als Ausgangspunkt für die Suche nach einer Begriffsdefinition, die das theoretische Fundament der vorliegenden Studie bilden kann, so bietet sich zunächst dessen Negativbestimmung an. Demnach ist der Diskurs „ohne Körper, ein ebenso stummer Laut wie ein

62 Die Unterschiede und Beziehungen zwischen Foucault und Habermas behandeln beispielsweise Kelly (1994) und Ashenden/Owen (1999).

Hauch, eine Schrift, die nur das Negativ ihrer eigenen Spur ist. [...] Der manifeste Diskurs wäre schließlich und endlich nur die repressive Präsenz dessen, was er nicht sagt." (Foucault 1990a, 39) An anderer Stelle bestimmt Foucault (1983, 123) Diskurse als „taktische Elemente oder Blöcke im Feld von Kräfteverhältnissen", die spezifische ‚Wahrheiten' hervorbringen. Der Diskurs wirkt sozusagen im Hintergrund, er produziert Effekte und bringt das an der Oberfläche Sicht- bzw. Wahrnehmbare hervor. Diese Formulierungen scheinen eher ungeeignet, um zu einem brauchbaren Arbeitsbegriff zu gelangen. In der „Archäologie des Wissens" bemerkt Foucault (1990a, 116) selbstkritisch, „dass ich, statt allmählich die so schwimmende Bedeutung des Wortes ‚Diskurs' verengt zu haben, seine Bedeutung vervielfacht habe", aber er umreißt auch das Feld, in dem der Diskurs sozusagen ‚dingfest' gemacht werden kann: „einmal allgemeines Gebiet aller Aussagen, dann individualisierbare Gruppe von Aussagen, schließlich regulierte Praxis, die von einer bestimmten Zahl von Aussagen berichtet". Für einen operationalisierbaren Diskursbegriff wichtig sind demnach die ‚Aussagen' und die ‚regulierte Praxis', die sie hervorbringen (vgl. Mills 2007, 7). Jürgen Link und Ursula Link-Heer (1990, 90) paraphrasieren den Diskursbegriff Foucaults so: „Unter ‚diskursiver Praxis' wird [.] das gesamte Ensemble einer speziellen Wissenschaftsproduktion verstanden: bestehend aus Institutionen, Verfahren der Wissenssammlung und -verarbeitung, autoritativen Sprechern bzw. Autoren, Regelungen der Versprachlichung, Verschriftlichung, Medialisierung."

Tatsächlich, wenn man sich einen Überblick über Foucaults methodologische Werke – insbesondere „Die Ordnung der Dinge" (1966/1990b), „Archäologie des Wissens" (1969/1990a) und „Die Ordnung des Diskurses" (1971/1974) – verschafft, muss man konstatieren, dass es ihm unter der Bezeichnung Diskurs vor allem um eine Beschreibung und Analyse der Ordnungsmuster geht, die den Wissenschaften zu Grunde liegen. Auf diesen Kern des Foucault'schen Diskursbegriffs kommen wir später ausführlich zurück (vgl. 3.5.1). An dieser Stelle soll es genügen, auf ein dadurch möglicherweise entstehendes methodologisches Problem aufmerksam zu machen: Für eine Studie, die es in der Empirie gerade nicht mit wissenschaftlichem Material zu tun hat, sondern sich im Gegenteil mit einer unüberschaubaren Masse an alltagsweltlichen Äußerungen konfrontiert sieht, müsste sich der Foucault'sche Diskursbegriff eigentlich als ungeeignet erweisen. Zumindest auf den ersten Blick erscheint dieser Einwand überzeugend – allerdings nur dann, wenn man übersieht, dass sich Foucault nie nur für institutionalisierte Wissensordnungen interessiert hat, sondern immer auch für das, was sich außerhalb des Diskurses, in seinen Randzonen befindet. So verweist beispielsweise die Grenzziehung zwischen Vernunft und Wahnsinn auf den gesellschaftlichen Ausschluss des Wahnsinns und dessen Vereinnahmung durch den ‚rationalen' Diskurs der Wissenschaften; auf diese Art und Weise, so Foucault (1974, 9), wird „der ganze unermeßliche Diskurs des Wahnsinnigen [...] zu sinnlosem Geräusch" erklärt.

Diskursive Ausschließungen zielen auf die „Unterwerfung des Diskurses" (Foucault 1974, 31); ihre „Aufgabe" ist es, „die Kräfte und Gefahren des Diskurses zu bändigen, sein unberechenbares Ereignishaftes zu bannen, seine schwere und bedrohliche Materialität zu umgehen." (Foucault 1974, 7) Außerhalb der klar definierten, machtvollen Wissenschaften befinden sich also Bereiche des Sprechens, die zwar von der Macht durchdrungen sind, jedoch im Grunde ungeregelt und unkontrolliert verlaufen. Diese diskursiven Randzonen folgen nicht bestimmten Regeln; sie sorgen für Irritationen, lösen Unruhe aus: „Unruhe angesichts dessen, was der Diskurs in seiner materiellen Wirklichkeit als gesprochenes oder geschriebenes Ding ist; Unruhe angesichts jener vergänglichen Existenz, die zweifellos dem Verschwinden geweiht ist, [...] verdächtige Unruhe von Kämpfen, Siegen, Verletzungen, Überwältigungen und Knechtschaften in so vielen Wörtern, deren Rauheiten sich seit langem abgeschliffen haben." (Foucault 1974, 6f.) An den Rändern des Diskurses treten dessen Machtwirkungen besonders deutlich hervor; dabei ist der Diskurs „nicht einfach das, was das Begehren offenbart (oder verbirgt): Er ist auch Gegenstand des Begehrens; und der Diskurs – dies lehrt uns immer wieder die Geschichte – ist auch nicht bloß das, was die Kämpfe oder die Systeme der Beherrschung in Sprache übersetzt: er ist dasjenige, worum und womit man kämpft, er ist die Macht, deren man sich zu bemächtigen sucht." (Foucault 1974, 8)

Festgehalten werden kann: Für das an den Randzonen des Diskurses erzeugte polymorphe ‚Wuchern' hat sich Foucault sehr interessiert, gerade auch weil es sich einer diskursanalytischen Erfassung zu entziehen vermag. Selbst in seinem streng gegliederten Methodenbuch wirft er die Frage auf, ob sich die „Archäologie auf das Gebiet der wissenschaftlichen Diskurse beschränkt" oder ob nicht vielmehr ihre „Analyseformen [...] eine ganz andere Ausdehnung haben können." (Foucault 1990a, 274) Diskurstheoretische Ansätze, die sich auf Foucault beziehen,[63] greifen daher diese ‚Unruhe' des Diskurses auf und fragen nach den sich hier äußernden Elementen von Veränderung. Demnach können Diskurse sowohl die Rolle von „Ordnungshütern" als auch von „Rebellen" einnehmen; sie können Bestehendes

63 Hannelore Bublitz (2003, 9) betont in Anlehnung an Foucault, dass Diskurse als „in sich heterogene Produktions- und Konstitutionsbedingungen einer gesellschaftlichen Wirklichkeit gelten, von der angenommen wird, dass sie auf der Verselbständigung konstruktiver Prozesse und subjektloser Operationen sowie ihrer Performanz beruht und dass sie sich in materiellen Anordnungen, Technologien und Praktiken manifestiert."

festschreiben, aber sie können durchaus auch „als *movens* moderner Gesellschaften“ (Bublitz u.a. 1999, 12; Hervorh. dort) begriffen werden.[64]

Nach Foucault muss man sich die transformierende Kraft von Diskursen als konfrontatives, konflikthaftes Spannungsfeld vorstellen (vgl. Dreyfus/Rabinow 1994b, 100). Unsere Kultur, so konstatiert er, pflege nur vordergründig eine „Verehrung des Diskurses“: Die scheinbare „Logophilie“ entpuppe sich bei näherer Betrachtung als Idealisierung; sie verberge eine „tiefe Logophobie“, nämlich „eine stumme Angst vor jenen Ereignissen, vor jener Masse von gesagten Dingen, vor dem Auftauchen all jener Aussagen, vor allem, was es da Gewalttätiges, Plötzliches, Kämpferisches, Ordnungsloses und Gefährliches gibt, vor jenem großen, unaufhörlichen und ordnungslosen Rauschen des Diskurses.“ (Foucault 1974, 34f.) Auch wenn Foucault dieses ‚ordnungslose Rauschen des Diskurses', dieses Sprechen ‚am Rande', nicht zum ausdrücklichen Gegenstand seiner Analysen gemacht hat, so schreibt er ihm doch eine besondere Qualität zu.

## 3.3 Exkurs: „Fragen“ und „Kommentieren“ als „Sprechakte“

Den von Foucault aufgeworfenen Fragen nach dem Verhältnis von Struktur und Handlung, von Ordnung und ‚Wuchern', von Regelmäßigkeit und Ereignishaftigkeit, von Wissen und Macht werden wir an verschiedenen Stellen dieser Studie wieder begegnen. Doch zunächst macht es – in einem Zwischenschritt – Sinn, die für das untersuchte Internetforum typischen Äußerungsformen „Fragen“ und „Kommentieren“ näher zu betrachten. Dabei erweist sich ein Bezug auf die Sprechakttheorie als hilfreich. Tatsächlich impliziert auch die Foucault'sche Annahme, dass sprachliches Handeln eine regelgeleitete Praxis darstellt, einen entsprechenden Anschluss; allerdings ist dieser von ihm selbst nicht ausgearbeitet worden. Im Anschluss an den Foucault'schen Diskursbegriff schlagen Hubert L. Dreyfus und Paul Rabinow (1994b, 72) vor, den Begriff „seriöser Sprechakt“ zu verwenden; auf Grund von Systematisierung und Institutionalisierung erheben ‚seriöse Sprechakte' (nämlich Wissenschaften) den Anspruch, das Sagbare und das Legitime festzulegen (vgl. Dreyfus/Rabinow 1994b, 88). Entsprechend bietet es sich an, die in dem 1000 Fragen-Forum gesammelten Fragen und Kommentare als ‚nicht-seriöse' Sprechakte zu betrachten, da sie außerhalb des Wissenschaftssys-

64 Bublitz (2003, 16) beschreibt, unter Berufung auf Judith Butler, die veränderungswirksamen Effekte von Diskursen als Prinzip der „Stillen Post“. Demnach bringen ritualisierte Wiederholungen automatisch ‚Verfehlungen' hervor; es kommt somit zwangsläufig zu diskursiven Veränderungen, die in diesem Konzept nicht mehr als utopischer Gegenentwurf, sondern als „ununterbrochene Alternierung“ (Mersch 1999, 162) gedacht werden.

tems, in dem diffusen Raum der Zivilgesellschaft, als ein Sprechen ‚am Rand' entstanden sind. Was aber meint der Begriff des Sprechaktes?

Die pragmatisch ausgerichtete Sprechakttheorie stammt von John R. Searle, der im Anschluss an John L. Austins Vorlesungen „How to do things with words" (1986) versucht hat, die Handlungsaspekte von Sprache zu explizieren und Regeln zu deren methodischen Erfassung zu finden. Ausgegangen wird von zwei grundlegenden Annahmen: Zum einen wird Sprechen als regelgeleitetes Verhalten verstanden; zum anderen gelten nicht Wörter oder Sätze als die Grundeinheiten sprachlicher Kommunikation, sondern es ist „der Vollzug eines Sprechaktes, in dem ein sprachliches Symbol geäußert wird." (Prechtel/Burkard 1999, 565) Searle (1971) differenziert den Sprechakt auf vier Ebenen. Der „Äußerungsakt" besteht in der Wiedergabe von Wortreihen. Der „propositionale Akt" bezieht sich auf die Äußerung von Wörtern im Satzzusammenhang, also auf den Aussageinhalt. Jeder propositionale Akt steht wiederum in Abhängigkeit zu einem „illokutionären Akt". Dieser bezeichnet die intentionale Ebene der Äußerung (z.B. befehlen, streiten, eine Feststellung machen, eine Frage stellen, kommentieren), d.h. man kann nicht auf ein Objekt verweisen und es beschreiben, ohne einen illokutionären Akt zu vollziehen (vgl. Prechtel/Burkard 1999, 566). Bezogen auf die Wirkungen, die der Sprechakt auf die Sprechadressaten hat (z. B. durch Befehlen jemanden zu etwas bringen, durch Streiten jemanden überzeugen, durch eine Feststellung jemanden amüsieren), spricht man von einem „perlokutionären Akt". Charakteristisch für diesen Akt ist sein Stellenwert als die kleinste Bedeutungseinheit einer Verständigung (Searle 1971, 164).

Die vier von Searle (1971, 84ff.; 2001, 171ff.) herausgearbeiteten, dynamischen Bestandteile der Kommunikation folgen bestimmten Regeln, die für das Gelingen von Sprechhandlungen konstitutiv sind (Prechtel/Burkard 1999, 566). Ohne diese Festlegungen kann es keine Verständigung geben (Schulte 2004, 30ff.). In anderen Worten: Während die ersten drei Akte die formalen Grundlagen der Kommunikation definieren, verweist der perlokutionäre Akt auf die Effekte des Sprechens beim Gegenüber. Neben den rationalen Regeln des Sprechaktes beeinflussen somit auch Konventionen und deren Anwendung in der intersubjektiven Bezugnahme die Kommunikation.

Um die Bedeutung der Sprechakttheorie besser einschätzen zu können, ist es hilfreich zu wissen, dass sich Searle außer auf Austin auch auf Ludwig Wittgenstein (1989) bezieht, der den Begriff „Sprachspiel" zur Kennzeichnung von Sprache als einer Handlung in einem jeweils spezifischen Kontext eingeführt hat (vgl. Schütt 2004). Neben Bitten, Erklären, Grüßen etc. stellt beispielsweise das Fragen ein zentrales Sprachspiel dar. Bedeutung stellt sich nach Wittgenstein in „performativen Aussagen" (Reuter u.a. 1988) her; so wird beispielsweise unter „Privatsprache" ein Sprachspiel verstanden, bei dem prinzipiell nur der Sprecher oder die Sprecherin selbst um die Bedeutung des Gesprochenen wissen kann, z. B. wenn unmittelbare persönliche Empfindungen wiedergegeben werden. Wittgenstein kommt allerdings zu dem Ergebnis, dass die Privatsprache aufgrund ihrer schwer zu fassenden Regeln und multiplen Wahrheitsbedingungen einer näheren Untersuchung kaum zugänglich ist (vgl. Lenk 1995, 246ff.; Pears 1988, 224;361ff.).[65]

An dieser Stelle werden innerhalb von handlungsorientierten Sprachtheorien ähnliche Schwierigkeiten offenbar, wie sie Foucault für das ‚Wuchern des Diskurses', nämlich für die ereignisorientierten, außerhalb der Macht liegenden, nichtwissenschaftlichen Formen des Sprechens festgestellt hat. In einem Vortrag, den er 1973 in Brasilien gehalten hat, bezieht er sich explizit auf das Konzept des (nicht nur sprachlichen) Spiels und stellt dabei die eher strengen Vorgaben sowohl der Archäologie als auch der Sprechakttheorie in Frage, ohne die Hoffnung auf die Möglichkeit einer theoretisch fundierten Untersuchung aufzugeben:

„Vor einigen Jahren war es noch originell und wichtig, zu sagen und zu zeigen, dass alles, was man mit Sprache macht – Poesie, Literatur, Philosophie, der Diskurs im Allgemeinen –, bestimmten Gesetzen gehorche und gewisse innere Regelmäßigkeiten aufweise, bei denen es sich um die Gesetze und Regelmäßigkeiten der Sprache handle. Der linguistische Charakter der sprachlichen Tatsachen war zu seiner Zeit eine wichtige Entdeckung. Heute aber ist es an der Zeit, diese Diskursphänomene nicht mehr nur unter sprachlichem Aspekt zu betrachten, sondern [...] als Spiele, als *games*, als strategische Spiele aus Handlungen und Reaktionen, Fragen und Antworten, Beherrschungsversuchen und Ausweichmanövern, das heißt als Kampf. Der Diskurs ist jenes regelmäßige Ensemble, das auf einer Ebene aus sprachlichen Phänomenen und auf einer anderen aus Polemik und Strategien besteht." (Foucault 2000, 671; Hervorh. dort)

„Fragen und Antworten" – diese beiden, von Foucault in seinem Vortrag eher *en passant* erwähnten Sprachspiele sind für das untersuchte Internetform von zentraler Bedeutung; betrachten wir sie deshalb im Folgenden etwas genauer. Bereits bei der Konzeption des Internetforums „1000 Fragen zur Bioethik" wurde eine wegweisende Entscheidung getroffen: Die Bevölkerung sollte nicht zu Äußerungen, Statements oder Argumentationen aufgefordert werden, sondern dazu, Fragen zu stellen. Warum? Wie dargelegt, ging der Projektträger offensichtlich von

65 Zu ähnlichen Schlussfolgerungen kommt Wittgenstein bei seiner Reflexion über Sinn und Bedeutung bzw. über den „Unsinn" (vgl. Glock 2004; Moyal-Sharrock 2004). Dieser Bereich des Sprechens kann auch mit den rationalen Regeln des Sprechaktes und den diskursanalytischen Formationsregeln nicht erfasst werden.

der Annahme aus, dass Fragen vor allem „Gesprächsangebote" sind (Aktion Mensch 2003b, 4-7). Tatsächlich zeigt allein eine oberflächliche Betrachtung des Materials, dass ganz verschiedene Fragetypen zur Anwendung kommen. Die Fülle der eingegebenen Fragen lässt sich grob in *Informationsfragen, strategische* (oder taktische) Fragen und schließlich *philosophische* Fragen gliedern (vgl. Heitsch 1999, 10). Im alltäglichen Gesprächshandeln stellen Fragen Kommunikationsangebote dar. Sie drücken Unsicherheit, Unwissenheit und Uninformiertheit aus, erlauben das Einbringen von Gefühlen und eigenen Erfahrungen. Fragen signalisieren zudem Differenziertheit, Vorsicht und Nachdenklichkeit ebenso wie Offenheit und Unabgeschlossenheit. Auf jeden Fall haben Fragen Vorschlagscharakter, denn sie thematisieren, worauf es bei der Betrachtung eines Gegenstandsbereichs ankommen kann (vgl. Anghern 1999, 199).

Während die Foucault'sche Diskurstheorie für die Frage keinen rechten Blick hat, steht sie in der Diskursethik an zentraler Stelle. Habermas denkt die Frage als Mittel zur Verständigung und Aufklärung, der philosophischen Reflexion und des Erkenntnisgewinns, von Selbst- und Welterkundung, Kritik und Konsensfindung, kurz gesagt: Er stellt sie in einen demokratietheoretischen Bezugsrahmen (vgl. Habermas 1991, 82ff.). Das Fragen als Instrument von Aufklärung und Emanzipation gilt als ein „sokratisches Prinzip" (Anghern 1999, 192), nach dem Motto: ‚Es gibt keine dumme Frage'. Aus dieser Sicht gilt jeder Sprechakt des Fragens als „Fortsetzung des abendländischen Gesprächs" (Rorty 1989, 427) und man kann Kant (1974, 9) auch so lesen: „Habe Mut, dich [mittels Fragen, d. Verf.] deines eigenen Verstandes zu bedienen".

Das diskursethische Konzept des Fragens knüpft an das Gesellschaftsmodell der Athenischen Demokratie an (vgl. Piepenbrink 2003). Die Bürger des Stadtstaates besprachen Fragen, die die politische Weichenstellung ihres Landes betrafen, in aller Öffentlichkeit auf dem Marktplatz. An den Versammlungen durften allerdings nur freie, volljährige, männliche Bürger teilnehmen; Frauen, Ausländer und Sklaven waren ausgeschlossen. Gegenüber diesen Machtverhältnissen nahmen die Sophisten eine kritische Haltung ein; ihre Hauptgegner wiederum waren Sokrates und sein Schüler Platon. In den Schulen der zuletzt Genannten bildete man das Nachfragen (‚sokratisches Fragen') als Mittel des Erkenntnisgewinns aus. Die Erarbeitung philosophischen Wissens unter einer Vernunftperspektive und die Herausbildung einer moralischen Haltung im Dialog sollten vor allem die Argumentationsfähigkeit für die politische Debatte schulen, nicht jedoch deren Rahmenbedingungen grundlegend in Frage stellen.

Der Frage kommt also tendenziell eine kritische, aufrührerische und damit verändernde Funktion zu. Tatsächlich gibt es ‚bedeutsame' Fragen, die „etwas ganz anderes" auslösen als das, womit üblicherweise gerechnet wird (Rorty 1989, 31). Welch folgenreiche Wirkung beispielsweise die Frage „Wer ist schuld?" zu Beginn der 1860er Jahre im Milieu der St. Petersburger intellektuellen und politischen Elite hatte, beschreibt Fjodor Dostojewski (1988, 490ff.) in seinem Bühnenstück mit dem Titel „Eine bedeutsame Frage". Er zeigt, wie die Frage nach einer individuell zurechenbaren Schuld zunächst als Gerücht untergründig wirkt, bis sie schließlich, in Form eines öffentlichen Skandals, gesellschaftsverändernde Prozesse auslöst. Eine einzige, offensichtlich am richtigen Ort und zum richtigen Zeitpunkt gestellte Frage, die das Unbehagen breiter Bevölkerungskreise auf den Punkt bringt, entfaltet eine nicht vorher gesehene Wirkung. Sie hat zur Folge, dass man sich auf die Suche nach den Ursachen der gesellschaftlichen Unzufriedenheit begibt. Bedeutsame Fragen kennzeichnen immer wieder Wendepunkte der Geschichte, ihnen wohnt eine gewisse „Unabschließbarkeit" inne (Angehrn 1999, 204). So leitete die Frage ‚Was ist Wahrheit?' die erkenntniskritische Phase der europäischen Philosophie ein (Heitsch 1999, 16) und die Frage ‚Wie ist es zu den Zuständen gekommen, in denen die Menschen gegenwärtig leben?' gab den Impuls für das Denken in historischen Kategorien.

Nicht nur Habermas, sondern auch Foucault bezieht sich auf Politikkonzepte der Antike. Während Habermas sich auf die sokratische Philosophie des Fragens beruft, sympathisiert Foucault mit den sophistischen Vordenkern. Für ihn markiert das Auftauchen eines von „platonischen Grenzziehungen" (Foucault 1974, 13) geprägten theoretischen Wissens ein neues *Macht*-Wissen und damit den großen Wendepunkt der griechischen Geschichte. Der bis dahin gültige pragmatische und poetische Diskurs sei durch einen technologischen und metaphysischen Diskurs ersetzt worden (Foucault 1974, 11f.).[66] Foucault weist daher auch die Konstruktion eines idealisierten Menschenbildes zurück, wie es bei Sokrates erkennbar ist und später in der Aufklärung wieder aufgegriffen wird. Ihm zufolge kommt der Mensch nicht zu Erkenntnissen durch sich selbst bzw. einen Lehrer, sondern konstituiert sich immer nur im Kontext von Machtverhältnissen (Foucault 2004). In diesem Sinne argumentiert Foucault (1984a, 16) in seinem Aufsatz über die Aufklärung, dass sich die Bedeutung des Fragens seit dem 18. Jahrhundert grundlegend gewandelt habe; während heute nur noch „Meinungen" ausgetauscht würden und

---

66 Das sokratische Gespräch beruht nur im Idealfall auf Gegenseitigkeit mit dem Ziel der gemeinsamen Wahrheitssuche. In der autoritär-pädagogisierten Form, wie Sokrates es durchführte, war es sehr hierarchisch strukturiert (Platon 2000, 8f.). Diese Negativfolie des aufklärerischen Anliegens unterstreicht auch Gottfried Boehm (1999, 239): Demnach hat die streng dialektische Methode des sokratischen Gesprächs mit ihrer auf Logik, Rationalität und Eindeutigkeit beruhenden Denkform die fragile Singularität, die sinnliche Rhetorik und Suggestionskraft der antiken Kunst an den Rand der Wahrnehmung gedrängt.

jeder zu allem eine Meinung habe, seien zuvor Fragen in die Öffentlichkeit getragen worden. Dazu hätten auch unliebsame, für Unruhe sorgende Fragen gehört, ähnlich beispielsweise der Kritik, die die Sophisten und andere Vertreter marginalisierter philosophischer Strömungen in der griechischen Antike forciert hätten. Solche Fragen provozieren, manchmal sogar ganz bewusst, indem durch sie bislang existierende Grenzziehungen und Regeln wortwörtlich ‚in Frage gestellt' werden.

Dass auch im Falle unseres empirischen Materials Grenzbereiche des Sagbaren berührt werden, fällt bei einer ersten Sichtung sofort auf. Viele der „1000 Fragen zur Bioethik" sind offenbar in strategischer Absicht formuliert; nach dem Motto ‚Ich frage ja bloß' heißt es etwa: *„Darf ich einen Klon herstellen um mein Leben mit seinen ‚Ersatzteilen' zu verlängern?"* (Thread 3623) Es entsteht der Eindruck, dass der Sprechakt der Frage quasi als ‚Verkleidung' benutzt wird, als Maske oder *camouflage*, um aus der unangefochtenen Perspektive eines vermeintlich nachdenklichen Fragenden umso ungehemmter Positionen formulieren zu dürfen, die in der Form von Aussagesätzen als zu brisant oder heikel gelten. Ein Tabubruch scheint mittels einer Frage eher möglich, denn die Form der Frage bietet sozusagen ‚Rückendeckung', die Möglichkeit einer Defensive im Sinne ‚Ich habe ja bloß gefragt'.[67] Gewissermaßen wird hier die ‚Unschuld' des Fragens benutzt, um bislang ausgegrenzte Diskurspositionen ins Gespräch bringen zu können. Dieser manchmal bewusste, manchmal auch nicht-intentionale Einsatz des Sprechaktes Fragen zielt primär nicht darauf ab, ‚einfach nur etwas' zu fragen aus der Absicht heraus, Informationen zu erhalten und die eigenen Wissenslücken zu füllen; vielmehr wird das Fragen hier zu einer Strategie, um einen Gegenstand zu formen, Begriffe zu konstruieren, Diskurspositionen zu formulieren und die Richtung des Diskurses zu lenken.

Eine diskurstheoretische Verortung des Fragens geht demzufolge davon aus, dass im Fragen stellen ein Macht-Wissen zum Ausdruck kommt, und zwar in dreierlei Hinsicht: Zum einen kann die Frage zur Beschränkung von Diskursen genutzt werden, z.B. indem sie immer auch etwas nicht thematisiert. Zum anderen erfüllt sie die Funktion des *agenda setting*; wirkt also strukturierend und richtungsweisend. Kurz, Fragen stellen ‚Relevanz' (und somit auch ‚Nicht-Relevanz') her. Drittens eignen sich Fragen zur Anheizung und Intensivierung von Debatten; sie

67 Beispiele für den strategischen Einsatz von Fragen – gerade auch im bioethischen Diskurs – gibt es genug, so z.B. die Frage des Buches „Should the Baby Live?" (vgl. Kuhse/Singer 1987). Mit seiner Rezeption in Deutschland startete die so genannte ‚Singer-Debatte', eine heftige Auseinandersetzung um den Bioethiker Peter Singer, der die Tötung schwerkranker Neugeborener aus utilitaristischen Erwägungen befürwortet.

forcieren möglicherweise Umbrüche in Diskursen. Versteht man das Fragen als diskursives Handeln, dann ist auch der gewissermaßen ‚unschuldig' daher kommenden Frage Macht inhärent – und nicht nur dem Kommentar als dem Sprechakt, mit dem sich Foucault in „Die Ordnung des Diskurses" (1974, 16) und „Die Geburt der Klinik" (1988b, 14) explizit beschäftigt hat.

Diskurstheoretisch betrachtet ist der Kommentar, der auch im 1000 Fragen-Forum eine wichtige Rolle einnimmt, Bestandteil des regelgeleiteten Systems von Sprechakten. Foucault zufolge hat der Kommentar zum einen strukturierende Funktionen; er sorgt dafür, dass das ‚Wuchern des Diskurses' in geordnete Bahnen gelenkt wird. Zum anderen erfüllt er eine ‚Verknappungsfunktion'; er gehört zu den internen Prozeduren der Kontrolle und Einschränkung des Diskurses (Foucault 1974, 16ff.). Der Kommentar wirkt ‚schließend'; er legt Themen fest, präsentiert Wissen und füllt die Argumentation aus. Er bezieht sich auf zuvor Geäußertes, greift es auf, gibt ihm eine Richtung, kurz gesagt: Er ordnet das Gesagte. Nach Foucault (1974, 18) wird „die offene Vielfalt und das Wagnis des Zufalls [...] durch das Prinzip des Kommentars von dem, was gesagt zu werden droht, auf die Zahl, dic Form, die Maske, die Umstände der Wiederholung übertragen. Das Neue ist nicht in dem, was gesagt wird, sondern im Ereignis seiner Wiederkehr." Allerdings sollte die Wirkung des Kommentars nicht überschätzt werden, denn „welche Methoden er auch anwenden mag, er hat nur die Aufgabe, das *schließlich* zu sagen, was *dort* schon verschwiegen artikuliert war" (Foucault 1974, 18; Hervorh. dort). Kommentieren bedeutet also immer, auf etwas Anderes Bezug zu nehmen. Der Kommentar, so wie Dreyfus/Rabinow (1994b, 152f.) ihn verstehen, paraphrasiert zuvor Gesagtes und entfaltet „die Oberflächenbedeutungen des oder der zu interpretierenden Texte oder Praktiken"; er hilft so, „die den Akteuren gemeinsamen Hintergrundbedeutungen weiter aus[zu]arbeiten." Erst wenn die Primärtexte – also jene Diskurse, die „über ihr Ausgesprochenwerden hinaus *gesagt sind*, gesagt bleiben und noch zu sagen sind" (Foucault 1974, 16; Hervorh. dort) – ihre Bedeutung verlieren, übernimmt der Kommentar den ersten Platz.

Welche Relevanz haben diese Überlegungen für die empirische Untersuchung des 1000 Fragen-Forums? Zunächst ist festzuhalten, dass knapp 60%, also mehr als die Hälfte der Fragen, mehrere Kommentare auf sich gezogen haben (vgl. 6.3.3). Im Endergebnis stehen den untersuchten 10.000 Fragen ein Vielfaches an Kommentaren, nämlich fast 35.000 Beiträge gegenüber. Die kommentierenden Äußerungen haben einerseits eine Engführung der eingangs gestellten Fragen bewirkt. Andererseits lässt sich an vielen Stellen aber auch eine Vervielfältigung der thematisierten Aspekte beobachten und die Ausgangsfrage hat im weiteren Verlauf vieler Threads keine zentrale Rolle mehr gespielt. Wenn es Kommentare gab, haben sie zumeist die Diskussionsstränge dominiert und ihnen eine Richtung gegeben. Sie haben also das thematische Feld verknappt und es zugleich für wiederum neue Kommentare geöffnet.

Außerdem ist bemerkenswert, dass 21,9% der Fragen gar keine Kommentare hervorgerufen haben und auf weitere 20% der Fragen nur ein einziger Kommentar gefolgt ist (vgl. Tabelle 9). An dieser Stelle gewinnt man den Eindruck, dass längst nicht jede formulierte Frage tatsächlich eine das Gespräch eröffnende Funktion hat; vielmehr scheint es auch Fragetypen zu geben, die eine Bezugnahme blockieren. Dieser Aspekt macht ebenfalls darauf aufmerksam, das – zumindest im untersuchten Internetforum – die diskursive Wirkung der Frage mit derjenigen des Kommentars konvergiert: Beide Sprechakte haben für den Diskurs im Wesentlichen die gleiche Funktion; sie stimulieren und setzen einen Reiz *und* sie wirken verknappend und beschränkend. Entsprechend sollen sie der empirischen Untersuchung nur als sprachstrukturierendes Gerüst dienen und analytisch nicht einer unterschiedlichen, sondern einer gemeinsamen Betrachtung unterzogen werden.

## 3.4 „Äußerung" und „Aussage" als diskursanalytische Instrumente

Im Unterschied zur Frage und zum Kommentar, bei denen die diskurstheoretische Betrachtung offenbart, dass zumindest in methodologischer Hinsicht eine Unterscheidung nicht notwendig ist, erweist sich die diskurstheoretische Differenzierung zwischen ‚Äußerung' und ‚Aussage', die im Folgenden nachvollzogen wird, für die Diskursanalyse des 1000 Fragen-Forums von großer Relevanz. Im Mittelpunkt der Foucault'schen Auseinandersetzung mit Sprechakten stehen deren logische, grammatikalische und sprecherbezogene Verflechtungen (Foucault 1999b, 53). Es sind jedoch nicht die sprachanalytischen Grundlagen und auch nicht die Subjekte, die als Quelle des Diskurses angesehen werden, sondern ein „anonymes Feld" (Foucault 1990a, 177) von Praktiken. Kurz gesagt: Diskurse bestehen dem französischen Strukturtheoretiker zufolge aus Systemen von ‚Aussagen'.

Was aber sind ‚Aussagen'? Diesem für die Diskurstheorie zentralen Konzept nähert sich Foucault, indem er Aussagen mit Sprechakten sowie mit Sätzen und Propositionen vergleicht. Die Bildung von Propositionen gehorcht ihm zufolge anderen Regeln als die von Aussagen. Dagegen gibt es durchaus Ähnlichkeiten zwischen Aussagen und Sätzen (Foucault 1990a, 118). Indessen wird der Unterschied zwischen Aussagen und Sprechakten als fundamental angesehen: Während Sprechakte nur die linguistische Grundlage von Äußerungen darstellen, berühren Aussagen die Wissensordnungen ganz direkt (Foucault 1990a, 122). Sprechakte bestehen demnach aus Äußerungen, so wie sie an der ‚Oberfläche' erscheinen, also sichtbar werden; möglicherweise verweisen sie auf die Aussagen, die den Diskurs generieren, allerdings müssen diese mit Hilfe von Formationsregeln (vgl. 5.2) erst ‚lesbar‘ gemacht werden.

In dem Spannungsfeld von Ereignishaftigkeit und Ordnung, das jeden Diskurs prägt, stellt demzufolge die Äußerung (*énonciation*) das Konzept niedrigster Ordnung bzw. höchster Ereignishaftigkeit dar. Jeder Äußerung ist einmalig und kann stets in einem Raum-Zeit-Koordinatensystem genau bestimmt werden. Folglich gibt es keine zwei Äußerungen mit denselben Koordinaten (Foucault 1990a, 148). Im Unterschied zur Äußerung stellt die Aussage (*énoncé*) ein Konzept höherer Ordnung dar; sie bildet die Struktur des Diskurses. Man könnte sich auch, schlägt Foucault (1990a, 116f.) vor, die Aussage als ein „Atom des Diskurses“ vorstellen, „als ein letztes, unzerlegbares Element, das in sich selbst isoliert werden kann und in ein Spiel von Beziehungen mit anderen ihm ähnlichen Elementen eintreten kann“. Definiert wird sie durch diese Beziehungen; aus diesem Grund ist sie, wie Foucault (1990a, 126f.) betont, eben „keine Einheit [.], sondern eine Funktion, die ein Gebiet von Strukturen und möglichen Einheiten durchkreuzt und sie mit konkreten Inhalten in der Zeit und im Raum erscheinen läßt.“ Dementsprechend gibt es Foucault (1990a, 133ff.) zufolge vier Merkmale von Aussagen: a) Eine Aussage hat immer ein Referential, an dem das Aussageniveau einer Äußerung nachvollzogen werden kann, b) eine Aussage hat immer eine bestimmte Beziehung zu einer Subjektposition, c) eine notwendige Bedingung für die Aussagefunktion ist die Existenz eines „assoziierten Gebiets“ oder Feldes, d) eine Aussage muss eine materielle Existenz haben. Eine Aussage ist also nur Aussage in Beziehung zu genau der diskursiven Formation, die gerade untersucht wird. In anderen Worten: Die diskursive Formation ist für die Aussagen „ein Gesetz der Koexistenz“ (Foucault 1990a, 170), empirisch nachweisbar in der Streuung.

Da es sich bei einem Diskurs also um ein Konstruktionssystem möglicher Aussagen (Foucault 1999b, 50) handelt, ist es das Ziel der Diskursanalyse, „die Aussage in der Enge und Besonderheit ihres Ereignisses zu erfassen; die Bedingungen ihrer Existenz zu bestimmen, auf das Genaueste ihre Grenzen zu fixieren, ihre Korrelationen mit den anderen Aussagen aufzustellen, die mit ihr verbunden sein können, zu zeigen, welche anderen Formen der Äußerung sie ausschließt.“ (Foucault 1990a, 43) Da die Aussage aber, wie wir gesehen haben, als „Funktion des Anwendungsfeldes, in das sie sich eingehüllt findet“ (Foucault 1990a, 152), betrachtet werden muss, ist ihre Bestimmung erst durch die Abgrenzung des Forschungsfeldes und die entsprechende Fragestellung möglich. Reiner Keller benutzt für die Beschreibung dieses Sachverhalts eine Metapher aus der Optik: „[D]ie Untersuchung diskursiver Formationen [ist] als Typisierungsprozess angelegt [.], der in Abhängigkeit von den jeweiligen Fragestellungen der Analyse mit unterschiedlicher Tiefenschärfe betrieben werden kann." (Keller 2005, 224) Wie Foucaults „Ordnung der Dinge" verdeutlicht, könne „die Ebene, auf der entsprechende Formationsbildungen untersucht werden, durchaus unterschiedlich angesetzt werden." (Keller 2005, 224) Der Blick auf die Episteme entspricht demnach einer Makroperspektive, während die Analyse einzelner Wissenschaftsdisziplinen innerhalb einer historischen Diskurskonfiguration eine Stufe tiefer anzusetzen ist. Auch die innerhalb von Disziplinen vorzufindenden Subformationen können Gegenstand von Diskursanalysen sein.

Foucault (1990a, 224) fordert mit seinem diskursanalytischen Programm dazu auf, als Aussagen „ebenso abstrakte und ebenso problematische Einheiten zu konstruieren, statt die zu nehmen, die [...] einer quasi perzeptiven Vertrautheit gegeben waren". Dabei wird die Aussage nicht etwa „durch die geheime Präsenz des Nicht-Gesagten, der verborgenen Bedeutungen, der Repressionen heimgesucht" (Foucault 1990a, 160). Insofern stellt auch das ‚Interpretieren' im hermeneutischen Sinne für Foucault nur eine Weise dar, „auf die Aussagearmut zu reagieren und sie durch die Vervielfachung des Sinns zu kompensieren." Eine diskursive Formation zu analysieren heißt vielmehr, „das Gesetz dieser Armut zu suchen, ihr Maß zu nehmen und ihre spezifische Form zu bestimmen" (Foucault 1990a, 170). Die für eine solche Analyse typische Frage lautet folgendermaßen: „Was ist das für eine sonderbare Existenz, die in dem ans Licht kommt, was gesagt wird – und nirgendwo sonst?" (Foucault 1990a, 43). Damit eine Aussage als Element eines Diskurses betrachtet werden kann, muss sie sich also gewissermaßen diskursanalytisch bewähren, nämlich sich in einen Zusammenhang von ‚Macht' und ‚Wissen' einfügen, d.h. sich im Rahmen einer ‚diskursiven Formation' verorten lassen.

Somit meint Diskursanalyse im Grunde Aussagenanalyse. Für unsere empirische Untersuchung bleibt festzuhalten, dass im Internetforum – auch wegen der spezifischen medialen Rahmenbedingungen – ein komplexes Beziehungsgefüge zwischen ‚Äußerung' und ‚Aussage' vorzufinden sein wird. Keller (2005, 229) führt diesen methodologisch relevanten Gesichtspunkt folgendermaßen aus: Die *Äußerung* stellt „die konkret dokumentierte, für sich genommen je einmalige sprachliche Materialisierung eines Diskurses" dar und die *Aussage* ist „der typisierbare und typische Gehalt einer konkreten Äußerung bzw. einzelner darin enthaltener Sprachsequenzen, der sich in zahlreichen verstreuten Äußerungen rekonstruieren lässt."

## 3.5 Eine Typologie des Diskursiven

Vagheit und Abstraktheit des Foucault'schen Diskursbegriffs lassen es als ein nicht ganz einfaches Unterfangen erscheinen, das Internetforum „1000 Fragen zur Bioethik" unter diskursanalytischen Gesichtspunkten untersuchen zu wollen. Schließlich handelt es sich nicht um einen wissenschaftlichen Zusammenhang, sondern im Gegenteil um ein massenmedial inszeniertes ‚Event', das durch eine starke Beteiligung der allgemeinen Öffentlichkeit charakterisiert ist. Von der Zielsetzung des Projektträgers her ist das Forum gerade nicht auf die Produktion eines wirkmächtigen Aussagensystems angelegt, sondern auf das breite Sammeln von Äußerungen aus dem Alltag und auf ein gleichberechtigtes, demokratisches und dialogorientiertes Miteinander. Aus diesem Grund ist es notwendig, im Folgenden diesen Fragen nachzugehen: Wo befindet sich das Internetforum im diskursiven Feld? Zu welchem Typus von Diskurs gehört es? Ausgehend von der in der Diskursforschung mittlerweile geläufigen Unterscheidung in ‚Spezialdiskurs', ‚Interdiskurs'[68] und ‚Elementardiskurs' werden zunächst verschiedene Diskurstypen erläutert. Diese Reflexion bildet die Grundlage für die anschließend vorgenommene Verortung des Internetforums in der diskursiven Landschaft (3.6).

### *3.5.1 Diskurs als „Spezialdiskurs"*

In „Die Ordnung der Dinge" (Foucault 1990b), einer Abhandlung über die Begriffe und die Gegenstände, „les mots et les choses", der Humanwissenschaften,[69] wird der Ausdruck *discours* zunächst auf die Episteme[70] des klassischen Zeitalters eingeschränkt. Foucaults Interesse gilt hier den Praktiken und Strukturen der Wissenschaften, oder, anders ausgedrückt: dem Erkenntnisinteresse als einer elementaren Organisationsform des Wissens, das der Begriffsbildung voraus geht. In der drei Jahre später publizierten „Archäologie des Wissens" (Foucault 1990a), die als *das* Methodenbuch Foucaults angesehen wird, stellt die epistemologische Basis des

68 Diaz-Bone (2002a, 178; 2002b) hat mit den Begriffen „kulturhegemonialer Interdiskurs" und „distinktiver Diskurs" Vorschläge zur genaueren Erfassung des Interdiskurses unterbreitet.

69 Vgl. den Titel der französischen Originalausgabe „Let mots et les choses. Une archéologie des sciences humaines" (Foucault 1966).

70 Wie in der „Archäologie des Wissens" (Foucault 1990a, 273) formuliert, ist eine *episteme* „keine Form von Erkenntnis und kein Typ von Rationalität, die, indem sie die verschiedensten Wissenschaften durchdringt, die souveräne Einheit eines Subjekts, eines Geistes oder eines Zeitalters manifestiert; es ist die Gesamtheit der Beziehungen, die man in einer gegebenen Zeit innerhalb der Wissenschaften entdecken kann, wenn man sie auf der Ebene der diskursiven Regelmäßigkeiten analysiert."

Wissens dann nur noch die Komponente eines viel umfassenderen „Macht-Wissen-Komplexes" (Foucault/Gordon 1980) dar. Als zentrales Merkmal des Diskurses gilt nun, dass er durch bestimmte Regelmäßigkeiten gekennzeichnet ist. Mit den in der „Archäologie" heraus gearbeiteten vier Formationsregeln, die den Diskurs strukturieren, den Gegenständen, Begriffen, Äußerungsmodalitäten und Strategien (vgl. Foucault 1990a, 61ff.), auf die im Rahmen unserer methodologischen Überlegungen näher eingegangen wird (5.2), hat Foucault ein Handwerkszeug entwickelt, das es ermöglichen soll, die Regeln eines ‚mächtigen' Wissens zu erkennen und, wie Jürgen Link (2005, 98) es formuliert, die „Etablierung von Grenzen der Sag- und Wissbarkeit" nachzuvollziehen.

Wiederum einige Jahre später, in der Antrittsvorlesung am Collège de France, die 1971 unter dem Titel „L'ordre du discours" erscheint, richtete Foucault (1974) seine Suchbewegung direkt auf die Wissenschaften aus und verfolgte dabei eine Strategie, die er bereits im Vorwort der deutschen Ausgabe von „Die Ordnung der Dinge" (1990b) angekündigt hatte. Seine Absicht war es nun, „[...] das Wissen von den Lebewesen, das Wissen von den Gesetzen der Sprache und das Wissen der ökonomischen Fakten" – also die Biologie, die Sprache und die Ökonomie – zu untersuchen und „mit dem philosophischen Diskurs ihrer Zeit in Verbindung" (Foucault 1990b, 10) zu bringen.

Die Diskursanalyse ist für Foucault also ein methodologisches Forschungsprogramm, um herauszufinden, wie die Spezialisierungen des Wissens stattgefunden und sich Disziplinen herausgebildet haben. Damit Wissen einen wissenschaftlichen Status erhält, müssen verschiedene Kriterien erfüllt sein:[71] Zunächst muss das Subjekt – in seiner zufälligen, historischen, individuellen Subjektivität – nach bestimmten Regeln ‚verobjektiviert' werden. Diese ‚Verobjektivierung' erfolgt auf der Grundlage von Teilungspraktiken: Durch Kategorisierung und Hierarchisierung werden etwa, wie Foucault (1990b) herausgearbeitet hat, Taxinomien erstellt. Aus diese Weise werden „Grenzen neu gezogen und Dinge, die gewöhnlich weit auseinander liegen" (Foucault 1974, 10), näher zusammengebracht oder noch weiter voneinander getrennt.[72] Außerdem werden durch „Prozeduren der Kontrolle

71 In der neueren Forschung zur Wissenschaftsgeschichte wird betont, dass insbesondere Experiment und Labor als Praxis den wissenschaftlichen Erkenntnisstil prägen (vgl. Rheinberger 1999; Rheinberger/Hagner 1993).

72 Bekannt ist die Foucault'sche (1974, 17) Illustration dieser zentralen Argumentation durch ein Zitat aus einer „chinesische[n] Enzyklopädie", das er einem Text von Jorge Luis Borges entnommen hat. Dort heißt es, dass „die Tiere sich wie folgt gruppieren: a) Tiere, die dem Kaiser gehören, b) einbalsamierte Tiere, c) gezähmte, d) Milchschweine, e) Sirenen, f) Fabeltiere, g) herrenlose Hunde, h) in diese Gruppierung gehörende, i) die sich wie Tolle gebärden, k) die mit einem ganz feinen Pin-

und Einschränkungen des Diskurses" (Foucault 1974, 15) die Möglichkeiten des Sag- und Wissbaren definiert. Indem bestimmte Aussagen ausgeschlossen werden, werden ‚Wahrheiten' – ein weiteres zentrales Charakteristikum des Diskurses – produziert (vgl. Dreyfus/Rabinow 1994b, 44). Des Weiteren spielt für die Institutionalisierung der Wissenschaften die „Verknappung [.] der sprechenden Subjekte" (Foucault 1974, 26) eine bedeutende Rolle. Autorisierte Sprecher/innen legen fest, was auf der Basis akzeptierter Methoden, beispielsweise der Regeln der dialektischen Argumentation, des inquisitorischen Verhörs oder der empirischen Bestätigung, als legitimer Wahrheitsanspruch zu gelten hat. Schließlich gibt es neben diesen drei wissen(schaft)sinternen Ausschließungssystemen drei große äußere Ausschließungssysteme: „das verbotene Wort; die Ausgrenzung des Wahnsinns; der Wille zur Wahrheit" (Foucault 1974, 14).

Festgehalten werden kann: Foucault entwickelt ein spezifisches Verständnis des Diskurses (Mills 2007, 17ff; 31ff.). Schwerpunktmäßig geht es ihm um die Beschreibung und Analyse der machtvollen Ordnungsmuster, die den Wissenschaften zu Grunde liegen. Demnach ist der Diskurs vor allem als Disziplin, als spezielle ‚Macht-Wissen-Formation' zu begreifen. Entsprechend ist nicht jede Rede ‚über etwas' immer auch Bestandteil eines Diskurses. Damit etwas, das an der ‚Oberfläche' auftaucht, als Element eines Diskurses betrachtet werden kann, muss es sich gewissermaßen diskursanalytisch bewähren, nämlich sich in einen Zusammenhang von ‚Macht' und ‚Wissen' einfügen, d.h. vor allem auch institutionell im Rahmen einer ‚Formation' verorten lassen. Folgt man Foucault, ist nicht der thematische Fokus einer Vielzahl von Äußerungen leitend für die Bestimmung eines Diskurses (‚Worüber wird gesprochen?'), sondern das Ensemble von Aussagen, das durch institutionelle Disziplinierung, autoritatives Sprechen und Wissensproduktion entsteht (‚Wie und wo wird gesprochen?').

### 3.5.2 *Diskurs als „Interdiskurs"*

Jedoch wäre der Raum des Diskursiven, würde man den Diskursbegriff tatsächlich ausschließlich für die Wissenschaften reservieren, allzu eng bestimmt. Wissen lässt sich nicht auf Spezialdiskurse reduzieren und die „Wissensgesellschaft" (Jäger 2007; Keller 2005, 86ff.; Maasen 1999, 59ff.; Stehr 2003, 24) ist bereits sprichwörtlich: In unserem lebensweltlichen Handeln rekurrieren wir ständig auf Wissensbestände, deren Quellen sich zwar meist auf Spezialdiskurse zurückführen lassen, die

sel aus Kamelhaar gezeichnet sind, l) und so weiter, m) gegen Wasserkrug zerbrochen haben, n) die von weitem wie Fliegen aussehen."

sich jedoch im alltäglichen Gebrauch mit verschiedenen populären Wissensformen und -elementen verbinden. Tatsächlich lässt sich gerade auch in der Wissensgesellschaft parallel zur funktionalen Ausdifferenzierung von Wissensbeständen eine Diffundierung von spezialisiertem Wissen in den Alltag hinein beobachten. Link (2005, 86) glaubt daher, dass sich „in seiner kulturellen Gesamtheit betrachtet, der Prozess der diskursiven Produktion und Reproduktion [von Wissen] keineswegs allein von der Tendenz zur Spezialisierung her begreifen" lässt. Und weiter: „Offensichtlich können moderne differenziert-spezialistische Kulturen sich nicht ausschließlich auf spezielle Wissensbereiche beschränken, sondern benötigen zu ihrer Reproduktion zusätzlich umgekehrt als eine Art Korrelat bzw. Kompensation immer auch reintegrierende Wissensbereiche, die zwischen den Spezialitäten vermitteln und ‚Brücken schlagen'." (Link 2005, 87) Nicht nur den Spezialisten, auch ganz allgemein den Subjekten fällt es schwer, sich anhand von Spezialdiskursen zu orientieren; zunehmend kommt es zu Verständigungsschwierigkeiten. Wissenschaftler/innen und Laien sind daher auf die vermittelnde Leistung des ‚Interdiskurses' angewiesen.

Eruiert man diesen Begriff, wird man auf verschiedene Ansätze treffen. Foucault (1990a, 224f.) selbst spricht von „interdiskursiver Konfiguration" bzw. der „Verzahnung von Interpositivitäten" und meint damit vor allem die Verbindungen der Spezialdiskurse untereinander. Um die gesellschaftlichen Bereiche des Wissens in den Blick nehmen zu können, hat Michel Pêcheux (1969) unter Bezugnahme auf Foucault und mit dem Verweis auf die „Metapher" (Pêcheux 1984) ein Konzept vorgeschlagen, das den Blick auf außerwissenschaftliche Produktionsformen von Macht und Wissen ermöglichen soll. Seine Idee des Interdiskurses „erlaubt die Frage nach den Prozessen, unter denen sich diskursive Referenzen herstellen, in ihrer ganzen Tragweite zu stellen und ebenso die Alltagssprache (Alltagsfiktion) [...] zu berücksichtigen." (Pêcheux 1984, 93) Verfolgt wird die Absicht, die Netzwerkstruktur des Diskursiven zu rekonstruieren; im Anschluss an Althusser hebt Pêcheux insbesondere auf die Widersprüchlichkeiten der Interdiskurse ab, die er gegen die Annahme einer Kohärenz von Diskursen setzt. Ihm geht es, so Rainer Diaz-Bone (2005, 78), um die „Analyse von Interdiskurseffekten": Ideologie wird in neuer Weise als Sphäre sozialer Konflikte gedacht, „diskursive Formationen werden [...] als ‚paradoxe Maschinen' beschrieben." Während also Foucault den Begriff Interdiskurs auf die transdisziplinäre Kommunizierbarkeit von Wissenschaften bezieht, versucht Pêcheux, die Widersprüchlichkeiten – im Sinne von Widerworten – von Wissens- und Machteffekten aufzudecken (Link 2006b).[73]

73 Von Pêcheuxs Bemühungen um eine Interdiskursanalyse ist vor allem seine „Analyse automatique du discours" (Pêcheux 1969) bekannt, die auf die Systematisierung des alltäglichen Sprechens

In Anknüpfung an Foucault und Pêcheux legt wiederum Link den Schwerpunkt auf die Popularisierung von Elementen des Spezialdiskurses im bzw. durch den Interdiskurs. Im Begriffslexikon der von ihm und anderen herausgegebenen Zeitschrift „KultuRRevolution" (Link 1982a, 66) wird der Interdiskurs in Abgrenzung zum Spezialdiskurs definiert; an anderer Stelle wird er als eine „gegenläufige, entdifferenzierende, partiell reintegrierende Tendenz der Wissensproduktion" (Link 2005, 86) bezeichnet, die durch Äußerungen gekennzeichnet ist, die eher konnotativ und assoziativ, emotional, stilistisch oder auch wertend, suggestiv und vor allem mehrdeutig sind. Interdiskursives Material muss man sich „spontan produziert [.]" und „fluktuierend [.]" (Link 2005, 87) bzw. „mehr oder weniger frei flottierend [.]" (Link 1999, 154) vorstellen. Link (2005, 87) definiert den Interdiskurs als Ensemble von „Diskurse[n], deren Spezialität sozusagen die Nicht-Spezialität ist". Dazu gehört auch ein ganzes „Gewimmel interdiskursiver (z.B. symbolischer) Parzellen in allen Diskursarten [...] und darüber hinaus eigens institutionalisierte ‚Interdiskurse' wie Populärreligion, ‚Ideologien', Populärwissenschaft" (Link/Link-Heer 2002, 11) ebenso wie die „dominant interdiskursiv fundierten Wissenschaften" (Link 1999, 155). Die Merkmale des Interdiskurses sind Mehrdeutigkeit, Selektion und Symbolik. „Exempel, symbolische Modelle, narrative Schemata" (Link 2005, 86) haben ebenso wie Metaphern und Kollektivsymbole eine besondere Bedeutung. Diese Elemente haben die Fähigkeit, gesellschaftliche Teilbereiche „rein imaginär (‚bildlich') [zu] totalisieren" und dadurch scheinbare Widersprüche und Polyvalenzen zu integrieren (Link 1982a, 66). Funktionell geht es um die Durchsetzung eines Sinnschemas, das an diskursive Elemente gekoppelt ist, die zwischen mehreren Diskursen übereinstimmen und die Funktion haben, vorhandene Widersprüche auszublenden und daraus möglicherweise entstehende Konflikte bereits im Vorfeld zu beseitigen.

Bei dem Interdiskurs handelt sich es also um einen wenig konturierten, eher (re-)integrierenden und komplexen Diskurstypus, dessen wesentliche Funktion „in selektiv-symbolischen, exemplarisch-symbolischen, also immer ganz fragmentarischen und stark imaginären Brückenschlägen über Spezialgrenzen hinweg [...]" (Link 2005, 87) besteht. Indem der Interdiskurs „bestimmte Wissensmengen des sich ständig erweiternden Fächers von Spezialitäten derartig synthetisiert, dass sie [...] aufgenommen und assimiliert werden können", erfüllt er in modernen Gesellschaften mit „‚funktionaler Ausdifferenzierung' und Diskursspezialisierung eine

---

zielt. Die durchdeklinierte semantische Analysemethode zielt darauf ab, gegen allzu kontingente Vorstellungen die Widersprüchlichkeiten von Wissens- und Machteffekten aufzudecken; sie ist jedoch auf Grund praktisch-empirischer Probleme nicht in gleicher Weise entwickelt wie die Theoriebildung (vgl. Link 2006b).

fundamentale und unersetzliche Funktion" (Link/Link-Heer 2002, 11) – gerade auch im Alltag und in der populären Kultur. Während der Spezialdiskurs auf Ent-Subjektivierung, nämlich die Anhäufung ‚objektiven' und ‚wahren' Wissens aus ist, geht es im Interdiskurs vor allem um die „(Subjekt-)Applikation" (Link/Link-Heer 2002, 11), um „Allgemeinbildung" (Link 2005, 90) ebenso wie um Identitätsentwürfe, Verhaltensempfehlungen, Interpretations- und Deutungsmuster, kurz, um das Bereitstellen von Folien der Subjektivierung.[74] Die Interdiskurstheorie nach Link macht auf die Bedeutung der Subjektkonstitution aufmerksam, die auch bei Foucault eine zentrale Rolle spielt.Der Blick richtet sich dabei nicht auf das Individuum als Handlungssubjekt, sondern auf kontextabhängige, heterogene Subjektivierungsweisen (Foucault 1993; Krasmann 2007, 282 ff.) Wissensförmige Praktiken fördern bestimmte Formen der Anerkennung des Selbst und schließen andere aus. Interdiskurse können als Kopplungsstellen dieser Macht-Wissen-Prozesse bezeichnet werden. Sie zielen auf Anpassung, erzeugen aber gleichzeitig ein Spannungsfeld, das Antagonismen und Widersprüche hervorruft und damit auch unvorhersehbare Entwicklungen ermöglicht. Nach Link (2003a, 23) ist die „Sehnsucht der Individuen nach Verwandlung ihrer Subjektivität wie ihrer As-Sociation" vor allem auf „den Umsturz oder Umbau der Interdiskurse" gerichtet.

### *3.5.3 Diskurs als „elementarer Interdiskurs"*

Mit dem Spezialdiskurs und dem Interdiskurs ist die Typologie des Diskursiven noch nicht ausbuchstabiert. Zusätzlich lässt sich ein dritter Diskurstypus ausmachen, den Link (2003b) als „Elementardiskurs" bezeichnet und mit einer dreidimensionalen Binnendifferenzierung versieht: Unterschieden werden zum einen der hegemoniale („populäre") Elementardiskurs, zum anderen nicht-hegemoniale diskursive Positionen innerhalb des hegemonialen Elementardiskurses und schließlich nicht-hegemoniale Elementardiskurse („Subkulturen").

Allerdings: Der Elementardiskurs, der wie die beiden anderen Diskurstypen als komplex gelten kann, wird in den Link'schen Schriften nicht wirklich ausgeführt. Auf der vertikalen Achse der Macht differenziert Link (2005, 91) den hegemonial-elaborierten und den nicht-hegemonialen *elementaren* Interdiskurs; für die Spezifizierung des alltäglichen Sprechens in z.B. einem Onlineforum ist diese Unterscheidung jedoch nicht weiterführend. Weder werden „Elementardiskurs" und „Elementarkultur" (Link 2005, 90) unterschieden, noch verschiedene Wissensbe-

74 Vertreter/innen der Interdiskursschule lenken ihren Blick auf die „Normalisierungseffekte" dieser Diskursform (Gerhard u.a. 2001; Link 1999).

stände und -formen voneinander abgegrenzt. Vielmehr wird, worauf wir noch zurückkommen werden (vgl. 8.3), der Elementardiskurs mit dem „Alltagswissen" (Link 2005, 79) gleichgesetzt. Offenbar bildet der Elementardiskurs nach Link einen ‚elementaren' Bestandteil des Interdiskurses – nicht mehr und nicht weniger. Spannend wird es jedoch dann, wenn man nach dem Stellenwert des Elementardiskurses für Alltagswelt und Subjektivität fragt. Denn Link zufolge zeichnet sich der Elementardiskurs „durch höchste Subjektivität und höchste Intensität (geringe Distanz) aus" (Link 2003a, 15). Kurz, die Elementarkultur fungiert vor allem als eine „Kultur intensivster Subjektivierung des Wissens" (Link 2005, 90).

Aus diesen Bemerkungen lässt sich schlussfolgern, dass zumindest in der Frage der Subjektivierung durchaus ein Unterschied zwischen Interdiskurs und Elementardiskurs zu bestehen scheint: Während ersterer Subjektivierungsangebote offeriert, die für Einzelne in unterschiedlicher Weise verbindlich sein können, stellt offensichtlich der Elementardiskurs den diskursiven Raum bereit, in dem sich entscheidet, welche Subjektivierungsweisen tatsächlich übernommen oder auch zurückgewiesen werden – und somit für den Alltagsmenschen handlungsrelevant sind.

## 3.6 Das Internetforum als „diskursives Ereignis" im Interdiskurs

Kommen wir zum Ausgangspunkt dieses Kapitels zurück: Ziel war eine diskurstheoretische Verortung des eigenen Gegenstands, um die für die empirische Untersuchung notwendigen Begriffe zu klären. Es wurde festgestellt, dass das 1000 Fragen-Forum in der Art, wie es konzipiert ist und auch genutzt wird, die Kriterien des Habermas'schen Modells einer idealen Sprechsituation nicht erfüllen kann. Die Bezugnahme auf die Diskurstheorie Foucaults scheint hingegen in theoretischer und methodologischer Hinsicht den Eigenheiten des empirischen Materials eher gerecht zu werden. Allerdings ist auch hier eine Grenze zu erkennen: Foucaults primäres Interesse ist auf die Wissenschaften ausgerichtet; er möchte die ‚seriösen Sprechakte' erforschen, wobei das ‚diskursive Wuchern am Rande' von ihm zwar mitgedacht, aber nicht analysiert wird. Wie wir erwähnt haben, sind aber die Diskussionsstränge des 1000 Fragen-Forums durch intersubjektive und alltagsorientierte Bezugnahmen der Sprechenden gekennzeichnet, die sich gleichwohl auf Grund der medialen Rahmung nicht persönlich begegnen. Dieser Spezifität des Datenkorpus muss methodologisch ausreichend Rechnung getragen werden. Entsprechend liegt die Vermutung nahe, dass ein anhand von Spezialdiskursen entwickeltes diskursanalytisches Modell wie dasjenige Foucaults möglicherweise kaum für die Untersuchung von Sprechakten geeignet ist, die außerhalb der Wissenschaften entstehen. Im ungeregelten Feld des Alltags stellt sich erst recht die Frage, wie Sprechakte überhaupt identifiziert, Diskursformationen beschrieben und Ansprüche auf Bedeutsamkeit untersucht werden können (Dreyfus/Rabinow 1994b, 76).[75] So bietet der Ansatz Foucaults zwar das für eine Diskursanalyse notwendige Handwerkszeug; dessen Anwendung funktioniert möglicherweise aber nur, wenn komplexe, uneindeutige und nicht näher zu bestimmende Kategorien ausgeblendet werden, wie das in Spezialdiskursen der Fall ist.

Im weiteren Verlauf der theoretischen Überlegungen hat sich indes gezeigt, dass ein enger Begriff vom Diskurs als institutionalisierte Macht-Wissen-Formation durchaus für eine Differenzierung des diskursiven Raumes genutzt werden kann, in dem sich auch das Internetforum verorten lässt. Für diesen Zweck bietet die von Link und anderen entwickelte Interdiskurstheorie wertvolle Anregungen. Sie ermöglicht eine Erweiterung des Foucault'schen Diskursbegriffs, ohne dessen zentrale Prämissen aufgeben zu müssen. Aus Sicht der Interdiskurstheorie bietet es sich an, den Ereignischarakter des 1000 Fragen-Forums, seine Inszenierung als ein massenmediales ‚Event' im Internet als Ausgangspunkt zu nehmen. Foucault hat sich zwar vor allem für die Prozeduren diskursiver Kontrolle interessiert; er äußert sich aber auch über den Zufall und „das Ereignis" (Foucault 1974, 16). Das ‚Wuchern des Diskurses' wird ja erst durch Prozeduren des Aus- und Einschlusses in feste Bahnen gelenkt, unterworfen und gebändigt. Foucaults Anliegen ist es, auf diese Erstarrung des Diskurses aufmerksam zu machen (vgl. Foucault 2000, 893 ff.). Um die Rahmenbedingungen, Spielregeln und Wirkungen von Diskursen als Effekte von Macht sichtbar zu machen, müsse man sich zu drei Entscheidungen durchringen: „Man muß unseren Willen zur Wahrheit in Frage stellen; man muß dem Diskurs seinen Ereignischarakter zurückgeben; endlich muß man die Souveränität der Signifikanten aufheben." (Foucault 1974, 35)

Für die ‚Ereignishaftigkeit' von Diskursen hat sich Link (2005, 84) ebenfalls interessiert. „Diskurse der ‚Öffentlichkeit', häufig in Gestalt bedeutender diskursiver Ereignisse", schlussfolgert er unter Bezugnahme auf Foucault, seien „keine eigenen ‚Diskurse', sondern diskursive Ereignisse (in der Regel Mega-Ereignisse) innerhalb eines Diskurses" (Link 2005, 80). Er unterscheidet zwischen diskursiven „Mikro-Ereignissen" (einfachen Aussagen) und diskursiven „Makroereignissen" (großen Umbrüchen); für eine diskursanalytische Bearbeitung sei es grundlegend wichtig, den „Grad an ‚Ereignishaftigkeit' zwischen Mikro- und Makroereignis" zu

75 Die Nutzung der Begriffe „Bedeutsamkeit", „Bedeutung" kann irreführend sein, denn nach Foucault müssen bei einer Untersuchung von Spezialdiskursen Ansprüche auf „Wahrheit" und „Bedeutung" ausgeklammert werden (vgl. Dreyfus/Rabinow 1994b, 73), gerade weil Spezialdiskurse in sich schon als „mächtig" und „bedeutungsvoll" wahrgenommen werden.

bestimmen (Link 1999, 151). Bei öffentlichen Auseinandersetzungen und konkreten Debatten habe man es in der Regel „mit diskursiven Ereignissen sozusagen mittlerer Reichweite zu tun" (Link 1999, 150).
An dieser Stelle ergeben sich unmittelbare Bezüge auf das 1000 Fragen-Forum: Zum einen bietet es sich auf Grund der medialen Rahmung an, das Reden über Bioethik in dieser Onlineplattform der Ebene des Interdiskurses zuzuordnen. Für die eigene Heuristik erweist es sich zum anderen als sinnvoll, die Onlineplattform als ein ‚diskursives Ereignis' im Interdiskurs zu betrachten, und zwar als eines von ‚mittlerer Reichweite'. Als öffentlicher Kommunikationsraum für die Zivilgesellschaft konzipiert, treffen hier die unterschiedlichsten Diskurselemente aufeinander: spezialdiskursive Puzzleteile, populäres, historisches, literarisches und medial vermitteltes Wissen ebenso wie Mythen und Ideologien, normative Bewertungen und Handlungsempfehlungen, Alltagsethiken und auch subjektive Erfahrungen. Allerdings: Im Vergleich zu den elaborierten Interdiskursen wie etwa den Massenmedien erweist sich die Internetkommunikation als näher am Alltag. Hier ‚sprechen' die ‚Leute' und hier kann man ihnen – in einem ganz elementaren Sinn – direkt zuhören; ihre vielfältigen Stimmen gelangen an die Öffentlichkeit und finden Gehör. Zusätzlich sind Machteffekte unverkennbar: Dadurch, dass das Internetforum als massenmedial inszeniertes Ereignis das alltägliche Sprechen über Bioethik ‚magnetisch' angezogen hat, ist eine Zusammenballung von Äußerungen entstanden, die es sonst nicht gegeben hätte. Mit der Konzentration der Beiträge und ihrer technischen Materialisierung ist eine Schwelle überschritten worden; ein Diskursfeld ist öffentlich sichtbar geworden und das Gesagte hat eine Chance erhalten, Machtwirkungen zu entfalten.

Zusammengefasst lassen die vorhergehenden Ausführungen folgende Schlussfolgerungen zu: Da es sich bei unserem Forschungsgegenstand um ein Forum zum Thema Bioethik, eigentlich einer wissenschaftlichen Disziplin, handelt, bietet es sich erstens an, Foucaults diskursanalytische Überlegungen zum wissenschaftlichen Wissen aufzugreifen, mit dem Ziel, Bruchstücke und Splitter dieser Wissensform im Forum festzustellen. Damit jedoch wird man dem Materialkorpus nur in einem Teilaspekt gerecht. Bezogen auf die Sammlung alltagsweltlicher Äußerungen im Internetforum gibt es zweitens die Möglichkeit, den auf die wissenschaftlichen Spezialdiskurse ausgerichteten Ansatz Foucaults als Negativfolie zu lesen. Zum einen lassen sich aus den Aussagen über Spezialdiskurse Rückschlüsse auf den Alltagsdiskurs ziehen, zum anderen äußert sich Foucault selbst, wie wir gesehen haben, an manchen Stellen explizit zum ‚Wuchern des Diskurses' außerhalb der Wissenschaften. Vermutet werden kann, dass das interdiskursive Medium und die Partizipation breiter Bevölkerungskreise den geeigneten Rahmen dafür bieten, dass sich ‚unterdrückte' Wissensformen äußern können. Drittens stellt sich ganz konkret die Frage nach der Anwendbarkeit des Foucault'schen Handwerkzeugs auf ein Datenmaterial, das in einem alltagsweltlichen Zusammenhang generiert wurde. Welche Wissensordnungen sind im Alltag relevant und nach welchen Mustern werden sie gebildet? Und wie kann man dieses Wissen überhaupt diskursanalytisch untersuchen? Und schließlich: Wenn wir das Link'sche Konzept einer dreidimensionalen Typologie des Diskursiven (Spezialdiskurs, Interdiskurs, Elementardiskurs) als Ausgangspunkt für unsere empirische Untersuchung nehmen, bleibt eine Frage offen, die im weiteren Fortgang der Studie zu klären sein wird: Wie lässt sich der Begriff des Alltags in dieses Konzept integrieren? (vgl. Kap. 8)

# 4 Rahmenanalyse: Bioethik, zivilgesellschaftliche Partizipation, Öffentlichkeit im Internet

Der Begriff der „Rahmen-Analyse" (*frame analysis*) geht auf Erving Goffman (1980) zurück. Mit ‚Rahmen' bezeichnet er die Muster, in denen alltägliche Erfahrung organisiert wird. Rahmungen haben demnach eine integrierende Funktion: Sie stellen den Subjekten Sinn gebende Interpretationsschemata zur Verfügung (Goffman 1980, 31) und ermöglichen eine Einbettung der eigenen Erfahrungen in eine umfassendere Welt (Goffman 1980, 278ff.). Ziel der Rahmenanalyse ist es, diese Muster oder Schemata aufzudecken (Goffman 1980, 36). Dabei ist sie einem handlungstheoretischen Ansatz verpflichtet: Soziales Agieren wird als Theater betrachtet, das auf der Bühne des Lebens stattfindet (Goffman 1980, 143ff.). Im Anschluss an Goffman haben in den 1980er Jahren William A. Gamson und seine Mitarbeiter/innen, ebenfalls Vertreter des interpretativen Paradigmas, Vorschläge zur Nutzung des Konzepts entwickelt, und zwar für die Analyse von öffentlichen Diskussionen und Mobilisierungsprozessen sozialer Bewegungen (Keller 2004, 37ff.). Mit Hilfe eines Codierschemas werden große Textmengen oder massenmedial vermittelte Bilder untersucht, mit dem Ziel, den Einsatz spezifischer Deutungsstrategien transparent zu machen. ‚Deutungspaket', ‚Deutungsmuster' und ‚Deutungsrahmen' sind zentrale Stichworte dieses Ansatzes. Den kulturwissenschaftlichen Blick von Gamson und anderen hat Paolo R. Donati (2001, 149) dann diskurstheoretisch gewendet; sein Rahmenkonzept soll eine „neue Perspektive auf ideologische Systeme" ermöglichen. Menschliche Äußerungen wie Wahrnehmungen, Handlungen, Sprache etc. werden als Ausdruck historisch und politisch vorgegebener Muster betrachtet. Zwar benutzt Donati Begrifflichkeiten, die eher aus hermeneutischen Ansätzen bekannt sind: Für ihn sind *frames* die im sprachlichen Handeln sichtbar werdenden „latenten Sinnstrukturen"; demnach lässt sich sprachliches Handeln als Ausführung von „‚Motiven' […] in einer sozialen Textur verstehen, die aus allgemeineren Erzählungen und sozialen Mythen besteht." (Donati 2001, 171) Dennoch lassen diese Formulierungen auch an die diskursiven Wissensordnungen denken, deren Macht – im Sinn von Legitimation – sich insbesondere durch Institutionalisierung ausdrückt. Auch in der Medientheorie bzw. -analyse wird das Konzept des *framing* angewandt, um ein ganzes Spektrum von Strukturen und

Bedingungsfaktoren zu erkennen; gemeint sind so unterschiedliche Phänomene wie institutionelle Vorgaben oder kognitive und interpretative Muster, die über Metaphern, Bilder und Begriffe ihre Wirksamkeit entfalten.[76] Bonfadelli (2002, 143) betont die disziplinenübergreifende Anwendung des Rahmenansatzes: So kann der Begriff *frame* mit „,Schema", ,Script' oder ,Map'" übersetzt werden; unter der dritten Bezeichnung kommt er auch in soziologischen Studien zur Anwendung, um Bedingungsfaktoren zu gewichten und Komplexität zu visualisieren.

Kann nun auf eines der genannten Konzepte zurückgegriffen werden, um die Rahmenbedingungen des 1000 Fragen-Forums näher zu bestimmen? Angesichts der eigenen diskurstheoretischen Positionierung erscheinen zwar die hermeneutischen und handlungsorientierten Aspekte wenig hilfreich; eine strukturtheoretische Lesart jedoch macht den Ansatz auch für diese Studie anschlussfähig. Die genaue Betrachtung der verschiedenen ,Rahmen' des empirischen Gegenstands ermöglicht es, diejenigen Faktoren in den Blick zu nehmen, die ihn selbst wie auch die mit ihm transportierten Inhalte und Botschaften maßgeblich geprägt haben. Empirisch nachweisbar lassen sich folgende Kontexte ausmachen: Als thematische Rahmung trifft man auf die ,Bioethik', einen brisanten und kontrovers diskutierten Gegenstand; die institutionelle Rahmung ergibt sich aus der Tatsache, dass die Aktion Mensch als Projektträger eine zivilgesellschaftliche Beteiligung am bioethischen Diskurs verfolgt und Anschlüsse an die partizipative Technikfolgenabschätzung hergestellt hat (vgl. Kap. 2). Außerdem gibt es eine spezifisch mediale Rahmung, insofern als das empirische Material einem Internetforum entstammt. Entsprechend dieser drei *frames* ist die Bezugnahme auf wissenschafts- und partizipationstheoretische Überlegungen ebenso vonnöten wie Anschlüsse an medienwissenschaftliche Debatten. Im Folgenden wird es also um diese Fragestellungen gehen: Welche Rolle spielt die Bioethik als Disziplin und Diskurs im 1000 Fragen-Forum? (vgl. 4.1) Wie unterscheiden sich die im Internetforum gesammelten Äußerungen von Stellungnahmen, die in Verfahren beteiligungsorientierter Technikfolgenabschätzung, insbesondere Bürgerkonferenzen und Bevölkerungsumfragen gewonnnen werden? (vgl. 4.2) Was sind die spezifischen Merkmale der Internetkommunikation und wie wirkt sich dieses mediale *setting* auf die Beiträge des Forums aus? (vgl. 4.3) Abschließend wird die Frage zu diskutieren sein, ob die Onlineplattform als Ausdruck einer neuen Form politischer Öffentlichkeit betrachtet werden kann (vgl. 4.4).

76 Vgl. Entmann (1993) und das die Rezipienten einbeziehende interaktionistische Konzept des „frame setting" von Scheufele (1999).

## 4.1 Thematische Rahmung: Ist „Bioethik" ein Diskurs?

„1000 Fragen zur Bioethik" – so lautet der einprägsame Name des Internetforums. Mit dem Gesprächsgegenstand Bioethik haben die Veranstalter eine thematische Rahmung vorgegeben, die höchstwahrscheinlich die Intensität des Diskursereignisses wesentlich beeinflusst hat. Wie Sigrid Graumann (2002, 1) ausführt, wird der Begriff sehr unterschiedlich gebraucht, er lässt mindestens zwei Bedeutungsebenen zu: „Zum einen bezeichnet er ein Forschungsgebiet der angewandten Ethik, zum anderen ein höchst kontroverses Feld der Politik, in dem z.B. über die Unterzeichnung der Bioethik-Konvention oder die Zulässigkeit von Sterbehilfe, Präimplantationsdiagnostik und embryonaler Stammzellenforschung gestritten wird." Im Rahmen dieser Untersuchung interessiert vor allem die Frage, ob Bioethik als Diskurs im Sinne Foucaults verstanden werden kann. Dabei sind zwei Anschlüsse möglich: Zum einen lässt sich ein enger Diskursbegriff zur Anwendung bringen; aus dieser Sicht wird Bioethik mit Hilfe disziplinärer Selbstbeschreibungen als Spezialdiskurs betrachtet. Zum anderen kann der Gegenstand als diskursives Ereignis innerhalb eines Macht-Wissen-Komplexes aufgefasst werden. In Kontrast zur wissenschaftsimmanenten Perspektive ergibt sich eine begriffliche Präzisierung, da aus dieser Sicht Bioethik als ein so genanntes ‚diskursives Thema' zu denken ist.

### *4.1.1 Selbstbeschreibungen der Bioethik: Disziplin und Diskurs*

Über das Selbstverständnis der Bioethik geben einschlägige Standardwerke Auskunft. In der amerikanischen Publikation „The Birth of Bioethics" (Jonsen 1998) wird die Entstehung des Fachs auf Entwicklungen in zwei gesellschaftlichen Bereichen zurück geführt: Bioethik habe sich als neue wissenschaftliche Disziplin ausgebildet, gleichzeitig habe sich ein öffentlicher Diskurs im Sinne einer Debatte entwickelt.[77] Diese Unterscheidung zwischen Disziplin und Diskurs findet man auch in der deutschsprachigen Literatur (Ach/Runtenberg 2002); schauen wir uns deshalb die Argumentation genauer an.[78]

77 Dieses Verständnis von Diskurs lässt an das diskursethische Konzept von Habermas denken (vgl. 3.1).

78 Die Selbstbeschreibung der professionellen Bioethik wird hier nur sehr verkürzt wiedergegeben; auf die verschiedenen Strömungen innerhalb der noch jungen Disziplin, die z. T. gegensätzliche Auffassungen vertreten, kann ebenfalls nicht näher eingegangen werden (für eine vertiefende Darstellung vgl. Ach/Runtenberg 2002; Düwell u.a. 2002; Jonsen 1998; Korff u.a. 1998).

Ein akademisches Fach kann nur dann entstehen, wenn es gelingt, das eigene Profil gegenüber schon bestehenden Wissenschaftsbereichen abzustecken. Der Profilbildung dient insbesondere die Konstruktion eines möglichst abgrenzbaren und dennoch umfassenden Gegenstands, der eine spezielle wissenschaftliche Bearbeitung erfordert. Im „Lexikon der Bioethik" bemühen sich Korff u.a. (1998, 7) um eine entsprechende Begriffsbestimmung: Bioethik wird als „ethische Reflexion jener Sachverhalte verstanden, die den verantwortlichen Umgang des Menschen mit Leben betreffen" und damit als Teilgebiet in die allgemeinere Disziplin der Ethik eingeordnet, die ihrerseits ein Teilbereich der Philosophie ist. Da die weit gefasste Definition nicht vom menschlichen Leben, sondern vom Leben allgemein spricht, würde folglich Bioethik nicht nur die biomedizinische Ethik umfassen, sondern eigentlich auch Tierethik und ökologische Ethik. Ach/Runtenberg (2002, 14) klassifizieren ebenfalls die Bioethik als „Subdisziplin der Angewandten Ethik bzw. eine ‚Bereichsethik' wie zum Beispiel auch die Wirtschaftsethik oder die Technikethik." Nach ihrer Einschätzung (Ach/Runtenberg 2002, 13) hat sich jedoch innerhalb der Disziplin eine engere Konzeption durchgesetzt, die auf einen Vorschlag des amerikanischen Physiologen und Sozialmediziners André Helleger aus dem Jahre 1971 zurückgeht. Er reduzierte die Bioethik auf den humanmedizinischen Bereich und plädierte für eine Handlungsorientierung, um zur Lösung konkreter ethischer Probleme in der medizinischen Forschung und im praktischen Umgang mit den Fortpflanzungstechnologien zu gelangen. Die von Warren T. Reich (1995, xxi) herausgegebene „Encyclopedia of Bioethics" greift diesen Vorschlag auf und definiert folglich den Gegenstand als „the systematic study of the moral dimensions – including moral vision, decision, conduct and policies – of the life sciences and health care, employing a variety of ethical methodologies in an interdisciplinary setting."

Der Blick in die Wissenschaftsgeschichte ergibt, dass die Bioethik aus der medizinischen Standesethik hervorgegangen ist, deren Wurzeln im Okzident bis auf den Hippokratischen Eid zurückreichen. Doch warum hat sich im 20. Jahrhundert eine neue Disziplin herausbilden können, die sich bewusst von der Medizinethik abgrenzt? An dieser Stelle kommt die Öffentlichkeit ins Spiel oder – in der Lesart des Fachs – die „Bioethik als Diskurs" (Ach/Runtenberg 2002, 17f.; Jonsen 1998, 352ff.). Erst die öffentliche Kritik am ärztlichen Paternalismus und an der Machtstellung der Medizin habe, verbunden mit Forderungen nach mehr Patientenautonomie – einem „Leitmotiv der bioethischen Diskussion" (Ach/Runtenberg 2002, 27) – die engen Schranken der ärztlichen Standesethik aufbrechen können. Im Unterschied zur Medizinethik, so argumentieren Ach/Runtenberg (2002, 16), bezieht die moderne Bioethik verschiedene Akteure (neben Mediziner/innen auch Patienten, andere Gesundheitsberufe, Kostenträger im Gesundheitswesen etc.) ein; sie umfasst ein erweitertes Themenspektrum (neue Medizin- und Fortpflanzungstechnologien, Allokation und Gerechtigkeit im Gesundheitswesen etc.) und versteht ihre Tätigkeit als öffentliche Reflexion über medizinisches Handeln.

Halten wir fest: Die Experten räumen der Öffentlichkeit eine erhebliche Rolle bei der Etablierung ihrer Wissenschaft ein. Diese Argumentation lässt allerdings die Bedeutung der bereichsspezifischen Institutionalisierung in den Hintergrund treten, die im Falle der Bioethik ebenfalls von großer Bedeutung gewesen ist. Vorreiter sind in Deutschland die Ethikkommissionen, die medizinische Forschungsvorhaben aus ethischer Sicht beurteilen, z.B. wenn es um die Erprobung von Medikamenten am Menschen oder generell um Experimente mit Patientenbeteiligung geht. 1973 ist in Göttingen die erste Ethikkommission ins Leben gerufen worden. Inzwischen sind zahlreiche weitere Institutionen entstanden, die im Bereich der Bioethik tätig sind (Ach/Runtenberg 2002, 42ff.): Klinische Ethikkomitees oder Ethik-Konsile unterstützen Entscheidungsfindungsprozesse in Krankenhäusern; zentrale Ethikkommissionen (z.B. bei der Bundesärztekammer oder im Bundesgesundheitsministerium) beraten über Richtlinien; Ethikzentren und -institute an den Universitäten forschen und beraten Entscheidungsträger.[79] Im Deutschen Bundestag gibt es von 2000 bis 2005 zwei Enquetekommissionen mit bioethischer Themenstellung;[80] 2001 wird von der Bundesregierung erstmalig ein Nationaler Ethikrat berufen; sein Nachfolger, der neu gegründete Deutsche Ethikrat hat im Frühjahr 2008 seine Arbeit aufgenommen (vgl. Kap. 1).[81]

Ein klares Merkmal für die Institutionalisierung einer Disziplin ist die Aufnahme ihres Gegenstands in geltendes Recht. Hier können als Beispiele die juristischen Normen im Bereich der Gen- und Fortpflanzungstechnologie (z.B. das Embryonenschutzgesetz) ebenso genannt werden wie die schon erwähnten Ethikkommissionen, die mittlerweile im ärztlichen Standesrecht verankert und bei Medikamentenerprobung und klinischer Forschung gesetzlich vorgeschrieben sind. Ein weiterer Aspekt der Institutionalisierung ist die disziplinspezifische Tradierung im Sinne der Wissensweitergabe. Diesem Zweck dienen bioethische Fachgesellschaften, Angebote der Fort- und Weiterbildung ebenso wie die Integration des Faches in den Lehrkanon der Medizin- und Pflegeausbildung (Ach/Runtenberg 2002). Die Institutionalisierungsbemühungen gehen längst über den Akademisie-

79 Für einen Überblick über die Forschungslandschaft siehe Ach/Runtenberg (2002, 47-51).

80 Dies waren die Enquetekommissionen „Recht und Ethik der modernen Medizin" (14. Wahlperiode) und „Ethik und Recht der modernen Medizin" (15. Wahlperiode).

81 Nicht zuletzt steht der Fachöffentlichkeit inzwischen auch eine ganze Reihe von Zeitschriften, Datenbanken und Internetressourcen zur Verfügung.

rungshorizont hinaus: Bioethik ist „[...] zu einem Konfliktbearbeitungsinstrument der demokratischen Gesellschaft geworden." (Ach/Runtenberg 2002, 18)

Historisch aus der gesellschaftlichen Auseinandersetzung um ethische Probleme in der Medizin hervorgegangen, beansprucht die professionelle Bioethik, legitimiert durch ihre systematische, wissenschaftliche Beschäftigung mit diesen Problemstellungen, mittlerweile einen Expertenstatus, der gleichzeitig die Fachvertreter dazu berechtigt, vermittelnd und beratend in die gesellschaftliche Debatte einzugreifen. Allerdings gilt fachintern die starke Nachfrage nach bioethischer Expertise auch als nicht ganz unproblematisch. So gibt etwa Kurt Bayertz in seinem Vorwort zu Ach/Runtenberg (2002, 10) zu bedenken, dass zwar die Institutionalisierung der Disziplin als Erfolg angesehen kann, dies jedoch auch „als Anlass zur Selbstreflexion wahrgenommen werden" sollte. Schließlich habe „Bioethik [.] Folgen nicht mehr nur in Gestalt von Büchern und Aufsätzen, sondern auch von Entscheidungen und Handlungen; [...] sie hat diese praktische Wirksamkeit nicht mehr nur gelegentlich und zufällig, sondern *regelmäßig* und *systematisch*. Es liegt auf der Hand, dass ihr damit auch eine Verantwortung zugewachsen ist, die sie in ihrer traditionellen Form (als bloß akademische Subdisziplin) nicht hatte." (Ach/Runtenberg 2002, 10, Hervorh. dort)[82]

### *4.1.2 Diskursanalytische Perspektive: Die Disziplin ist der Diskurs – der Diskurs ist die Debatte – Bioethik ist das Thema*

Aus diskursanalytischer Perspektive ist Wissenschaft eine regelgeleitete diskursive Praxis; als machtvolles Sprechen hat sie immer auch soziale Folgen. Ein derart verstandener Diskurs ist nicht nur ein ‚Reden über' etwas im Sinne einer Debatte, sondern konstituiert eine eigene soziale Realität. Mit Hilfe der entworfenen Typologie des Diskursiven (vgl. Kap. 3) lässt sich die Bioethik als Spezialdiskurs einordnen. Dass das Fach tatsächlich die Prozeduren eines machtvollen Spezialdiskurses aufweist, der nach Foucault durch beschränkende bzw. ausschließende Funktionen gekennzeichnet ist, kann man den oben zitierten Selbstbeschreibungen entnehmen. In anderen Worten: Hat es vor der Entwicklung der Disziplin eher ‚wilde', ungebändigte Äußerungen gegeben, die sich z.B. gegen die medizinische Kontrolle von Sexualität wehren oder sich in dem Begehren nach Selbstbestimmung über die eigene Fortpflanzung äußern, so finden heute die wissenschaftlichen und gesellschaftlichen Auseinandersetzungen unter der Überschrift ‚Bioethik'

82 Der Untertitel des Buches „Zur Selbstaufklärung angewandter Ethik" (Ach/Runtenberg 2002) weist auf diese Problematik hin.

in mehr oder weniger ‚geordneten Bahnen' statt. Dabei begnügt sich das neue Expertentum zumeist mit einer am Einzelfall orientierten, vorzugsweise pragmatischen, teilweise auch sozialtechnokratischen Herangehensweise, bei welcher der Fortschritt, der längst Einzug in den (medizinischen) Alltag gefunden hat, im Wesentlichen gerechtfertigt erscheint und nur ‚Missbräuche' als problematisch gelten. Grundlegende Fragen, die die Gesellschaft als Ganzes betreffen, bleiben weitestgehend ausgeklammert.

Benutzt man zur Erkundung des Diskurses die vier bereits erwähnten Foucault'schen Formationsregeln (vgl. 3.5.1; ausführlicher 5.2), kann man festhalten, dass erstens die Bioethik sehr erfolgreich darin war, einen spezifischen Objektbereich, nämlich ‚Leben' (‚bios') zu rekonstruieren und diesen – in Abgrenzung zu Medizin und Biologie – als eigenen, nämlich ethischen Gegenstand zu problematisieren. Auch auf der Ebene der Begriffe wird man im Diskurs fündig; die bioethische Konzeptionalisierung von individueller Autonomie kann hier als Beispiel angeführt werden. Des Weiteren stellt mittlerweile die Figur des Bioethikers eine einflussreiche Sprecherposition dar. Durch die Institutionalisierung wurden Positionen (auch in Form von Arbeitsplätzen) geschaffen, zu denen nur solche Personen Zugang haben, die formale Bildungstitel (akademischer Abschluss, Promotion) und das entsprechende Fachwissen mitbringen. Diskursbeiträge, die vor diesem Hintergrund formuliert werden, haben größere Chancen Gehör zu finden, als Beiträge aus einem informellen Kontext. Und nicht zuletzt erweist sich die Bioethik als ein strategisches Feld: Als anwendungsorientierte Wissenschaft beansprucht sie ein Deutungsmonopol für nahezu alle Fragen, die die Grenzsituationen menschlichen Lebens betreffen.[83] Zusammenfassend: Als relativ junge wissenschaftliche Disziplin, die in den 1960er Jahren zunächst in den Vereinigten Staaten entstand, ist es der Bioethik in bemerkenswert kurzer Zeit gelungen, sich weltweit als Fachdisziplin zu etablieren und schwelende, an den Lebenswissenschaften sich entzündende Konflikte in die Form einer wissenschaftlich fundierten, ethischen Debatte zu gießen. Im Zusammenspiel der vier Ebenen – Abgrenzung des Gegenstands, Entwicklung eigener Begriffe, Schaffung diskursspezifischer Sprecherpositionen, strategisches Feld – entsteht die Machtwirkung einer Wissenschaftsdisziplin.[84]

Dass sich in der diskursiven Formation, die sich Bioethik nennt, ein „Wille zum Wissen" (Foucault 1983) und somit auch zur Macht äußert, ist einsichtig; die Konturen des Spezialdiskurses lassen sich relativ leicht bestimmen. Was aber ist

83 Damit befindet sie sich in Konkurrenz zur Religion als einer anderen, mit der Endlichkeit des Menschen befassten „symbolischen Sinnwelt" (vgl. Berger/Luckmann 2000, 108ff.).

84 In dem Aspekt der Macht offenbart sich die Nebenbedeutung des Begriffes ‚Disziplin'.

mit dem Spektrum des Sprechens und Diskutierens über bioethische Fragestellungen, das im Theater und in der Literatur, im Deutschen Bundestag, in Talkshows, Bildungsakademien, den Feuilletons und Internetforen stattfindet? Dieses diskursive „Weiterwuchern" (Foucault 1974, 7) gehört nicht zum Spezialdiskurs, sondern zu dem popularisierenden, „Brücken schlagenden" (vgl. Link 2005, 87) Interdiskurs, dem im Unterschied zu ersterem Variabilität, Vielfalt und Ereignischarakter eigen sind und dessen Umrisse sich nicht eindeutig abgrenzen lassen. Wie in den begriffssystematischen Ausführungen zum Diskurs (vgl. Kap. 3) bereits angedeutet, konstituiert sich in der Onlineplattform „1000fragen.de" Bioethik gerade nicht als Disziplin, d.h. als Spezialdiskurs. Vielmehr ist die interdiskursive Verortung ebenso zu berücksichtigen wie der Ereignischarakter des massenmedial gerahmten, alltagsnahen Sprechens in dem Internetforum. Aus diesem Grund erweist sich das diskurstheoretische Konzept des „Themas" für unseren Zusammenhang als besser geeignet, um den Gegenstand ‚Bioethik' in den Blick zu nehmen. Den Begriff des „Themas" hat Link (1999, 77) so beschrieben:

„In einem ‚Thema' muss so etwas wie ‚diskursive Energie' stecken, die sich nicht zuletzt als polemische Energie auswirken kann: Ein ‚Thema' besitzt eine erhöhte Wahrscheinlichkeit, dass sich an ihm entgegengesetzte diskursive Positionen (z.B. in Form von Debatten) konfrontieren. Die ‚diskursive Energie' manifestiert sich zweitens darin, dass ein ‚Thema' nach der Art eines Magneten sehr viele Aussagen um sich zu kumulieren scheint, und zwar nicht bloß über kurze Zeit (diskursives Ereignis), sondern über mittlere oder sogar lange Zeit."

Bioethik als Thema des untersuchten Forums meint somit nicht die inhaltliche Klammer, welche die vielen Beiträge unter einem Oberbegriff zusammenfasst, sondern bezeichnet einen Katalysator, der bewirkt, dass sich Äußerungen, die ansonsten unbemerkt und wirkungslos in verschiedenen Kontexten im Alltag aufgetreten und wieder verschwunden oder gänzlich ungesagt geblieben wären, in einem diskursiven Ereignis konzentrieren. Dadurch, dass das Internetforum das alltagsweltliche Sprechen über Bioethik ‚magnetisch' angezogen hat, ist – allein schon durch die Verschriftlichung und Archivierung der massenhaften Beiträge – eine Zusammenballung diskursiver Äußerungen entstanden, die es ohne das Forum nicht gegeben hätte. Die Fragen und Kommentare werden vermutlich kaum als ernsthafte Beiträge zur professionellen Bioethik angesehen, da sie nur vereinzelt an Fachwissen anknüpfen, in vielerlei Hinsicht jedoch nicht den Regeln des Spezialdiskurses folgen. Gerade dieser Umstand aber macht „1000 Fragen zur Bioethik" als Forschungsgegenstand so interessant.

Während die Experten ihre Disziplin als Reaktion auf Phänomene in der Realität verstehen, nämlich als Antwort auf ethische Probleme und Dilemmata im Umgang mit den durch den medizinischen Fortschritt geschaffenen Entscheidungssituationen (vgl. Ach/Runtenberg 2002, 148ff.), wird nach diskurstheoretischer Lesart der Gegenstand Bioethik durch machtvolles Sprechen überhaupt erst erzeugt. Es handelt sich hierbei nicht um ein vorzufindendes Phänomen, sondern um eine vom Diskurs erzeugte ‚Realität'. Die Konzeptionalisierung von Bioethik als (inter-) diskursives ‚Thema' (anstatt als ‚Diskurs') ermöglicht Offenheit für den eigenen Untersuchungsgegenstand und verhindert die Selbstreferentialität des Forschungsprozesses: Wir gehen davon aus, dass die im Onlineforum vorzufindende diskursive Praxis anderen Regeln folgt als denen der Wissenschaftsdisziplin Bioethik. Der mögliche Erkenntnisgewinn, den eine Untersuchung der Forumsbeiträge verspricht, deutet sich in diesen Fragen an: Wie wird über Bioethik im Alltag gesprochen? Und: Wird in dieser öffentlichen Rede neues, überraschendes oder ungewöhnliches Wissen produziert?

## 4.2 Institutionelle Rahmung: Ist „1000 Fragen zur Bioethik" ein Projekt partizipativer Technikfolgenabschätzung?

„Wer bestimmt die Moral?" So betitelte *Die Zeit* am 26. Oktober 2006 einen Artikel über die Absicht der Bundesregierung, den Deutschen Ethikrat als ein Gremium zur Politikberatung zu gründen, das nahezu ausschließlich mit Experten besetzt ist (Krämer 2006). Beklagt wird „die fehlende Einbeziehung der Bevölkerung. Was die Bürger über Patientenverfügungen, Stammzellforschung oder Reproduktionsmedizin denken, findet bislang kaum Eingang in politische oder ethische Diskussionen" (Krämer 2006). Auch die Aktion Mensch hat sich vor allem für die Frage interessiert, wie die Zivilgesellschaft in die Debatte einbezogen werden kann. Im Rahmen von „1000 Fragen zur Bioethik" sind zudem Versuche unternommen worden, die Positionen der Bürgerinnen und Bürgern bei den gesellschaftlichen Entscheidungsträgern der offiziellen Politik zu Gehör zu bringen (vgl. Kap. 2). Die institutionelle Rahmung von „1000fragen.de" kann deshalb als eine Kampagne für mehr zivilgesellschaftliche Partizipation betrachtet werden (Kettner 2006).

### 4.2.1 *Ansätze und Modelle der Technikfolgenabschätzung*

Aus politikwissenschaftlicher Sicht lässt sich das Diskursprojekt in den Kontext der partizipativen Technikfolgenabschätzung verorten, einem relativ neuen Praxis- und Forschungsfeld (vgl. Abels/Bora 2004; Schicktanz/Schweda 2007). Die Enquetekommission „Recht und Ethik der modernen Medizin" hat darauf hingewiesen, dass der Partizipation einen großen Stellenwert in der Technikfolgenabschätzung eingeräumt werden sollte (Deutscher Bundestag 2002, 179ff.); vor allem im Bereich der Gen- und Fortpflanzungstechnologien ist die partizipative Ausrichtung klar erkennbar (vgl. Bundeszentrale für gesundheitliche Aufklärung 2001; Hennen 2003; Joss 2003; Kochte-Clemens 2001). Wahrscheinlich ist es kein Zufall, dass insbesondere bioethische Fragen zunehmend partizipativ verhandelt werden. Auf Grund der ihnen immanenten Handlungsrelevanz gilt, dass sie nicht einfach *top down* von der offiziellen Politik entschieden werden können, sondern einer breit angelegten Debatte aller Gesellschaftsmitglieder bedürfen (vgl. Kap. 1).

In ihren Ausführungen zur partizipatorischen Technikfolgenabschätzung stellt die Enquetekommission drei Ansätze nebeneinander, die sich in den jeweiligen Beziehungen zu den politisch legitimierten Institutionen und der Zivilgesellschaft unterscheiden (Deutscher Bundestag 2002, 183ff.): Der expertenorientierte Ansatz ermöglicht die Bereitstellung von spezialisiertem Wissen und von Fachkompetenz im Rahmen von politischen Entscheidungsprozessen. Der Stakeholder-Ansatz dient der Bereitstellung eines institutionellen Rahmens für die Austragung von Gruppen- bzw. Interessenkonflikten. Diese beiden Ansätze, die die Ressourcen Wissen und Kompetenz nutzen sowie einen Zugewinn an Rationalität für politische Entscheidungsprozesse und Hilfestellungen zur Strukturierung des gesellschaftlichen Diskurses versprechen, sehen sich seit einiger Zeit vermehrt der Kritik ausgesetzt. Bemängelt werden insbesondere fehlende demokratische Legitimität wie auch unzureichende Transparenz bei der personenbezogenen oder funktional orientierten Auswahl der Experten und der Bestimmung ihrer Aufgaben. Außerdem werden Tendenzen zur Entwicklung einer informellen ‚Expertokratie' beanstandet. Befürchtet wird zudem, dass Experten zu Stakeholdern werden, die im Gewand vermeintlich neutraler Empfehlungen ihre Gruppeninteressen durchsetzen. Auch wird kritisch hinterfragt, dass als Effekt von Expertendiskursen tendenziell eine Verschiebung weg von der moralischen Reflexion aller Gesellschaftsmitglieder hin zur moralphilosophischen Betrachtung einiger weniger erfolgt (Deutscher Bundestag 2002, 183).

Im Ergebnis haben diese Einwände dazu geführt, dass in der Technikfolgenabschätzung als dritter Ansatz das republikanische Modell entwickelt wurde, nämlich die „Bereitstellung eines institutionellen Rahmens für die gemeinsame Willensbildung von Bürgerinnen und Bürgern zum Zwecke der Entwicklung gemeinsamer Vorstellungen des Gemeinwohls bzw. des guten Lebens" (Deutscher Bundestag 2002, 183f.). Das republikanische Modell, zu dem bislang vor allem Bürgerkonferenzen, Bürgerdialoge oder Bürgerpanels gezählt werden, ist im Unterschied zum Expertenmodell und Stakeholder-Modell stärker im zivilgesellschaftlichen

Raum angesiedelt und weist „allenfalls eine lose Anbindung an die politischen Entscheidungsträger" auf (Deutscher Bundestag 2002, 182). Es besteht kein expliziter Auftrag der Politikberatung; wichtigster Adressat ist vielmehr die allgemeine Öffentlichkeit. Außerdem soll dieses Modell zur Kompetenzerweiterung und Willensbildung der Bürger beitragen. Orientiert man sich an dieser Systematik, lässt sich das untersuchte Internetforum als republikanischer Ansatz identifizieren. Rahmen, Konzeption und Verlauf sind eindeutig zivilgesellschaftlich ausgerichtet, dagegen spielt die Adressierung von Politikinstitutionen eine untergeordnete Rolle.

Nimmt man jedoch die Anbindung an die offizielle Politik als Maßstab, sind Zweifel angebracht, ob es überhaupt Sinn macht, das 1000 Fragen-Projekt der partizipatorischen Technikfolgenabschätzung zuzuordnen. In der von Gabriele Abels und Alfons Bora (2004) erstellten Synopse lässt es sich jedenfalls nicht reibungslos einem der beschriebenen Verfahren zuordnen.[85] Auf den ersten Blick scheinen zwar solche Projekte wie das 1000 Fragen-Forum mit gemeint zu sein, denn auch hier beschäftigen sich ja Laien mit der Abschätzung und Bewertung von Technikfolgen (Abels/Bora 2004, 13). Allerdings kommt hier ein spezifischer Partizipationsbegriff zur Anwendung: „Unter ‚Partizipation' wird im Folgenden eine primär politisch programmierte Form der Inklusion in Organisationen bezeichnet." (Abels/Bora 2004, 19) Auf Grund dieses engen Verständnisses von Partizipation als Beteiligung an den Institutionen etablierter Politik bleiben Verfahren außer Betracht, die – wie „1000 Fragen zur Bioethik" – einen ausgeprägten zivilgesellschaftlichen Fokus haben und in dem Dreieck Wissenschaft – Politik – Öffentlichkeit primär der Öffentlichkeit zuzuordnen sind. Nach Abels/Bora (2004, 54ff.) spielt für die Bewertung einzelner Verfahren vor allem die Frage eine Rolle, in welchem Verhältnis diese zu den Institutionen der repräsentativen Demokratie stehen. Kriterium der Leistungsfähigkeit ist die direkte Anbindung an Legislative und Exekutive. Demzufolge ist nur der Erörterungstermin voll inklusiv, da er juristisch normiert, beispielsweise im Umweltrecht gesetzlich vorgeschrieben ist und Auswirkungen auf Verfahrensentscheidungen hat. Im Fall des 1000 Fragen-Forums kann dagegen von einer legislativen oder administrativen Bedeutung nicht gesprochen werden; auch eine direkte Einflussnahme auf politische Meinungsbildungsprozesse in gesetzgebenden Institutionen ist nicht vorgesehen. Den stärksten Einfluss übt das Diskursprojekt im zivilgesellschaftlichen Bereich aus; Breite, Vielfältigkeit und Intensität der Forumsdebatte zeugen von der Teilhabe einer großen Zahl von Men-

85 Die beschriebenen Verfahren sind: I.) Dialogverfahren, II) Partizipative Technikfolgenabschätzung mit starker Expertenorientierung, III) Erörterungstermin, IV) Konsensuskonferenz, V) Erweiterte Konsensuskonferenz, VI) Voting Conference, VII) Szenario-Workshop (vgl. Abels/Bora 2004).

schen; darunter befinden sich auch diejenigen, die ansonsten kaum in der von Experten dominierten Bioethik-Debatte öffentlich zu Wort kommen.

Das Beispiel des untersuchten Internetforums zeigt, dass es sinnvoll ist, Verfahren der Technikfolgenabschätzung nicht nur nach ihren Einflussmöglichkeiten auf die institutionalisierte Politik, sondern auch nach dem Grad ihrer Verbindung zur Zivilgesellschaft zu unterscheiden. Bei dieser Einordnung lautet die zentrale Frage: In welchem Umfang ist die Beteiligung der Bürgerinnen und Bürger gewährleistet bzw. in welcher Weise ist zumindest die potenzielle Teilhabe von ‚Jedermann' bzw. ‚jeder Frau' vorgesehen? Schaut man sich unter diesem Gesichtspunkt andere Versuche an, die angewandt werden, um Einstellungen, Meinungen und Positionen der Zivilgesellschaft in die gesamtgesellschaftliche Debatte einzubeziehen, lassen sich unserer Einschätzung nach sechs Modelle identifizieren (vgl. auch Waldschmidt 2003a). Diese Modelle können nach dem Grad an Bürgerbeteiligung, der mit ihnen verbunden ist, folgendermaßen dargestellt werden:

Im ‚korporatistischen Modell' beziehen offizielle Beratungsgremien nicht individuelle Positionen einer möglichst großen Anzahl von Menschen in ihre Meinungsbildungsprozesse mit ein, sondern berücksichtigen kollektive Standpunkte der Zivilgesellschaft, z.B. Stellungnahmen von Verbänden, Selbsthilfeorganisationen und Kirchen. Dagegen nutzt das ‚Anhörungsmodell' offizielle Anhörungen institutionalisierter Politikberatung, um Laien, die von einer Problemlage direkt oder indirekt betroffen sind, als Sachverständige anzuhören. Auf der Basis ihrer Lebenserfahrungen und ihres Alltagswissens, oft auch mit Bezug auf wissenschaftliche Erkenntnisse geben sie als ‚ad hoc Experten' Stellungnahmen ab. Im nächsten Ansatz, dem ‚Kooptationsmodell', werden betroffene Laien als ordentliche oder beratende Mitglieder offizieller Gremien berufen; auch auf diese Weise erhalten sie einen Expertenstatus, der – im Unterschied zum Anhörungsmodell – durchaus von Dauer sein kann. In allen drei Fällen sind jedoch die Beteiligungschancen einer größeren Anzahl von Bürgerinnen und Bürgern eher gering. Drei weitere Modelle sind dagegen partizipativer angelegt. Das ‚Konferenzmodell' führt nach dem Zufallsprinzip ausgewählte Laien zu einer zahlenmäßig überschaubaren, für einen bestimmten Zeitraum existierenden Gruppe zusammen, die den Auftrag erhält, sich über eine Problemlage eine Meinung zu bilden und ein öffentliches Votum abzugeben. Das ‚Umfragemodell' nutzt wiederum (repräsentative) Bevölkerungsumfragen, um die in der Zivilgesellschaft vorhandenen Einstellungen und Positionen zu erkunden. Schließlich erhalten im ‚massenmedialen Modell' Laien und/oder Betroffene Gelegenheit zur öffentlichen Meinungsäußerung und Darstellung ihrer Lebenssituation in Radio, Fernsehen, in Printmedien wie auch im Internet.

Nach dieser Systematik lässt sich das untersuchte Internetform mit den drei zuletzt genannten Modellen, dem Umfragemodell, dem Konferenzmodell und dem massenmedialen Modell am ehesten in Verbindung bringen. Um seine Konturen besser hervortreten zu lassen, soll es deshalb im Folgenden vergleichend positioniert werden. Als Beispiele für das erste Modell werden zwei Bürgerkonferenzen zu Fragen der Bioethik vorgestellt (4.2.2). Anschließend werden die Merkmale von einschlägigen Bevölkerungsumfragen behandelt (4.2.3), eines eher klassischen Instruments der Technikfolgenabschätzung. Zum Schluss wird die Relevanz des massenmedialen Modells reflektiert (4.2.4). Ein zusammenfassender Vergleich der Modelle – anhand der Kriterien Zugangsbeschränkung/Repräsentativität, Offenheit der thematischen Wahl, direkte Äußerung von Meinungen und Einstellungen, Einbeziehung von persönlichen Erfahrungen, Ereignischarakter und Diskursanregung – soll schließlich die Ausgangsfrage nach dem partizipativen Gehalt des Onlineforums „1000fragen.de" beantworten helfen (4.2.5).

### 4.2.2 *Das Konferenzmodell*

Im Rahmen des Konferenzmodells ist es sinnvoll, das Internetforum mit dem Verfahren der Bürgerkonferenz als eine international etablierte Form der Bürgerbeteiligung in der Technikfolgenabschätzung zu vergleichen. Bezogen auf die Bürgerkonferenz formuliert Joss (2003, 24ff.) folgende Zielsetzungen: Zum einen gehe es um Analyse, nämlich um die Wahrnehmung und Beurteilung eines aktuellen, wissenschaftlich-technischen Themas aus der Sicht von (informierten) Laien und Bürgern; zum anderen werde die Demokratisierung der Technologiepolitik verfolgt, indem neue, transparente und zivilgesellschaftliche Formen der Meinungsbildung und Entscheidungsfindung angeboten würden. Außerdem sei der Zweck von Bürgerkonferenzen die Anregung und Induzierung öffentlicher Debatten, vor allem durch die gezielte Nutzung der Massenmedien; zusätzlich gehe es um gesellschaftliches Lernen, konkret: um die Entwicklung von Dialog-, Diskussions- und Kommunikationsfähigkeiten; schließlich rege das Verfahren auch die Nutzung neuer methodischer Instrumente in der Technikfolgenabschätzung an.

Mit der Offenheit der thematischen Wahl und der Einbeziehung der Sichtweise von Laien erweitert das Konferenzmodell die starren Regeln von Expertendiskursen. Das Demokratieverständnis ist durch den Bezug auf die Öffentlichkeit eindeutig partizipativ ausgerichtet. Die Forderungen, gesellschaftliches Lernen zu fördern und neue Methoden zu entwickeln, zielen darüber hinaus auf eine Veränderung der politischen Grundlagen der Mitbestimmung. Bürgerkonferenzen können daher als eine erweiterte Form politischer Partizipation betrachtet werden, um in einem diskursethischen Sinn die gesellschaftliche Kommunikation über technologische Fragen zu fördern. Doch wie wird dieses ambitionierte Modell in die Praxis umgesetzt?

2001 wurde erstmalig in Deutschland eine Bürgerkonferenz zum Thema „Streitfall Gendiagnostik" in Dresden veranstaltet (vgl. Schicktanz/Naumann 2003). Orientiert am dänischen Vorbild wurden insgesamt 10.000 Adressen angeschrieben; aus den 255 Rückmeldungen wurden nach einem Zufallsverfahren 19 Bürgerinnen und Bürger ausgewählt und zu einem gemeinsamen Meinungsbildungsprozess zusammengeführt. Ihre Aufgabe war es, zu einer Bewertung der genetischen Diagnostik zu kommen. Mit Hilfe eines Moderators wurde gruppenintern ein gemeinsamer Wissensstand erarbeitet; außerdem fand eine öffentliche Expertenanhörung statt. Zum Schluss kam es zu einem gemeinsamen Votum („Bürgergutachten") mit anschließender öffentlicher Präsentation, die auch über die Medien verbreitet wurde. Schaut man sich die Ergebnisse dieses Bürgervotums (Schicktanz/Naumann 2003, 83ff.) an und vergleicht sie mit den Empfehlungen offizieller Gremien, etwa mit der weitgehend von Experten besetzten Enquetekommission „Recht und Ethik in der modernen Medizin"[86] (Deutscher Bundestag 2002), fallen frappierende Ähnlichkeiten auf (s. Tabelle 1).

Im Falle der Präimplantationsdiagnostik (PID) war beispielsweise das Entscheidungsdilemma, mit dem sich die Enquetekommission konfrontiert sah, bereits 2001 in der Bürgerkonferenz virulent gewesen. Ebenso wie die Enquetekommission sprach sich die Mehrheit der Konferenzteilnehmer/innen für das Aufrechterhalten des Verbots aus, während eine Minderheit für eine Zulassung der PID unter restriktiven Bedingungen plädierte (Deutscher Bundestag 2002, 107ff.; Schicktanz/Naumann 2003, 86ff.).

86 Als Kriterium für den Expertenstatus kann man den Bildungsabschluss heranziehen. In der Enquetekommission „Recht und Ethik der modernen Medizin" waren kaum Mitglieder oder Berater/innen ohne akademischen Grad vertreten. Von den 31 ordentlichen Mitgliedern (temporäre Mitgliedschaften mitgezählt) hatten 21 einen Doktortitel und 10 waren außerdem Privatdozenten oder Professor/innen (Deutscher Bundestag 2002, 559f.).

*Tabelle 1* Voten aus der Bürgerkonferenz 2001 und der Enquetekommission 2002

| Thema | Dresdener Bürgerkonferenz 2001 | Enquetekommission 2002 |
|---|---|---|
| **Gentests** | *für* Aufklärung, fachärztliche Beratung, Qualitätssicherung<br>*gegen* Screening-Tests, Tests durch Arbeitgeber oder Versicherung | *für* informationelle Selbstbestimmung, Diskriminierungsverbot, Screening-Tests, fachärztliche Beratung<br>*gegen* heimliche Gentests, Tests durch Arbeitgeber oder Versicherung |
| **Pränatal-diagnostik (PND)** | breite Aufklärung der Öffentlichkeit, mehr (fachärztliche und psychosoziale) Beratung, mehr Integration der Menschen mit Behinderung | [Zur PND gab die Enquetekommission kein Votum ab.] |
| **Präimplan-tations-diagnostik (PID)** | 11 *dagegen*: Missbrauchsgefahr (Selektion) bei geringer Erfolgschance<br>8 *dafür*: kontrollierte Anwendung als bessere Alternative zur Abtreibung[87] | 16 *dagegen*: Schutzwürdigkeit des Embryos, kein ärztlicher Auftrag, Gesetzeslage, Missbrauchsgefahr (Selektion), geringe Erfolgschance<br>3 *dafür*: kontrollierte Anwendung als bessere Alternative zur Abtreibung |
| **Stammzell-forschung mit embryonalen Stammzellen** | *Pro*: als letztes Mittel gegen Krankheiten<br>*Contra*: Forschung nicht zulassen, nur die biologischen Eltern dürfen über die vorhandenen restlichen Stammzellen verfügen[88] | [Zu Stammzellforschung gab die Enquetekommission kein Votum ab.] |

Die zweite deutsche Bürgerkonferenz zu Fragen der Bioethik, diesmal zur Stammzellenforschung, fand im Winter 2003/04 unter Federführung der Arbeitsgruppe „Bioethik und Wissenschaftskommunikation" des Max-Delbrück-Centrums für molekulare Medizin (MDC) in Berlin-Buch statt (Tannert/Wiedemann 2004a).[89] Das Votum, das die zwölf, wiederum durch Zufallsprinzip aus einer Gesamtstichprobe von 14.000 Adressen und 500 Interessierten ausgewählten Bürger/innen verfassten,

87 Bemerkenswert ist, dass in der Bürgerkonferenz alle Frauen gegen die Einführung der PID und alle Männer dafür stimmten.

88 Dieses Ergebnis deckt sich mit Ergebnissen der Studie „Einstellungen und Ambivalenzen der deutschen Allgemeinbevölkerung zur Forschung mit extrakorporalen Embryonen", die an der Abteilung für Rehabilitationspsychologie am Institut für Psychologie, Freiburg i.Br. durchgeführt wurde (Barth u.a. 2005). Auch hier wird der Umgang mit dem Embryo als entscheidend für die Bewertung der Forschung angesehen.

89 Vgl. auch http://www.bioethik-diskurs.de/Buergerkonferenz (30.03.2005).

wurde im März 2004 in Berlin dem Schirmherrn, Bundestagspräsidenten Wolfgang Thierse überreicht.[90] Die Positionsbestimmung zur Stammzellforschung fiel erneut heterogen aus (Tannert/Wiedemann 2004a, 139ff.): Zwar sprachen sich die Bürger/innen mehrheitlich für die Verstärkung der Forschung mit adulten Stammzellen als „das mildere Mittel“ aus, bei der embryonalen Stammzellforschung ergab sich jedoch ein uneinheitliches Meinungsbild. Zwar überwog die Auffassung, dass der Embryo schutzwürdig sei; zudem wurden massive Zweifel am Nutzen einer solchen Forschung geäußert. Gleichzeitig plädierte die Hälfte der Konferenzteilnehmer jedoch für eine vorsichtige Öffnung des Embryonenschutzes zugunsten der Forschungsfreiheit; zwei Teilnehmer billigten das therapeutische Klonen (vgl. Tannert/Wiedemann 2004b, 150). Wiederum kann ein Expertenvotum zum Vergleich herangezogen werden: In der vom gleichen Forscherteam durchgeführten Delphi-Umfrage zur „Zukunft der Stammzellforschung in Deutschland“ hatten die befragten Kliniker und Wissenschaftler ebenfalls die embryonale Stammzellforschung zurückhaltend beurteilt. Gleichzeitig brachten auch sie die Forschungsfreiheit ins Spiel: Als „größtes Risiko für Patienten, Forschung und Industrie“ wurde die Abwanderung von Stammzellforschern auf Grund „restriktiver Forschungsbedingungen“ in den kommenden fünf Jahren prognostiziert.[91]

Diese kurze Zusammenfassung der Ergebnisse bisheriger Bürgerkonferenzen zur Bioethik in Deutschland verweist auf der inhaltlichen und strukturellen Ebene auf auffallende Ähnlichkeiten zwischen Bürgervoten und Stellungnahmen von Experten. Tatsächlich ist ein Kennzeichen der bisher durchgeführten Konferenzen, dass sie sich im Ablauf stark an den Regeln der wissenschaftlichen Politikberatung und des Expertentums orientieren. Beispielsweise werden die Konferenzteilnehmer/innen in eigens durchgeführten Workshops in die jeweilige Thematik eingeführt. Sie werden zum einen dazu motiviert, sich wissenschaftliches Wissen anzueignen; zum anderen gehört es zum Verfahren, im Rahmen des Bürgervotums das Laienwissen nach wissenschaftlichen Regeln – in schriftlicher Form, nachvollziehbar Für und Wider abwägend – zu präsentieren. Im Endeffekt müssen sich die beteiligten Bürger/innen auf die Spielregeln rationaler Argumentation und medialer Präsentation einlassen, sie müssen ihre subjektiven Erfahrungen ausblenden oder diese verobjektivieren – zumindest dann, wenn sie ernst genommen werden wollen. Sie müssen Antworten finden, Stellungnahmen formulieren, Positionen beziehen, auch wenn sie vielleicht eher diffuse Ängste und Unsicherheiten empfinden. Da die Teilnahme immer freiwillig ist und auf Ehrenamtlichkeit beruht,

90 Pressemitteilungen des Max-Delbrück-Centrums 2004, siehe: http://www.helmholtz.de (16.12.2004).

91 Vgl. http://www.berlinews.de/archiv-2004/2169.shtml (30.03.2005).

besteht theoretisch die Möglichkeit, sich zwar Kenntnisse anzueignen und mitzudiskutieren, das geforderte Votum jedoch zu verweigern – beispielsweise, weil man sich trotz des angeeigneten Wissens ratlos und mit einer Entscheidung überfordert fühlt. Vorstellbar ist auch, dass die Teilnehmenden die aufgeworfenen Fragen als ‚irrelevant' zurückweisen. Zu einer solchen Grundsatzkritik ist es jedoch, zumindest in den uns bekannten Bürgerkonferenzen, bislang nicht gekommen. Alle Teilnehmer/innen haben sich offensichtlich in der Lage gefühlt, zu den vorgegebenen bioethischen Fragen Stellung zu nehmen. Die Akteure der Bürgerbeteiligung – jedenfalls diejenigen, die bis zum Schluss mitarbeiten – agieren ‚rational'; mehr noch: Sie verhalten sich wie Quasi-Experten und geben ein ‚fachkundiges' Urteil ab. In anderen Worten, sie formen den erwünschten Habitus aus – und betonen gleichzeitig, dass sie ja Bürger und Laien, aber keine Experten seien (Schicktanz/Naumann 2003, 84; Tannert/Wiedemann 2004a, 151).

Als grundsätzliche Kritik an Bürgerkonferenzen wird formuliert, dass es sich um strategische Versuche handelt mit dem Ziel, einen gesellschaftlichen Konsens herzustellen, den es faktisch nicht gibt (vgl. Winter 2003). Diese Konferenzen seien vielmehr populistische, „theatermäßig inszenierte[.] ‚Demokratieshows'", die über die Legitimationskrisen politischer Institutionen hinwegtäuschen sollten (vgl. Joss 2003, 30). Dagegen weist die wissenschaftliche Begleitforschung der beiden hier betrachteten Bürgerkonferenzen (vgl. Abels/Bora 2004; Deutscher Bundestag 2002, 185; Schicktanz/Naumann 2003; Tannert/Wiedemann 2004a) auf deren Demokratie stärkende Wirkung hin. Die Bürgerbeteiligung stelle einen Wert an sich dar; sie ziele auf die Herausbildung zivilgesellschaftlicher Kompetenz und auf eine empathie- und gemeinwohlorientierte Diskussionskultur. Auch eine „erzieherische Dimension" (Deutscher Bundestag 2002, 186) wird konstatiert, da die Bürger/innen angeregt würden, unterschiedliche Sichtweisen kennen zu lernen und nachzuvollziehen.

Jenseits dieser Bewertungsversuche macht die Praxis der Bürgerkonferenzen auf einige Schwierigkeiten bei der Umsetzung des Partizipationsgedankens aufmerksam, die für den Vergleich mit den beiden noch zu berücksichtigenden Beteiligungsmodellen festgehalten werden sollen: Der Anspruch von Repräsentativität ist nicht wirklich umsetzbar, da Auswahl und Begrenzung der Konferenzteilnehmer/innen, denen ja Expertenwissen, Zeit und Gehör zur Verfügung gestellt wird, unumgänglich sind. Auch können diejenigen, die über die Auswahl der Bürger und der Experten sowie über die Agenda bestimmen, mittels dieser Richtungsentscheidungen die Konferenzergebnisse maßgeblich beeinflussen. Des Weiteren gilt für das Konferenzmodell, dass das sprachliche Ausdrucksvermögen die entscheidende Ressource der Teilnehmenden ist. Mündliche und schriftliche Sprachkompetenz wie auch das Bildungsniveau sind zentrale Faktoren dafür, dass Einzelne ihre Positionen in den Diskussionsprozessen und bei der Formulierung des Votums durchsetzen können oder eben nicht. Daneben können weitere strukturelle Bedingungen (Geschlecht, Herkunft, Schichtzugehörigkeit etc.) zu einem Ungleichgewicht im Teilnehmerkreis führen. Personen mit eingeschränkten zeitlichen Ressourcen und/oder begrenzter Mobilität werden eher als andere im Verlauf der mehrteiligen Konferenzphase ausscheiden. Schließlich ist für den Meinungsbildungsprozess während der Konferenz die Annahme plausibel, dass es zur Herausbildung informeller Machtverhältnisse kommt, die das Ergebnis ungewollt beeinflussen. Und nicht zuletzt muss bei der Bewertung des Konferenzmodells der ungeklärte Status des Votums berücksichtigt werden. Bleiben die Rahmenbedingungen seines Zustandekommens außer Acht, besteht die Gefahr, dass Bürgerkonferenzen als eine Art ‚Neben-Parlament' aufgefasst werden, dem jedoch die demokratische Legitimation fehlt.

### *4.2.3 Das Umfragemodell*

Im Unterschied zu Bürgerkonferenzen werden Umfragen nicht durchgeführt, um Partizipation zu verwirklichen, sondern sie dienen als Instrumente zur Erfassung von Meinungen und Einstellungen. Es geht hier also nur im weitesten Sinne um die Einbeziehung der Bevölkerung. Ziel der Umfragen ist es auch eher nicht, differenzierte Meinungsäußerungen einzuholen, sondern eine möglichst repräsentative Verteilung meist schon bekannter Statements (Meinungen/Stellungnahmen) in der Gesamtpopulation oder in definierten Teilgruppen nachzuzeichnen, um eindeutige Aussagen bei der Auswertung zu ermöglichen. Je nach fachlicher Ausrichtung und Umfang der Studien werden den Befragten pointierte Pro- und Contra-Äußerungen oder differenzierte Stellungnahmen abverlangt. Anhand von drei Studien zu bioethischen Themen sollen im Folgenden die Gestaltungsmöglichkeiten von Umfragedesigns und die diesem Untersuchungsverfahren innewohnende Problematik illustriert werden (vgl. Brähler/Stöbel-Richter 2004; Dahl u.a. 2003; Hoffmann u.a. 2003; Zwick 2000).

Man stelle sich vor, beim Abendessen klingelt das Telefon. Nach einer kurzen Vorstellung und zwei einführenden Fragen, ob man als eigene Kinder lieber Jungen oder Mädchen haben wolle, lautet die dritte Frage, die der Interviewer stellt: „Es könnte bald für Eltern möglich sein, das Geschlecht ihrer Kinder zu wählen. Paare, die an einer solchen Dienstleistung interessiert wären, müssten ein Fruchtbarkeitszentrum besuchen, eine Samenprobe abgeben, sich durchschnittlich drei bis fünf Zyklen intrauteriner Insemination unterziehen und einen Beitrag von 2.000

Euro pro Versuch zahlen. Würden Sie eine solche Technologie nutzen? Bitte antworten Sie mit ja oder nein." (Dahl u.a. 2003, 2232)[92] Möglicherweise könnte sich aus dieser Frage ein interessantes Gespräch entwickeln; in unserem Fall ist der Interviewer jedoch gehalten, den Untersuchungspersonen, mit möglichst geringem Zeitaufwand, die standardisierten Antworten (‚ja' oder ‚nein')[93] zu entlocken. Er oder sie wird also versuchen, schnell die restlichen beiden Fragen zu stellen, um das Telefonat zu beenden. Diese Studie, die sich des in der Marktforschung üblichen Telefoninterviews bedient, ist ein typisches Beispiel für ein nicht-reflexives Umfragedesign. Mit einer Stichprobe von 1.094 Personen im Alter von 18 bis 45 Jahren erhebt sie den Anspruch, repräsentativ für die deutsche Bevölkerung zu sein. Ziel war, herausfinden, ob die deutsche Bevölkerung beim Kinderwunsch ein bestimmtes Geschlecht bevorzugt und Nachfrage nach einer Technologie besteht, die es erlaubt, das Geschlecht des Kindes zu bestimmen.[94] Dazu sah das Forschungsdesign fünf Fragen vor, darunter die oben vorgestellten (Dahl u.a. 2003, 2232). Die Engführung der Befragung besteht nicht nur darin, dass die Befragten in eine standardisierte, hypothetische Situation hinein versetzt werden und ohne Rückfragen und mit wenig Bedenkzeit eine Meinung äußern sollen. Auch die benutzte Wortwahl aus dem medizinischen Bereich (‚intrauterine Insemination') bewirkt eine große Distanz zwischen Interviewer und Befragten. Letztlich bleibt unklar, wie die Ergebnisse einer solchen Meinungsumfrage zu interpretieren sind; angesichts der Rahmenbedingungen kann die Aussagekraft der Ergebnisse angezweifelt werden. Hinsichtlich der Frage, was die Bevölkerung ‚tatsächlich' über die Geschlechtsbestimmung denkt bzw. ob sie bereit wäre, solche Möglichkeiten in Anspruch zu nehmen, ist die Untersuchung wenig aufschlussreich. Für ihre Autoren (Dahl u.a. 2003, 2234) steht jedoch als Ergebnis fest: „Die verfügbare Datenlage lässt vermuten, dass ein gut erreichbares Angebot an nicht medizinisch induzierter Geschlechtsselektion vor der Zeugung nur eine geringfügige soziale Auswirkung hat und es unwahrscheinlich ist, dass es zu einem ausgeprägten Ungleichgewicht

---

92 Eigene Übersetzung; im Original: „It may soon be possible for parents to choose the sex of their children. Couples interested in such a service would have to visit a Fertility Center, provide a sperm sample, undergo an average of three to five cycles of intrauterine insemination, and pay a fee of €2000 per attempt. Would you take advantage of this technology? yes no." (Dahl u.a. 2003, 2232)

93 Das Fehlen einer neutralen Kategorie „weiß nicht/keine Meinung" ist übrigens ein methodischer Fehler.

94 Diese Technologie gibt es bereits, vgl. http://www.microsort.com (30.04.2008).

zwischen den Geschlechtern kommt."[95] Es ist unschwer zu erkennen, dass bei dieser Umfrage die Bevölkerung vor allem deshalb einbezogen wird, weil man herausfinden will, ob die neuen Techniken auf Akzeptanz stoßen würden und entsprechende medizintechnologische Produkte künftig auf dem Markt abgesetzt werden könnten. Außerdem gilt es, die bevölkerungs- bzw. *gender*politischen Konsequenzen – im Sinne der Bevorzugung eines Geschlechts – zu eruieren. Kritische Nachfragen danach, warum eine solche Technik überhaupt sinnvoll sein sollte, sowie widersprüchliche Empfindungen und Bedenken wegen möglicher Folgen haben dagegen die Forschergruppe nicht interessiert.

In einer weiteren, an der Universität Leipzig durchgeführten Repräsentativumfrage (416 Ost- und 1.694 Westdeutsche) zum Thema Reproduktionsmedizin und Präimplantationsdiagnostik (Brähler/Stöbel-Richter 2004) wurden nicht nur Meinungen, sondern auch Wissensbestände erfragt. Dabei zeigte sich, dass 71% der Befragten wussten, was Reproduktionsmedizin ist; allerdings hatten nur 40% etwas von der Präimplantationsdiagnostik (PID) gehört. Immerhin 70% der Befragten äußerten, dass sie überhaupt kein Interesse an diesem Thema hätten (Brähler/Stöbel-Richter 2004, 14ff.). Auch wurde das eigene Wissen als eher mittelmäßig eingeschätzt. Nach einer entsprechenden Information durch die Interviewer[96] sprachen sich die Befragten dann aber mehrheitlich für eine breite Zulassung der PID in Deutschland aus.[97] Nach ihren mit der PID verbundenen Gedanken und Gefühlen befragt, gaben sie als höchste Nennung „Ambivalenz" (45%) und „Unsicherheit" (44%) an (Brähler/Stöbel-Richter 2004, 21). In diesem Fall ging man also, ähnlich wie bei der Bürgerkonferenz, davon aus, dass die Laien zunächst mit reproduktionstechnologischem Spezialwissen versorgt werden müssen, um sich überhaupt eine Meinung bilden zu können – sicherlich nicht zufällig hat dann das vermittelte Expertenwissen nicht nur Interesse an der Technik hervorgerufen, sondern auch breite Zustimmung zu deren Einführung in Deutschland. In methodischer Hinsicht ist dieses Ergebnis kritisch zu betrachten; es stellt sich die Frage nach seiner etwaigen Beeinflussung durch das Messinstrument (‚Informieren' der Befragten). Zum anderen machen die Antworten auf die Frage nach den mit der PID verbundenen Gefühlen deutlich, dass es sich – trotz Information – um ein unsicheres

95 Eigene Übersetzung; im Original: „The available evidence suggests that a readily available service for preconception sex selection for non-medical reasons will have only a negligible societal impact and is unlikely to cause a severe gender imbalance".

96 Leider gibt die Quelle keinen Aufschluss über die Art der Informationen, die gegeben wurden. Die Rede ist von „geschulten" Interviewern, die offensichtlich, wie dem Artikel zu entnehmen ist, bei der Frage nach der „Eizellenspende" medizinisches Hintergrundwissen lieferten (Brähler/Stöbel-Richter 2004, 3 und 12).

97 Als Mittel zur Geschlechtsauswahl wurde die PID jedoch abgelehnt.

Wissen handelt, das hier zum Tragen kommt. Die Befragten sind offensichtlich sehr schnell zur Akzeptanz der neuen Technik bereit, obwohl sie wenig Sicherheit und Vertrauen empfinden.
In der dritten hier betrachteten Studie befragte eine vom Bundesforschungsministerium geförderte, interdisziplinäre Arbeitsgruppe der Universitäten Marburg, Gießen und Heidelberg 162 so genannte genetische „Hochrisikopaare“[98] und 149 Paare einer Kontrollgruppe hinsichtlich ihrer Erfahrungen mit und Einstellungen zu verschiedenen reproduktiven Möglichkeiten (Hoffmann u.a. 2003).[99] Da zusätzlich mehrere persönliche Merkmale der Befragten in ihren Wechselwirkungen analysiert werden sollten, entwickelte die Forschungsgruppe ein komplexes Studiendesign, das neben einer standardisierten Befragung auch qualitative Interviews mit den betroffenen Paaren beinhaltete. Diese Methode wurde als erster Untersuchungsschritt gewählt, da die Arbeitsgruppe sich nicht vorstellen konnte, „dass eine telefonische oder eine postalische Befragung zu komplexen bioethischen Fragestellungen valide Ergebnisse liefern kann.“ (Hoffmann u.a. 2003, 54) Der in der Hauptuntersuchung verwendete standardisierte Fragebogen war mit 28 (Zielgruppe) bzw. 27 Seiten (Kontrollgruppe) äußerst umfangreich. Den Interviews voraus ging die Versendung einer Informationsbroschüre an die Befragten. Wiederum wurde versucht, durch Wissensvermittlung, vor allem aber durch die persönlichen Interviews zu validen Aussagen zu gelangen.

Doch auch bei dieser Studie lässt sich über die Interpretation der Ergebnisse streiten. Die Tatsache, dass es Betroffene sind, die für selektive Fortpflanzungsmöglichkeiten plädieren (Hoffmann u.a. 2003, 56ff und 234ff.), scheint für die Autoren deren Einsatz von vorneherein zu legitimieren.[100] Die Kategorie „Hochrisikopaare“, die aus der medizinischen Diagnostik stammt, wird unhinterfragt für die eigene Untersuchung übernommen; auch die Möglichkeit, dass die Befragten

98 Als „Hochrisikopaare“ galten Paare mit einem Risiko von 10%, 25%, 50% für die Vererbung verschiedener, als „genetisch bedingt“ bezeichneter Erkrankungen, darunter Stoffwechselstörungen und neurologische Erkrankungen. Sie wurden aus den Patienten und Patientinnen der mit der Studie kooperierenden humangenetischen und pädiatrischen Zentren ausgewählt (Hoffmann u.a. 2003, 52).

99 In die Studie einbezogen wurden folgende Optionen: Verzicht auf Kinder, Adoption, Schwangerschaft ohne/mit Pränataldiagnostik, künstliche Befruchtung (IVF), Präimplantationsdiagnostik (PID).

100 Dabei wird auf den „eklektischen, autokoenomischen, positionenbezogenen und relationalen philosophischen Rahmen" einer sich selbst als feministisch bezeichnenden Bioethik verwiesen (vgl. Krones 2005). Im Original heißt es: „eclectic, autokoenomous, positional and relational philosophical framework“ (Tong 1997, 75ff.). Das aus der anglo-amerikanischen Debatte stammende Konzept der „Autoekonomie“ betont im Unterschied zur Autonomie die Notwendigkeit der Berücksichtigung von Fremdregeln im menschlichen Handeln.

gegenüber den Interviewern, die ihnen als Vertreter des Wissenschafts- bzw. Medizinsystems gegenüber treten, nicht völlig ungeschminkt die Meinung kundtun, wird in der Ergebnisdarstellung nicht weiter reflektiert. Eine vertiefte Betrachtung würde auch die Tatsache verdienen, dass sich die ‚Hochrisikopaare' so verhalten, wie man es im Zeitalter des „genetische[n] Code[s]" (Kay 2005, 15ff.) angesichts von sozialer Kontrolle, Stigmatisierung von Kinderlosigkeit und dem damit verbundenen Normalisierungsdruck von ihnen erwartet: Sie plädieren für medizintechnologische Selektion.

Die drei zitierten Studien sollten veranschaulichen, wie üblicherweise als Ergebnis wissenschaftlicher Forschung die ‚öffentliche Meinung zur Bioethik' rekonstruiert wird. Fragt man nun, in welchem Umfang in den Umfragen die potenzielle Teilhabe von ‚Jedermann' bzw. ‚jeder Frau' vorgesehen war, kann von einer breiten und aktiven Beteiligung nicht die Rede sein. Mit dem Konzept der statistischen Repräsentativität lässt sich zwar durchaus der Anspruch begründen, Bevölkerungsumfragen bildeten ‚Jedermann-Wissen' bzw. die Meinungen und Einstellungen der Bürger/innen adäquat ab. Inwiefern die abgefragten Daten aber tatsächlich diesem Anspruch genügen und Lebenswelten sachgerecht reproduzieren können, ist vor allem eine Qualitätsfrage. Eine größere Aussagekraft kommt denjenigen Umfragen zu, die reflexive Kommunikationssituationen – meist in Form qualitativer Interviews – in ihr Forschungsdesign einbauen. Doch wie in der obigen Darstellung deutlich wird, können Verzerrungen im Untersuchungsdesign zu fragwürdigen Ergebnissen und Schlussfolgerungen führen.

Grundsätzlich sind selbst bei Erfüllung sozialwissenschaftlicher Gütekriterien dem Anspruch, mit Umfragen Partizipation herzustellen, enge Grenzen gesetzt. Zum einen ist in Befragungs- und Interviewsituationen die Kommunikationsstruktur von vorneherein asymmetrisch. Folglich besteht immer die Gefahr, dass die Forschenden ihre Interpretation der Wirklichkeit durchsetzen können. Zudem wird häufig mit festgelegten Fragen operiert; sie setzen einen engen Rahmen, der den Befragten kaum eigenen Interpretationsspielraum zur Verfügung stellt. Zum anderen muss berücksichtigt werden, dass die Interpretation der Antworten, die Form der Veröffentlichung und die weitere Nutzung der Daten in der Regel dem Forscherteam obliegt, das die Umfragen durchgeführt hat. Das gewonnene Wissen bleibt also in den Händen der Experten; es kursiert vor allem in Spezialdiskursen. Und schließlich gibt es keine absolute Repräsentativität im statistischen Sinne. Umfrageergebnisse sind immer nur typisch für ausgewählte Merkmale ihrer Zielgruppe, für einen bestimmten Zeitpunkt und ein bestimmtes Erhebungsgebiet.

Anzumerken wäre auch, dass Meinungen in der Regel eher instabil sind,[101] während sich Einstellungen nur langsam ändern; um letztere zu erheben, ist ein entsprechend aufwändiges Erhebungsinstrumentarium notwendig.

### 4.2.4 *Das massenmediale Modell*

Im Unterschied zu Umfragemodell und Konferenzmodell erhalten die Betroffenen im letzten hier zu betrachtenden Beteiligungsansatz die Gelegenheit, in den Massenmedien ihre Meinungen, Erfahrungen, Einstellungen kundzutun: Zur Anwendung kommen solch unterschiedliche Formate wie Talkshows, interaktive Mitmachsendungen, Ratgebersendungen oder auch Dokumentationen über individuelle Schicksale. Für das Diskussionsforum „1000 Fragen zur Bioethik" bietet sich die Verortung im massenmedialen Modell am ehesten an, schließlich findet die Debatte im Internet statt; auch ist es in den ersten Jahren seiner Laufzeit von einer aufwändigen, multimedialen Publikumskampagne gerahmt worden (vgl. Kap. 2).

Zumindest für Deutschland stellen Onlineforen neuartige Versuche dar, das Internet als Medium politischer Partizipation zu nutzen (vgl. Jazbinsek 2006). Dessen technischen Möglichkeiten verändern das klassische Sender-Empfänger-Modell der Massenmedien nachhaltig; massenmediale Kommunikation basiert zunehmend auf einer interaktiven, also auf aktive Teilnahme zielenden Dialogstruktur. Dies gilt auch für die Verbreiterung und Intensivierung der Bioethik-Debatte (Graumann 2003; Putzker 1996; Weingart 2005). In diesem Kontext ist das 1000 Fragen-Forum mit seiner beachtlichen Resonanz bislang das publikumswirksamste gewesen. Doch als es 2002 eingerichtet wurde, war keineswegs ausgemacht, dass die öffentliche Thematisierung von Bioethik in der Bevölkerung tatsächlich auf ein derart großes Interesse stoßen würde. Auch war das Unternehmen in partizipatorischer Hinsicht durchaus kühn: Möglichst unzensiert sollten ausnahmslos alle in der Zivilgesellschaft vorhandenen Stimmen die Möglichkeit zur Äußerung erhalten. Zielgruppe war die ‚Masse' in ihrer unüberschaubaren Vielheit; sie wurde als Akteur mit Innovationspotenzial verstanden.[102] Dieser spezifische Charakter des 1000 Fragen-Forums macht den Vergleich mit anderen Onlineforen zu einer ähnlichen Thematik schwer, wenn nicht sogar unmöglich.

---

101 Man denke z.B. an Wahlprognosen.

102 Hier kann das von Hardt und Negri (2002, 123) neu belebte Konzept der „Multitude" assoziiert werden: Gemeint ist eine Vielzahl von Personen bzw. Subjekten oder auch „Singularitäten, die gemeinsam handeln."

Beispielsweise umfasste das mit Mitteln des Bundesforschungsministeriums im Zeitraum 2002-2005 geförderte Projekt „Diskurs zu den ethischen Fragen der Biomedizin"[103] auch eine Bürgerkonferenz; im medial vermittelten Bereich gab es jedoch lediglich eine Onlinekonferenz und sie richtete sich nur an Experten. Ein zweites internetbasiertes Forum „Treffpunkt Ethik", in Trägerschaft der Katholischen Bundesarbeitsgemeinschaft für Erwachsenenbildung (KBE) und ebenfalls mit Mitteln des Bundesministeriums für Wissenschaft und Forschung gefördert, verfolgte dezidierter das Anliegen, die Bevölkerung zu beteiligen. Insofern kommt es dem 1000 Fragen-Forum am nächsten, jedoch unterscheidet es sich von ihm durch sein pädagogisches Selbstverständnis. Als Zielsetzung wollte dieses Forum „Lerninteressierten unterschiedlicher Bildungsbereiche eine nachfrageorientierte, internetunterstützte Lernumgebung für ethische Diskurse bieten";[104] es handelte sich also um einen – im klassischen Sinne – normativ gelenkten Lernprozess.[105] Dieses Anliegen lässt in Verbindung mit der kirchlichen Trägerschaft und der spezifischen Form der Präsentation einen Vergleich mit „www.1000fragen.de" als wenig sinnvoll erscheinen.

Aus allgemeiner Sicht hat die technische Realisierung von Diskussionsforen im Internet zahlreiche Vorteile: An der virtuellen Debatte kann sich eine nahezu unbegrenzte Anzahl von Personen beteiligen. Voraussetzung ist lediglich ein Onlineanschluss und das entsprechende Anwenderwissen; auch mit eingeschränkten zeitlichen Ressourcen und/oder begrenzter Mobilität ist die Nutzung des Internets prinzipiell möglich. Ob aber ein solches Forum tatsächlich häufig frequentiert wird, hängt von vielen Faktoren ab; im Falle von „1000fragen.de" hat sicherlich die begleitende Öffentlichkeitskampagne, die sich traditioneller Medien (Plakate, Anzeigen etc.) bediente, zur massenhaften Nutzung beigetragen. Für den individuellen Nutzer ist der zeitliche Aufwand für die Beteiligung relativ gering, was die Hemmschwelle gesenkt haben dürfte. Auch die Aufforderung, Fragen zu stellen, hat wahrscheinlich stimulierend gewirkt. Beim Internet handelt es sich außerdem zumindest tendenziell um ein enthierarchisierendes Medium: Stabile Machtstrukturen sind in stark frequentierten Foren kaum denkbar, auch wenn besonders akti-

103 Das Projekt „Diskurs zu den ethischen Fragen der Biomedizin" unter der Leitung von Christof Tannert war am Max-Delbrück-Centrum für molekulare Medizin Berlin-Buch angesiedelt. Die groß angelegte „Diskurs Agenda" umfasste u.a. einen „Scenario-Workshop", eine Delphi-Umfrage, eine Experten-Onlinekonferenz und eine Bürgerkonferenz, siehe http://bioethik-diskurs.de/documents/Aktuelle_Teilprojekte/Uebersicht.htm (20.03.2006).

104 Vgl. http://www.treffpunkt-ethik.de/default.asp?fid=1461 (20.3.2006).

105 Das Diskursprojekt „1000fragen.de", auch wenn es nicht primär für diesen Zweck angelegt ist, bietet ebenfalls ein reichhaltiges Material für die pädagogische Arbeit; zusätzlich stehen Lehr- und Lernmaterialien zum Thema Bioethik zur Verfügung (vgl. 2.2).

ve User den einen oder anderen Diskussionsstrang dominieren können. Inwiefern die Teilnahme kontrolliert wird und Regeln vorhanden sind, hängt von den jeweiligen Betreibern der Webseite ab. Das 1000 Fragen-Forum hat jedenfalls keine hohen Zugangsschwellen; es gibt lediglich vorgegebene Themenbereiche und nur wenige Diskussionsregeln, bei deren Verletzung sich die Moderation das Recht zur Löschung der Beiträge vorbehält (vgl. 2.3).

Es lassen sich also, was die Nähe zum Alltag angeht, für Internetforen qualitative Unterschiede zu Bürgerkonferenzen und Umfragen feststellen. Jedoch gibt es auch der Offenheit und potenziell großen Reichweite entgegen stehende Aspekte, die exkludierend wirken können: Zum einen lässt die Tatsache, dass die Teilnehmer/innen nicht nur der mündlichen, sondern auch der schriftlichen (deutschen) Sprache mächtig sein und zudem über einen Computer bzw. Internetanschluss verfügen müssen, um sich beteiligen zu können, eine gewisse strukturelle Bevorzugung bestimmter Bevölkerungsteile vermuten. Zum anderen verlaufen auf Grund des Ereignischarakters die Diskussionen in Internetforen oft ohne ein vorgegebenes Ziel und bleiben ohne direkte Folgen für politische Entscheidungsprozesse.[106]

### 4.2.5 *Zur partizipativen Qualität des Internetforums*

Nachdem die drei Modelle mit Praxisbeispielen vorgestellt sind, geht es abschließend um eine Einschätzung, wie sich das 1000 Fragen-Forum in seiner partizipativen Qualität von den anderen Verfahren unterscheidet. Zu diesem Zweck sollen die benutzten Vergleichskriterien nochmals systematisch dargestellt werden.

*Zugangsbeschränkung/Repräsentativität:*

Werden die Gütekriterien für Stichprobenziehungen eingehalten, garantieren Umfragen und Konferenzen[107] allen potenziellen Teilnehmern und Teilnehmerinnen die gleiche Chance. In dem Internetforum ist der Zugang den erwähnten technischen und sprachlichen Einschränkungen unterworfen. Die Beteiligungschancen mögen hier etwas ungleicher verteilt sein, sind aber dennoch auf Grund der unbegrenzten Kapazität des virtuellen Raums um ein Vielfaches höher als bei den zuvor genannten Verfahren. Die Repräsentativität der Sozialforschung beschränkt

106 Der Einfluss auf politische Entscheidungen bleibt allerdings auch bei Umfragen und Bürgerkonferenzen unklar bzw. schwer nachzuvollziehen.

107 Beim Konferenzmodell ist die Zahl der Teilnehmenden so gering, dass von einer durch die Zufallsauswahl hergestellten Repräsentativität nicht die Rede sein kann.

sich meist auf die statistische Verteilung von Merkmalen der Teilnehmer/innen, wie Alter, Geschlecht, Wohnort etc. Eine andere Frage ist, ob das jeweilige Thema in seiner Breite und eventuellen Widersprüchlichkeit angemessen repräsentiert werden kann. Hier sind offene Verfahren wie „1000fragen.de" im Vorteil.

*Offenheit der thematischen Wahl*:
Sowohl bei Umfragen wie auch bei Bürgerkonferenzen lässt der hohe Methodenaufwand nur einen stark begrenzten Themenbereich zu. Die Entscheidung über relevante Aspekte wird von den Konferenzveranstaltern bzw. Wissenschaftlern gefällt. Bei „1000fragen.de" werden ebenfalls Themen vorgegeben; es ist den Teilnehmenden nicht möglich, auf der obersten Ebene eigene Diskussionspfade zu eröffnen. Aber im Vergleich zu den anderen beiden Beteiligungsformen bietet das Internetforum ein sehr breites Spektrum von neun Themen mit insgesamt 45 Unterthemen. Außerdem können nach subjektivem Ermessen eigene Einordnungen erfolgen, die auch nicht nachträglich durch die Moderation korrigiert werden.

*Äußerung von Meinungen und Einstellungen*:
Da das 1000 Fragen-Material ohne weitere Bearbeitung aus der Bevölkerung generiert wird, können hier Einstellungen, Meinungen, Motive und Wissensbestände viel direkter zu Tage treten, als dies bei Umfragen der Fall ist. Auch lässt die Offenheit des Forums die Artikulation von Widersprüchen und Dilemmata zu. Dagegen erfolgt in der standardisierten Sozialforschung eine Systematisierung der Meinungen und Einstellungen schon im Vorhinein, konkret bei der Gestaltung der Fragebögen und auch bei der Durchführung der Interviews. Bei Bürgerkonferenzen wiederum gehört es zum Konzept, die Teilnehmenden durch von Experten durchgeführte Schulungen systematisch auf das Votum vorzubereiten.

*Einbeziehung von persönlichen Erfahrungen*:
Umfangreiche Einblicke in lebensweltliche Erfahrungen, Wissensbestände und Argumentationsmuster einer großen Menge von Bürgern lassen sich eher über ein Internetforum wie „1000fragen.de" gewinnen als durch Meinungsumfragen[108] und Bürgerkonferenzen. Diese Einschätzung muss jedoch differenziert werden: Bei der Verwendung qualitativer Instrumente wie z.B. Leitfadeninterviews mit einer definierten Gruppe kann man natürlich ein komplexeres Bild erhalten als aus einem kurzen Statement im virtuellen Raum. Das Gleiche gilt für intensive Gruppendiskussionen auf einer Bürgerkonferenz. Sobald aber große Gruppen und die ganze

108 Es wäre natürlich grundsätzlich möglich, bei Meinungsumfragen nach persönlichen Erfahrungen zu fragen; dies wird aber üblicherweise nicht getan.

Vielfalt alltagsweltlicher Äußerungen einbezogen werden sollen, stößt das Konzept der Bürgerkonferenz an organisatorische Grenzen und beim Umfragemodell fällt die potenzielle Vielfalt der Äußerungen den Ansprüchen der Standardisierung zum Opfer.

*Ereignischarakter*:
Sowohl Meinungsumfragen und Bürgerkonferenzen als auch das 1000 Fragen-Forum haben Ereignischarakter. Die hier getätigten Äußerungen sind immer nur Momentaufnahmen einer Debatte, die sich ständig verändert. Dabei hat die Webseite „1000fragen.de" aber den Vorteil, sehr flexibel zu sein. Das benutzte Medium Internet erlaubt es, die Diskussion jederzeit ohne größeren Aufwand zu unterbrechen und zu einem späteren Zeitpunkt fortzusetzen.

*Diskursanregung*:
In noch stärkerem Maß als eine Bürgerkonferenz zielt das 1000 Fragen-Forum auf die Anregung demokratischer Diskussionskultur und gesellschaftlicher Lernprozesse. Dagegen will das Umfragemodell mit seinen Ansprüchen an Wissenschaftlichkeit, Standardisierung und Repräsentativität gar nicht Teil einer öffentlichen Debatte sein, sondern ist von vorneherein als Beitrag für den Expertendiskurs konzipiert. Die veröffentlichten Ergebnisse beruhen auf wissenschaftlichen Schlussfolgerungen und Interpretationen, die primär den Expertendiskurs anregen und gelegentlich Handreichungen für politische Entscheidungen liefern wollen.

Im Ergebnis kann das Forum unter dem Aspekt der Teilhabe im Vergleich mit dem Konferenz- und dem Umfragemodell auf vielen Gebieten Punkte sammeln. Die Zielsetzung der Partizipation ist bei der Anwendung standardisierter Umfrageforschung gar nicht vorgesehen. Auch im Vergleich zu Bürgerkonferenzen zielt das 1000 Fragen-Forum in weit stärkerem Maße auf die Anregung demokratischer Diskussionskultur und gesamtgesellschaftlicher Lernprozesse. Jedoch kommen bei diesem massenmedialen Ansatz diejenigen partizipativen Funktionen zu kurz, die die Anbindung an die Meinungsbildungs- und Entscheidungsprozesse offizieller Politik gewährleisten. Zwar hat der Projektträger einige Versuche unternommen, die Beiträge in den politischen Diskurs einzuspeisen (vgl. Kap. 2); ein Effekt ist allerdings kaum spürbar. Demokratietheoretisch betrachtet fehlt also „1000 Fragen zur Bioethik" ein wichtiges Element, das eine nahtlose Einordnung in die etablierte Technikfolgenabschätzung begründen könnte. Der offenkundige Gewinn an zivilgesellschaftlicher Partizipation gleicht dieses Manko jedoch aus. Damit erfüllt

„1000 Fragen zur Bioethik" zeitgemäße Anforderungen an ein deliberatives Demokratieverständnis.

## 4.3 Mediale Rahmung: Welche Bedeutung hat das Internet?

Mit dem 1000 Fragen-Forum liegt eine spezifische Variante des massenmedialen Modells vor, und zwar eine partizipativ ausgerichtete Internetkommunikation. Die Vermutung liegt nahe, dass die Diskussionsbeiträge beziehungsweise die Muster dieses öffentlichen Sprechens über Bioethik durch die medialen Rahmenbedingungen mit beeinflusst worden sind. Daher soll im Folgenden eine Reflexion des Mediums Internet und seiner spezifischen Aspekte erfolgen. Dabei geht es darum, allgemeine Charakteristika der Kommunikation in Onlineforen herauszuarbeiten, um auf dieser Grundlage die Bedeutung der medialen Rahmung für die Struktur des vorhandenen Datenkorpus einschätzen zu können. Die Darstellung schreitet von der Makro- zur Mikroperspektive: Zunächst werden allgemeine medienrelevante Aspekte behandelt; das Internet wird im Medienkontext verortet und die besonderen Merkmale des 1000 Fragen-Forums werden herausgestellt (4.3.1). Im zweiten Teil erfolgt eine Detailbetrachtung des Onlineforums und es wird der Einfluss der medialen Rahmenbedingungen auf die Formen und Inhalte der Forumskommunikation verdeutlicht (4.3.2).

### *4.3.1 Eigenheiten der virtuellen Kommunikation*

In den letzten 15 Jahren ist mit der Verbreitung des Computers als Kommunikationsmedium und dem zumindest in der westlichen Welt dezentralen, relativ preisgünstigen Zugang zu Computernetzen ein neuer Orientierungs- und Handlungsraum gesellschaftlicher Wirklichkeit entstanden. Die historisch orientierte Medienforschung (vgl. Weber 2001)[109] geht davon aus, dass das Internet Selbstbezüge sowie Bezüge zwischen Menschen und solche zwischen Menschen und Dingen in spezifischer Weise verändert. Wichtiges Stichwort ist in diesem Zusammenhang die mit der Digitalisierung verbundene Logik binärer Codierung, die für den User die Verflechtung von Schrift, Bild und Ton ermöglicht und veränderte zeitliche (synchrone, asynchrone, diachrone) und räumliche Bezüge (Welt als ‚globales Dorf') als neue Erfahrung hervorbringt. Aktuell zieht daher die Verflechtung zwi-

109 In der Medienforschung werden Medien in der Regel als Träger oder Übermittler von Botschaften betrachtet; der Begriff „Medium" (lat: medium) bezeichnet eigentlich die Mitte, den Mittelpunkt, das Zentrum, das dazwischen Liegende, das in der Mitte Befindliche, das Vermittelnde.

schen technischen Verbreitungsmedien (Buchdruck, Radio, Fernsehen, Internet), symbolischen Verständigungsmedien (Bild, Sprache, Schrift, Musik) und sinnlichen Wahrnehmungsmedien (Raum, Zeit) das Interesse auf sich.

Die durch das Internet ausgelösten Veränderungen der Wissensproduktion haben unterschiedliche Transformationsszenarien ausgelöst (vgl. Weber 2001, 88ff.). Für Manuel Castells (2001, 9) stellt das Internet ein hilfreiches Werkzeug dar, um den Individualisierungs- und Atomisierungstendenzen in der Gesellschaft zu begegnen: Es ist „das Gewebe, auf dem unser Leben beruht". Castells (2001, 129ff.) hofft auf eine „Netzwerkgesellschaft",[110] der es gelingt, die „informierte Verwirrtheit" als Ausgangspunkt für neue Weichenstellungen zu nutzen. Der Zugang zu Wissensressourcen für möglichst viele Menschen und die Förderung uneingeschränkter und gleichberechtigter politischer Teilhabe sind für ihn zentrale Bestandteile von Demokratie. Insbesondere für die Partizipation so genannter Minderheiten hat das Internet eine wichtige Bedeutung, wie exemplarisch Debatten innerhalb der Disability Studies zeigen (Bowker/Tuffin 2002, 327-344; vgl. kritisch auch Goggin/Newell 2003, 109ff.). Gegen die Hoffnung auf eine dem Zeitalter der Globalisierung angemessene Form der Partizipation in dem und durch das Internet melden sich jedoch auch kritische Stimmen zu Wort, die die Grenzen des Mediums betonen (Arns 2002, 85ff.; Lovink 2003). Im Ergebnis ist die von Abwehr sowie Euphorie geprägte Stimmung, wie sie noch zu Beginn der 1990er Jahre herrschte, längst der Ernüchterung gewichen, d.h. einer kritischen Reflexion wie auch differenzierten Analyse und praktischen Nutzung des Mediums. In aktuellen sozialwissenschaftlichen Studien geht es vor allem um Implementierungs- und Anwendungsprobleme (vgl. Döring 2003); aber auch globalisierungskritische (Castells 2005) und kulturwissenschaftliche Fragestellungen (Butzer/Günter 2004; Hartmann 2003) werden verstärkt thematisiert.

Als Netzwerk einer Serie von Knoten, die miteinander verknüpft sind, hat das Internet eine verbindende Struktur; seine konkrete Anwendung bzw. Nutzung ist äußerst vielfältig. Inke Arns (2002, 8) unterscheidet zwischen ‚großen' und ‚kleinen Medien'; als ‚kleine' Medien werden diejenigen Bereiche des virtuellen Raums bezeichnet, die in Form von Webseiten, Foren, Mailinglisten, Newsgroups und Chatrooms überschaubare, meist thematisch bestimmte Teilöffentlichkeiten herstellen. Bei diesen durch die Praktiken der Nutzung gekennzeichneten Bereichen spielen technologische Aspekte keine maßgebliche Rolle. Auch das 1000 Fragen-Forum mit seiner spezifisch institutionell-organisatorischen Rahmung gehört zu diesen ‚kleinen Medien': Die Webseite muss man zunächst suchen oder man stößt

110 Zentrale Begriffe in diesem Zusammenhang sind auch ‚Informationsgesellschaft', ‚Wissensgesellschaft' und ‚Kommunikationsgesellschaft'.

beim eher unspezifischen Surfen darauf; man kann sie ‚passiv' nutzen; d.h. einfach nur zur Kenntnis nehmen; dagegen beruht die aktive Teilnahme an der Forumsdebatte auf einer bewussten Entscheidung (Döring 2003, 131ff.). Tatsächlich klicken sich weitaus mehr Menschen in das 1000 Fragen-Forum ein, als schließlich Fragen oder Kommentare eingegeben werden. In dem von uns untersuchten Zeitraum wurden etwa 500.000 Zugriffe verzeichnet (Aktion Mensch/Zirden 2003, 9), jedoch sind ‚lediglich' 10.000 Fragen und 34.616 Kommentare gesammelt worden. Die aktive Nutzung des Forums durch das Eingeben einer Frage lag somit bei 2%. Zusammen mit der Zahl der Kommentare – einer realistischeren Berechnungsgrundlage – erhöht sich die aktive Nutzung auf 8,9%. Damit ist der Prozentsatz der Aktivnutzung leicht überdurchschnittlich. Ergebnissen der Internetforschung[111] zu Folge verhalten sich ca. 90% der User passiv bzw. rezeptiv, während sich nur 4 bis 7% aktiv an Debatten beteiligen (Faßler 2001, 97).

Traditionelle Hierarchien und formale Machtverhältnisse spielen beim Zugang zu diesen ‚kleinen Medien' kaum eine Rolle. Wenn ein barrierefreier Zugang vorhanden ist – beim 1000 Fragen-Forum ist dies der Fall – , kann sich an der virtuellen Debatte eine fast unbegrenzte Anzahl von Personen beteiligen, allerdings unter der Voraussetzung, dass sie über die technischen Ressourcen und das entsprechende Anwenderwissen verfügen. Über die Verweildauer in Internetforen kann der individuelle User eigenständig entscheiden. Dabei handelt es sich nicht zwangsläufig um eine schnelle Kommunikation, wie vielfach unterstellt wird. Teilnehmende an virtuellen Gruppen lassen sich oft Zeit zum Antworten; die Beiträge, so argumentiert Nicola Döring (2003, 165), seien oft sogar informativer und präziser als mündliche Kommentare, weil die User möglichen Missverständnissen vorbeugen wollen. Die Stellungnahmen erfolgten vergleichsweise direkt; es werde versucht, Dinge auf den Punkt zu bringen; auch über komplizierte Sachverhalte werde relativ unverblümt geredet. Die direkte Äußerungsform werde dadurch unterstützt, dass die Teilnahme an den Debatten anonym erfolgen kann.

Wie weit sich diese allgemeinen Angaben zur Internetkommunikation für das 1000 Fragen-Forum bestätigen lassen, wird die empirische Untersuchung zeigen. Im Falle von „1000fragen.de" fällt zunächst auf, dass trotz des wissenschaftlich konnotierten Themas ‚Bioethik' die meisten Fragesteller/innen offensichtlich nicht

111 Diese Angaben müssen allerdings insgesamt als sehr vage gelten. Dass es sich bei den aktiven Usern des 1000 Fragen-Forums vorrangig um junge Menschen handelt (Aktion Mensch/Zirden 2003, 806), deckt sich ebenfalls mit den Ergebnissen von Studien zum Userverhalten: So ermitteln beispielsweise die ARD/ZDF-Online-Studien der Jahre 2006/2007 eine unterdurchschnittliche Beteiligung älterer Nutzer (>50) in den Bereichen Gesprächsforen und Newsgroups (Gscheidle/Fisch 2007, 397f.). Generell werden die kommunikativen Funktionen des Internets eher von jüngeren Nutzern wahrgenommen (Eimeren/Frees 2007, 365).

den Druck verspüren, über spezifisches Wissen verfügen oder ihr Alltagswissen in einer besonderen Form präsentieren zu müssen. Wie generell in Onlineforen erlauben sich die User, sich ‚einfach so' zum Thema zu äußern. Vermutet werden kann, dass in dem Freiraum der virtuellen Kommunikation eher Meinungen thematisiert werden, die ansonsten kaum zur Sprache kommen (vgl. auch Döring 2003, 259). Die mediale Rahmung des 1000 Fragen-Forums legt daher die Vermutung nahe, dass die Artikulation von Wissensformen und -beständen gefördert – oder gar provoziert – wird, die aus der spezialdiskursiv dominierten Bioethik-Debatte in der herkömmlichen Öffentlichkeit ausgeschlossen bleiben.

### 4.3.2 *Einfluss der medialen Rahmung auf Form und Inhalt der Forumsbeiträge*

Die durch die Digitalisierung ermöglichte Verbindung von Telekommunikation und Datenverarbeitung hat eine Kommunikationsform entstehen lassen, die sich in signifikanter Weise von vertrauten Mustern mündlicher oder schriftlicher Kommunikation unterscheidet. Das Unterscheidungskriterium ist allerdings nicht ‚Wahrheit' oder Authentizität, d.h. Gespräche und Briefe sind nicht unbedingt „echter" (Döring 2003, 171). Vielmehr gibt es mit der Brief-Kommunikation zahlreiche Übereinstimmungen (Döring 2003, 153); fehlende Möglichkeiten der *face-to-face*-Kommunikation werden einfach kompensiert, z.B. indem Gefühle durch *emoticons*[112] ausgedrückt werden (Döring 2003, 162). Auch Parallelen zu Phänomenen, die von der allgemeinen Medienkommunikationsforschung untersucht werden, wie beispielsweise das Setzen oder gar Forcieren bestimmter Themen (*agenda setting*)[113] und der Effekt der „Schweigespirale"[114] (Weber 2001, 97), lassen sich feststellen. Dennoch bringt auch das Internet wie jedes Medium seine eigenen spezifischen Kommunikationsformen und entsprechende Wirklichkeitskonstruktionen hervor. „Virtuelle Gemeinschaften" (Castells 2005, 65) entwickeln ihre „gruppen-

112 *Emoticon* ist eine Wortkreuzung, gebildet aus Emotion und Icon (Smileys). Bezeichnet wird damit eine Zeichenfolge aus normalen Satzzeichen, die in der schriftlichen elektronischen Kommunikation Stimmungs- und Gefühlszustände ausdrücken, also nonverbale Signale als Zeichen-Abkürzungen wie :-) Lachen, :-( Traurigsein oder :-0 Verwunderung/Überraschung.

113 Der Anglizismus *agenda setting* (übersetzt: Festlegung der Tagesordnung) bezeichnet die Funktion der Massenmedien, konkrete Themenschwerpunkte und Einschätzungen in der öffentlichen Meinung zu platzieren, d.h. die öffentliche Agenda zu bestimmen. Der in der empirischen Kommunikationsforschung bzw. in der Medieninhaltsforschung zur Anwendung kommende *agenda setting approach* (Thematisierungs-Ansatz, Thematisierungstheorie) untersucht die Thematisierungsfunktion der Massenmedien (vgl. Bonfadelli 2002).

114 Mit ‚Schweigespirale' ist gemeint, dass eine faktische Minoritätsmeinung durch die Medien derart verstärkt wird, dass sie als Mehrheitsmeinung erscheint (vgl. Noelle-Neumann 1996).

eigenen Diskurspraktiken [.] mit Formen der symbolischen Abgrenzung sowie spezifischen Verhaltensstandards und Ritualen." (Krämer 1997, 96)[115] Dass das für das Internet spezifische Repertoire sowohl die kommunikative Praxis in „1000fragen.de" geprägt hat wie auch die durch diese Praxis hervorgebrachten Begriffe und Gegenstände, soll im Folgenden veranschaulicht werden.

Der Einfluss der virtuellen Rahmenbedingungen kann zunächst vor allem anhand der Sprache bzw. der Art des Sprechens konkretisiert werden, denn eine dem Internet inhärente Bedingung liegt in der Festlegung auf das sprachliche Ausdrucksvermögen. Folglich treffen wir auch in „1000fragen.de" auf die typische Internetsprache, die durch Akronyme, umgangssprachliche Wendungen, Jargon etc. gekennzeichnet ist und in netzlinguistischen Untersuchungen als kreative Erweiterung von Sprachspielräumen verstanden wird (Döring 2003, 182). Der Unterschied zwischen geschriebener und gesprochener Sprache hebt sich auf bzw. – und das ist das eigentlich Entscheidende – die beiden Sprachebenen verbinden sich zu einer neuen Form der Kommunikation. Es entstehen geschriebene Texte, die den Charakter gesprochener Sprache haben. Wie diese „Oraliteralität" (Döring 1997, S. 289f.) die Kommunikationssituation genau verändert, ist analytisch schwer zu fassen. Untersuchungsergebnisse verweisen auf eine größere Interaktivität und Dialogizität; die Sprache in Internetforen wird daher auch als „Sprache der Nähe" bezeichnet (Döring 2003, 184).[116] Damit ist nicht die physische Nähe sprechender Subjekte gemeint, sondern ein Gefühl der Vertrautheit, das allein im sprachlichen Handeln hergestellt wird (vgl. Rüggenberg 2007; Thiedeke 2007).

Anders als unter den Bedingungen mündlicher oder schriftlicher Kommunikation, wo im Sinne der Searle'schen Sprechakttheorie (vgl. 3.3) Äußerungen ihre Gültigkeit durch die gegenseitige Bestätigung der Kommunizierenden erhalten, tritt beim Fernkommunizieren in Internetforen das Subjekt in den Hintergrund. Nicht nur die Empfänger, sondern auch die Autoren sind abwesend und nicht zu identifizieren. Daher ist Krämer (1997, 92) zufolge dieser Kommunikationsraum nicht mehr „im kategorialen Rahmen von Erfahrungen zwischenmenschlicher Interaktionen zu beschreiben." Die für das Internet typische, auf der Außerkraftsetzung von Personalität und Autorenschaft beruhende Form des Austausches bezeichnet sie als „telematische Kommunikation" (Krämer 1997, 8ff.).[117] Im 1000

115 vgl. z.B. Myers (1987), Münker/Roesler (2003) und die bei Krämer (1997, 90) angegebenen Magister- oder Doktorarbeiten.

116 Zu den Merkmalen dieses Sprachtypus siehe auch die Tabellen in Döring (2003, 187 und insb. 196).

117 Wahlweise werden von Krämer (1997, 8ff.) auch die Begriffe „telematische Dialogizität" oder „telematische Interaktivität" benutzt; der Begriff lässt sich anhand von fünf Merkmalen spezifizieren: (1) Im elektronischen Netz wird mit Datenstrukturen, nicht mit Personen interagiert, (2) so dass dabei von den illokutionären, also den parakommunikativen Aspekten symbolischer Tätig-

Fragen-Forum begegnen wir streng genommen nur noch Bildern und Texten, aber keinen Subjekten mehr. Da von der Anonymität Gebrauch gemacht werden kann, aber nicht muss, verkehren hier nicht nur real existierende Personen, sondern auch mit Phantasienamen gekennzeichnete „künstliche Identitäten" – so genannte „Chiffrenexistenzen" (Krämer 1998, 8). Die Anonymität der Sprecher übt offenbar einen Reiz aus; sie wirkt geheimnisvoll, da eindeutige, auch stereotypisierende Zuschreibungen zumindest für eine Weile außer Kraft gesetzt sind, bis sich neue Ordnungsmuster herausgebildet haben. Gerade dieser Aspekt vermag offenbar die Kommunikation zu stimulieren (vgl. Myers 1987).

Betrachtet man den für das Onlineforum zentralen Aspekt spezifischer Internetkommunikation genauer, so lässt sich diese auch in der Terminologie von Spielzügen beschreiben.[118] ‚Spiel' ist hier nicht gleichzusetzen mit Handlung, sondern bezeichnet einen Handlungsrahmen, der gewährleistet, dass das, was in diesem Rahmen geschieht, den Regeln lebensweltlichen Handlungsdrucks entzogen ist. Wo gespielt wird, wird symbolisch gehandelt und nicht symbolische Bezüge sind per definitionem ausgeschlossen.[119] Der Spielbegriff bringt die durch den medialen Rahmen geforderte Anpassung auf den Punkt. Das Subjekt als konkreter Akteur tritt in den Hintergrund; sichtbar werden nur seine Praktiken und die durch diese erzeugten Begriffe und Gegenstände (Döring 2003, 166). Das Verständnis der medialen Kommunikation als Spiel erscheint insbesondere im Hinblick auf unsere Methodologie hilfreich, da dadurch Verbindungen sowohl zu dem Wittgenstein'schen Sprachspiel (vgl. 3.3) als auch zu Foucault möglich werden; letzterer benutzt den Begriff des Spiels, um interdiskursive Formationen zwischen Wissenschaft und Alltag zu kennzeichnen: Das „Spiel" sei neben der „Angst" und

keit abgesehen wird; (3) Netzinteraktionen haben den Status von Spielzügen; (4) das maschinenlesbare Datenuniversum ist die Auslagerung des Prinzips der „Intertextualität", welches (5) eine neue Form des kollektiven Gedächtnisses stiftet. Mike Sandbothe (2003, o. S.) grenzt sich von der von Krämer vertretenen sprechakttheoretischen These ab; seiner Meinung nach beruht die Kommunikation in elektronischen Netzen nicht „auf der Außerkraftsetzung der mit Personalität und Autorschaft verbundenen illokutionären und parakommunikativen Dimensionen unseres symbolischen Handelns".

118 In der Spieltheorie geht es – im Unterschied zur klassischen Entscheidungstheorie – um interaktive Entscheidungsprozesse, denn an Spielen sind mindestens zwei Entscheider (Spieler) beteiligt (vgl. Sandbothe 2005).

119 Die Freiheit des Experimentierens kennzeichnet das ‚Spiel'; die aufgestellten Regeln haben den Charakter von Spielregeln: Ihre Verletzung kann nur symbolisch geahndet werden, eben als Ausschluss vom Spiel. Den Ausschluss festzulegen und zu verkünden ist beispielsweise das Privileg eines Operators, der die Teilnehmer/innen des elektronischen Kommunikationsraumes verweisen, d.h. bei Verstößen gegen interne Konventionen – die so genannte Netiquette – den Zugang blockieren kann.

der „Utopie" ein „Sinnbild für die radikale Aufhebung der Abstufung zwischen den grundlegenden Diskursen" und der „Masse der wiederholenden, glossierenden und kommentierenden [Diskurse]"(Foucault 1974, 16). Auch Forschungsergebnisse zu den Auswirkungen virtueller Kommunikation auf Formen der Subjektkonstitution unterstützen den Gebrauch des Spielbegriffs. So sind mit dem „Massenindividualmedium" Internet (Faßler 2001) „Entdualisierungsprozesse" (Weber 2001, 96) verbunden, die sich u.a. im Verschwimmen der herkömmlichen Grenzziehungen zwischen Realität und Fiktion äußern. Es gibt Nutzer, die bei der Rückkehr in die reale Welt Anpassungsstörungen zeigen; andere profitieren davon, grenzüberschreitend an mehreren Welten gleichzeitig teilnehmen zu können. In der Vision des „Cyberspacemodell" (Bühl 1996; Thiedeke 2004) wird die traditionelle *face-to-face*-Situation völlig durch das Internet ersetzt. Zwar ist ein ausschließlich virtueller Kommunikationsraum noch Zukunftsmusik, aber allein seine Möglichkeit provoziert utopische Konstruktionen von Mensch-Maschine-Lebewesen mit bislang unbekanntem Erfahrungshorizont (Thiedeke 2004, 27). In einer Welt, in der alles „in digitale Codes aufgelöst" und damit „die Irreversibilität von Handlungen [...] aufgehoben" ist, scheint, so jedenfalls Thiedeke (2004, 15), vieles machbar, von dem bislang nur geträumt werden konnte. Die Orientierungs- und Handlungssituation des Internets bewirke eine „manifeste und nicht mehr nur latente Virtualisierung jeder Sinnerwartung." (Thiedeke 2004, 16) Nach Döring (2003, 173, Hervorh. dort) reicht das Spektrum möglicher Reaktionen bei den Usern von „*Wirklichkeits-Zerstörung* (Realitätsverlust, Orientierungslosigkeit und Täuschung)" über „*Wirklichkeits-Veränderung* (Cyborgisierung)" bis hin zur „*Ver-Wirklichung* (Ausleben von unterrepräsentierten Selbst-Aspekten)".

Bei der Frage nach den Auswirkungen der medialen Rahmung auf die im Forum vorzufindenden Äußerungen wird man in der Medientheorie auf verschiedene Antworten treffen (vgl. Krämer 1998). So vertritt Marshall McLuhan, der auf die Materialität einzelner Medien abhebt, die These, dass Medien die Inhalte der mit ihnen transportierten Botschaften beeinflussen. Niklas Luhmann hingegen, der den Begriff ‚Medium' viel abstrakter verwendet, stellt keinen spezifischen Einfluss von Medien auf die *messages* fest. Beide Ansätze können eine gewisse Berechtigung für sich beanspruchen. Daher wird in dieser Studie dafür plädiert, das Medium unter kulturwissenschaftlichen Gesichtspunkten zu betrachten, und zwar in Anlehnung an die Medienwissenschaftlerin Sybille Krämer (1998, 80) als Zeichenträger, dessen Rolle nach dem „Modell der Spur eines Abwesenden" gedacht werden muss. In anderen Worten: Der Einfluss des Mediums auf die Botschaften bleibt verborgen; dies führt in paradoxer Weise dazu, dass ein Überschuss an Sinn produziert wird. Die „Zeichen" fungieren als „leere Signifikanten" (Laclau 1996, 36ff.), die sich im medialen Kontext in anderer Weise als in der *face-to-face*-Kommunikation mit Symbolik und Sinn aufladen. Der so produzierte ‚Mehrwert' an Bedeutung ist von den Nutzern keineswegs beabsichtigt und auch nicht ihrer Kontrolle unterworfen.[120]

Der Produktion von ‚Mehrwert' im Internet liegt ein widersprüchliches Geschehen zugrunde. Wie wir gesehen haben, begünstigt die mit der Onlinekommunikation verbundene Anonymität den Austausch über Privates, möglicherweise auch mit Scham Besetztes; das Sprechen im Forum ist also einerseits von Intimität gekennzeichnet. Andererseits erfolgt die Subjektkonstitution als ‚Simulation', als ‚Selbstvirtualisierung'; dieses Spannungsverhältnis zwischen körperlicher Abwesenheit und sinnlicher Präsenz, physischer Distanz und psychischer Nähe kann Imaginationsprozesse und „Sehnsuchtsbilder" hervorrufen (Bahl 2004; Döring 2003, 169f.). Medien „bilden die historische Grammatik der Performativität unserer symbolischen Praktiken." (Krämer 2005, 10) Es handelt sich dabei nicht um rein kognitive Vorgänge; vielmehr werden Gegenstände unter medialen Bedingungen immer auch„symbolisch objektiviert" (Krämer 1997, 103). ‚Simulation' und ‚Imagination' rufen beispielsweise Idealisierungen und Feindbilder wach; der scheinbaren ‚Neutralisierung' sozialer Beziehungen durch das Medium stehen zahlreiche Möglichkeiten der Bedeutungsaufladung gegenüber (vgl. Myers 1987).[121]

Medientechnische Apparate rationalisieren also nicht einfach nur die kommunikative Arbeit oder die Produktionsabläufe der ‚Weltgesellschaft', sie eröffnen vor allem auch Spielräume im Umgang mit symbolischen Universen, die es ohne sie gar nicht geben würde. Sie konstruieren Sinnzusammenhänge, die einem hermeneutischen Zugang entzogen bleiben (Link 1982b), und markieren Nahtstellen, an denen Sinn aus nicht-sinnhaften Phänomenen entsteht. Das Medium ist also nicht einfach nur die Botschaft und die Botschaft ist nicht unbeeinflusst vom Medium. Vielmehr ist in der Botschaft die Spur des Mediums zu erkennen (Krämer 1998, 79).

Bilanzierend lässt sich somit formulieren, dass die mediale Rahmung des 1000 Fragen-Forums die Form der Kommunikation und die damit verbundene Subjektkonstitution ebenso beeinflusst hat wie die Inhalte bzw. Botschaften des Gesagten/Geschriebenen. Virtuelle Räume scheinen privilegierte Orte vor allem des Interdiskurses (vgl. 3.5.2) zu sein: Zum einen realisieren sich unter medialen Rah-

120 Baudrillard (1983, 66) hat darauf hingewiesen, dass Medien generell „act in two directions: outwardly they produce more of the social, inwardly they neutralise social relations and the social itself."

121 Bedeutungsaufladungen sind von direkter Relevanz für die Gestaltung sozialer Beziehungen; sie können in der Netzkommunikation eingesetzt werden, ohne dass Abweichungen von der Realität direkt überprüfbar sind (Döring 2003, 167).

menbedingungen vorzugsweise Bilder, Narrative, Metaphern, Mythen und Symbole (vgl. Matzat 1990); zum anderen ermöglicht die Onlinekommunikation die Teilhabe der ‚Masse', ohne dass deren Subjektivitäten, ihre ‚Vielheit' und ihr Alltag ausgeblendet werden müssen.

## 4.4 Internetforen – eine neue Form politischer Öffentlichkeit?

Erweist sich das Internet als partizipatorisches Medium? Wie wir sehen konnten, haben in der Anlage des Onlineforums die beiden Faktoren ‚Öffentlichkeit' und ‚Teilhabe durch Mitreden' einen gewichtigen Stellenwert erhalten. Berücksichtigt man außerdem, dass die Konzeption von „1000 Fragen zur Bioethik" vermutlich von der Habermas'schen Diskursethik inspiriert ist (vgl. 3.1), ergeben sich direkte Anschlüsse an dessen Überlegungen zum Strukturwandel von Öffentlichkeit (Habermas 1971; 2001). Bei beiden Konzepten knüpft der Sozialphilosoph an den antiken Begriff des Politischen an. Der Marktplatz der griechischen *polis* war der zentrale Versammlungsort; auf der *agorá* fanden, ähnlich wie in heutigen Internetforen, öffentliche Auseinandersetzungen über wichtige und strittige Themen statt. Verschiedene gesellschaftliche Gruppierungen waren jedoch von diesen Debatten ausgeschlossen – eine Regelung, die mit zeitgenössischen Vorstellungen von Demokratie nicht mehr vereinbar ist.[122] Trotz dieser Einschränkung ist das basisdemokratische Prinzip der griechischen *polis* ein Erbe, das seine Anziehungskraft behalten hat. Hannah Arendt (1981, 30) weist darauf hin, dass politisch zu sein, in einer *polis* zu leben, in der Antike bedeutet hat, konflikthafte Interessen über Teilhabe zu regeln. Sowohl Meinungsfreiheit wie auch die Fähigkeiten des Sprechens, Zuhörens und Verstehens sind zentrale Bedingungen von Demokratie (Arendt 1993, 51). Dass sich dem Modell des antiken Politikverständnisses auch noch im 21. Jahrhundert Anregungen entnehmen lassen, davon zeugen zahlreiche, gegenwärtig diskutierte Konzepte deliberativer Demokratie (vgl. Lösch 2005, 155ff.). In diesem Sinne lässt sich auch das 1000 Fragen-Forum mit einem antiken Marktplatz

---

122 Voraussetzungen für Teilhabe waren die Freiheit der Subjekte und ihr Recht auf individuelle Meinungsäußerung (Walter 1993, 192). Minderjährige, Frauen, Ausländer und Sklaven waren von der Teilnahme an der Volksversammlung ausgeschlossen. Am Willensbildungsprozess einer *polis* war nur der männliche, erwachsene, von Bürgern abstammende und zuweilen durch eine bestimmte Vermögensqualifikation amtsfähige Teil der Bevölkerung beteiligt (vgl. Rhodes 2001). Kritisch zu bewerten ist auch, dass Interessen und Erwartungshaltungen sich gegenseitig stützten und interne Machtverhältnisse von vorneherein von der Diskussion ausgeschlossen blieben. In der Antike existierte zudem ein eng gefasster Begriff des Politischen, der sich vor allem auf Staatsangelegenheiten und staatliches Handeln bezog.

vergleichen, der lediglich virtuell ist und auf dem (fast) alle Menschen, ungeachtet ihres Status – sozusagen voraussetzungslos[123] – zusammen kommen können, um sich direkt und unmittelbar über tagesaktuelle Angelegenheiten auszutauschen (vgl. Neymann 2005). Die rege Nutzung des Onlineforums macht deutlich, dass die Menschen ein starkes Interesse an einem derartigen Austausch haben und das Bedürfnis vorhanden ist, in wichtigen politischen Angelegenheiten (hier: der Bioethik) ‚ein Wörtchen mitzureden'.

Die Frage, ob das Medium Internet tatsächlich deliberative Prozesse anzustoßen vermag, ist jedoch umstritten. Habermas (2006), der sich unter dem Eindruck der Krise der politischen Repräsentation verstärkt mit der Möglichkeit beschäftigt, über Massenmedien die Bevölkerung in politische Entscheidungen einzubeziehen, hat in einer öffentlichen Stellungnahme seinen bislang medienkritischen Standpunkt relativiert: Das Internet sei geeignet, deliberative Elemente in die elektronische Kommunikation einzuführen und so die Teilhabe der Bevölkerung an politischen Entscheidungsprozessen zu fördern. Wie bereits erwähnt (vgl. Kap. 1), ist sich Habermas (2006, 420ff.) aber auch der Grenzen des Mediums bewusst: Die Online-Debatten der Web-User könnten auch die Fragmentierung des Massenpublikums in eine Vielzahl themenspezifischer Teilöffentlichkeiten zur Folge haben.[124] Auch Krämer (1997, 5) spricht sich gegen die Hoffnung aus, mit einer elektronischen *agorá* sei die Restituierung direkter Demokratie verbunden. Diese eher nachdenkliche Sichtweise auf das Internet, die dessen Möglichkeiten, aber auch Grenzen thematisiert, teilen auch die Verfasser einer 2008 erschienenen Studie über politische Diskurse im Internet und in Zeitungen, untersucht am Beispiel von Genfood (Rucht u.a. 2008; Yang 2008). Diese Studie macht zudem deutlich, dass ein Onlineforum eine ganz spezifische Form von Öffentlichkeit darstellt, die von anderen Informations-, Konsumptions- und Kommunikationsmöglichkeiten unterschieden werden muss. Es lässt sich feststellen, dass das Internet nur partiell zu mehr Demokratie führt. Es demokratisiert die Hinterbühne der politischen Öffentlichkeit – nicht mehr und nicht weniger.

Man kann schlussfolgern: Auch wenn es als angemessen erscheinen mag, das 1000 Fragen-Forum als Projekt einer deliberativen Öffentlichkeit (vgl. Peters 2001) zu beschreiben, lässt es sich möglicherweise gar nicht mit klassischen demokratietheoretischen Begrifflichkeiten fassen. Ebenfalls sollte die Möglichkeit in Erwä-

123 An dieser Stelle muss man allerdings von den technisch-kognitiven Zugangsbedingungen des Internets abstrahieren, die – wie oben bereits thematisiert – durchaus Barrieren darstellen und Partizipation auf Grund fehlender Ressourcen und Kompetenzen verhindern können.

124 Im englischsprachigen Vortragsskript sieht Habermas (2006, 422) die Fragmentierung unter anderem ausgelöst durch die „colonization of the public sphere by market imperatives".

gung gezogen werden, dass der spezifische Charakter des untersuchten Materials auf eine neue Qualität partizipativer Prozesse aufmerksam macht. Wenn man – wie herausgearbeitet – den Gegenstand als diskursives Ereignis im Interdiskurs begreift (vgl. 3.6), lassen sich die Merkmale dieser zivilgesellschaftlichen Partizipation folgendermaßen beschreiben: Es zählt nicht nur das Argument, sondern auch oder noch viel mehr der Alltag; bislang Privates wird in den öffentlichen Raum eingespeist; die Wissensbestände verschieben sich und es wird eine neue Form von Populärkultur in all ihrer Vielschichtigkeit sichtbar. Das klassische bürgerliche Bildungsverständnis wird ersetzt durch Handlung, Reflexion erweitert durch Pragmatismus. Und schließlich: Das Gewissen als letzte Instanz verliert seine Gültigkeit zu Gunsten der Konstruktion neuer Leitbilder. Offensichtlich entspricht das 1000 Fragen-Forum dem Bedürfnis nach einer solchen, alltagsnahen, ‚erfahrungsgesättigten' Öffentlichkeit. Es bietet einen Raum, um über die persönlichen Fragen und Belange sprechen zu können, die von den neuen Lebenstechnologien aufgeworfen werden, und zwar, ohne sich direkt zeigen oder gleich handeln zu müssen. Es könnte durchaus sein, dass eine solche, öffentlich besprochene Privatsphäre künftig auch neue Möglichkeiten von Politik hervorbringen wird (vgl. Arendt 1981, 47).

Abschließend lässt sich dieses Kapitel folgendermaßen resümieren. Zunächst ging es um die thematische Rahmung unseres Forschungsgegenstandes, die Bioethik. Es wurde herausgearbeitet, dass es sich bei ihr um eine wissenschaftliche Disziplin im Sinne eines Spezialdiskurses handelt, sie im Forum jedoch lediglich als ein ‚Thema' auftaucht, das diskursive Energien mobilisiert und massenhaft Äußerungen anzieht. Da es sich bei der Frage, wie Öffentlichkeit hergestellt werden kann, um ein klassisches Thema politischer Partizipation handelt, wurde anschließend eine institutionelle Verortung im Kontext der Technikfolgenabschätzung vorgenommen. Kriterium des Vergleichs war die Frage, ob das Verfahren eines Internetforums dazu beiträgt, die Öffnung einer bislang von Experten dominierten Debatte in die Zivilgesellschaft hinein zu fördern; dabei wurden vor allem qualitative Unterschiede zwischen „1000 Fragen zur Bioethik" und Bürgerkonferenzen sowie Bevölkerungsumfragen festgestellt. Außerdem war eine Reflexion des Mediums Internet angezeigt, da diese Untersuchung primär auf die Diskussionsbeiträge des Forums gerichtet ist. Die empirische Analyse muss die für das Internet typische Virtualisierung und die damit möglicherweise verbundenen spezifischen Formen der Wissensproduktion in Betracht ziehen. Gleichzeitig gewährleisten die massenmedialen Bedingungen, dass der nach eigenen Rationalitätskriterien funktionierende Alltagsdiskurs zum Vorschein kommen kann.

Bioethik, Partizipation und Internet – dies sind die Kernstücke der empirisch vorfindbaren Rahmung. Unter diskurstheoretischen Gesichtspunkten sind sie eng miteinander verwoben. Als zentral hat sich herausgestellt, dass der von uns untersuchte Ausschnitt aus der Bioethik-Debatte unter den Bedingungen virtueller Kommunikation stattfindet. Durch den Ereignischarakter der Onlineplattform entsteht Raum für spontane Stellungnahmen. Es gibt eine Offenheit der thematischen Wahl und die Äußerung von Meinungen und Einstellungen erfolgt viel direkter als dies bei Bürgerkonferenzen oder Umfragen der Fall sein kann. Die Nähe zur Alltagswelt ist gewährleistet; bioethische Fragestellungen können in ihrer ganzen Breite und Widersprüchlichkeit thematisiert werden. Im Endeffekt entsteht eine weit in die Gesellschaft hineinreichende Debatte. In diesem Sinne kann das 1000 Fragen-Forum als eine zeithistorische Sammlung, ein Archiv des alltagsweltlichen Sprechens über Bioethik in Deutschland zu Beginn des 21. Jahrhunderts ‚gelesen' werden.

# 5 Methodologische Vorüberlegungen

Methodologie als Theorie der Methode versucht plausibel zu machen, *ob* und *wie* wissenschaftliche Erkenntnis auf der Basis empirischer Methoden möglich ist. Die Frage des ‚Ob' beinhaltet eine theoretische Reflexion des Forschungsgegenstandes. Die Theorie muss darüber Auskunft geben können, „was ein theoretischer und was ein empirischer Begriff ist, was also Theorie und was ‚Realität' aus der Perspektive der Theorie ist." (Diaz-Bone 1999, 121) Diesem Zweck diente das vorhergehende Kapitel mit der Verortung des Internetforums als diskursives Ereignis im Interdiskurs.

Ferner zielen methodologische Überlegungen darauf ab, der menschlichen Erkenntnis die Realität zu erschließen, und zwar dadurch, dass diese mit beobachtbaren oder messbaren Merkmalen in Verbindung gebracht wird. Somit geht es auch um die Aufgabe, den Forschungsprozess, also das ‚Wie' genauer zu beschreiben. Zur Datenerhebung und -auswertung steht der Sozialwissenschaft eine Vielzahl quantitativer und qualitativer Methoden zur Verfügung. Ihre Auswahl kann nicht beliebig sein, wenn der Analyseweg insgesamt kohärent und nachvollziehbar sein soll. Methodologie muss also die praktische Entscheidung für oder gegen die Anwendung einer Methode unter Berücksichtigung der theoretischen Vorgaben begründen können.

Vor diesem Hintergrund beschreibt dieses Kapitel die Systematik des Zusammenspiels zwischen Theorieentwicklung und empirischer Forschungsarbeit. Nach einer kurzen Ausführung über den Zweck, den Methodologie im Forschungsprozess erfüllen soll (5.1), wird diese Studie in das qualitative Paradigma der Sozialforschung eingeordnet. Auch wenn in verschiedenen Phasen zusätzlich mit quantitativen Methoden gearbeitet und insofern eher undogmatisch – vor allem geleitet von den Eigenheiten des Forschungsgegenstandes – das Methodenrepertoire der Sozialforschung genutzt wurde, fühlen wir uns doch einer interpretativ-analytischen Herangehensweise stärker verpflichtet. Ein chronologischer Abriss der durchgeführten Untersuchungsschritte sorgt im Folgenden dafür, dass das Methodendesign nachvollzogen werden kann. Anhand eines Modells des Forschungsgegenstandes und der Analyseschritte (5.2) wird anschließend die für unsere Studie zentrale Frage beantwortet: Wie kann „1000fragen.de" mit diskurstheoretischen Begrifflichkeiten untersucht werden?

## 5.1 Forschung als Prozess

Nach dem Paradigma der qualitativen Sozialforschung ist Forschungsarbeit ein Prozess der Konstruktion. Theoretische Begriffssysteme und die im Forschungsprozess produzierten Daten bilden demnach nicht die Realität ab, sondern sind Produkte von Herangehensweise und Interpretation. Dies bedeutet keinesfalls, dass die Arbeitsschritte beliebig sind; im Gegenteil, sie müssen systematisch erfolgen und die für die Wissenschaft geltenden Gütekriterien wie Objektivität, Reliabilität (Zuverlässigkeit) und Validität (Gültigkeit) erfüllen (vgl. Diekmann 2000, 216ff.). Im Unterschied zur quantitativen Sozialforschung ist es aber eine grundlegende Forderung des qualitativen Paradigmas, den jeweiligen Forschungsprozess offen zu gestalten. „Das Prinzip der Offenheit erklärt sich aus dem Unbehagen an einer Sozialforschung, die aufgrund standardisierter Erhebungsinstrumente und vorab formulierter Hypothesen nur jene Informationen aus dem Forschungsfeld aufnehmen und produktiv verarbeiten kann, die nicht vorab durch das methodische Filtersystem ausgesiebt worden sind", so formuliert Siegfried Lamnek (1988, 22). Das qualitative Paradigma erlaubt es also, die Sichtweise auf den Untersuchungsgegenstand im Laufe einer Studie zu verändern, wenn die anfängliche Perspektive nicht mehr aufrecht erhalten werden kann. Konsequenterweise müssen die Forschenden schon bei der ersten Konzeption ihrer Vorgehensweise dafür sorgen, dass Entscheidungspfade der Methodenwahl nicht zu Sackgassen werden, sondern Optionen für die Anpassung des Methodendesigns offen bleiben. Die im qualitativen Forschungsprogramm eingebaute Flexibilität scheint auf den ersten Blick der allgemeinen wissenschaftlichen Forderung nach Methodenstrenge zu widersprechen. Um dem Gütekriterium der Objektivität – im Sinne des qualitativen Paradigmas verstanden als intersubjektive Nachvollziehbarkeit – zu genügen, gilt deshalb das Prinzip der Explikation. Dieses beinhaltet die „Erwartung an die Sozialforscher, die *Einzelschritte des Untersuchungsprozesses* so weit als möglich *offen zu legen.*" (Lamnek 1988, 26, Hervorh. dort) Eine zentrale methodologische Anforderung ist also, den jeweiligen Zusammenhang zwischen Fragestellung, Theorie und Methoden zu erklären. Das Zusammenspiel von Erkenntnisgewinn, erweitertem Vorverständnis und Durchführung weiterer Arbeitsschritte wird im Folgenden anhand des chronologischen Ablaufs der eigenen Studie näher erläutert. Es lassen sich vier Untersuchungsphasen unterscheiden:

**Von Lasswell zu Foucault: Phase 1**

Die ursprüngliche Zielsetzung war eher allgemein formuliert: Es sollten Aspekte von Wissen und Partizipation untersucht werden. Diese Weichenstellung kann als ,Vortheorie' bezeichnet werden. Die Ausgangsfragestellung lautete: „Wer fragt was wen auf welche Weise mit welcher Wirkung?"[125] (Waldschmidt 2003a) Entsprechend ging es in der ersten Phase der Untersuchung vor allem darum, einen Gesamtüberblick über das umfangreiche Material zu gewinnen und dessen Komplexität zu reduzieren. Für diesen Zweck boten sich quantitative Verfahren an: Mit ihnen wurde, vereinfacht ausgedrückt, alles untersucht, was leicht zu messen bzw. zählen war. Dazu gehörten der im Internetforum verwendete Wortschatz sowie die uns zur Verfügung stehenden Daten zu Usern (z.B. Geschlecht) und Threads (z.B. Themenwahl, Textlänge). Bei der Auswertung dieser Variablen und Wortzählungen kam von der einfachen Häufigkeitsauszählung bis zur multivariaten Analyse eine breite Palette statistischer Verfahren zur Anwendung (vgl. Kap. 6). Allerdings wurde im Laufe dieser Arbeit schnell klar, dass die inhaltsanalytische Heuristik und die quantitativen Methoden die Komplexität des 1000 Fragen-Forums nicht erfassen konnten. Parallel zur Anwendung quantitativer Methoden beschäftigte sich daher die Theoriearbeit mit der Diskurstheorie nach Foucault und der Wissenssoziologie in der Hoffnung, in diesem Rahmen produktivere Anschlüsse für die eigene Empirie finden zu können.

**Ein Diskursmodell des Internetforums entsteht: Phase 2**

Die Auseinandersetzung mit der Habermas'schen Diskursethik, der Foucault'schen Diskurstheorie und diskursanalytischen Ansätzen trug dazu bei, ein Modell des Forschungsgegenstands und der Forschungsanlage zu entwickeln. Ausgehend von diesem zunächst noch abstrakten Modell (vgl. 5.2) ließen sich eine präzisere Fragestellung und Hinweise für den weiteren Methodeneinsatz ableiten. Im Unterschied zur Heuristik der ersten Untersuchungsphase, deren inhaltsanalytische W-Fragen (Wer, wen, was, wie, welche Wirkung) sich als zu verkürzt erwiesen hatten, regte die diskursanalytische Sicht dazu an, inhaltliche und formale Diskursordnungen ins Zentrum des Interesses zu rücken. Ihr zufolge sollten sich Regelstrukturen in Form von bestimmten Begriffen, Gegenständen, Sprecherpositionen und Strategien empirisch nachweisen lassen. Als Analyse*technik* zum Auffinden dieser diskursiven Formationen wurde die *grounded theory* (Glaser/Strauss 1998) gewählt. Sie stellte erprobte und nachvollziehbare Vorgehensweisen für die Auswahl von Stichproben und Kategorisierungstechniken zur Verfügung. Bei-

125 Mit dieser Formel beschrieb Harold D. Lasswell (1941) erstmals in den 1940er Jahren das Programm der quantitativen Inhaltsanalyse.

spielsweise kam in dieser Phase das so genannte Offene Codieren zur Anwendung (vgl. 7.2). Im Ergebnis entstand ein hierarchisch gegliedertes Kategoriensystem in Form eines Codebaums (vgl. 7.3), das die Verdichtung bzw. Bündelung des empirischen Materials lieferte und so zur Aufdeckung von Regelmäßigkeiten in der diskursiven Praxis des Onlineforums beitrug.

**Dem Alltagswissen auf der Spur: Phase 3**

Die nächste Phase baute auf der – durch den Codebaum veranschaulichten – Erkenntnis auf, dass die Annahme inhaltlicher und formaler Muster im diskursiven Ereignis berechtigt gewesen war. Die diskursanalytische Perspektive hatte sich also bewährt. Unter den vielen möglichen Anknüpfungspunkten für weitere Analyseschritte war nun eine Auswahl zu treffen: Eigenheiten des Codebaums wiesen darauf hin, dass möglicherweise die Gewichtung des Alltagswissens das Besondere am 1000 Fragen-Forum darstellte. Aus diesem Grund rückten wissenssoziologische Aspekte in den Mittelpunkt und es musste ein Wissenskonzept entwickelt werden, das wissenssoziologische und diskursanalytische Aspekte zu integrieren vermochte (vgl. Kap. 8). Inspiriert durch die Theoriearbeit nahm die dritte Phase der Empirie die Kontrastierung von Erkenntnisstilen (oder auch: Wissensformen) in den Blick, und zwar diejenigen der Wissenschaft und des Alltags. Im Codebaum waren insbesondere Aspekte des Spezialwissens und des subjektiven Erfahrungswissens in Erscheinung getreten; sie hatten dort allerdings nur grob umrissen werden können. Daher lautete die Aufgabenstellung nun, Alltags- und Spezialwissen als Begriffe zu operationalisieren. Außerdem sollten die legitimen Sprecherpositionen der beiden untersuchten Wissensformen und die Beziehungen der Erkenntnisstile untereinander untersucht werden. In den Auswertungsschritten dieser Phase (vgl. Kap. 9) wurde wiederum das bereits benutzte Methodenkonzept (Diskursanalyse in Kombination mit *grounded theory*) angewendet. Auf der Grundlage mehrerer Stichprobenziehungen und Codierdurchgänge gelang es, Spezialwissen und Alltagswissen als empirisch zu identifizierende Wissensformen herauszuarbeiten. Die Analyseergebnisse konnten tatsächlich die formale Seite der Diskursordnung erhellen; jedoch warfen sie gleichzeitig die Frage auf, ob und auf welche Weise die formale und die inhaltliche Ordnung des Diskursereignisses miteinander verknüpft waren. Da im Anschluss an Foucault davon auszugehen war, dass sich auch im Falle unseres Materials Diskursformationen in erster Linie anhand der Streuung von Aussagen nachweisen ließen, wurde eine quantitative Inhaltsanalyse durchgeführt. Sie diente der Überprüfung der Hypothese, dass das Alltagswissen andere Begrifflichkeiten hervorbringt als das Spezialwissen, und zwar selbst dann, wenn das Diskursthema – hier: Bioethik – für beide Wissensformen gleich ist (vgl. 9.5).

**Einzelbeispiele interdiskursiver Formationen: Phase 4**
In der vierten Phase wurde die Untersuchung nochmals neu akzentuiert. Denn der Vergleich der beiden Wissensformen hatte ergeben, dass es einen dritten Wissenstypus geben musste, schließlich hatten viele Fundstellen weder dem Alltagswissen noch dem Spezialwissen zugeordnet werden können. Unter Bezugnahme auf die zuvor angestellten diskurstheoretischen Überlegungen (vgl. 3.5) lag die Schlussfolgerung nahe, dass sich hier möglicherweise ein so genanntes ,interdiskursives Wissen' artikulierte. Drei Einzelstudien nahmen unter dieser Fragestellung eine der inhaltlichen Hauptkategorien des Codebaums, nämlich Subjekt, Macht und Ethik in den Blick. Am Beispiel des „Klons" wurden Verschiebungen in Menschenbildern und Subjektbegriffen erkundet; ausgehend von der Redewendung „Jeder soll selbst entscheiden" ließen sich Veränderungen in ethischen Autonomiekonzeptionen eruieren; das Thema „Normalität und Behinderung" bot Anlass, den Stellenwert gesellschaftlicher Definitionsmacht zu beleuchten. Alle drei Fallstudien sollten die Bedeutung des interdiskursiven Wissens herausarbeiten; methodisch folgten sie interpretativen Typisierungsprozessen, d.h. den Vorgaben von Diskursanalyse und *grounded theory* (vgl. Kap. 10). Eigentlich gilt der Kreislauf von Datenerhebung und -analyse erst dann als beendet, wenn keine neuen Aspekte mehr erscheinen und eine so genannte theoretische Sättigung eintritt (vgl. 7.1.1). Zur Forschungspraxis gehört jedoch auch die Erfahrung, dass sich ein empirischer Gegenstand als widerspenstig erweist und in der zur Verfügung stehenden Zeit nur einen Teil seines Geheimnisses preis gibt. Daher ist diese Studie erst komplett, wenn am Ende offene Fragen und Pfade für weitere Erkenntnisse erörtert werden (vgl. Kap. 11).

## 5.2 Ein diskurstheoretisches Modell des Forschungsgegenstands

Entsprechend der theoretischen Bestimmung des 1000 Fragen-Forums als diskursives Ereignis im zivilgesellschaftlichen Interdiskurs ergibt sich die forschungsleitende Frage: Welchen Regeln folgt die diskursive Praxis im zivilgesellschaftlichen Interdiskurs? Um diese Frage mit wissenschaftlichen Methoden bearbeiten zu können, ist eine genauere Vorstellung notwendig über das, was empirisch als Diskurs beobachtet werden kann. Das zu entwickelnde Modell des Forschungsgegenstands soll in der Lage sein, das 1000 Fragen-Forum in diskurstheoretischer Terminologie zu beschreiben und ein stimmiges Konzept für die empirische Analyse hervorzubringen. Die beiden Leitfragen lauten also: Was ist ein Diskurs – empirisch gesehen? Und: Wie analysiert man Diskurse? Die Diskussion erfolgt anhand eines Schaubildes (Abbildung 3), das in zwei Richtungen gelesen werden kann. Orientiert an der ersten Leitfrage zeichnet die Abbildung die Dynamik diskursiver Praxis nach (von links nach rechts). Orientiert an der zweiten Leitfrage nimmt die Beschreibung den umgekehrten Weg (von rechts nach links).

*Abbildung 3* Modell des Gegenstands und der Analyseschritte

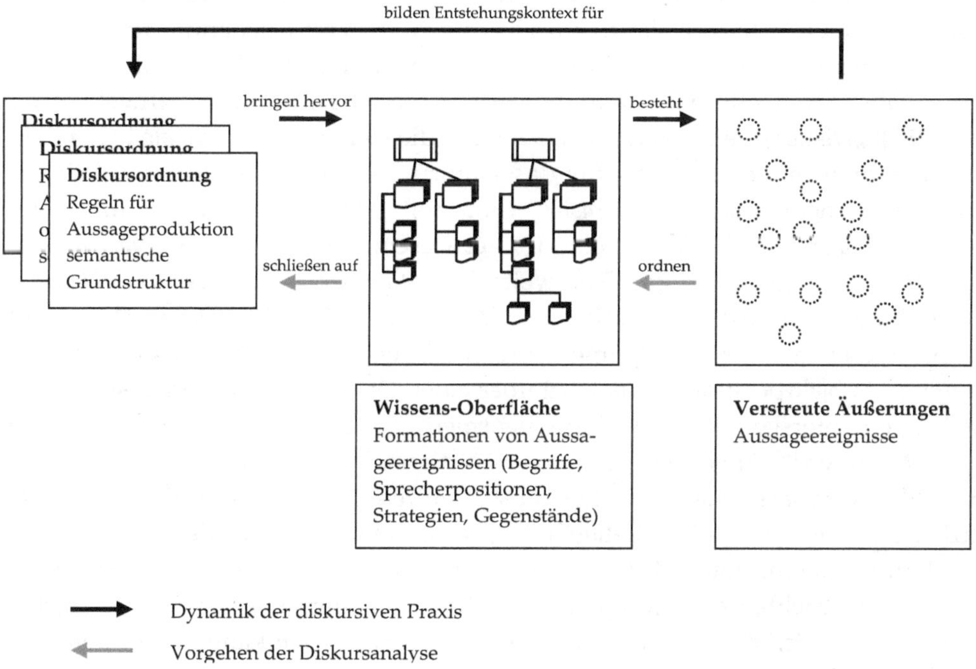


Mit der links im Schaubild dargestellten Diskursordnung ist der strukturelle Aspekt von Diskursen gemeint. Die Regeln für die Aussageproduktion kann man sich als eine abstrakte „semantische Grundstruktur“ oder auch „operative Grundlogik“ (Diaz-Bone 2004, 2) vorstellen. Wie bereits erwähnt (vgl. Kap. 3) nennt Foucault sie ‚Formationsregeln‘ und definiert sie folgendermaßen: „Man wird *Formationsregeln* die Bedingungen nennen, denen die Elemente dieser Verteilung unterworfen sind (Gegenstände, Äußerungsmodalität, Begriffe, thematische Wahl). Die Formationsregeln sind Existenzbedingungen [...] in einer gegebenen diskursiven Verteilung.“ (Foucault 1990a, 58, Hervorh. dort) Postuliert wird also das Vorhandensein von vier Strukturprinzipien, aus deren erfolgreichen Rekonstruktion geschlussfolgert werden kann, dass eine diskursive Ordnung, somit ein Diskurs existiert. An dieser Stelle ist es notwendig, das abstrakte Konzept der Formationsregeln zu explizieren, um es für die eigene Empirie nutzen zu können. Was genau ist also eine Formationsregel?

Bei der ersten *Formation der Gegenstände* (synonym: Objekte) geht es nicht etwa darum, Aussagen um ein gleich bleibendes Objekt herum zu gruppieren (z.B. ‚die Bioethik'). Vielmehr ist die Formationsregel hier ein „Verteilungsgesetz" (Foucault 1990a, 51), das die Identifizierung einer Menge von Aussagen erlaubt, die einem Diskurs X zugehörig sind: „Die Regel gleichzeitigen oder sukzessiven Auftauchens verschiedener Objekte, die darin [im Diskurs X, d. Verf.] benannt, beschrieben, analysiert, geschätzt oder beurteilt werden." (Foucault 1990a, 50) Für die Empirie ist diese abstrakte Definition wenig hilfreich. Konkreter formuliert Schwab-Trapp (2001, 262): „Diskursive Formationen erzeugen die Gegenstände, die sie behandeln [...]". Als brauchbarer Hinweis für das empirische Vorgehen hat sich auch die Suche nach einem *„Spezifikationsraster"* (Foucault 1990a, 64, Hervorh. dort) oder „Klassifikationsmuster" (Keller 2005, 132) erwiesen, das einer Menge von Aussagen erkennbar zugrunde liegt. Die zweite *Formation der Äußerungsmodalitäten* bezieht sich auf außertextliche Merkmale. Nach Keller (2005, 132) verweist sie „auf Fragen, wie etwa: Wer ist legitimer Sprecher bzw. von welchen institutionellen Orten und Subjektpositionen aus wird über einen Diskursgegenstand gesprochen? Wie hängen unterschiedliche Äußerungsformen – Statistik, Erzählung, Experiment u.a. – zusammen?" Zu berücksichtigen ist an dieser Stelle, dass mit Subjektpositionen nicht die tatsächlichen Sprecher oder ‚Autoren' gemeint sind; die Positionen werden eher als über-individuelle Rollen, soziale Funktionen oder situativ definiert. Drittens meint Foucault (1990a, 84, Hervorh. dort) mit der *Formation der Begriffe* nicht beobachtbare Häufungen von Wörtern, sondern eher „die diversen rhetorischen *Schemata*, mittels deren man Aussagen *kombinieren* kann"; ihn interessieren Abhängigkeiten wie „Hypothese – Verifizierung; Behauptung – Kritik; allgemeines Gesetz – besondere Anwendung". In der Praxis der Diskursanalyse schließt die Untersuchung der sprachlich-rhetorischen Muster, die im Textkorpus vorkommen, meist den benutzten Wortschatz mit ein (z.B. Jäger 1999, 179ff.). Für die vierte *Formation der Strategien* benutzt Foucault (1990a, 58) auch den Terminus „thematische Wahl", um zu verdeutlichen, dass hier vor allem die Außenbezüge des Diskurses gemeint sind: eine strategische Wahl von Themen zwecks Abgrenzung von anderen Diskursen oder zur Verkopplung von Diskurs und nichtdiskursiver Praxis.

Trotz einiger Hinweise in der „Archäologie des Wissens", wie Formationsregeln formuliert werden können, bleiben die Angaben Foucaults zum möglichen Methodeneinsatz abstrakt; im Wesentlichen verweist er nur auf Regelmäßigkeiten in der Verteilung bzw. Streuung von Aussagen. So lange es um die Analyse wissenschaftlicher Disziplinen geht, wie es ja bei Foucault überwiegend der Fall ist, bietet der institutionelle Rahmen eine recht gute Abgrenzungsmöglichkeit, um einen Korpus zusammen zu stellen und nach Regelmäßigkeiten zu suchen. Doch lässt sich das Konzept der Formationsregeln auch dann anwenden, wenn der Forschungsgegenstand ganz offensichtlich kein Spezialdiskurs ist? Foucault (1990a, 274) selbst stellt die Frage nach der Reichweite seiner Methodologie: „[K]önnte man eine archäologische Analyse konzipieren, die auch die Regelmäßigkeit eines Wissens erscheinen ließe, sich aber nicht vornähme, sie in Richtung der epistemologischen Figuren und Wissenschaften zu analysieren?" Und seine Antwort lautet, dass es eben nicht darum gehe, „die Wissenschaft in ihrer spezifischen Struktur" zu beschreiben, sondern von Interesse sei vielmehr „der durchaus andersartige Bereich des *Wissens*." (Foucault 1990a, 278, Hervorh. dort)

Am Beispiel der Sexualität entwickelt er die Idee eines Forschungsprogramms, das sich nicht auf Spezialdiskurse bezieht. In einer längeren Passage, die es wert ist, hier wiedergegeben zu werden, entwirft er „eine andere Analysemöglichkeit: [...] anstatt das zu beschreiben, was die Menschen über die Sexualität haben denken können [...], würde man sich fragen, [...] ob die Sexualität, außerhalb jeder Orientierung auf einen wissenschaftlichen Diskurs hin, keine Gesamtheit von Gegenständen ist, über die man sprechen kann (oder über die zu sprechen verboten ist), ein Feld möglicher Äußerungen (ob es sich um lyrische Ausdrücke oder um juridische Vorschriften handelt), eine Gesamtheit von Begriffen (die sich zweifellos unter der elementaren Form von ideologischen Begriffen oder Themen darstellen können), ein Bündel von Wahlmöglichkeiten (das in der Kohärenz der Verhaltensformen oder in Vorschriftssystemen erscheinen kann). Wenn sie Erfolg in ihrer Aufgabe hätte, würde eine solche Archäologie zeigen, wie die Verbote, Ausschlüsse, Grenzen, Aufwertungen, Freizügigkeiten, Grenzüberschreitungen der Sexualität, alle ihre sprachlichen oder nicht-sprachlichen Manifestationen an eine determinierte diskursive Praxis gebunden sind. Sie würde eine gewisse ‚Sprechweise' gewiß nicht als letzte Wahrheit über die Sexualität, sondern als die eine der Dimensionen, in denen man sie beschreiben kann, erscheinen lassen; und man würde zeigen, wie diese Sprechweise nicht in wissenschaftlichen Diskursen, sondern in einem System von Verboten und Werten angelegt ist. Diese Analyse vollzöge sich so nicht in der Richtung der Episteme, sondern in der, die man als die der Ethik bezeichnen könnte." (Foucault 1990a, 275f.)

Wieder einmal zeigt sich: Foucaults Konzeption vom Diskurs ist polyvalent. Der gewissermaßen zu den Wissenschaften quer-, ja daneben liegende Diskurs, wie er hier am Beispiel der Sexualität entwickelt wird, unterscheidet sich vom Spezialdiskurs durch die Verlagerung seiner konstituierenden Dimension: Nicht um den ‚Willen zur Wahrheit' geht es hier primär, sondern um die ethische Form der Subjektkonstitution. In methodologischer Hinsicht fällt allerdings eine Gemeinsamkeit auf: Auch im Fall von nicht-wissenschaftlichen Diskursen würde sich Foucault des Instrumentariums der Formationsregeln bedienen – insofern spricht nichts dagegen, die gleiche Herangehensweise auf ein durch das Diskursthema Bioethik und das Medium Internet geprägtes Material anzuwenden.

Als Zwischenergebnis kann man festhalten: Formationsregeln sind nicht direkt beobachtbar, sondern müssen erst durch Analysearbeit freigelegt werden. Der unmittelbaren Beobachtung zugänglich ist dagegen die ‚Wissens-Oberfläche' der diskursiven Praxis. In der obigen Visualisierung „Modell des Gegenstands und der Analyseschritte" (Abbildung 3) ist sie in der Mitte positioniert; sie repräsentiert die Ordnung tatsächlicher Äußerungen,[126] die durch die abstrakten Regeln hervorgebracht wird. Forschungsmethodisch lässt sich die Wissens-Oberfläche durch ein Kategoriensystem darstellen, das – wie der Codebaum dieser Studie (vgl. 7.3) – eine spezifische Kopplung unterschiedlichster diskursiver Formationen zum Ergebnis haben kann. Allerdings muss man sich darüber im Klaren sein, dass die eigene Untersuchungsperspektive immer auch beschränkt ist. Wenn in der Diskurstheorie davon ausgegangen wird, diskursive Formationen[127] seien beobachtbar und damit empirischer Analyse zugänglich, ist dies nur unter der Einschränkung richtig, dass man hierfür als notwendige Bedingung einen diskursanalytischen Blick annehmen muss. Diskursive Formationen lassen sich nur unter der Prämisse entdecken, dass man eine Diskursordnung vermutet. Wenn man die diskursanalytische ‚Brille' nicht trägt und die Möglichkeit einer Struktur, welche die einzelnen Äußerungen nach spezifischen Mustern auftreten lässt, nicht in Erwägung zieht, wird sich die Wissens-Oberfläche als amorphe Masse von in Zeit und Raum verstreuten Äußerungen (oder Aussageereignissen)[128] präsentieren.

Diskursordnungen als gedachte Strukturen, Wissens-Oberfläche als empirisch nachweisbare Aussagenformationen und die einzelnen Aussageereignisse als de-

---

126 Vgl. zur Unterscheidung von ‚Äußerung' und ‚Aussage' 3.4.

127 Foucault selbst (1990a, 115) bezeichnet diskursive Formationen als „etwas seltsame [...], etwas entfernte [...] Figuren".

128 Den Begriff „Aussageereignis" benutzt Keller (2004, 64) als Synonym für Äußerung und definiert ihn als „konkret dokumentierte, für sich genommen je einmalige sprachliche Materialisierung eines Diskurses bzw. eines Diskursfragments".

ren Bestandteile – das sind, wie unser Versuch einer Visualisierung (Abbildung 3) aufweist, die drei methodologisch relevanten Aspekte eines Diskurses. Zu berücksichtigen ist außerdem die zeitliche Dynamik, die dem Historiker Foucault ebenfalls am Herzen lag. Das Bild vom Diskurs als *„Fluß von ‚Wissen' durch die Zeit"* (Jäger 1999, 129, Hervorh. dort) impliziert eine chronologische Verkettung von Aussagen in dem Sinne, dass frühere Aussagen Entstehungsbedingung für spätere sind. Der im Schaubild dargestellte Rückpfeil von den ‚verstreuten Äußerungen' hin zur ‚Diskursordnung' soll auf diese zeitliche Komponente aufmerksam machen: Eine Diskursordnung kann nur als historisch kontingent gedacht werden; weder wird sie ständig neu erfunden noch ist sie statisch oder kausal.

Das scheinbare Chaos der verstreuten Äußerungen (rechts in Abbildung 3) stellt den Ausgangspunkt jeder Diskursanalyse dar. Sie kann als ein Typisierungsprozess aufgefasst werden, der Ordnung in eine bestimmte Ansammlung von Aussageereignissen bringt. Jedoch muss beim empirischen Vorgehen dem Umstand Rechnung getragen werden, dass die soziale Realität aus einem prinzipiell unendlichen Universum von Äußerungen besteht. Aus diesem Grund erweist es sich schlichtweg als nicht möglich, jemals einen Diskurs in seiner Gesamtheit zu rekonstruieren. Forschungsprojekte, die sich des diskursanalytischen Instrumentariums bedienen, müssen deshalb den Ausschnitt, aus denen ihr empirisches Material stammen soll, genau definieren. In unserem Fall ist der Korpus alltagsnaher Äußerungen zur Bioethik durch die Maßgabe beschränkt, dass alle zu untersuchenden Texte im 1000 Fragen-Forum enthalten sein sollen. Diese recht einfache Grenzziehung birgt allerdings das Risiko, dass sich das Material vielleicht gar nicht als lesbar im Sinne der Diskurstheorie erweist. Um der Gefahr der Selbstreferentialität zu entgehen, haben wir die theoretische Verortung von „1000fragen.de" bewusst offen gehalten: Untersucht wird ein ‚diskursives Ereignis im Interdiskurs' (vgl. 3.6) – und nicht etwa ‚der Bioethik-Diskurs im Internet'.

Im Schaubild (Abbildung 3) wird der spezifische Korpus dieser Studie durch das rechte Fenster repräsentiert. Ein Blick auf das mittlere Fenster offenbart das weitere Vorgehen: „Die diskurstheoretische Perspektive sucht [.] in einem abgegrenzten Aussagenfeld nach den enthaltenen diskursiven Hervorbringungspraktiken (wie dem Problematisieren, Klassifizieren, Nebeneinanderstellen, Ausschließen usw.), in denen die diskursive Praxis am Werk ist." (Diaz-Bone 2002b, 191) Folglich werden erst im Prozess der Materialbearbeitung die diskursiven Formationen, welche die Wissens-Oberfläche strukturieren, als solche identifiziert – und damit ‚sichtbar'. Beispielsweise ist es im Bereich der Begriffe relevant, ob vom „Embryo" oder „Zellhaufen" gesprochen wird. Verwendet eine Äußerung medizinische Terminologie, zitiert sie die Bibel oder lässt sie eigene Erfahrungen einfließen? Dabei spielt es keine Rolle, wer die Autoren bzw. Autorinnen der einzelnen Fundstellen sind; es kommt nur auf die Regelmäßigkeiten in der Begriffsverwendung an. Diese Muster sind die eigentlichen Bestandteile der – im Schaubild (Abbildung 3) links dargestellten – Diskursordnung, die sich unter der Oberfläche des Gesagten verbirgt.

Auf der Ebene der Diskursordnung, bei der im Fall unseres Korpus höchstwahrscheinlich mehrere und unterschiedliche Ordnungen aufeinander treffen, stellen also nicht mehr die manifesten Textinhalte den Gegenstand der Analyse dar, sondern es geht um abstrakte Konstrukte, die implizit im Material enthalten sind. Für die Untersuchung bedeutet dieses Postulat viel Kleinarbeit: Da zu Beginn der Codierung kein einziges Element durch einfaches Lesen markiert und dann weiter (z.B. statistisch) ausgewertet werden kann, ist es zunächst erforderlich, aus dem Rohmaterial systematisch qualitative Daten zu gewinnen, um auf deren Basis anschließend verallgemeinerbare Aussagen zu formulieren. Dabei wird der Weg des abduktiven Schließens beschritten: Von den beobachtbaren Formationen wird induktiv auf die zugrunde liegenden Diskursordnungen geschlossen. Die so gewonnenen Strukturannahmen müssen wiederum am Material überprüft werden. Um ein Bild aus Foucaults methodologischem Hauptwerk (1990a) zu benutzen: Die Forscher/innen graben wie Archäologen die Oberfläche auf, um zu den tiefer liegenden Schichten der untersuchten Macht-Wissen-Formation zu gelangen.

Das Fazit lässt sich so formulieren: Die konkreten Schritte der empirischen Untersuchung sind gut am Modell nachvollziehbar. Aber folgt die diskursive Praxis auch den angenommenen Regeln? Ob tatsächlich eine Diskursordnung herausgearbeitet werden kann, muss im Rahmen der methodologischen Überlegungen unbeantwortet bleiben; ihre Existenz ist nur eine (notwendige) Ausgangshypothese der Analysearbeit (vgl. Keller 2004, 79). Jedenfalls lässt sich mit den diskurstheoretischen Annahmen begründen, warum ein unsichtbares soziales Phänomen, nämlich eine Diskursordnung, einer empirischen Untersuchung prinzipiell zugänglich sein soll. Wissensordnungen materialisieren sich in der diskursiven Praxis unter anderem in Texten, somit können sie auch über eine systematische Textanalyse sichtbar gemacht werden. Was die Diskursanalyse von anderen Herangehensweisen unterscheidet, ist ihr spezifischer Blick auf die Dokumente: Ihr zufolge kommt der diskursiven Praxis ein bedeutender Stellenwert bei der Konstituierung von Gesellschaft zu. Für diese Funktion ist nicht der subjektive Sinn maßgeblich, den Akteure ihren Äußerungen geben, sondern die Systematizität dessen, was im Feld der verstreuten Äußerungen faktisch sagbar und denkbar ist. Die Kernfrage der Diskursanalyse lautet daher: „Wie kommt es, daß eine bestimmte Aussage erschienen ist und keine andere an ihrer Stelle?" (Foucault 1990a, 42)

# 6 Komplexität reduzieren durch Zählen und Messen

Wer fragt was auf welche Weise mit welcher Wirkung? So lautete die Fragestellung der ersten empirischen Arbeitsphase (vgl. 5.1), deren Ergebnisse wir in diesem Kapitel präsentieren. Sie verfolgte eine Strategie größtmöglicher Offenheit und ging von der Annahme aus, dass jeder Versuch einer Typisierung – ob diskursanalytisch fundiert oder nicht – eine Wissens-Oberfläche hervorbringen würde, die nicht kohärent sein, sondern Brüche bzw. Teilstrukturen unterschiedlicher Ordnungen enthalten würde. Für diese erste Annäherung an die Empirie wurden einfache Zähl- und Messvorgänge durchgeführt, um grobe Regelmäßigkeiten in der unübersichtlichen Menge der Äußerungen herauszufiltern; die quantitativen Analysen dienten dazu, mit dem Untersuchungsmaterial vertraut zu werden. Für die nachfolgende, qualitativ angelegte Phase war vorgesehen, die Äußerungen zu typisieren, zu kategorisieren und somit zu Bündelungen von Aussageereignissen zu verdichten (vgl. Kap. 7).

Nach einer methodologischen Reflexion der Inhaltsanalyse (6.1) folgt die Erläuterung der eigenen Methodik (6.2). Die sich anschließende, rein deskriptiv angelegte Ergebnisdarstellung (6.3) orientiert sich an der oben erwähnten, klassischen inhaltsanalytischen Heuristik. Die Schlussfolgerungen (6.4) stellen Verbindungen zur anschließenden qualitativen Untersuchung her.

## 6.1 Inhaltsanalyse: Methodologische Reflexion

Die Inhaltsanalyse, die in Sozialwissenschaft und Psychologie eine lange Tradition hat, ist im Grunde nichts weiter als eine systematische Untersuchung von sprachlichem Material.[129] Mit der Wahl dieser Methode folgen wir Max Weber (1911, 52), der schon auf dem ersten deutschen Soziologentag 1910 empfahl, bei der Inhaltsanalyse von Zeitungen „ganz banausisch anzufangen [.] damit, zu messen, mit der Schere und dem Zirkel, wie sich denn der Inhalt der Zeitungen in quantitativer Hinsicht verschoben hat im Laufe der letzten Generation [...]". Die Grundannahme der Inhaltsanalyse ist, dass in „dem, was Menschen sprechen und schreiben, [.]

129 Für eine umfangreiche einführende Darstellung vgl. Merten (1995).

sich ihre Absichten, Einstellungen, Situationsdeutungen, ihr Wissen und ihre stillschweigenden Annahmen über die Umwelt aus[drücken]." (Mayntz u.a. 1974, 151) Da all dies durch die soziale Realität beeinflusst wird, kann das empirische Material Aufschluss über gesellschaftliche Phänomene geben, über Wissensordnungen, Machtstrukturen, sozialen Wandel usw. – so jedenfalls lautet das methodologische Postulat.

Bei der Durchführung von Inhaltsanalysen muss grundsätzlich zwischen einem quantitativen und einem qualitativen Konzept unterschieden werden. Ersterem zufolge geht es um die „*Klassifikation* von *symbolischem Material* durch *wissenschaftlich geschulte Beobachter*, die, auf explizite *Zuordnungs-* und *Verfahrensregeln* gestützt, *beurteilen* sollen, welche *Teile* des Textmaterials unter die *Kategorien* des Untersuchungsschemas fallen" (Ritsert 1975, 17, Hervorh. dort). Bei der quantitativen Inhaltsanalyse handelt es sich also um ein Instrument der Datenerhebung. Dagegen wird in qualitativen Ansätzen die Inhaltsanalyse als eine Auswertungsmethode benutzt. „Die Inhaltsanalyse dient im qualitativen Paradigma der Auswertung bereits erhobenen Materials, und das heißt, sie dient der Interpretation symbolisch-kommunikativ vermittelter Interaktion in einem wissenschaftlichen Diskurs". (Lamnek 1989, 168) In beiden Fällen besteht die Stärke der Inhaltsanalyse in der Kategorienbildung (Atteslander 2003, 225); entweder existieren schon vor der Datenerhebung theoretisch begründete Kategorien (quantitativer Ansatz) oder das Kategoriensystem entsteht als Ergebnis der Auswertungstätigkeit (qualitative Variante).

Charakteristisch für die Beiträge des untersuchten Internetforums ist, dass es sich um akzidentale Dokumente handelt, d.h. unsere Daten wurden nicht, wie z.B. Interview- oder Beobachtungsprotokolle, zum Zweck der späteren Analyse extra hervorgebracht, sondern lagen zu Beginn der Arbeit bereits vor. Im Unterschied zu Material, das in der Forschung selbst generiert wird, ist das Forum auch nichtreaktiv, d.h. die Produktion der Texte wurde nicht wissenschaftlich beeinflusst.[130] Unter methodologischen Gesichtspunkten hat diese Materiallage den Vorteil, dass Verzerrungen, wie sie etwa durch Interviewer auftreten können, ausgeschlossen sind. Allerdings hat das Fehlen vorab lenkender Eingriffe auch die Konsequenz, dass der Korpus nicht strukturiert nach theoretisch begründeten Kategorien, sondern gänzlich ungeordnet vorliegt bzw. nur durch die Rahmung (vgl. Kap. 4) geprägt wurde. Vor diesem Hintergrund erweist sich eine explorativ-qualitative Herangehensweise als angemessener als ein quantitatives Vorgehen, das auf einem

130 Die Aktion Mensch hat über die Konzeption des Internetforums, die Gestaltung der Webseite und die begleitende Publikumskampagne indirekt Einfluss auf die Produktion der Texte genommen; die Moderation war sehr zurückhaltend (vgl. Kap. 2).

geschlossenen Forschungsdesign basiert. Ebenfalls für die Verwendung qualitativ-interpretativer Methoden spricht, dass die vorliegenden Texte als „schriftliches Protokoll alltagsweltlicher sprachlicher Kommunikation" (Lamnek 1989, 179) angesehen werden können.

Während quantitativ orientierte Inhaltsanalysen meist auf einen überschaubaren Datenkorpus von z.B. Zeitungsartikeln zurückgreifen, springt beim 1000 Fragen-Forum sofort der quantitative Unterschied ins Auge: Die Untersuchung von Stellungnahmen oder gar einer Diskussion von Tausenden von Teilnehmern und Teilnehmerinnen hat es in der Sozialforschung noch nicht gegeben. Um der großen Materialmenge gerecht zu werden, ist folglich die Integration quantitativer Elemente unvermeidlich, auch wenn insgesamt ein qualitativ orientierter Ansatz verfolgt wird. Aus diesen Gründen haben wir die Inhaltsanalyse sowohl als Datenerhebungs- wie auch als Datenanalyseinstrument genutzt. Dabei folgt die quantitative Datenerhebung mittels Wortzählungen, die in diesem Kapitel im Mittelpunkt steht, nicht der üblichen Logik, d.h. es geht nicht um die Zuordnung der Daten in theoretisch vorgegebene Kategorien. Vielmehr dient sie der explorativen Erhebung von Aspekten, die in den sich anschließenden interpretativen Arbeitsschritten für die Kategorienbildung genutzt werden können.

## 6.2 Methodisches Vorgehen, Datengewinnung und verwendete Software

Da das Internetforum über den Start der Forschungsarbeit hinaus geöffnet blieb, musste zunächst als Datengrundlage eine stabile Auswahl aus der Gesamtheit der Fragen und Kommentare definiert werden. Mit der Festlegung auf eine Summe von 10.000 Fragen und den dazu gehörigen 34.611 Kommentaren wurde dem Interesse des Auftraggebers, eine umfassende Erhebung durchzuführen, im Rahmen des praktisch Möglichen entsprochen. De facto bilden diese Beiträge das komplette Internetforum vom Start des Diskursprojekts Anfang Oktober 2002 bis Ende Mai 2004 ab.[131] Sie stellen das Material sowohl der ersten wie auch der zweiten Untersuchungsphase dar; die 20.205 Diskussionsbeiträge, die im Rahmen der 78 Fragen-Patenschaften (vgl. 2.4) entstanden, wurden erst in den späteren Arbeitsphasen zusätzlich berücksichtigt (vgl. Kap. 9, 10).

Von dem Projektträger wurden die Daten in Form von Excel-Dateien übermittelt. Ein Datensatz enthielt neben dem Text der Frage bzw. des Kommentars eine

131 Nicht in die Untersuchung einbezogen wurden die von der Moderation gefilterten Beiträge, die aufgrund der Verletzung von Teilnahmeregeln nicht veröffentlicht wurden (zu den Moderationsregeln vgl. 2.3).

ID-Nummer sowie die zur Veröffentlichung freigegebenen persönlichen Angaben (Name und Wohnort), den Zeitpunkt des Eintrags und eine der vorgegebenen Themenkategorien, denen die Teilnehmer/innen ihre Beiträge zugeordnet hatten. Tabelle 2 zeigt, welche Form der Datensatz hatte, wenn der Beitrag eine Frage war; Tabelle 3 zeigt den Datensatz eines Kommentars. Letzterer enthielt zusätzlich zur eigenen Identifikationsnummer (ID) die ID der Frage, auf die der Kommentar sich bezog (Fragen-ID). Als weitere Variable wurde die Textlänge der Diskussionsstränge (nachfolgend ‚Threads'[132] genannt) genutzt. Sie wurde vom Auswertungsprogramm automatisch erstellt, enthielt die Anzahl der verwendeten Wörter und konnte als Indikator für das Ausmaß der Reaktionen auf eine Frage verwendet werden. Für die Wortschatzanalyse erwies es sich als sinnvoll, den Text selbst ebenfalls zu quantifizieren. Zu diesem Zweck wurde nur für den Fragen-Korpus ein so genanntes Diktionär (Lexikon) erstellt, das gegenüber den über 17.000 verschiedenen Wörtern, die das Auswertungsprogramm allein für die Fragen anzeigte, eine deutliche Reduktion erbrachte.[133] Jeden Eintrag kann man sich als numerische Variable vorstellen, die das Zählergebnis der Summe der jeweiligen Suchwörter für jede Texteinheit enthält. Der gesamte Satz des Diktionärs mit 140 Einzelvariablen ging dann in die statistische Analyse ein.

Für die computergestützte Arbeit am Textkorpus wurde das Softwarepaket MaxQDA2 mit MaxDictio gewählt.[134] Das quantitative Modul MaxDictio diente zur *Erhebung* von Daten aus dem Textkorpus, während die statistische *Analyse* der quantitativen Daten mit dem Programm SPSS durchgeführt wurde.

---

132 Wie bereits erwähnt, ist ein ‚Thread' definiert als eine Frage plus die zu ihr gehörenden Kommentare.

133 Nähere Erläuterungen zum Diktionär und zur Wortschatzanalyse finden sich in 6.3.2.

134 Im Vergleich zu anderen Produkten zeichnete sich dieses Programm dadurch aus, dass es sowohl Funktionen für die qualitative Analyse als auch Werkzeuge für quantitative Verfahren, wie z.B. die automatische Zählung von Worthäufigkeiten anbot. Zu den methodischen Hintergründen computergestützter Analyse und Beispielen aus der Forschungspraxis vgl. Kuckartz u.a. (2007).

*Tabelle 2* Beispiel eines Datensatzes der Fragen

| ID | Thema | Frage | VN | NN | Ort | Datum |
|---|---|---|---|---|---|---|
| 16288 | Gentechnik | Ändert man seine Einstellung zur Gentechnik, wenn man selbst, oder sein eigenes Kind eine Krankheit bekommt, die evtl. mittels Gentechnik zu bekämpfen wäre? | A. | K. | Duisburg | 28.05.2004 20:40 |

*Tabelle 3* Beispiel eines Datensatzes der Kommentare

| Fragen-ID | ID | Kommentar | VN | NN | Ort | Datum |
|---|---|---|---|---|---|---|
| 16288 | 47546 | Ich könnte wetten, daß man das dann tut, zumindest spätestens dann, wenn wirklich Therapien auf Gentechnik-Ebene entwickelt wurden. Die Mutter will ich dann sehen, die ihr Kind an Krebs sterben sieht und ihm dann die Gen-Therapie verweigert. Aber das ist ja noch alles Zukunftsmusik, bis jetzt ist eine Gentechnik-Therapie noch nicht möglich. | M. | H. | --- | 29.05.2004 18:48 |

## 6.3 Ergebnisse der quantitativen Analysen

Die Ergebnispräsentation beginnt mit den (notwendigerweise fragmentarischen) Angaben zu den Usern des Internetforums (‚Wer fragt?'). Anschließend stehen Themenwahl und Wortschatzanalyse (‚Was wird auf welche Weise gefragt?') im Mittelpunkt. Diese Aspekte ermöglichen bereits empirische Anschlüsse an die Diskurstheorie: So erbringt etwa die zahlenmäßige Streuung von Begriffen erste Hinweise auf Diskursordnungen. Ein Überblick über das gesamte Onlineforum hinsichtlich der Textlängen der Beiträge und des unterschiedlichen Feedbacks auf die Fragen (‚Mit welcher [internen] Wirkung wird gefragt'?) rundet die Darstellung ab.

### *6.3.1 Die Forumsteilnehmer/innen*

Für die quantitative Analyse waren die Namensangaben, so wie sie in den Rohdaten erschienen, ungeeignet. Sie wurden daher für die 10.000 Fragen manuell in die Variablen „Identität" und „Geschlecht" umcodiert: Die Variable „Identität" unterschied zwischen Personen, die ihren Namen genannt haben, sowie denjenigen, die einen Fantasienamen benutzten, und solchen, die die Anonymität wählten (darunter fielen auch Namensinitialen).

*Tabelle 4* Identität

| Identität | Häufigkeit | Prozent |
|---|---|---|
| Name genannt | 4757 | 47,57 |
| Fantasiename | 253 | 2,53 |
| Anonymer Beitrag | 4990 | 49,90 |
| Gesamt | 10.000 | 100,00 |

*Tabelle 5* Geschlecht

| Identität | Häufigkeit | Prozent |
|---|---|---|
| Weiblich | 1784 | 38,15 |
| Männlich | 2892 | 61,85 |
| Gesamt | 4676 | 100,00 |

An Tabelle 4 ist abzulesen, dass knapp über die Hälfte der Fragesteller/innen (52,43%) nur ihre Initialen oder eine andere anonymisierte Teilnehmerkennung benutzt hat. Da ein großer Anteil anonymer Beiträge nicht unbedingt eine Verzerrung der tatsächlichen Geschlechterverteilung bedeutet, wurde aus den Namen, die erkennbar geschlechtsspezifisch waren, die weitere Variable „Geschlecht" mit den Ausprägungen ‚weiblich' und ‚männlich' gebildet. Diese Variable konnte einem Datensatz allerdings nur dann zugeordnet werden, wenn der Vorname eindeutig männlich oder weiblich war. Wenn in der folgenden Ergebnispräsentation Aussagen zur Geschlechterverteilung gemacht werden, ist zu beachten, dass dies immer nur auf der Grundlage rund der Hälfte der Fragen geschieht (n=4.676).

Durch eine einfache Häufigkeitsauszählung wurde geprüft, ob das Fragen-Forum von Männern wie Frauen gleich oft genutzt wurde (vgl. Tabelle 5). Im Ergebnis zeigte sich, dass sich mit knapp 62% deutlich mehr Männer als Frauen beteiligten. Dieser Unterschied gilt allerdings nur unter der Prämisse, dass Männer und Frauen gleichermaßen die Möglichkeit der Anonymität nutzten. Ein etwas abgeschwächtes Übergewicht der von Männern stammenden Beiträge ergab die Auszählung, die der Projektträger selbst vornahm: Hier steht ein Anteil von 48% Männern einem Frauenanteil von 41% gegenüber (Aktion Mensch/Zirden 2003,

806).[135] Dieselbe Auszählung, die den Stand des Forums im August 2003 wiedergibt, enthält auch eine Altersverteilung der Fragesteller/innen (s. Abbildung 4).

*Abbildung 4* Verteilung der Altersgruppen bei den Fragesteller/innen

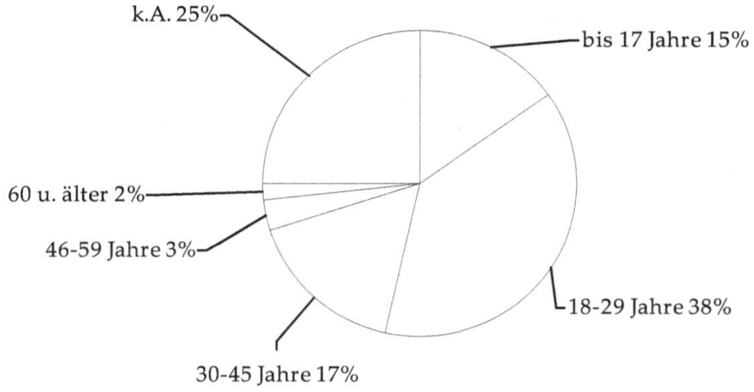


Während ein Viertel der Fragesteller/innen keine Angabe zum Alter machte, fällt bei den übrigen ein deutliches Übergewicht jüngerer Menschen auf. Die unter 30-Jährigen stellten über die Hälfte der bis August 2003 gezählten Fragen. Da hinsichtlich der Altersverteilung nur interne Daten des Projektträgers zur Verfügung standen, die sich von unserer Datenbasis unterscheiden, kann das Ergebnis nicht weiter interpretiert werden.

### *6.3.2 Themenwahl und Diktionär*

Die Auszählung der Themen und verwendeten Wörter sowie ihre Verknüpfung mit weiteren Variablen lieferten eine Grundlage, um in der folgenden, qualitativen Projektphase ‚in die Tiefe' gehen zu können. Die Häufigkeitsverteilung der Themen lässt erkennen, dass das inhaltliche Interesse der User ungleich verteilt war (s. Tabelle 6).

Sechs Themen zogen je über 500 Fragen an: Darunter waren drei der sieben Themengruppen, nämlich „Der (im-)perfekte Mensch", "PID, PND, Wunschkin-

135 Bei dieser internen Auswertung wurden die Teilnehmer/innen, die ihren Namen zwar eingegeben haben, aber nur ihre Initialen veröffentlichen wollten, mitgezählt, während uns dies auf Grund des Datenschutzes nicht möglich war.

der" und „Heilen, Forschen, Experimentieren". Die beiden Spitzenreiter „Mensch" und „Reproduktives Klonen" waren jedoch Einzelthemen, ebenso wie „Wunschkinder", das den sechsten Rang einnahm. Zu den Themen mit den wenigsten Fragen gehörten ‚Arbeitsplätze/Wirtschaftsstandort' (25), ‚Forschung an Nichteinwilligungsfähigen' (28), ‚Ethikrat' (32), ‚Medien' (37), ‚Eugenik' (40) und ‚Patente' (42).[136]

136 Die von den Usern selbst vorgenommene Einordnung in die vorgegebenen Themengebiete bedeutete nicht, dass sich die im Forum entwickelnden Diskussionen auch an diese Themenbindung gehalten hätten. Die qualitative Analyse der Threads konnte eine genauere Differenzierung der Inhalte zu Tage fördern (vgl. Kap. 7).

*Tabelle 6* Auflistung der Themenwahl nach Anzahl der Fragen

| Thema | Fragen | Thema | Fragen |
|---|---|---|---|
| Mensch | 777 | Normalität | 158 |
| Reproduktives Klonen | 749 | Gentherapie | 145 |
| Heilen, Forschen, Experimente (Allg.) | 577 | Glück | 138 |
| PID, PND, Wunschkinder (Allg.) | 558 | Embryonenschutzgesetz | 135 |
| Der (im-)perfekte Mensch (Allg.) | 548 | Präimplantionsdiagnostik (PID) | 123 |
| Wunschkinder | 534 | Humangenetik | 114 |
| Bioethik | 402 | Künstliche Befruchtung/IVF | 110 |
| Genforschung | 380 | Sonstiges | 110 |
| Gentechnik | 363 | Leid/Leiden | 106 |
| Ethik, Medien, Kommissionen (Allg.) | 336 | Stammzellforschung | 88 |
| Zivilisation | 305 | Patente, Rendite, Wirtschaft (Allg.) | 85 |
| Euthanasie/Sterbehilfe | 283 | Organzüchtung | 81 |
| Moral | 280 | Forschungsfreiheit | 67 |
| Sterben, Sterbehilfe, Töten (Allg.) | 279 | Gentests | 62 |
| Selektion | 244 | Organtransplantation | 61 |
| Unsterblichkeit | 235 | Therapeutisches Klonen | 46 |
| Tod | 212 | Patente | 42 |
| Lebensqualität | 205 | Eugenik | 40 |
| „Schöne neue Welt" | 200 | Medien | 37 |
| Gesundheit/Krankheit | 190 | Ethikrat | 32 |
| Forschung | 177 | Forsch. an Nichteinwilligungsfähigen | 28 |
| Menschenwürde | 175 | Arbeitsplätze/Wirtschaftsstandort | 25 |
| Pränataldiagnostik (PND) | 158 | **Gesamt** | 10000 |

Ausgehend von der Verteilung in Tabelle 6 galt es außerdem herauszufinden, ob es geschlechtsspezifische Unterschiede bei der Themenwahl gab. Eine Auflistung nach Geschlecht[137] zeigte, dass Frauen und Männer nur in Teilbereichen unterschiedliche Präferenzen hatten. Die meisten Themen wiesen eine Geschlechterverteilung in der Nähe des Durchschnitts auf. Daneben ließen sich jedoch durchaus einige ‚Frauen-' bzw. ‚Männerthemen' identifizieren.[138] Zum Teil konnten die gefundenen Auffälligkeiten als Auswirkung von Geschlechtsstereotypen interpretiert werden: So war eine überdurchschnittlich hohe weibliche Beteiligung bei mit der menschlichen Fortpflanzung verbundenen Themen (PID, PND, Wunschkinder,

137 Auf die Präsentation dieser Tabelle wurde aus Platzgründen verzichtet.

138 Signifikanter Geschlechterunterschied, errechnet durch Chi$^2$, Irrtumswahrscheinlichkeit<0,1%. In vielen Kategorien war der Geschlechterunterschied aufgrund der niedrigen Fallzahl nicht signifikant. Der durchschnittliche Frauenanteil der meisten Themen betrug 38%.

reproduktives Klonen) bemerkenswert, während männliche Teilnehmer eher Themen bevorzugten, die mit Wissenschaft und Öffentlichkeit in Verbindung gebracht werden können, etwa Zivilisation, Ethik, Genforschung und -technik. Weitere Unterthemen, die häufiger von Frauen gewählt wurden, ließen sich dagegen nicht mit Geschlechtsstereotypen verbinden (Euthanasie/Sterbehilfe, Tod, Sterben, Normalität, Gesundheit/Krankheit, der [im]perfekte Mensch). Die zwar schwach ausgeprägten, aber durchaus feststellbaren Geschlechterunterschiede werden in der nachfolgenden Wortschatzanalyse nochmals eine Rolle spielen. Hervorzuheben ist, dass die Geschlechtsspezifik nur für die 10.000 Fragen überprüft wurde. Ausgeklammert blieben die Kommentare, die mengenmäßig den größeren Teil des Forums darstellten.

Kommen wir zum nächsten Untersuchungsschritt, der Wortschatzanalyse. Hierbei handelt es sich um eine klassische Methode der quantitativen Inhaltsanalyse. Dabei geht man davon aus, dass besonders häufig im Text vorkommende Wörter eine größere Bedeutung haben als Wörter, die selten benutzt werden. Die in dieser Studie durchgeführte Wortschatzanalyse bezog sich zunächst nur auf die 10.000 Fragen. Um zu einer besseren Übersicht über das in dem Fragenkorpus verwendete Vokabular zu gelangen und den Einfluss grammatikalischer Besonderheiten zu kontrollieren, wurden einzelne Wörter in der Art eines Lexikons (‚Diktionär') zu so genannten Lemmata (Stichwörtern, Schlüsselbegriffen) zusammengefasst. In dem auf der Basis einer einfachen Häufigkeitszählung gebildeten Fragen-Diktionär umfasste ein Lemma i.d.R. mehrere Wörter mit gleichem Wortstamm, z.B. stand „Mensch" für „Mensch", „Menschen", „menschlich" usw. Als zweiter Modus der Lemmabildung erfolgte die Kategorisierung, die Zusammenfassung sinnverwandter Wörter unter einen Oberbegriff. Beispielsweise wurden die Fragewörter „wer, wie, was, warum, wieso, wann, wo, wozu" durch das Lemma „W-Fragen" repräsentiert. Eine Einbeziehung sämtlicher benutzter Wörter in das Diktionär hätte allerdings ein Ergebnis produziert, das für eine weitere Analyse zu unübersichtlich geworden wäre. Deshalb wurden zum einen Wörter ohne eigenen erkennbaren Sinn nicht gezählt, wie z.B. Pronomen, Konjunktionen, Präpositionen (der, die, das, und, nicht, bei, auf, unter etc.). Diese Wörter oder Zeichenketten wurden in eine so genannte ‚Stoppliste' aufgenommen und dadurch vom Zählprogramm ignoriert. Zum anderen blieben Wörter, die seltener als 19mal in den 10.000 Fragen vorkamen, außen vor. Diese Beschränkung war ein Zugeständnis an die Forschungsökonomie, da der Nutzen des Einschlusses weiterer Lemmata den Aufwand für die Eintragung in das Diktionär nicht mehr gerechtfertigt hätte.

Das vorliegende Diktionär der 10.000 Fragen repräsentiert also nicht den vollständigen, jedoch weitaus größten Teil des benutzten sinntragenden Vokabulars. Im Endergebnis sind 140 Lemmata entstanden. In der folgenden Liste sind zur Veranschaulichung die Stichwörter der Buchstaben A-F dargestellt. Hinter jedem Lemma stehen die Suchbegriffe, die in der quantitativen Textanalyse gezählt wurden. Die Verwendung von Sternchen *...* symbolisiert den Wortstamm, d.h. eine Zeichenfolge, die nicht unbedingt einem ganzen Wort entspricht; auch die Groß-/Kleinschreibung findet hier keine Beachtung. Bei den Wörtern ohne Sternchen handelt es sich um ganze Wörter. Nur bei den groß geschriebenen Suchwörtern wurde auch auf Groß-/Kleinschreibung geachtet.

**Abtreibung**: *abtreibung*, *abtreiben*, *abgetrieben*, *abbruch*, *abort*
**Akzeptanz:** *akzeptier*, *akzeptanz*
**Alter:** Alter
**Anfang:** *anfang*, *beginn*, *begonnen*, *angefangen*
**Ausland:** *ausland*, *ausländ*, usa, *niederland*, *niederländ*, *holland*, *holländ*, *england*, *frankreich*, *franzö*, *belgi*
**Aussehen:** *aussehen*

**Baby:** *baby*, *babies*, *babys*, *neugeboren*
**Befruchtung:** ivf, *eizelle*, *reagenzglas*, zeugen, *in vitro*, *befrucht*, *gezeugt*, *zeugung*
**Begriff:** *begriff*
**Begründung:** *gründ*
**Behinderung:** *behinder*, *krüppel*, *down-syndrom*
**Beispiel:** *beispiel*
**Betroffene:** *betroffen*
**Bevölkerung:** *bevölkerung*
**Bewertung:** *positiv*, *richtig*, *besser*, *falsch*, *lieber*, *schlecht*, *schlimm*, *wichtig*, gut, *negativ*, erstrebenswert, gute, *sinnvoll*, *sinnlos*
**Bewusstsein:** *bewusstsein*, *bewusst*, *bewusst*
**Biologie:** *biolog*

**Chance:** *chance*
**Charakter:** *charakter*

**Definition:** *definieren*, *definition*
**Deutschland:** *deutsch*
**Diskussion:** *diskussion*, *diskutie*

**Eingriff:** *eingriff*, *eingreifen*, *manipul*, *beeinflu*
**Embryo:** *embryo*, *ungeboren*, *föt*,
**Entscheidung:** *entscheid*, *entschied*
**Erbkrankheit:** *erbkrank*
**Ergebnis:** *ergebnis*
**Ersatzteillager:** *ersatzteillager*
**Ethik:** *ethik*, *ethisch*, *moral*, Gewissen*
**Evolution:** *evolution*, *überleben*, *spezies*, *natürliche auslese*, *mutation*, *gattung*

**Fähigkeit:** *fähigkeit*
**Familie:** *kind*, *eltern*, *mutter*, *vater*, *sohn*, *tochter*, *familie*, *bruder*
**Fehler:** *fehler*
**Folgen:** folge, *folgen*, *konsequenz*
**Fortschritt:** *fortschritt*
**Fragen:** *frage*, *gefragt*
**Frau:** frau, *frauen*, *weib*
**Freiheit:** *freiheit*, *unabhängig*

*Abbildung 5* Häufigkeiten der Lemmata des Fragen-Diktionärs[139] – Die 40 Meistgenannten

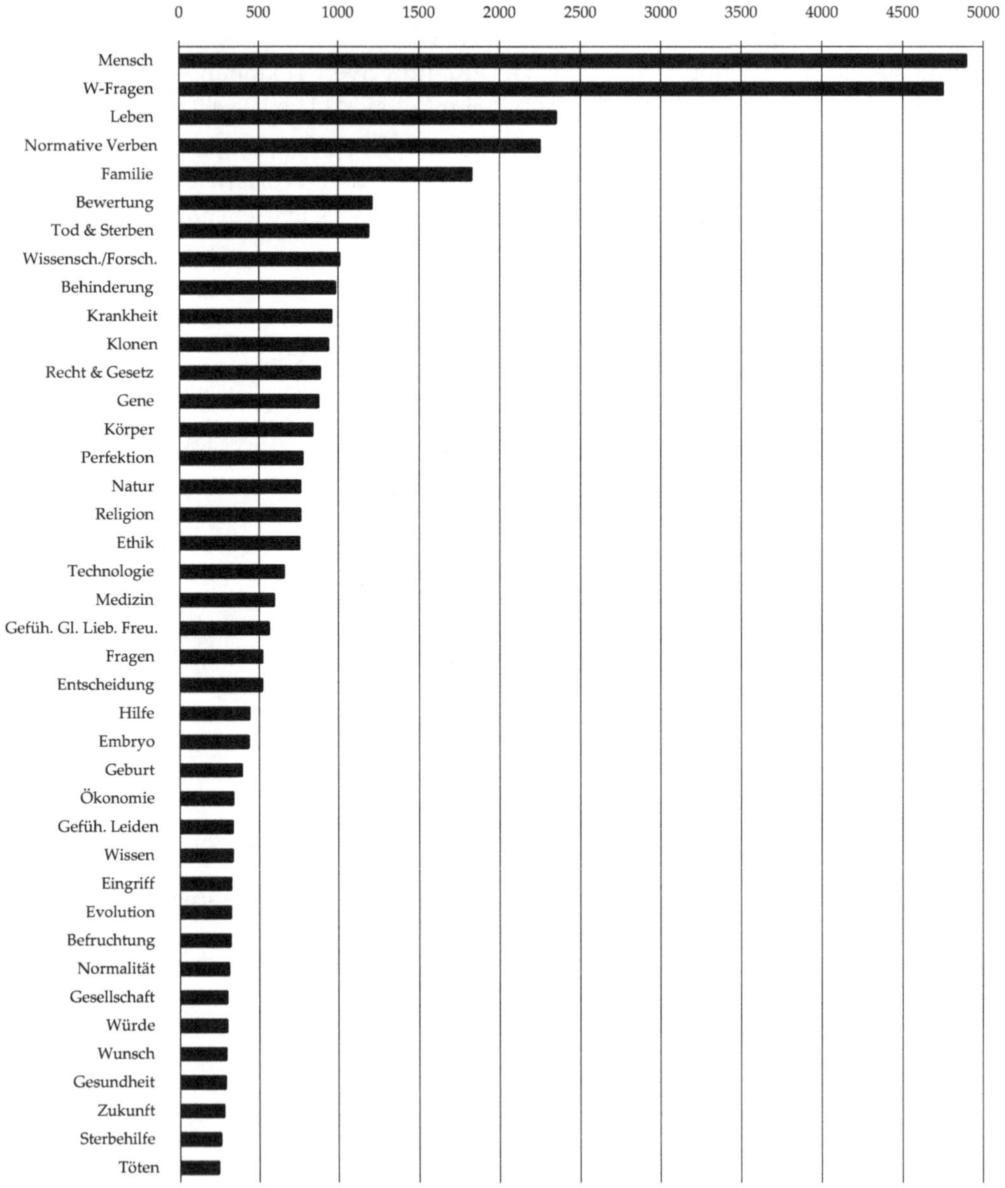


139 Diese Häufigkeitsauszählung bezieht sich nur auf die 10.000 Fragen, ohne die dazu gehörigen Kommentare.

Die quantitative Wortschatzanalyse der 10.000 Fragen kommt zu dem überraschenden Ergebnis, dass sich aus dem sehr umfangreichen Material einige wenige Schlüsselbegriffe herauskristallisieren lassen (vgl. Abbildung 5). Allein das Lemma „Mensch“ wurde fast 5.000-mal genannt, ‚Leben' verzeichnete über 2.000 Einträge, „Tod & Sterben“ kam 1.000-mal in den Fragen vor. Neben diesen Einzelbegriffen fanden sich in der Spitzengruppe (mindestens über 1.000 Nennungen) noch Sammelbegriffe wie „Familie“ und formale Kategorien wie „W-Fragen“, „Bewertung“ und „Ge-/Verbote“. Mit 500 bis rund 1.000 Nennungen hatten zusätzlich 16 Lemmata eine besondere Bedeutung.[140] Dass in einem Bioethik-Forum über den Menschen, das Leben und das Sterben geredet wird, ist nicht weiter verwunderlich. Allerdings ist der deutliche Abstand dieser drei Schlüsselbegriffe zu den anderen Lemmata bemerkenswert. Die auffällige Häufung wirft die Frage nach einer theoretischen Begründung für das Vorkommen gerade dieser Schlüsselbegriffe auf. Einige Überlegungen zu diesem Punkt werden am Ende dieses Kapitels diskutiert.

Zusätzlich zu den isolierten Schlüsselbegriffen waren für die Wortschatzanalyse auch häufig verwendete Wortkombinationen von Interesse. Mit Hilfe der Faktorenanalyse (Bortz 2005, 511 563), einem explorativen statistischen Verfahren zur Reduktion von Dimensionen, konnten solche Kombinationen ermittelt werden. Die 140 Lemmata des Diktionärs wurden auf diese Weise in Gruppen eingeordnet. Die beiden Basiskriterien für die Gruppierung waren das gemeinsame Vorkommen mehrerer Begriffe in einem Thread und die Trennschärfe zu anderen Begriffsgruppen. Wie gut ein einzelnes Lemma dann zu einer Wortgruppe (dem ‚Faktor') passte, wurde durch eine korrelative Beziehung, die so genannte Faktorladung, veranschaulicht. Einen Faktor kann man sich dabei empirisch als ‚besten Repräsentanten' einer Variablengruppe vorstellen, d.h. als einen Oberbegriff für die in ihm enthaltenen Wortkombinationen. Die Interpretation eines jeden Faktors, also die ‚Namensgebung', war durch die Faktorenanalyse nicht determiniert und erfolgte im Nachhinein auf der Basis theoretischer Erwägungen. Unter der Vorgabe, dass ein Faktor einen größeren Anteil der Varianz als die in ihm enthaltenen Einzelvariablen erklären sollte, wurden 20 Faktoren errechnet. Eine sinnvolle Interpretation dieser Faktoren konnte zwar in den meisten Fällen nicht geleistet werden; dennoch wies das explorative statistische Verfahren auf einige kohärente Diskussionsverläufe hin (vgl. Tabelle 7).

140 Diese sind: Wissenschaft/Forschung, Behinderung, Krankheit, Klonen, Recht & Gesetz, Gene, Körper, Perfektion, Natur, Religion, Ethik, Technologie, Medizin, Gefühle-Glück/Liebe/Freude, Fragen, Entscheidung.

*Tabelle 7* Interpretation ausgewählter Ergebnisse aus der Faktorenanalyse

| „Entscheidungen am Lebensende“ | |
|---|---|
| **Diktionärseintrag** | **Faktorladung** |
| Sterbehilfe | 0,93 |
| Hilfe | 0,90 |
| Medizin | 0,70 |
| Tod | 0,48 |
| Leiden | 0,35 |
| Willen/Selbstbestimmung | 0,34 |
| Entscheidung | 0,32 |
| Euthanasie | 0,32 |

| „Evolutionstheorie“ | |
|---|---|
| **Diktionärseintrag** | **Faktorladung** |
| Selektion | 0,62 |
| Evolution | 0,61 |
| Gene | 0,48 |
| Natur | 0,40 |

| „Philosophisch-religiöse Grundwerte“ | |
|---|---|
| **Diktionärseintrag** | **Faktorladung** |
| Sinn | 0,91 |
| Liebe / Glück | 0,64 |
| Fragen | 0,59 |
| Leben | 0,59 |
| Religion | 0,39 |

Ein Faktor, der sich relativ eindeutig zu erkennen gab und die Wortkombination Sterbehilfe, Hilfe, Medizin, Tod, Leiden, Willen/Selbstbestimmung, Entscheidung und Euthanasie beinhaltete, ließ sich als Diskursstrang „Entscheidungen am Lebensende“ interpretieren (vgl. Tabelle 7). Dieses Zählergebnis war insofern nicht weiter erstaunlich, als es einem im Internetforum bereits vorgegebenen Themenfeld entsprach. Bemerkenswert ist jedoch, dass die Faktorenanalyse Hinweise auf Diskussionsstränge lieferte, die nicht in der thematischen Vorstrukturierung enthalten gewesen waren und quer zu den vorgegebenen Themen verliefen: So ergab die Kombination von Wörtern wie Selektion, Evolution, Gene und Natur einen markanten Diskussionsstrang, der sich mit „Evolutionstheorie“ betiteln ließ. Ähnlich verhielt es sich mit dem Thema „Philosophisch-religiöse Grundwerte“, das ebenfalls als Ergebnis der Faktorenanalyse ausgemacht werden konnte, während es auf der Ebene der Themen(gruppen) nicht vorhanden war. In anderen Fällen erwies sich dagegen die Interpretation einzelner Faktoren als schwierig. Die

Grenzen dieses rein auf Zählergebnissen beruhenden Verfahrens zeigten Faktoren mit über 20 Einträgen auf, die nicht zu sinnvollen Kategorien zusammengefasst werden konnten.

Bestandteil der Wortschatzanalyse war außerdem die nochmalige Überprüfung geschlechtsspezifischer Aspekte. Auf der Grundlage der 10.000 Fragen (ohne Kommentare) wurde die Häufigkeit der Nennung eines jeden Lemmas getrennt nach Geschlecht erfasst. Während bei den meistgenannten Begriffen kein Unterschied zwischen männlichen und weiblichen Usern festzustellen war, ergab sich bei anderen Wörtern tatsächlich, dass diese überproportional häufig von Frauen bzw. Männern benutzt wurden. Tabelle 8 zeigt nicht das von Frauen bzw. Männern insgesamt bevorzugte Vokabular, sondern nur die Lemmata mit den größten Geschlechtsunterschieden. Diejenigen in der ersten Spalte weisen einen besonders hohen, die in der zweiten Spalte einen besonders niedrigen Frauenanteil auf.

*Tabelle 8* Ranglisten der Lemmata nach Frauen- / Männeranteil[141]

| Rangliste nach Frauenanteil | | Rangliste nach Männeranteil | |
|---|---|---|---|
| Rang | Lemma | Rang | Lemma |
| 1 | Individualität | 1 | Evolutionstheorie |
| 2 | Wissen | 2 | Produktion |
| 3 | Gefühle - Angst | 3 | Nutzen |
| 4 | Künstlichkeit | 4 | Unsterblichkeit |
| 5 | Töten | 5 | Sicherheit |
| 6 | Perfektion | 6 | Person |
| 7 | Gesundheit | 7 | Fehler |
| 8 | Katalog | 8 | Verantwortung |
| 9 | Baby | 9 | Verbesserung |
| 10 | Frau | 10 | Technologie |
| 11 | Familie | 11 | Ethik |

Das Zählergebnis muss vorsichtig interpretiert werden, da es sich um reine Wortnennungen handelt, ohne den Sinngehalt oder Kontext einbezogen zu haben. Außerdem bezieht sich das Ergebnis nur auf rund die Hälfte der Fragesteller (n=4.676), da den anonymen Beiträgen keine Geschlechtsvariable zugewiesen wer-

141 Nur User der Kategorien weiblich und männlich, n=4.676.

den konnte. Dennoch fällt auf, dass einige der typischerweise von Männern verwendeten Begriffe zum gängigen männlichen Geschlechtsstereotyp passen: Die Wortnennungen „Produktion", „Nutzen", „Verbesserung", „Technologie" können einem technisch-rational-ökonomischen Bedeutungsfeld zugeordnet werden. Auf der anderen Seite entsprechen die Wörter „Baby", „Frau", „Familie", die von weiblichen Usern auffallend häufig benutzt wurden, der traditionellen weiblichen Geschlechtsnorm. Dagegen scheinen die Lemmata mit dem höchsten Frauenanteil, „Individualität" und „Wissen" einem postfeministisch kontextualisierten Frauenbild zu entsprechen. Nicht zuletzt aufgrund der Virtualität der Namensnennungen in der Internetkommunikation wurde die geschlechtsspezifische Perspektive in den folgenden Analysephasen wieder aufgegeben. Eine nicht zu unterschätzende Konsequenz dieses quantitativen Arbeitsschritts war jedoch das Aufzeigen eines möglichen *gender bias*, dem in späteren Untersuchungsschritten immer auch ein Augenmerk gegolten hat. Auch für weitere Studien sind die Befunde von Belang: Würde man beispielsweise die Semantik der Evolutionstheorie als mächtige Metapher im zivilgesellschaftlichen Interdiskurs näher untersuchen wollen, müsste man unserer quantitativen Auswertung zufolge ihre geschlechtsspezifische Verwendung mit bedenken.

### *6.3.3 Feedback im Forum*

Um die Reaktionen der User auf einzelne Fragen zu messen, wurde die Länge eines Threads, gemessen an der Anzahl der verwendeten Wörter, als Indikator gewählt. Die Auszählung der Wörter pro Thread ergab, dass die meisten Diskussionen relativ kurz waren. Knapp die Hälfte der Threads bestand aus weniger als 80 Wörtern. Die Restkategorie fasste alle Texte von 401 bis 28.979 Wörtern zusammen. Die Beitragslänge war also breit gestreut.

Die jeweilige Textlänge sagt natürlich noch nichts darüber aus, ob die Diskussion besonders gehaltvoll war. Dennoch machte es Sinn, diese Variable als Auswahlkriterium für den ersten Teilkorpus der qualitativen Analyse zu benutzen (vgl. Kap. 7). Die Feststellung einer Verteilung mit abnehmenden Häufigkeiten war zudem wichtig für die Auswahl der statistischen Maße. So ließ sich an der Auszählung der Wörter pro Thread erkennen, dass für die Ermittlung der durchschnittlichen Textlänge das arithmetische Mittel nicht so gut geeignet war wie der Median.[142] Während die Länge der Texte maß, wie umfangreich die schriftlichen

142 Der Median teilt die Stichprobe in zwei gleich große Hälften, d.h. 50% der Fälle liegen ‚vor' dem Medianwert und genau so viele ‚hinter' ihm. Dadurch wird der Einfluss von Extremwerten mini-

Äußerungen waren, war die Anzahl der Kommentare pro Frage ein Indikator dafür, wie viele Menschen sich von der Frage oder einem der ihr folgenden Kommentare zu einer Diskussion anregen ließen. Tabelle 9 zeigt, dass rund ein Fünftel der 10.000 Fragen ‚im Sande verliefen'. Ein weiteres Fünftel provozierte lediglich einen weiteren Beitrag. Unter den verbleibenden 5681 Threads bestanden 517 aus mehr als zehn Beiträgen, dies entsprach 5,1% aller Threads.

*Tabelle 9* Beteiligung: Anzahl der Kommentare pro Frage

| Anzahl Kommentare | Häufigkeit | Prozent | Kumul. Prozente |
|---:|---:|---:|---:|
| 0 | 2.186 | 21,9 | 21,9 |
| 1 | 2.133 | 21,3 | 43,2 |
| 2 | 1.626 | 16,3 | 59,5 |
| 3 | 1.144 | 11,4 | 70,9 |
| 4 | 753 | 7,5 | 78,4 |
| 5 | 542 | 5,4 | 83,8 |
| 6 | 397 | 4,0 | 87,8 |
| 7 | 275 | 2,8 | 90,6 |
| 8 | 178 | 1,8 | 92,3 |
| 9 | 145 | 1,5 | 93,8 |
| 10 | 104 | 1,0 | 94,8 |
| 11 - 15 | 244 | 2,4 | 97,3 |
| 16 - 20 | 99 | 1,0 | 98,3 |
| >= 21 | 174 | 1,7 | 100,0 |
| **Gesamt** | **10.000** | **100,0** | |

Die Verteilung ähnelt dem Zählergebnis zu den Textlängen. Sie liefert keine Erklärung dafür, warum einige Fragen mehr Kommentare auf sich zogen als andere. Die Reaktionen der Forumsteilnehmer/innen könnten z.B. abhängig von der Themenwahl gewesen sein. Zur Überprüfung eines Zusammenhangs zwischen Themenwahl und Ausmaß des Feedbacks wurden die Themengruppen anhand des Medians der Textlänge der in ihnen enthaltenen Threads verglichen (vgl. Tabelle 10). Im Durchschnitt hatten die Diskussionen in den meisten Themengruppen eine Länge von 74 bis 84 Wörtern. Die Themengruppe „Sterben, Sterbehilfe, Töten" wies mit 117 Wörtern einen deutlich höheren Median auf, ebenso die Gruppe „Sonstiges".

miert. Im Falle des arithmetischen Mittels, das die Summe aller Werte durch die Anzahl der Fälle teilt, würden dagegen die sechs längsten Diskussionen den Mittelwert der Threads erheblich in die Höhe treiben und auf diese Weise verzerren.

*Tabelle 10* Durchschnittliche Textlänge in Wörtern nach Themengruppe

| Themengruppe | Textlänge[143] | Standardabweichung | N |
|---|---|---|---|
| Heilen, Forschen, Experimentieren | 74,0 | 677 | 2.514 |
| Patente, Rendite, Wirtschaft | 76,0 | 229 | 152 |
| PID, PND, Wunschkinder | 76,5 | 523 | 2.516 |
| Ethik, Medien, Kommissionen | 81,0 | 394 | 1.112 |
| Der (im-)perfekte Mensch | 84,0 | 669 | 2.822 |
| Sterben, Sterbehilfe, Töten | 117,0 | 625 | 774 |
| Sonstiges | 158,0 | 971 | 110 |
| **Alle Threads** | **82,0** | **608** | **10.000** |

Bei der Analyse des Fragen-Feedbacks wurde außerdem ein Zusammenhang mit der Identität der Fragesteller/innen überprüft. Man könnte z.B. vermuten, dass es einen quantitativen Unterschied zwischen Reaktionen auf anonyme und auf nicht anonyme Fragen gab.[144] Die Länge des Feedbacks (Tabelle 11) war aber in beiden Kategorien mit einem Median von 81 bzw. 79 Wörtern unauffällig. Eine Ausnahme stellten jedoch diejenigen User dar, die einen Fantasienamen benutzten; an diese Fragen schlossen sich längere Diskussionen an. Möglicherweise handelte es sich hier um erfahrene User, welche die in den meisten Foren übliche Benutzung von Pseudonymen oder Avataren[145] bevorzugen und für die es Bestandteil des Alltags ist, an Internetdiskussionen teilzunehmen.

*Tabelle 11* Durchschnittliche Textlänge in Wörtern nach Identität

| Identität | Textlänge | Standardabweichung | N |
|---|---|---|---|
| Name genannt | 79 | 667 | 4757 |
| Anonym | 81 | 539 | 4990 |
| Fantasiename | 185 | 683 | 253 |
| **Alle Threads** | **82** | **608** | **10000** |

143 Die Textlänge ist gleichbedeutend mit Median.

144 Die Überprüfung auf geschlechtsspezifische Unterschiede ergab keine Auffälligkeiten.

145 Avatar (von *Avatara* [Sanskrit], Bezeichnung für einen Gott, der die Gestalt eines Menschen oder Tieres annimmt): Stellvertreter einer Person in der virtuellen Realität; wird meist als Grafik in Chats und Internetforen benutzt, um die teilnehmende Person zu illustrieren.

## 6.4 Schlussfolgerungen

Mit dieser ersten empirischen Arbeitsphase verband sich die Absicht, einen Gesamtüberblick über das umfangreiche Material zu gewinnen und dessen Komplexität zu reduzieren. Auf der Suche nach geeigneten Ordnungskriterien bot es sich an, folgende Kriterien genauer zu durchleuchten: die Teilnehmer/innen, die äußere Struktur der Threads und einige inhaltliche Merkmale wie Themenwahl und verwendeter Wortschatz. Als methodischer Zugang wurde ein quantitativer Ansatz gewählt, um die inhaltsanalytisch relevanten Aspekte (z.B. Geschlecht der User, Treadlänge, Themenwahl etc.) statistisch auswerten zu können. Die Besonderheit dieses ersten Analysedurchgangs war, dass innerhalb eines prinzipiell qualitativ orientierten Forschungsdesigns quantitative Verfahren des Zählens und Messens zur Anwendung kamen. Folglich richteten sich die Erstellung des Fragen-Diktionärs und die Auszählung der Worthäufigkeiten nicht – wie bei der quantitativen Inhaltsanalyse üblich – nach vorgegebenen Kategorien, sondern sie dienten dem Auffinden von Aspekten, die für die qualitativen Arbeitsphasen insgesamt aufschlussreich sein würden.

Zum einen gelang es, die Struktur des gesamten Onlineforums anhand der Länge der Threads und der Anzahl der Kommentare zu veranschaulichen. Relativ lange Diskussionen mit zehn und mehr Kommentaren erreichten nur rund 5% der Fragen – der längste Thread entsprach allerdings mit rund 29.000 Wörtern einem Text erheblichen Umfangs. Die Chance des durchschnittlichen Users, mit einer Frage eine längere Diskussion anzuheizen, war demnach relativ gering. Wenn aber erst einmal eine größere Anzahl von Beiträgen zusammen gekommen war, gewannen einzelne Threads eine Eigendynamik, die sich in entsprechenden Längen niederschlug. Wenn 95% der Fragen nicht in der Lage waren, mehr als neun Beiträge zu provozieren, kann man mit einiger Berechtigung annehmen, dass die psychologische Wirkung, die dem Fragenstellen gemeinhin zugeschrieben wird – Gesprächsanregung, Offenheit, Nachdenklichkeit –, sich nicht unabhängig vom Kontext entfaltet (vgl. 3.3).[146] Die Kommunikation in einer *face-to-face*-Situation und die virtuelle Kommunikation in einem Internetforum ähneln sich – auch wenn sie den Gebrauch von Alltagssprache und die Möglichkeit des simultanen Austausches im Prinzip gemeinsam haben – anscheinend doch weniger als man annehmen würde. Da die quantitativen Analysen ergaben, dass der Charakter des Sprechakts ‚Frage' für den Verlauf der Onlinediskussion nur eine untergeordnete Rolle spielte, wurde

146 Allerdings muss weiter in Betracht gezogen werden, dass die Aufforderung, Fragen zu stellen, die individuelle Motivation zur Teilnahme am 1000 Fragen-Forum sicherlich entscheidend beeinflusst hat.

konsequenterweise in den folgenden Untersuchungsphasen die Unterteilung des Korpus in Fragen und Kommentare aufgegeben und alle Sprechakte erhielten den gleichen Status. Wichtigstes Ergebnis der Analyse der Threadlängen und der Anzahl der Kommentare war somit ein vertiefter Überblick über den Gesamtkorpus.

Weiterhin wurde das Material nach Aspekten geordnet, die man in teilnehmerbezogene Variablen und solche, die sich auf die Beiträge bezogen, unterteilen kann. Bei allen teilnehmerbezogenen Variablen lässt sich festhalten, dass auch hier das Medium Internet das untersuchte Material geprägt hat. Besonders auffällig war dies bei den Namensvariablen: Mehr als die Hälfte der Teilnehmer/innen zog es vor, anonym zu bleiben. Ein hoher Anteil anonymer Stellungnahmen ist nicht per se problematisch. In den meisten Analysen entsprach die Verteilung dem Gesamtdurchschnitt; die mehrheitliche Anonymität verursachte also keine systematischen Verzerrungen. Eine besondere Gruppe bildeten jedoch die Fragesteller/innen, die sich einen Fantasienamen gegeben hatten: Ihre Threads waren besonders lang. Mit der Geschlechtsvariable wurde die Frage überprüft, ob die teilnehmenden Männer und Frauen an unterschiedliche Wissensbestände anknüpften. Durch die quantitative Auswertung der Fragen nach dem Geschlecht ließ sich diese Vermutung teilweise bestätigen: Sowohl bei der Themenwahl als auch beim verwendeten Wortschatz gab es Bereiche mit überdurchschnittlichem Frauen- bzw. Männeranteil. Angesichts des virtuellen Charakters des Materials und des im Internet häufig anzutreffenden Spiels mit der Geschlechtsidentität ist der Stellenwert der Geschlechtsvariable jedoch eher niedrig anzusetzen. Insgesamt machten die teilnehmerbezogenen Variablen zwar auf wichtige Besonderheiten des Onlineforums aufmerksam (Einfluss des Mediums, möglicher *gender bias*); als Ordnungsprinzip für die weitere Untersuchung erwiesen sie sich jedoch als nicht geeignet. Diese Funktion konnten nur die beitragsbezogenen Variablen Themenwahl und Wortschatz übernehmen.

Bei der Frage nach den inhaltlichen Schwerpunkten des Diskursereignisses ergab die Auszählung der gewählten Themen, dass das Interesse der User ungleich verteilt war. Eine zentrale Tendenz ließ sich jedoch nicht feststellen; zudem war wahrscheinlich, dass sich die User auch im weiteren Verlauf der Threads nicht strikt an die Themenbindung hielten. Mehr Erkenntnisgewinn versprach die Analyse des Wortschatzes, der in den 10.000 untersuchten Fragen verwendet worden war: Die mit Abstand am häufigsten genannten Schlüsselbegriffe „Mensch", „Leben", „Familie" und „Tod & Sterben" verwiesen auf einige wenige, den einzelnen Themen(gebieten) übergeordnete Gegenstände, die in bemerkenswerter Deutlichkeit in die Debatte eingebracht wurden. Weitere Diskussionsgegenstände, die nicht explizit aus den vorgegebenen Themen hervorgingen, konnten durch die explorative Faktorenanalyse entdeckt werden: Sie wurden mit „Evolutionstheorie" und „Philosophisch-religiöse Grundwerte" betitelt.

Konnte insgesamt das Ziel der Komplexitätsreduzierung durch Zählen und Messen erreicht werden? Die Betrachtung der Threadlängen führte z.B. zu der Einschätzung, dass wir es nur bei einer Minderzahl der Threads mit einer dialogischen Struktur zu tun hatten. Insgesamt überwog der Eindruck verstreuter Äußerungen – ein typischer Ausgangspunkt jeder Diskursanalyse. Unter den in Betracht gezogenen Ordnungskriterien mussten die teilnehmerbezogenen Variablen für weitere Analysen verworfen werden; auch die Untersuchung der vorgegebenen Themen versprach keinen größeren Erkenntnisgewinn. Dagegen verwiesen die Verteilungsmuster von Begriffen, die mithilfe eines Diktionärs gemessen wurden, auf mögliche Anschlüsse an die diskursanalytische Betrachtungsweise. Da den quantitativen Analysen zufolge in dem untersuchten Diskursereignis immer wieder vom „Menschen", von „Leben", „Tod/Sterben" und „Familie" die Rede war, stellte sich beispielsweise die Frage: Sind diese häufig genannten Begriffe zusammen mit noch zu bestimmenden formalen Kategorien Ausdruck bestimmter diskursiver Formationen? Welchen Stellenwert hat etwa der mittels Faktorenanalyse empirisch nachgewiesene Gegenstand „Evolutionstheorie" (mit den Begriffen: Selektion – Evolution – Gene – Natur)? An dieser Stelle traten die Grenzen des quantitativen Ansatzes deutlich hervor, denn um solche Fragen beantworten zu können, bedurfte es einer interpretativ-analytischen Herangehensweise, d.h. des Kategorisierens und Typisierens. Die Äußerungen des Onlineforums mussten in ihrer Ereignishaftigkeit und im Kontext ihres Auftretens untersucht werden, damit sie als Teile von Strukturen diskursiver Praxis erkannt werden konnten. Der Umsetzung dieses Vorhabens war die folgende Untersuchungsphase gewidmet.

# 7 Diskursordnung finden durch Kategorisieren und Systematisieren

Der qualitative Zugriff auf das umfangreiche Material erfolgte mit einer relativ allgemeinen Ausgangsfrage: Lassen sich in der beobachteten diskursiven Praxis Systematiken feststellen? Da gemäß den Grundannahmen der Diskurstheorie derartige Regelmäßigkeiten weder auf die beteiligten Akteure noch auf das vorgegebene Thema zurückzuführen sind, ging es bei diesem Untersuchungsschritt nicht um das Herausfiltern von Pro- und Contra-Argumenten, die Positionen innerhalb eines Diskurses repräsentieren würden. Vielmehr war die Rekonstruktion von Denkmodellen und Wissensordnungen das Ziel der Analyse. Im Folgenden geben wir einen Einblick in die zweite, wiederum explorativ angelegte Arbeitsphase, die sich des qualitativen Methodeninstrumentariums bediente (vgl. 5.1). Zunächst wird die Frage erörtert, wie die Diskursanalyse mit Hilfe von Codiertechniken, die an der *grounded theory* angelehnt sind, umgesetzt werden kann (7.1). Anschließend wird die Vorgehensweise des Offenen Codierens beschrieben; sie kommt einer ‚Oberflächenanalyse' der untersuchten diskursiven Praxis gleich (7.2). Der offene Codierdurchlauf hat eine Vielzahl von Codes produziert, die anschließend den Arbeitsschritten der Systematisierung und Interpretation unterzogen werden. Ergebnis ist ein so genannter Codebaum, der ausführlich vorgestellt wird (7.3). Die Schlussfolgerungen (7.4) verweisen auf die Notwendigkeit vertiefter wissenssoziologischer Reflexion.

## 7.1 Diskursanalyse und grounded theory: Methodologische Reflexion

Wenn auch schon zu Beginn feststand, dass aus forschungspragmatischen Gründen nicht sämtliche im Internetforum enthaltenen Diskursfragmente beachtet werden konnten, so sollte doch zumindest ein möglichst umfassendes Bild des diskursiven Ereignisses erstellt werden. Da bewusst darauf verzichtet worden war, vorab eine Diskursordnung zu entwerfen, mit der man den Textkorpus deduktiv hätte analysieren können, ergab sich die selbst gestellte Herausforderung, möglicherweise sehr viele und sehr verschiedene Diskurse, Diskursfragmente und -verknüpfungen vorzufinden und in eine gewisse Ordnung bringen zu müssen. Trotz der gewählten induktiven Vorgehensweise erwies es sich angesichts der immensen Materialfülle als notwendig, bereits in dieser Phase der Oberflächenanalyse Schwerpunkte zu setzen; dabei mussten einige durchaus viel versprechende Nebenpfade außer Acht gelassen werden. Vor der Ergebnispräsentation soll deshalb erläutert werden, wie das eigene Vorgehen systematisiert und welche Techniken angewandt wurden, um das Kriterium der Nachvollziehbarkeit zu erfüllen, das in besonderer Weise für qualitative Analysen gilt (vgl. 5.1).

### *7.1.1 Der Beitrag der grounded theory*

Die Diskurstheorie nach Foucault (1974; 1990a) stellt kein spezielles Handwerkszeug zur Textanalyse zur Verfügung. Da bewährte Auswertungstechniken große Vorteile bei Forschungsdesign und Durchführung bieten, haben wir auf die in zahlreichen anderen Studien benutzte Vorgehensweise der *grounded theory* zurück gegriffen. Hierbei handelt es sich um ein methodologisches Programm, das 1967 zuerst von Barney Glaser und Anselm Strauss entwickelt wurde (Glaser/Strauss 1998).[147] Der Ansatz arbeitet induktiv und Hypothesen generierend. Ziel ist es, in intensiver Auseinandersetzung mit dem empirischen Material Theorien mittlerer Reichweite zu entwickeln bzw. zu ‚entdecken'. Bevor dieser Ansatz auch in unserer Studie zur Anwendung kommen kann, ist allerdings zu klären, ob er mit dem Ansatz der Foucault'schen Diskursanalyse überhaupt kompatibel ist. Die Forschungslogik der *grounded theory* folgt dem hermeneutischen Zirkel: Jeder neue Erkenntnisgewinn führt zu einem erweiterten (Vor-)Verständnis, das wiederum Auswirkungen auf die anschließend verfolgten Fragestellungen und Herangehensweisen (quantitativ/qualitativ; induktiv/deduktiv) hat. Dabei geht man schrittweise vor. Am Beginn einer an der *grounded theory* orientierten Untersuchung steht die Formulierung einer Erkenntnis leitenden Fragestellung. Diese soll möglichst wenig durch theoretische Vorannahmen beeinflusst sein und noch keine Hypothesen enthalten, damit der induktive Charakter des Forschungsprozesses gewahrt bleibt. Als nächsten Schritt folgen Auswahl bzw. Gewinnung des zu untersuchenden Materials. Die meisten Studien verwenden Interviews oder schriftliche Dokumente; es gibt jedoch keine prinzipielle Beschränkung.

Den Kern der *grounded theory* bilden die Kategorien; sie sind ihre *„conceptual elements"* (Glaser/Strauss 1967, 36, Hervorh. d. Verf.). Eine Kategorie dient immer

147 Zur Weiterentwicklung der *grounded theory* vgl. Strauss (1994), Strauss/Corbin (1998), Dey (1999) und Strübing (2004).

zwei Zwecken: zum einen der Identifizierung von Aspekten des Untersuchungsgegenstandes (Was ist ‚es'?) und zum anderen der Unterscheidung (Was ist ‚es' *im Unterschied* zu anderen Kategorien?). Als Bestandteil eines abstrakten Konzepts entspringt eine Kategorie nur zum Teil dem kreativen Denken der Forschenden; sie muss vor allem mit Beispielen aus dem empirischen Forschungsmaterial belegt werden. Diese Fundstellen – meist handelt es sich um einzelne Textstellen – dienen als Indikatoren für das abstrakte Konzept und geben Hinweise auf die Tauglichkeit des zu entwickelnden Kategoriensystems. Ein weiterer Prüfstein für die Plausibilität der Kategorien ist der kollegiale Austausch im Forschungsteam. Die enge Verknüpfung von Kategorie und (Text-)Material sowie die intersubjektive Absicherung im Team sollen eine Objektivierung der Untersuchungsergebnisse ermöglichen. Die Kategorienbildung erfolgt mit Hilfe verschiedener Codiertechniken in mehreren Schritten. Im ersten Materialdurchgang wird das „Offene Codieren" angewandt, ein kreativer Prozess, der Hunderte von Codes hervorbringen kann (vgl. Rosenthal 2005, 213). Neben der Erstellung der Codes ist das Verfassen so genannter Memos, in denen die theoretischen und methodischen Bezüge von Codes und Textstellen reflektiert werden, ein wichtiger Bestandteil dieser Arbeitsphase. Die – als vorläufig zu betrachtenden – Codierergebnisse werden ständig am Material überprüft. Durch Vergleiche, Subsumtionen und Abstraktionen können im nächsten Schritt Codes höherer Ordnung gebildet werden. Sie erfüllen kategoriale Funktionen.[148] Das im ersten Codierdurchgang entstandene Kategoriensystem bedarf allerdings weiterer Ergänzungen und Veränderungen, bevor sich von einer empirisch abgesicherten Theorie, oder, in der Terminologie der *grounded theory*, von einer „theoretische[n] Sättigung" (Rosenthal 2005, 85) sprechen lässt.

Aus diesem Grund ist der Forschungsprozess nichtlinear angelegt, d.h. er beinhaltet ein mehrmaliges Durchdringen des Untersuchungsgegenstandes. Im Unterschied zur ersten Materialerhebung im Rahmen des Offenen Codierens, die sich gerade nicht nach theoretischen Vorgaben richten soll, erfolgt die Beschaffung weiterer Daten auf der Grundlage der bereits entwickelten Codes und Kategorien. Diese Fokussierung schlägt sich auch im Konzept der Theoretischen Stichprobe (vgl. Rosenthal 2005, 85ff.; Titscher u.a. 1998, 95) nieder. Während die quantitative Forschungslogik in jeder Stichprobe ein verkleinertes, aber hinsichtlich der zu untersuchenden Merkmale identisches Abbild der Grundgesamtheit sieht, rechtfertigt in der qualitativen Analyse die Logik der Theoretischen Stichprobe die gezielte Suche nach bestimmten Merkmalen. Nach dem ersten Codiervorgang kann sich jede weitere Erhebung auf völlig andere Quellen (z.B. Dokumente, Interviews)

148 Eine Kategorie wird, wie bereits erwähnt, als *conceptual element* einer zu entwickelnden Theorie verstanden.

beziehen. Es ist aber auch möglich, neue Stichproben aus dem vorhandenen Material zu ziehen; eine dritte Möglichkeit ist, die im ersten Durchgang bearbeiteten Texte unter einem anderen Blickwinkel durchzusehen. Bei der fortgeschrittenen Analyse wendet man zumeist die Technik des, „axialen" oder „selektiven" Codierens an (vgl. Rosenthal 2005, 214). Deren Systematik gründet sich auf den Ergebnissen des Offenen Codierens, d.h. der Sammlung von Codes und Memos, einer anschließend erfolgten Kategorienbildung und der theoretischen Reflexion im Forschungsteam.

Der Kreislauf von Erhebung und Analyse ist dann beendet, wenn keine neuen Aspekte mehr auftauchen und sich ein stabiles Kategoriensystem herausgebildet hat. Dieses sollte sich um eine überschaubare Zahl von Kernkategorien gruppieren. Untersuchungsergebnis ist somit eine auf empirischen Daten begründete (*grounded*) Theorie, die aus den Aussagen über die Kernkategorie, weitere Kategorien und die Beziehungen zwischen ihnen besteht. Mit dem Arbeitsergebnis der so genannten Theoretischen Sättigung ist der *grounded theory* zufolge das allgemeine wissenschaftliche Gütekriterium der Verallgemeinerbarkeit erfüllt, das bekanntlich in der qualitativen Forschung das quantitative Konzept der statistischen Repräsentativität ersetzt.

### *7.1.2 Diskursanalyse und grounded theory: Gemeinsamkeiten und Unterschiede*

Im Rahmen unserer Untersuchung bietet es sich an, die methodologische Diskussion über die Vereinbarkeit von *grounded theory* und Diskursanalyse nicht ausführlich zu führen, sondern nur hinsichtlich von Umsetzungsproblemen. Zum einen sei auf die Gemeinsamkeiten hingewiesen: Beide Ansätze schlagen einen offenen Forschungsprozess vor und ermöglichen es, Hypothesen erst im Laufe der Analyse zu entwickeln und bei Bedarf Fragestellungen zu verändern. Auch der konstante Dialog zwischen Daten und theoretischer Reflexion, der nach und nach zur Verdichtung und Systematisierung der theoretischen Konzepte führt, findet sich in beiden Methodologien. Das Konzept-Indikatoren-Modell der *grounded theory*, das dem Codierparadigma zu Grunde liegt, lässt sich ebenfalls auf die diskursanalytische Perspektive anwenden: So wie die codierten Textstellen im Typisierungsprozess der *grounded theory* als Indikatoren für Codes und Kategorien gelten, schließt auch die Diskursanalyse aus verstreuten Äußerungen auf typisierbare Aussagen und Formationsregeln. Die Vorschläge der *grounded theory* bei der Auswahl des zu untersuchenden Materials, d.h. die Konzepte der Theoretischen Stichprobe und der Theoretischen Sättigung lassen sich ebenfalls in eine diskursanalytische Vorgehensweise integrieren. Da eine Diskursanalyse nie die gesamte Menge aller Äußerungen eines Diskurses zum Untersuchungsgegenstand machen kann, ist es allgemein üblich, eine theoretisch begründete Auswahl des zu analysierenden Korpus zu treffen (Jäger 1999, 190ff. ; Keller 2004, 84ff.).

Zum anderen gibt es aber auch einen grundlegenden Unterschied zwischen den beiden Forschungsprogrammen, und zwar im Verständnis dessen, was als Bestandteil von Wissensordnungen zu gelten hat und folglich Eingang in ein Codesystem finden kann. Die Methodologie der *grounded theory* geht von der handlungstheoretischen Tradition des Symbolischen Interaktionismus (Blumer 1977) aus. Nach diesem Paradigma sollen die Forschenden die in den Texten enthaltenen Denkmuster mit einem verstehenden Zugang entschlüsseln, d.h. das Forschungsinteresse richtet sich in erster Linie auf die Bedeutung, die die Dinge für die Autoren und Akteure haben. Dagegen setzt der Poststrukturalismus, dem die Diskursanalyse Foucault'scher Prägung zuzuordnen ist, folgende Prämissen: Wissensordnungen werden als soziale Tatbestände aufgefasst, die sich empirisch in Streuungsmustern von Aussagen nachweisen lassen. Der subjektive Sinn, den die Autoren in ihre Äußerungen gelegt haben mögen, spielt hier keine Rolle. Trotz der Distanzierung von der interpretativ-hermeneutischen Deutungsarbeit sieht sich aber auch die Diskursanalyse gezwungen, mit verstehenden Zugängen zu arbeiten: Zwar rekonstruiert sie nicht Deutungen in dem sprachlichen Material, das sie erforscht, dafür ist aber die eigene Tätigkeit – typisieren, kategorisieren, de- und rekonstruieren etc. – in weiten Teilen des Forschungsprozesses ebenfalls interpretativ; in anderen Worten, auch die Diskursanalyse kommt schwerlich ohne das basale Handwerkszeug hermeneutischer Methodik aus. In diesem Zusammenhang konstatiert Keller (2004, 72): „Die neuere sozialwissenschaftliche Hermeneutik beschäftigt sich [.] mit den Möglichkeiten der methodischen Kontrolle von Interpretationsprozessen und wird in genau dieser Hinsicht für die Diskursforschung relevant."

Der dargestellte methodologische Unterschied zwischen den beiden Paradigmen hat Auswirkungen auf Fragestellungen, Kategorienbildung und Codierstrategien einer empirischen Untersuchung. Aus unserer Sicht sind aber die Elemente der vorgestellten Analysetechniken flexibel genug, so dass es möglich sein sollte, sie in Forschungsdesigns beiderlei Provenienz zu integrieren.[149]

149 Zu diesem Schluss kommt auch Keller (2001, 138), der die Integration von Elementen aus der *grounded theory* als „nützliche Strategie zur Datenreduktion" in der Diskursanalyse bewertet. Ein Anwendungsbeispiel für die Kombination von *grounded theory* und Diskursanalyse bietet Viehöfer (2001).

## 7.2 Methodisches Vorgehen: Offenes Codieren

Die an der *grounded theory* orientierte Codiertechnik besteht aus dem Zuweisen von Textstellen zu passenden Codes (vgl. 7.1.1). Ein Code markiert ein gedankliches Konzept, das sich in der offenen Arbeitsphase eher intuitiv ergibt und noch nicht fertig ausgearbeitet sein muss. Ein einfaches Beispiel ist das spontane Zuweisen einer Textstelle, in der aus der Bibel zitiert wird, zum Code „Religion", ein anderes das Zuordnen eines Textes, der Sterbehilfe thematisiert, zu eben diesem Code „Sterbehilfe". Durch den ständigen Vergleich der Textstellen ergeben sich im Laufe des Codierens Differenzierungen innerhalb eines Codes, z.B. wird der Code „Sterbehilfe" allmählich zu einer übergeordneten Kategorie „Sterbehilfe" mit den Untercodes „rechtliche Situation" und „Sterben in Würde". Außerdem können durch den Vergleich mehrerer Codes und durch logische Über- und Unterordnungen Hierarchisierungen gebildet werden. Als Analyseergebnis entsteht so nach und nach ein Codebaum mit vielfachen Verästelungen. Allerdings: Die Interpretation von Textstellen ist nicht Bestandteil des Codierens selbst. Eine laufende Dokumentation von Interpretationen, Assoziationen etc. ist deshalb bei der Codierarbeit unerlässlich, da Vorannahmen die Bildung des Codesystems beeinflussen. Aus diesem Grund werden ständig so genannte Memos erstellt, die anfangs nicht im Detail diskutiert werden müssen, aber im Verlauf des Codierens eine wichtige Hilfe bei der Rekonstruktion möglicher Regelstrukturen im Codebaum sind. Memos können für einzelne Textstellen, aber auch für die Codes selbst erstellt werden, sie können Aussagen zu den Kategorien enthalten wie auch Anweisungen dazu, wie codiert werden soll. Meist sind die Codememos mit einem Ankerbeispiel aus dem Datenmaterial versehen.

Die erste Aufgabe bei der qualitativen Bearbeitung des Materials besteht in der Zusammenstellung eines zu analysierenden Textkorpus. Im Fall unserer Studie wurde hierfür das systematische Ziehen einer Stichprobe gewählt; sie sollte gewährleisten, dass eine inhaltlich möglichst breite Abbildung des gesamten Materials in die Untersuchung einbezogen wurde. Da als einzigen inhaltlichen Anhaltspunkt die vorgegebenen 45 Unterthemen vorhanden waren, sollte jedes dieser Themen auch in der Stichprobe zu finden sein.[150] Um diese Anforderung an die Stichprobe zu erfüllen, wurde das Material zuerst auf Threads mittlerer Länge reduziert, einerseits um möglichst typische Beiträge einzubeziehen, andererseits um die benötigte Bearbeitungszeit in einem vertretbaren Rahmen zu halten. Unter- und Obergrenze wurden mit Hilfe des Medians (vgl. Kap. 6) bestimmt: Laut der

150 Das mengenmäßige Verhältnis der Äußerungen pro Thema war hingegen für die Grundgesamtheit nicht von Bedeutung.

Häufigkeitsauszählung der Variablen Textlänge waren die Beiträge im Durchschnitt 82 Wörter lang (vgl. Tab. 10). Entsprechend wurde die Spannweite der Stichprobe auf plus/minus 20 Wörter festgelegt (also alle Threads von 62 bis 102 Wörtern); dieses Auswahlkriterium erfüllten 1.642 Threads oder 16,42% der Grundgesamtheit. Erst eine Stichprobe dieser Größenordnung konnte gewährleisten, dass auch seltener frequentierte Unterthemen vertreten sein würden. Da allerdings die Anzahl von Fundstellen immer noch zu groß für eine qualitative Auswertung war, musste eine zweite Reduzierung des Materials erfolgen. Dieses Mal wurden in einer persönlichen Durchsicht bis zu zehn Threads aus jedem Unterthema ausgewählt.[151] Das Auswahlkriterium dieses Durchgangs bildete die Einschätzung, dass sich der jeweilige Thread in Inhalt und Umfang für die Codierung eignen würde. Aus dieser zweiten Reduzierung resultierte eine Stichprobe von nunmehr 414 Threads, die aus den 45 vorgegebenen Unterthemen stammten.[152] Diese 414 Threads mit einer Textlänge von 62 bis 102 Wörtern bildeten den Korpus für den ersten Durchgang des Offenen Codierens. Jeder einzelne Thread wurde je zwei Teammitgliedern zugeteilt; das Material wurde also von wechselnden Zweierteams bearbeitet. Im Ergebnis entstand in der Phase des Offenen Codierens eine sehr große Menge an Textmaterial. Eine vollständige Präsentation aller erarbeiteten Codes inklusive Ankerbeispielen und Codememos kann daher an dieser Stelle nicht geleistet werden. Im Folgenden beschränken wir uns auf eine Darstellung des Codebaums selbst; außerdem liefern wir an verschiedenen Stellen vertiefende Interpretationen von als besonders bedeutungsvoll erachteten Kategorien, Codes und Ankerbeispielen, die durch Originalzitate veranschaulicht werden.

## 7.3 Rekonstruktion der Diskursordnung – der Codebaum

Die Übersicht auf den folgenden Seiten zeigt den Codebaum nach einer theoriegeleiteten Systematisierung im Juni 2006. Anhand einer überschaubaren Anzahl von Kategorien und ihnen untergeordneten Codes liefert er eine Zusammenfassung der Äußerungen des Internetforums.[153] Bei der Auswahl und der Hierarchisierung

151 Das Durchlesen der Threads erfolgte arbeitsteilig: Jedes Teammitglied übernahm neun Unterthemen. Auf diese Weise wurde gewährleistet, dass unterschiedliche Perspektiven auf das Material zur Geltung kamen.

152 Von den 45 Unterthemen waren 36 mit je zehn Threads vertreten, die restlichen neun Unterthemen waren schon in der ersten Stichprobenziehung mit weniger als zehn Threads vertreten gewesen; von ihnen wurden alle 54 Threads verwendet.

153 Bei der Erstellung des Codebaums wurde der Gesamtkorpus (N=10.000) durch eine geschichtete Stichprobe (n=414) repräsentiert.

kamen bereits theoretische Aspekte ins Spiel, nämlich Überlegungen zum Stellenwert einzelner Äußerungen. Erstellt wurde ein Modell nach dem Muster einer Aufzählung, das die vorgefundenen Begriffe, Gegenstände und Argumentationsweisen im Überblick zum Vorschein bringt. Doch die Kategorisierung hatte insofern ihre Grenzen, als sie nur die Oberfläche des diskursiven Ereignisses zeigen konnte. Eine tiefer gehende Analyse, die an dieser Stelle nicht geleistet werden kann, würde nach den Zusammenhängen zwischen den Kategorien, d.h. nach ihren analytischen Dimensionen fragen sowie nach den häufig benutzten Code-Kombinationen und auch nach denjenigen, die selten oder nie auftraten.

## Inhaltliche Diskursordnung

### Subjekt

**Was ist der Mensch?**

**Menschliche Charakteristika**

Menschlicher Körper
- Körper als Materie
- Körper als Leib

Geist / Vernunft / Seele

Gefühle
- Liebe
- Glück
- Zufriedenheit
- Angst
- Schmerz
- Leiden
- Sonst. Gefühlsäußerungen

Charaktereigenschaften
- Egoismus

Grenzziehungen
- Mensch / Gott
- Mensch / Tier
- Mensch / Maschine
- Mensch / noch nicht Mensch
- Mensch / nicht mehr Mensch
- Mensch / Klon
- (Im-)Perfekter Mensch

Menschliche Individualität
- Menschenwürde
- Menschenrechte

Einheitsmensch

**Mensch zu Mensch – Beziehungen zwischen Menschen**

Generativität allgemein

Verwandtschaft-Nachkommen-Elternschaft
- Kinderwunsch-Wunschkinder
  - Kinderlosigkeit
  - Ursachen von Kinderlosigkeit
  - Recht auf ein Kind
  - Adoption
- Verantwortliche Elternschaft
  - Kindeswohl
  - Kind nach Maß
  - Wer will schon ein behindertes Kind?

**Wie lebt der Mensch? – Menschliches Leben**

(Un-)Endlichkeit des Lebens

(Un-)Glückliches Leben

(Un-)Schönes Leben

Sinn des Lebens / sinnloses Leben

Lebenswertes Leben / wertloses Leben

Beginn des Lebens
- Embryo / Fötus

Ende des Lebens
- Abtreibung
- Bilder vom Tod

Gesundheit und Krankheit

### Ethik

**Was darf der Mensch? – Moralisches Handeln**

Entscheidungen über Leben und Tod
- Entscheidungskriterien
- Ethische Dilemmata
- Voraussetzungen
- Folgen
- Wer soll entscheiden?
- Einzelfallentscheidungen
- Grenzüberschreitung

Verantwortung
- Allgemein
- Verantwortung für Leben
- Verantwortung für Technikfolgen
- Verantwortung für Kinder

**Ethische Werte**

Freiheit

Selbst-/Fremdbestimmung

Gerechtigkeit

Guter Mensch

Religiöse Erklärungen

**Reflexion über Ethik**

Kritik der „Moralisten"
- Ethik als Hemmnis
- „Scheinmoral"

Wertepluralität

Ethikrat

### Macht

**Staat / Politik**

Politikbereiche
- Forschungspolitik
- Bevölkerungspolitik
  - staatliche Euthanasie
  - Eugenik
  - Selektion von Behinderung
- Gesundheitspolitik
  - Arzt-Patient-Beziehung
- Umweltpolitik
- Sozialpolitik
- Entwicklungs- und Armutspolitik

Gesetzgebung / Rechtsprechung
- Demokratie, politische Partizipation
  - partizipative Technikfolgenabschätzung

Rechte allgemein
- legal-illegal-legitim

**Medienmacht / Information**

**Ökonomie / Geld**

Soziale Frage

**Gesellschaft / sozialer Druck**

Normalität und Abweichung
- Genies und Normale

Einzigartigkeit

Behinderung und Gesellschaft
- Behinderungsbegriffe
- Behinderung als Haftungsschaden
- Behinderung und Leid
- Bioethik und Behinderung

Umgang mit Behinderung
- Versorgung von Menschen mit Behinderung

Stigmatisierung

Vermeidung
- Genetische Optimierung

## Formale Diskursordnung

### Wissensbestände

- Wissen über Wissen(schaft)
  - Grenzen der Wissenschaft
- Wissen über Medizin
  - Sozialmedizin
  - Stellungnahmen zur Medizin
- Wissen über Biologie
  - Wissen über Genetik
  - Sozialdarwinismus, Evolutionstheorie
  - Ökologisches Wissen
  - Biotechnik
    - Klonen
- Wissen über Bioethik
- Wissen über Politik
- Ökonomisches Wissen
- Juristisches Wissen
- Soziologisches Wissen
- Religiöses Wissen
  - Zitate aus der Bibel
  - „Gott ist tot"
  - Religiöse Bilder
- Historisches Wissen
  - Nationalsozialismus
    - „Hitler ist tot"
- Massenmediales Wissen
  - Stellungnahmen zu Medien
- Literarisches Wissen
  - „Brave New World"
- Fiktionales Wissen
- Metaphysisches Wissen
  - Schicksal
- Sonstiges Wissen

### Wissensformen

**Erkenntnisstile**

- Spezialwissen
  - Informiertes Wissen
  - Anonymes Wissen
- Alltagswissen
  - Erfahrungswissen
  - Normenwissen

**Verlässlichkeit von Wissen**

- Nicht-Wissen
- Zweifel, unsicheres Wissen
- Gewissheit

### Sprecherpositionen

**Selbst-Positionierungen**

- Ich-Statements
- Wir-Statements
  - „Individuelles" Wir

**Fremd-Positionierungen**

- Fatalistische / Defätistische Haltung
- Wissenschaftliche Autoritäten
  - Der Forscher
  - Der Wissenschaftler
- Religiöse Autoritäten
  - Kirche
  - Gott
- Historische Analogien
  - „Die Geschichte lehrt ..."

**Positionierung durch Abgrenzung**

- „gegen Zynismus"
- Aufklären und Belehren

### Diskurskontrollen

**Internetsprache**

- Medialer Slang, Sprachspiele
- Tags, Grußformeln

**Bewertung von Beiträgen**

- Zustimmung
- Ablehnung, Kritik
  - Polemiken
  - Arroganz, Überheblichkeit
  - Ironie, Sarkasmus, Zynismus
- Nichtverstehen
- „gute" / „wichtige Frage"
- „schlechte" Frage

**Beschränkung legitimer Sprecher**

- „Erst informieren"
- „Nur die Betroffenen dürfen sich äußern"
- „Jeder soll selbst entscheiden"
- „Du bist hier falsch"

**Gegner diffamieren**

- Beschimpfungen, Kraftausdrücke
- Lächerlich machen
- Vorwürfe machen
  - Scheinheiligkeit
  - Gier
  - Egoismus
  - Irrationalität

### Strategien

**Argumentationen**

- Fortschrittsglauben, -ängste äußern
  - Historisieren
  - Auf partikulare Interessen hinweisen
  - Internationale Vergleiche ziehen
- Bildhaft argumentieren
  - Analogien
  - Exempel
  - Metaphern
  - Stereotypen
- Kosten-Nutzen-Analysen anwenden
- Chancen und Risiken abwägen
- Jede Chance Leben zu retten muss genutzt werden
- Auf Prinzipien verweisen
- Zuspitzung der Argumentation
- Einen dritten Weg aufzeigen

**Frageformen**

- Informationsfrage
- Frage als Aussage
- Gegenfrage
- Nachfrage
- Strategische Frage
  - Suggestive Frage
  - Provokative Frage
  - Soll man, sollte man nicht..?
  - Warum nicht?
- Reflexive Frage
- Fragen, die zu nichts führen
- Bitte um Ratschlag

Wie auf den ersten Blick zu erkennen ist, hat die entwickelte Gliederung die Form eines Baumes, sie ist hierarchisch organisiert: Nach der übergeordneten Aufteilung in eine inhaltliche und eine formale Ordnung folgen acht Hauptkategorien, die sich wiederum in 23 untergeordnete Kategorien und mehreren Ebenen von Codes und Subcodes unterteilen.[154] Diese Gliederung stellt bereits ein erstes Analyseergebnis dar, wobei auf der untersten Ebene die Subcodes den Äußerungen am ehesten entsprechen. Zu Beginn des Codierens waren alle Codes gleichrangig gewesen und nur durch Anmerkungen in den Memos miteinander verbunden. Die spätere Anordnung der Codes und Kategorien in der Baumform erleichterte die Übersicht und das Einordnen weiterer Textstellen; jedoch wären andere Darstellungsformen wie eine alphabetische Liste oder eine netzartige Struktur prinzipiell ebenfalls möglich gewesen. Die gewählte Form der Hierarchisierung blieb nicht ohne Konsequenzen für das weitere Vorgehen; für die sich anschließenden Analysen wurden Entscheidungspfade festgelegt. Insofern muss man sich der Konstruiertheit des präsentierten Gebildes bewusst sein. Auch sollte berücksichtigt werden, dass die prozessorientierte Herangehensweise es prinzipiell ermöglicht, einmal aufgestellte Ordnungen im Lichte erweiterter Erkenntnis zu modifizieren, etwa wenn zu einem späteren Zeitpunkt im Material aufgefundene Widersprüche und Ungereimtheiten dies erfordern würden. Aus diesem Grund stellt die folgende Ergebnispräsentation eher einen Zwischenstand dar, ein Bericht aus der empirischen Werkstatt, der immer nur ein vorläufiger sein kann. Schaut man sich den Codebaum genauer an, wird man auf die ursprünglichen Leitfragen der Studie treffen; sie lieferten die obersten Ebenen der Systematisierung: Welche Themen sind zentral (*inhaltliche* Dimension) und auf welche Art und Weise wird diskutiert (*formale* Dimension)? Auf der inhaltlichen Ebene wurden folgende drei Hauptkategorien gebildet:

1. *Subjekt* (auch: Individuum) oder: Was ist der Mensch?
2. *Ethik* oder: Was darf der Mensch? Was ist ein gutes und richtiges Leben?
3. *Macht* (auch: Institutionen) oder: In welcher Gesellschaft leben wir?

Die Bildung dieser Hauptkategorien war theoretischen Überlegungen geschuldet. Wenn man mit Foucault (1990a, 139) davon ausgeht, dass jeder Diskurs Subjektpositionen liefert, stellen die jeweiligen *Subjekt*vorstellungen einen wesentlichen Eckpunkt jeder Diskursordnung dar. Die zweite Hauptkategorie *„Ethik"* ergab sich aus der thematischen Rahmung des Internetforums, der Bioethik. Die diskurstheoreti-

154 Abstrakte, verallgemeinernde Codes stehen über einfachen typisierten Äußerungen.

sche Annahme, dass *Macht*verhältnisse in Diskursen wirken, erwies sich ebenfalls für die Kategorisierung als produktiv, sprachen doch zahlreiche Codes gesellschaftsrelevante Aspekte an. Insgesamt ging es auf der inhaltlichen Ebene darum, die Gegenstände und Begrifflichkeiten des diskursiven Ereignisses zu erfassen. Auf der formalen Ebene wurden fünf Hauptkategorien gebildet:

1. *Wissensbestände*: die spezifische Auswahl von Wissensbereichen aus Spezial- und Interdiskursen, die von den Usern zur Stützung der eigenen Argumentation herangezogen wird
2. *Wissensformen*: unterschiedliche Erkenntnisstile sowie die Unterscheidung zwischen Gewissheiten und unsicherem Wissen
3. *Sprecherpositionen*: Rollen oder gesellschaftliche Positionen, von denen aus legitime Aussagen getroffen werden
4. *Diskurskontrollen*: Interventionen, die den Diskussionsverlauf zu steuern versuchen
5. *Strategien*: rhetorische Mittel und Figuren

Da sich auf dieser Ebene ein Übergewicht an wissensrelevanten Codes ergab, wurde eine Differenzierung in „Wissens*formen*" und „Wissens*bestände*" notwendig. Die dritte Hauptkategorie „Sprecherpositionen" bildete Äußerungsmodalitäten ab, d.h. eine Formationsregel von Diskursen. Außerdem ließen sich „Diskurskontrollen" und „Strategien" in dem Material wieder finden; sie wurden ebenfalls als Hauptkategorien benutzt.

### *7.3.1 Subjekt – Ethik – Macht: Inhaltliche Diskursordnung*

Wie bereits erwähnt, wird im Folgenden – orientiert an der oben vorgestellten Grobstruktur – eine als vorläufig zu betrachtende Interpretation des Codebaums vorgelegt. Die Darstellung bietet an verschiedenen Stellen Akzentsetzungen und Ausdeutungen einzelner Fundstellen, um das Material exemplarisch ‚lesbar' zu machen.

*Subjekt*
Die Hauptkategorie „Subjekt" wurde in die drei Kategorien „Was ist der Mensch? – Menschliche Charakteristika", „Mensch zu Mensch – Beziehungen zwischen Menschen" und „Wie lebt der Mensch – Menschliches Leben" unterteilt. Im We-

sentlichen dreht sich die Kommunikation in diesem Bereich um die beiden Fragen: Was ist der Mensch? Was macht menschliches Leben aus?

Unter die Kategorie „Was ist der Mensch?“ fielen Äußerungen, die Stellung dazu nehmen, was als typisch menschlich gelten kann. Die Codes „Menschlicher Körper“, „Geist/Vernunft/Seele“, „Gefühle“ und „Menschliche Individualität“ fassen zusammen, was den Menschen auszeichnet und sein Wesen im Unterschied zu anderen Lebewesen ausmacht. Auf den ersten Blick lässt sich ein begrifflicher Grundkonsens finden, der von den Codes dieser Kategorie repräsentiert wird; bei der genaueren Durchsicht der Fundstellen zeigen sich jedoch zum Teil kontroverse Klassifikationsmuster. Beispielsweise ist die rein materielle Vorstellung vom menschlichen Körper, die man in einzelnen Äußerungen antrifft (*„Der Mensch IST nur die Summe seiner Geninformationen plus die Einwirkungen der Umwelt auf ihn!“*, Thread 3787, oder: *„Der Mensch ist ein Stück Fleisch, seine ganze ‚Seele‘ wird durch elektrische Signale (oder so was) im Gehirn verursacht.“*, Thread 3801), nicht mit einem holistischen Menschenbild in Einklang zu bringen, das den Körper als vom Geist untrennbaren Leib ansieht: *„(D)er Mensch ist doch immer als Ganzes zu sehen und nicht nur aus wissenschaftlicher Sicht.“* (Thread 2850) Bei dem letztgenannten Textbeispiel ist interessant, wie hier eine Opposition aufgebaut wird. Der *„Mensch [...] als Ganzes“* – Ausdruck eines ganzheitlichen Menschenbildes – wird nicht etwa – wie in Thread 3787 – dem Menschen als *„Summe seiner Geninformationen“* gegenübergestellt. Vielmehr wird als Gegensatz zum holistischen Menschenbild eine nicht näher spezifizierte *„wissenschaftliche[.] Sicht“* benannt. Die in dieser Äußerung angedeutete Korrespondenz zwischen Materialismus und wissenschaftlichem Denken könnte möglicherweise für interdiskursive Redeweisen typisch sein. In einer für den Interdiskurs charakteristischen, selektiv-vereinfachenden Art wird das Menschenbild ‚der Wissenschaft‘ auf Sichtbares und empirisch Messbares (Körperzellen, Elektronenfluss etc.) festgelegt. Je nach Standpunkt kann dies als hinreichend gelten oder, wie im zitierten Beispieltext, als reduktionistisch kritisiert werden. Auch wird offenbar stillschweigend die empirische Naturwissenschaft als Modell des wissenschaftlichen Erkenntnisstils insgesamt angesehen und die Geistes- und Sozialwissenschaften sind vermutlich nicht gemeint.

Festgehalten werden kann, dass bereits an dieser Stelle begriffliche Differenzierungen aufscheinen, die auf Ordnung in der diskursiven Praxis hinweisen. Auch die in den Threads benutzten Bildfragmente zum menschlichen Körper lassen sich jeweils einem mehr oder weniger kohärenten Klassifikationsmuster zuordnen, das zusammen mit weiteren Codes Hinweise auf aktuelle Formen der Subjektkonstitution geben kann. Die Zuordnungen sind zwar nicht immer eindeutig, jedoch auch nicht beliebig. Begriffe wie *„Zelle“*, *„Fleisch“*, *„Materie“* wiederholen und häufen sich in dem Subcode „Körper als Materie". Begriffe wie *„Geist"*, *„Seele"*, *„Gefühle"* bilden andere, davon zu unterscheidende Häufungen. Anscheinend handelt es sich um Elemente verschiedener Wissensordnungen vom menschlichen Körper. Wenn aber nur eines der beiden Konzepte die Chance hat, als ‚wahr' anerkannt zu werden, sind Kämpfe um Definitionsmacht (auch in einem als egalitär angelegten Internetforum) die unvermeidliche Folge.

In der Kategorie „Menschliche Charakteristika" lohnt sich die genaue Betrachtung des Codes „Grenzziehungen". An dieser Stelle geschieht die Annäherung an die Frage, was das Menschsein ausmacht, durch diskursive Abgrenzungen; z.B. wird unterschieden in Mensch/Gott, Mensch/Maschine, Mensch/Klon usw.: *„Ein Zwilling ist etwas Natürliches. Daher auch ein Mensch. Ein Klon aber nicht. Es ist ein technisches Produkt und eine Ware wie ein Fernseher oder ein Auto."* (Thread 309) Der in dieser Fundstelle angesprochene Themenbereich des Klonens ist unter diskursanalytischen Gesichtspunkten besonders interessant und wird deshalb in einer Fallstudie vertieft (vgl. 10.1).

Das Leitmotiv der Kategorie „Mensch zu Mensch – Beziehungen zwischen Menschen" stellt ‚Sozialität' dar; in den entsprechenden Codes und Untercodes wird der Mensch als soziales Wesen thematisiert. Allerdings kommen nahezu ausschließlich die Beziehungen zwischen den Generationen und in der Verwandtschaft zur Sprache; unter ihnen spielt das Verhältnis zwischen Eltern und Kindern die größte Rolle. Elternschaft, Kinderwunsch, Kinderlosigkeit werden meist in Verbindung mit den reproduktionsmedizinischen und gentechnischen Handlungsmöglichkeiten und Entscheidungssituationen angesprochen. *„Wunschkinder kommen nicht durch Gentechnik zustande, sondern gerade durch die Fähigkeit der Eltern, ihren Kindern Respekt entgegenzubringen und sie verantwortungsvoll zu erziehen. Die besten Anlagen bringen nichts, wenn Erwachsene nicht die Geduld aufbringen, ihre Kinder zu akzeptieren."* (Thread 2979) Während dieser Beitrag keinen Grund dafür sieht, dass die neuen Technologien zu Veränderungen in der Elternrolle führen, findet man auch Äußerungen, die sich durchaus Folgen für das familiäre Zusammenleben vorstellen können: *„Könnte ein Kind seine Eltern verklagen, wenn diese es trotz technischer und rechtlicher Möglichkeiten unterlassen haben, z.B. eine Fehlsichtigkeit zu korrigieren?"* (Thread 7530)

Eng verbunden mit der Auseinandersetzung um Menschenbilder und Subjektvorstellungen ist die Frage nach Sinngebung und Bewertung des eigenen Lebens, die in der Kategorie „Wie lebt der Mensch? – Menschliches Leben" zusammengefasst wurden. Hier mischt sich der ontologische Aspekt des Menschseins mit moralischen Gesichtspunkten. In Sätzen wie *„Die Natur ist ein riesiges System, der Mensch ist der Fehler darin, er zerstört die Natur und die Erde"* (Thread 2) geht es nicht, wie in der bereits erläuterten Kategorie „Menschliche Charakteristika", um eine Begriffsbestimmung des Menschen, sondern um Fragen nach Wert, Sinn und auch Schönheit des menschlichen Lebens. Im Einzelfall kann die Bewertung negativ (*„der mensch ist wie ein krebsgeschwür in einem gesunden körper"*, Thread 12174) oder positiv ausfallen (*„der Mensch ist von grund auf erst mal etwas sehr gutes"*, Thread 9873). Es gibt jedoch nur wenige Beiträge, die Bewertung an sich in Frage stellen. Die folgende Äußerung könnte als ein solcher Versuch angesehen werden, da erkennbar mit dem Stilmittel Sarkasmus gearbeitet wird: *„der materialwert eines menschen liegt circa bei 7,50 euro. also wertlos würde ich ihn nicht nennen. eher billig."* (Thread 10215) Diese Textstelle lässt sich auch im Sinne einer strategischen Themenwahl interpretieren, d.h. als ein Versuch, monetäre Größen als Bewertungskriterium für menschliches Leben einzuführen. Das Bedürfnis, Leben nicht nur als nüchternen Fakt zu betrachten (*„damals, als sich unter hohem druck und großer energieeinwirkung vier kleine aminosäuren verbanden, und der moment geboren ward, an welchem das erste mal leben entstand..."*, Thread 9232), sondern mit Bewertungen aufzuladen und somit ‚Sinngebung' zu betreiben, wird auch anhand einer Zusammenstellung typischer Äußerungen deutlich, die mit den Worten *„Der Mensch ist ..."* beginnen (s. Abbildung 6).

*Abbildung 6* Originalzitate aus dem Internetforum: „Der Mensch ist ..."

- *„wohl die grausamste Bestie auf diesem Planeten"* (Thread 8003) – 14 Fundstellen
- *„der größte Fehler der Evolution"* (Thread 8315) – 12 Fundstellen
- *„eines der größten Erfolgsmodelle der Evolution"* (Thread 8315) – 12 Fundstellen
- *„ein Ebenbild Gottes"* (Thread 5811) – 9 Fundstellen
- *„zu clever, um auszusterben"* (Thread 7093) – 7 Fundstellen
- *„eine Marionette seiner Gene - auch seines angeborenen Forschertriebes"* (Thread 8899) - 6 Fundstellen
- *„ein soziales Wesen"* (Thread 8548) – 3 Fundstellen
- *„mehr als die Summe seiner Gene"* (Thread 8267) – 4 Fundstellen
- *„durch und durch ein Kulturwesen"* (Thread 6597) – 2 Fundstellen
- *„eben ein sehr emotionales Lebewesen"* (Thread 8336) – 1 Fundstelle

Insgesamt ergibt die Interpretation der Hauptkategorie „Subjekt", dass grundlegende Menschenbilder zur Disposition stehen. Die Grenzziehungen zwischen dem, was fraglos als menschlich zu gelten hat, und dem, was nicht dazu gehören soll, erfolgen nach unterschiedlichen Klassifikations- und Bewertungsmustern. Dabei werden uralte Mythen über die kosmische Ordnung ebenso herangezogen wie der moderne Mythos ‚Wissenschaft'. Die Codes in den Kategorien „Beziehungen zwischen Menschen" und „Menschliches Leben" weisen außerdem darauf hin, dass die untersuchte Internetkommunikation in hohem Maße von Alltagsbezügen gekennzeichnet ist. Typisch für alltagsnahe Auseinandersetzungen scheint zum einen die intensive Auseinandersetzung mit der Elternrolle zu sein, dem Archetypus des alltäglichen Rollenmusters. Zum anderen zeigt sich in den Threads die alltagstypische Neigung, menschliches Leben normativer Bewertung unterziehen und mit ‚Sinn' versehen zu wollen (vgl. Kap. 8).

*Ethik*

Bei der Diskussion um die Gen- und Reproduktionsmedizin werden nicht nur technologische, sondern vor allem auch ethisch-moralische Fragen relevant. Insofern ist es nicht weiter erstaunlich, dass das untersuchte Material die Hauptkategorie „Ethik" ergibt. Bemerkenswert ist jedoch, dass die Codes dieser Hauptkategorie nur eine sehr beschränkte – und insofern für das Diskursereignis charakteristische – Auswahl aus der Vielzahl möglicher ethischer Gesichtspunkte repräsentieren. Die angesprochenen Aspekte sind in den Kategorien „Was darf der Mensch? – Moralisches Handeln", „Ethische Werte" und „Reflexion über Ethik" zusammengefasst.

In der Kategorie „Was darf der Mensch? – Moralisches Handeln" wird typischerweise auf reale oder konstruierte Extremsituationen Bezug genommen, in denen es um die Entscheidung über Leben und Tod geht. Die beiden anderen Kategorien „Ethische Werte" und „Reflexion über Ethik" beinhalten auf etwas abstrakterer Ebene Äußerungen, die auf die jeweiligen Bezugssysteme (wie etwa Freiheit und Gerechtigkeit oder auch Religion bzw. ‚Wertepluralität') verweisen, mit denen moralische Entscheidungen begründet werden. In der Kategorie „Ethische Werte" finden sich unter den vielen denkbaren Werten nur die Codes „Freiheit" und „Gerechtigkeit". Diese Begriffe treten oft zusammen in einer Art Abwägung auf: *„Aber bedauerlicherweise scheint die Freiheit und der Wohlstand einiger das Leid anderer zu rechtfertigen."* (Thread 6143) Die Kategorie „Reflexion über Ethik" spricht eine Meta-Ebene an; hier werden die Grundannahmen ethischer Argumentationen prinzipiell in Frage gestellt. Während sich einige Beiträge mit Kritik an Institutionen wie dem Ethikrat begnügen und andere Äußerungen Wertepluralität und den damit verbundenen Relativismus hervorheben, ist in einem Teil des Materials das Bemühen zu erkennen, die diskursive Verknüpfung zwischen Biotechnologie und Ethik aufzulösen und das vorgegebene Thema „Bioethik" grundsätzlich zu hinterfragen: *„Dieser ganze Quatsch mit der Ethik versucht doch nur zu rechtfertigen,* *was sowieso nicht passieren wird, weil es ökonomisch unsinnig, evolutionär gefährlich und höchstens mit Gefühlsduselei und diesem verlogenen ‚Gutmenschentum' zu rechtfertigen ist. Fair ist, das zu tun, was dem Menschen hilft. Nicht das, was irgendwelche Religionsheinis, Bedenkenträger oder Moralisten gerne hätten, um ihr krankes Seelchen zu pinseln. Fair ist, einem Menschen Leiden zu ersparen."* (Thread 4242) Diese Fundstelle lohnt der ausführlichen Interpretation: Man findet hier eine Konstruktion von Gegensätzen, die als Versuch diskursiver Grenzziehungen gelesen werden kann. In der Äußerung wird die ethische Argumentation als *„Quatsch"* abgetan, d.h. als nicht ernst zu nehmen. Als nicht zu akzeptierende ethische Legitimationsquellen werden *„Gefühlsduselei"* und *„Gutmenschentum"* genannt. Erkennbar ist die offensichtliche Ablehnung von Diskurspositionen, die mit dem Verweis auf Gefühle argumentieren; der oder die Sprecher/in scheint eine objektiv-rationalistische Sichtweise zu bevorzugen. Des Weiteren werden ethische Autoritäten als *„Religionsheinis, Bedenkenträger oder Moralisten"* diskreditiert.

Doch welches Klassifikationsmuster schlägt die Äußerung selbst für die Bewertung von richtig und falsch, gut und böse vor? Als Kontrastfolie zum *„verlogenen ‚Gutmenschentum'"* findet man die Ökonomie, die Evolution und, durch Wiederholung hervorgehoben, den individuellen Nutzen (Hilfe, Ersparen von Leid). Der Verweis, dass es *„fair"* sei, *„Leiden zu ersparen"*, lässt eine bestimmte Lehrmeinung innerhalb des ethischen Spezialdiskurses, nämlich den Utilitarismus anklingen. Offensichtlich geht es dem Textbeispiel darum, sich von gängigen Ansätzen *„der Ethik"* abzugrenzen, wobei der Utilitarismus auszunehmen wäre. Die Positionierung arbeitet mit einer Kombination von spezialdiskursiven Versatzstücken (*„ökonomisch unsinnig, evolutionär gefährlich"*) und verwendet dabei kleinste Bruchstücke aus komplexen Wissensgebieten. Während dies in wissenschaftlichen Debatten nicht akzeptabel wäre, erscheint im Kontext eines Internetforums die Verwendung von derart selektiv-kombinatorischem Wissen als unproblematisch, denn es darf davon ausgegangen werden, dass andere User ohne weiteres in der Lage sind, die verwendeten Wissenselemente mit Hilfe ihres Hintergrundwissens angemessen zu verknüpfen. Als Ganzes betrachtet, wirkt die Formulierung sinnvoll und die abgesteckte Position ist klar, nicht zuletzt durch die polemische Abgrenzung von vermeintlichen Gegnern. In alltagsferneren, stärker formalisierten Kontexten (Fachdiskussion, Zeitungsartikel, Fernsehinterview etc.) wäre dieselbe Äußerung jedoch nicht sagbar, d.h. sie würde als nicht akzeptabel gelten.

Auch auf inhaltlicher Ebene erweist sich die Textstelle als Versuch diskursiver Grenzziehung: Gemeinsamer Nenner der hier kombinierten Elemente (ökonomisch, evolutionär, individuell) ist die Orientierung am Nutzen. Ob etwas ökonomisch sinnvoll ist oder nicht, lässt sich – so wird impliziert – durch eine Kosten-

Nutzen-Rechnung auf monetärer Basis herausfinden. Was der User unter *„evolutionär gefährlich"* versteht, wird zwar nicht näher erklärt. Wenn man aber berücksichtigt, dass in einer vulgarisierten Form der Evolutionstheorie die Geschichte der menschlichen Spezies als eine Höherentwicklung betrachtet wird, hätte man das fehlende Puzzleteil gefunden: Der evolutionäre Nutzen läge im genetischen Fortschritt – umgekehrt würde suggeriert: ‚Degeneration' ist gefährlich. Die verwendeten Beispiele für den individuellen Nutzen (*„Fair ist, das tun, was dem Menschen hilft"* und *„einem Menschen Leiden zu ersparen"*) beziehen sich ausschließlich auf den Menschen als Einzelwesen. Man hätte auch die sprachlichen Wendungen „die Menschen" oder gar „die Menschheit" verwenden können, jedoch macht es diskurstaktisch mehr Sinn, auf die individuelle Ebene zu verweisen, denn hier kann man mit dem Nutzen-Kriterium überzeugender argumentieren.

Die Interpretation lässt sich so zusammenfassen: In der zitierten Äußerung wird ein ‚Raum des Sagbaren' umrissen, der ethisch-moralische Argumentation nur auf der Basis von Nutzenkalkulation bzw. eines ‚evolutionären Prinzips' zulässt. Als legitim dargestellt werden der individuelle Nutzen (Eigennutz), der monetäre Nutzen (auf volkswirtschaftlicher Ebene) und schließlich – auf einer Ebene, die man mit Berger/Luckmann (2000) als „symbolische Sinnwelt" bezeichnen kann[155] – der Nutzen für die menschliche Gattung. Dagegen bleiben Gefühle ebenso ausgeschlossen wie ethische Argumentationsweisen, die sich dem Nutzenkalkül verschließen, weil sie z.B. von nicht verhandelbaren Grundwerten und -rechten ausgehen. Zwar kann diese Textstelle, auch wenn sie ausführlich interpretiert wurde, nicht als typisch für das 1000 Fragen-Forum aufgefasst werden. Ihre analytische Bedeutung ergibt sich vielmehr aus der hier gut zu beobachtenden, für den untersuchten Interdiskurs spezifischen Art des ‚Sinn-Bastelns'. Außerdem wirft sie die Frage auf, ob die vorgefundene Kombination von vulgarisierter Evolutionstheorie, Ökonomie und populär-utilitaristischer Ethik möglicherweise für eine spezifisch moderne Subjektvorstellung kennzeichnend ist.

*Macht*

In die Hauptkategorie „Macht" wurden die Textstellen eingeordnet, in denen das Gesellschaftssystem – als Handlungsrahmen und zugleich als Kontrollprinzip – thematisiert wird. Deshalb lässt sich dieser Bereich des Codebaums auch mit der

155 Die vulgarisierte Evolutionstheorie kann unseres Erachtens als quasi-religiöse Kosmologie betrachtet werden, da sie die gleiche Funktion wie andere „symbolische Sinnwelten" (Berger/Luckmann 2000, 102ff.) erfüllt, nämlich die Integration verschiedener Sinnprovinzen und der institutionalen Ordnung in eine „Traditionsgesamtheit [...]": „Die ganze Geschichte der Gesellschaft und das ganze Leben des Einzelnen sind Ereignisse *innerhalb* dieser Sinnwelt."

Frage „In welcher Gesellschaft leben wir?" betiteln. Die Hauptkategorie besteht aus vier Untergliederungen, die nach dem Medium benannt wurden, in dem sich Macht jeweils manifestiert: „Staat/Politik", „Medienmacht/Information", „Ökonomie/Geld" und „Gesellschaft/sozialer Druck".

In der Kategorie „Staat/Politik" geht es um institutionalisierte Macht, d.h. um Entscheidungen, die im politischen System verortet werden können. Neben der Bevölkerungspolitik finden sich hier auch die Bereiche Forschungs-, Gesundheits-, Umwelt-, Sozial- sowie Entwicklungs- und Armutspolitik. Im Subcode „Forschungspolitik" thematisieren die Äußerungen mehrheitlich die Grenzen der Forschung; übereinstimmend wird Forschungspolitik als eine Machtfrage behandelt. Allerdings werden unterschiedliche Machtinstanzen benannt. Manchmal sind es die Politiker und an anderer Stelle ist es die Wissenschaft. Zumeist aber wird an die eigene Verantwortung appelliert: *„Wer will einem die Forschungsfreiheit nehmen? Irgendwie sind alle Menschen in Staaten sortiert. Momentan nach geographischen Richtlinien. Innerhalb dieser Staaten kann der Inhaber der Macht Forschung verbieten, aber es wird immer Raum geben, woanders."* (Thread 19) Die Befürworter der Forschungsfreiheit machen auch auf *„Einschränkungen"* aufmerksam, die sie offenbar für akzeptabel halten, wie etwa das Prinzip ‚nihil nocere': *„Wieso soll es Einschränkungen in der Forschung geben, solange keine Menschen zu Schaden kommen?"* (Thread 7452) Unter dem Code „Gesetzgebung/Rechtsprechung" (in der Kategorie „Staat/Politik") wird der Staat meist als übermächtiger Zwangsapparat und nur selten als Sozialstaat oder schützender, fürsorglicher Staat thematisiert. Dieser Code beinhaltet auch Forderung nach mehr zivilgesellschaftlicher Partizipation, z.B. wird der Nationale Ethikrat als *„demokratisch nicht legitimiert[.]"* kritisiert (Thread 12929). Geht es um Gesetzgebung im engeren Sinne, fällt auf, dass die Positionen stark polarisiert sind. Einerseits werden Verbote dezidiert gefordert, andererseits aber auch entschieden abgelehnt: *„muss die eigenverantwortlichkeit durch richterliche beschlüsse reglementiert werden [...]?"* (Thread 9634)

Die Kategorie „Medienmacht/Information" verweist auf Textstellen, die das Zurückhalten oder gezielte Einbringen von Informationen in den öffentlichen Raum zur Verfolgung partikularer Interessen thematisieren. Hier spielen die Massenmedien die größte Rolle. Sie werden als Trendsetter öffentlicher Debatten oder auch als Instrumente der Manipulation durch Interessenverbände angesehen: *„Warum werden Ereignisse erst zu Ereignissen, wenn sie durch die Medien reflektiert werden?"* (Thread 13499) An anderer Stelle heißt es: *„Warum wird in Deutschland zum Thema Umweltschutz und Biotechnologie eigentlich so gezielt Desinformation betrieben? Wenn man sich nämlich etwas tiefer mit der Thematik auseinandersetzt, wird man feststellen können, wie stark unsere Gesellschaft durch gezielte Informationen (ob wahr* *oder gelogen) beeinflusst wird! Die Angst, die aus solch fragwürdigen Informationstechniken resultiert, spiegelt sich in den Beiträgen sehr deutlich. Wir sollten uns deshalb nicht alle von unseriösen Äußerungen und Veröffentlichungen zu diesen Themen erschrecken lassen, sondern diese gezielt hinterfragen!"* (Thread 4675) In weiteren Beiträgen geht es darum, dass die richtige Auswahl der Medien wichtig sei, um sich ein realistisches Bild über Gentechnik und Bioethik zu machen. *„Na ja, durch Genmanipulation werden wir ganz bestimmt nicht unbemerkt beeinflusst - aber von Gesellschaft, Staat und Medien mit Sicherheit..."* (Thread 4487)

Die Kategorie „Ökonomie/Geld" beinhaltet diejenigen Äußerungen, die das Machtmittel Geld thematisieren. In der großen Mehrheit der Beiträge wird Kritik am Kapitalismus bzw. an der fortschreitenden Ökonomisierung geübt. Von zehn codierten Äußerungen sind neun kritisch und einer provozierend die Marktgesetze bejahend. *„Der Mensch hantiert aus Profitgier mit den elementaren Grundlagen unseres Lebens herum, ohne die Auswirkungen auch nur abschätzen geschweige denn kontrollieren zu können."* (Thread 16075) Eher wirtschaftsethisch wird so argumentiert: *„wie kann man es ändern, dass immer nur der wirtschaftliche erfolg im vordergrund steht, aber nicht die moral und die menschen, die leiden??"* (Thread 7212) Mehrheitlich finden sich Textstellen, welche die Interessen der Mächtigen und deren Herrschaft thematisieren: *„Geld regiert die Welt. Nichts zählt so viel wie der Profit, und der Mensch und seine Würde treten in den Hintergrund."* (Thread 3773) Ein anderer Beitrag formuliert: *„Liegt die Zukunft in den Händen der medizinischen Großindustriellen? Wird die Ethik dadurch dem Kapitalismus zum Opfer fallen? Oder können allein unsere Ängste diese Zukunft aufhalten?"* (Thread 14116)

In der Kategorie „Gesellschaft/sozialer Druck" sind schließlich diejenigen Aspekte von Macht zusammengefasst, die nicht in die anderen Codes eingeordnet werden konnten. Ursprünglich handelte sich um eine Restkategorie, die allerdings im Ergebnis eine bemerkenswerte Kontur erhalten hat, da hier insbesondere diejenigen Textstellen versammelt sind, die den gesellschaftlichen Umgang mit Behinderung (*„Warum werden behinderte Menschen nicht als "anders normale" Menschen akzeptiert?"*, Thread 5234) und den Begriff der Normalität problematisieren: *„Was ist die Norm? Wer ist normal? Was ist normal? - Sind nur die Mitläufer normal?"* (Thread 15612) Diese Auffälligkeit lieferte die Anregung für eine Fallstudie zu diesem Diskursstrang (vgl. 10.3). Als weiterer Topos innerhalb der Kategorie „Gesellschaft/sozialer Druck" lässt sich das Streben nach einer ‚besseren' Gesellschaft erkennen. Es werden verschiedene Gesellschaftsbilder entworfen, in denen Sozialität und ethische Werte vorherrschen, dagegen Grenzen und soziale Zwänge verschwunden sind. Diese Utopien dienen der Kritik an den bestehenden Verhältnissen als Kontrastfolien: *„Bereits jetzt wird in unserer Gesellschaft selektiert: versicherte*

*Mitglieder der Krankenkassen. Es fängt an mit dem Versicherungswesen bzw. Krankenkassen. Private Kassen versichern z.B. nur junge, gesunde Mitglieder, gesetzliche Kassen müssen solidarisch kranke Mitglieder versorgen. Warum nicht die privaten Kassen auch? Zweiklassenmedizin? Warum nicht alles auf eine Grundebene stellen und die Versorgung stufenweise aufbauen? Leistungen, Zusatzversorgungen etc. Gibt es bessere Menschen oder die, die nur mehr Geld haben, um sich eine gute medizinische Versorgung leisten zu können?"* (Thread 8785) Gleichzeitig gibt es gesellschaftskritische Beiträge, die nicht direkt die ‚Verbesserung' der Gesellschaft einfordern, sondern die Einzigartigkeit des Individuums hervorheben: *„die moral stellt wohl den gesellschaftspiegel da. ich lebe nicht nach der moral. ich lebe, wie ich bin. ich bin nicht auf dieser welt, damit die anderen mich so haben, wie sich mich haben wollen. die moral, was schreibt sie genau vor? was erwartet sie von einem?"* (Thread 5433) Diese Äußerung ist insofern typisch für die geäußerte Gesellschaftskritik, als sie implizit davon ausgeht, dass das Individuum Machtverhältnissen unterworfen ist.

### *7.3.2 Wissen – Sprecherpositionen – Diskurskontrollen – Strategien: Formale Diskursordnung*

Auf der formalen Ebene der Diskursordnung führten die Auffälligkeiten im Material dazu, einen Akzent auf das Wissen zu setzen und die beiden Hauptkategorien „Wissensbestände" und „Wissensformen" zu bilden. Mit den drei anderen Hauptkategorien „Sprecherpositionen", „Diskurskontrollen" und „Strategien" wurden die restlichen formalen Aspekte der untersuchten diskursiven Praxis abgedeckt.

*Wissensbestände*

Wie bereits erläutert (vgl. 4.1.2), sorgte Bioethik als vorgegebenes Thema des Internetforums für eine diskursive Energie, die sich nicht selten in Polemiken niederschlug. Da die Äußerungen nicht an einen klar definierten Gegenstandsbereich gebunden waren, ließ sich in dem untersuchten Diskursereignis ein breites Spektrum von wissensrelevanten Anknüpfungen auffinden. Die Fragestellung beim Codieren zielte deshalb nicht auf eine Identifizierung der jeweils benutzten Wissensinhalte, sondern auf die Art und Weise, in der Argumentationen und bestimmte Wissensgebiete miteinander verknüpft wurden.

Unter die Kategorie „Wissensbestände" fällt folglich das Fachwissen, das in den Fundstellen zur Legitimierung eigener Positionen eingesetzt wird. Da es sich bei dem 1000 Fragen-Forum um eine alltagsnahe Diskussion handelt, sind die Formulierungen, die an etablierte Wissenschaftsdisziplinen (z.B. Biologie, Medizin,

Ökonomie) anknüpfen, nicht immer ‚originalgetreu'; eher findet man Versatzstücke in dieser Art: *„Grundgesetz der Biologie: Das Ganze ist immer mehr als die Summe seiner Teile. - Denn das Ganze ergibt sich immer auch aus synergistischen Effekten im Zusammenwirken der einzelnen Komponenten."* (Thread 11403) Zudem stammen viele der eingebrachten Wissensbestände aus dem Interdiskurs, typischerweise aus den Massenmedien oder der Literatur, wie bei diesem Beispiel: *„Hast du die Schmerzen gelindert je des Beladenen? Hast du die Tränen gestillet je des Geängsteten? ... Hier sitze ich, forme Menschen nach meinem Bilde, ein Geschlecht, das mir gleich sei, zu weinen, zu leiden, zu genießen und zu freuen sich und dein nicht zu achten wie ich!"* (Thread 10120) Die sprachliche Diskrepanz zwischen diesem Zitat und den wissenschaftsorientierten Stellungnahmen sticht ins Auge. Dennoch ist es nicht ganz abwegig, auf Goethes Gedicht „Prometheus" Bezug zu nehmen, wenn es um die Biotechnologie geht.

In vielfältigster Weise wird das 1000 Fragen-Forum in Anspruch genommen, um Wissensbestände einzubringen. Es werden Forderungen zum Schutz des ungeborenen Lebens bzw. für liberalere Abtreibungsgesetze formuliert, gesellschaftliche Zukunftsentwürfe diskutiert, Schuldige für die niedrigen Wachstumsraten der deutschen Wirtschaft gesucht etc. – die Themenpalette ist weitaus breiter als es die 45 vorgegebenen Kategorien (vgl. 2.3) vermuten lassen; in dieser Zusammenschau kann sie nicht einmal ansatzweise wiedergegeben werden. Welche Wissensbereiche verwendet werden, um sich gegenüber konkurrierenden Beiträgen durchzusetzen, ist nicht zuletzt Ausdruck einer strategischen Wahl. Immerhin haben die User ein Minimum an Ressourcen für das Verfassen ihrer Beiträge investiert. Daher erscheint es plausibel, dass nur solche Wissensbestände verwendet werden, denen ausreichend Überzeugungskraft beigemessen wird. Ihre Systematisierung im Codebaum lässt den Schluss zu, dass man keinesfalls von einer eindeutigen Dominanz der (Natur-)Wissenschaften sprechen kann. Vielmehr nehmen Bezugnahmen auf Religion, Medien, Literatur, sonstige Fiktion und Metaphysik einen ebenso bedeutenden Platz ein. Auch findet man Problematisierungsweisen, die aus der Perspektive des offiziellen bioethischen Diskurses als Tabubruch erscheinen: *„Ist es vertretbar, dass man das Herz und somit bald auch andere Körperteile aus Stammzellen züchtet? Man könnte so Zombies erschaffen."* (Thread 5406)

*Wissensformen*

Bei der Bildung der Hauptkategorie „Wissensformen" lautete die Frage nicht, auf welche Fachgebiete sich die Fundstellen bezogen, sondern auf welche Weise Wissen in das Internetforum eingebracht wurde. Das Offene Codieren ergab somit den

Code „Erkenntnisstile" und eine Differenzierung zwischen dem wissenschaftlichen „Spezialwissen" und dem nicht wissenschaftlichen „Alltagswissen".

Eigentlich vermutet man Spezialwissen nur in explizit als wissenschaftlich ausgewiesenen Bereichen, z.B. in Hochschulen, Fachpublikationen, auf Kongressen etc. Jedoch wird in dem untersuchten Internetforum Spezialwissen ebenfalls benutzt, zumeist in radikal vereinfachter, zum Teil aber auch in erstaunlich elaborierter Form. Beim ebenfalls eingebrachten Alltagswissen fällt der hohe Stellenwert des subjektiven Erfahrungswissens auf; offensichtlich genießt der Verweis auf die eigene Betroffenheit große Akzeptanz. An manchen Stellen gewinnt man allerdings auch den Eindruck, dass Spezialwissen und Alltagswissen miteinander ‚kämpfen'. Auf all diese Aspekte wird noch ausführlicher einzugehen sein (vgl. Kap. 9). Neben der Unterscheidung nach Erkenntnisstilen differenziert die Hauptkategorie „Wissensformen" nach der „Verlässlichkeit von Wissen", d.h. dem Grad an Gewissheit, den die Äußerungen zu erkennen geben. Hier steht der Code „Nicht-Wissen" neben dem „unsicheren Wissen" und der „Gewissheit". Die thematische Fokussierung des Onlineforums hat sicherlich die Wahrscheinlichkeit erhöht, dass Beiträge mit Nichtwissen und unsicherem Wissen – meist in Frageform – in das Forum eingespeist wurden. Auffallend ist, dass dennoch unsicheres Wissen prinzipiell eine schwächere Position inne zu haben scheint als die Gewissheit, auf welcher Grundlage auch immer diese beruhen mag. Besonders interessant sind in diesem Zusammenhang die Bemühungen, Fragen anderer User eindeutig zu beantworten und Zweifel auszuräumen. Ein Beispiel ist die Reaktion auf diese Frage: *„Kann die Krankheit Diabetes geheilt werden [...]?"* Die Antwort lautet: *„Zellulare Medizin ist die Lösung. Krankheiten kann nur die Natur heilen und keine Chemie."* (Thread 8614) Da im Fortgang dieser Studie die Kategorie „Wissensformen" noch genauer betrachtet wird, sei an dieser Stelle auf weitere Illustration verzichtet und auf das Kapitel 9 verwiesen, das sich insbesondere den ‚Erkenntnisstilen' Spezial- und Alltagswissen widmen wird.

*Sprecherpositionen*

Die Hauptkategorie „Sprecherpositionen" umfasst Textstellen, die auf Organisationen, Institutionen und deren Repräsentanten sowie auf soziale Rollen Bezug nehmen. Mit „Sprecher" sind also nicht die konkreten User gemeint, sondern im Anschluss an Foucault Äußerungsmodalitäten im Diskurs (vgl. 5.2). Mit dem Bezug auf Sprecherpositionen verknüpfen sich „diskursinterne Strukturierungen und Hierarchiebildungen" (vgl. Keller 2004, 69f.). Letztlich geht es um die Frage, wer legitimer Weise sprechen darf. Der Machtaspekt ist hier zentral und Konflikte zwischen konkurrierenden Sprecherpositionen sind unvermeidlich. Die Hauptkategorie „Sprecherpositionen" ist unterteilt in die drei Kategorien „Selbst-Positionierungen", „Fremd-Positionierungen" und „Positionierung durch Abgrenzung". Dabei ist zu beachten, dass die untersuchte Kommunikation in einem Internetforum stattfindet und somit prinzipiell alle User gleichberechtigt sind, es also eigentlich keine formellen Positionen gibt, auf deren Grundlage eine Hierarchie begründet werden könnte. Bei den Fundstellen kann es sich folglich nur um Verweise auf Positionen im ‚richtigen Leben' handeln.

Unter der Kategorie „Selbst-Positionierungen" finden sich relativ viele Ich- und Wir-Statements, die subjektiv formulierte Stellungnahmen beinhalten, etwa in der Form *„Ich bin selber behindert"* (Thread 8039). Dagegen hat ein Wir-Statement diese typische Form: *„Wenn wir die Isolation und Entfernung des defekten Gens zur Vermeidung von Behinderungen verbieten wollen, sollten wir dann nicht auch alle Therapien, die den Behinderten das Leben nachträglich erleichtern sollen, ebenfalls verbieten?"* (Thread 10193) In dem ersten Zitat, dem Ich-Statement bildet die subjektive Erfahrung die Legitimationsebene. Tatsächlich wird häufig Bezug genommen auf eine typisierbare Eigenschaft oder Rolle – hier: *„behindert[er]"* Mensch –, es gehört wohl zu den unausgesprochenen Regeln der anonymen Onlinekommunikation, die eigenen Ansichten auf diese Weise zu rechtfertigen.[156] Im Unterschied dazu spricht das obige Wir-Statement ein eher diffuses ‚Wir-Gefühl' an. Das demokratische *„wir"* suggeriert das Vorhandensein eines allgemeinen Konsenses. Der oder die Sprecher/in nimmt die Rolle eines ‚Verantwortungsträgers' an; das *„wir"* soll die Meinung der Mehrheit ausdrücken. Aus dieser Perspektive stellen Ich-Statements nur eine Stellungnahme unter vielen dar. Insofern kann eine „Wir"-Positionierung auch als ein strategisches Instrument verstanden werden, das der Aufwertung der eigenen Argumentation dienen soll.

Die Kategorie „Fremd-Positionierungen" beinhaltet vorgefundene Anknüpfungen an etablierte Organisationen, anerkannte Institutionen oder auch ‚wichtige' Namen. Wir finden Rollenträger aus Wissenschaft und Geschichte ebenso wie solche mit religiösem Hintergrund. Indem anerkannte Autoritäten stellvertretend eingebracht werden, werden Positionen besetzt. Im folgenden Beispiel ist der Rollenträger, der zur Legitimation herangezogen wird, zur konkreten Person geworden (der *„Kloner"*): *„Das Klonschaf Dolly hat schon in jungen Jahren Arthritis und andere Beschwerden; selbst deren Kloner sagt, dass man das Klonen von Menschen lassen soll!"* (Thread 6430) Die Nennung des Namens – Ian Wilmut – hätte der Argumentation womöglich noch mehr Nachdruck verliehen. Auch Institutionen können, wie das folgende Beispiel zeigt, als Autorität dienlich sein: *„Warum lassen wir die Mediziner*

156 Zur Legitimationsweise der subjektivierten Wissensform des Alltags vgl. 9.3.

*nicht forschen? Warum geben wir ihnen nicht die Gelder, die Geräte, um Leben zu retten und unserer Menschheit zu helfen? Sie sind es, die die Menschen gesund machen, sie sind es, die dir und mir helfen! Sie sind es, die dafür sorgen, dass ich meinem herzkranken Vater jeden Tag guten Morgen sagen kann. Sie sind es, die die ungeklärten Morde durch genetische Fingerabdrücke aufklären. [...] Ich danke Gott, dass er uns die Kraft und die Inteligenz gegeben hat, in der Medizien so fortgeschritten zu sein!"* (Thread 2478) In diesem Thread vereinigen sich drei Positionierungen: der Gläubige (*„Ich danke Gott [...]"*), der Fortschrittsbefürworter (*„Sie sind es, die die Menschen gesund machen [...]"*) und der Verantwortungsträger (*„Warum lassen wir die Mediziner nicht forschen? Warum geben wir ihnen nicht [...]"*).

In der Kategorie „Positionierung durch Abgrenzung" finden sich Fundstellen, in denen offensichtlich eine Distanzierung gegenüber den Stellungnahmen anderer erfolgt: *„Bestimmte Leute, meistens ‚naturwissenschaftlich angehaucht', wollen mittels Zynismus die Unvernunft ihrer Vierzeiler kaschieren."* (Thread 12289) Eine solche Negativ-Definition lässt offen, wofür man eintritt; fest steht nur, dass der User kein Zyniker sein will. Strategisch gesehen sind mit einer solchen Positionierung natürlich viel breitere Allianzen möglich als mit einer entschiedenen Festlegung.

*Diskurskontrollen*

Die Hauptkategorie „Diskurskontrollen" besteht aus den vier Kategorien „Internetsprache", „Bewertung von Beiträgen", „Beschränkung legitimer Sprecher" und „Gegner diffamieren". Gemeinsam ist ihnen, dass es sich um Versuche handelt, die Reaktionen anderer User zu steuern, Äußerungen entweder zu beschränken oder anzureizen. Unter die Kategorie „Internetsprache" fallen Reaktionen, die typische Merkmale der Internetkommunikation aufweisen. Darunter finden sich beispielsweise so genannte *Emoticons* am Ende eines Kommentars als Hinweis auf Ironie oder die Benutzung eines Namen mit einem @-Zeichen davor, um einen anderen User direkt anzusprechen. Die untersuchte Stichprobe weist relativ viele dieser Fundstellen auf; eine Einflussnahme auf Diskursverläufe kann stellenweise vermutet, jedoch nicht eindeutig nachgewiesen werden, was im Folgenden an einigen Beispielen dargestellt werden soll.

Die Kategorie „Bewertung von Beiträgen" enthält eindeutige Stellungnahmen in der Form von Zustimmung (*„Ich finde, dass du völlig Recht hast."*, Thread 4471), Ablehnung (*...Schon wieder eine Falschaussage, es ist genau umgekehrt..."*, Thread 8299) oder Nichtverstehen (*„Diese Frage ist unverständlich."*, Thread 6681), die sich sowohl auf Fragen als auch auf Kommentare beziehen. Die Kategorie „Beschränkung legitimer Sprecher" wiederum umfasst Versuche, andere User von der Diskussion auszuschließen. Leitend ist offenbar der Grundkonsens, dass sich entweder nur besonders qualifizierte Teilnehmer/innen beteiligen oder bestimmte, nicht akzeptierte User fernhalten sollten. Das folgende Beispiel demonstriert diese Absicht (wenn auch die Befolgung gerade dieses Vorschlags die Fortführung der gesamten Diskussion erheblich erschweren würde): *„Ich denke, das Recht, diese Frage zu stellen, hat nur jemand, der in einem Hospiz gestorben ist! Warum glauben Menschen, die nicht leiden, zu wissen, was am besten für Menschen ist, die wirklich leiden?“* (Thread 5038) Ein weiteres Muster der Diskurskontrolle, das in mehreren Themenbereichen zu beobachten ist, erhebt die autonome Entscheidung des Individuums zum Prinzip: *„kann nicht jeder selbst entscheiden, was er für gut und schlecht hält?“*(Thread 6377) Der Code „Jeder soll selbst entscheiden“ wurde zunächst als rhetorisches Mittel interpretiert, um Gegenargumente zu delegitimieren. Mit einer wachsenden Anzahl von Textstellen entstand jedoch der Eindruck, dass diese Formulierung möglicherweise Teil einer interdiskursiven Aussagenformation ist, die zentrale Aspekte des Diskursereignisses wie z.B. die Konstruktion von Selbstbestimmung berührt. Darum wurde dieser Code zum Ausgangspunkt einer Fallstudie (vgl. 10.2).

In der Kategorie „Gegner diffamieren“ finden sich Strategien der Diskurskontrolle, die sich ausgeprägter Feindseligkeit und Aggressivität bedienen. Hierunter fallen Beschimpfungen und Vorwürfe von *„Scheinheiligkeit“*, *„Gier“*, *„Egoismus“* und *„Irrationalität“*. Vermeintliche Fehler oder schlechte Eigenschaften anderer User, die vor allem als Gegner angesehen werden, werden in diesen Textstellen hervorgehoben, z.B.: *„Du hast von allem null Ahnung und redest nur Müll. Ich wünsche niemandem etwas Schlechtes, aber deiner Sorte wünsche ich es, schwer unheilbar krank zu sein und dann von irgendwelchen Maschinen künstlich am Leben erhalten zu werden, statt einen schnellen und schmerzlosen Tod zu sterben.“* (Thread 9039) An anderer Stelle heißt es: *„Bei dir wäre es besser, sie würden etwas an deinem Verstand ändern.“* (Thread 11168)

*Strategien*

Die Hauptkategorie „Strategien“ besteht aus den beiden Kategorien „Argumentationen“ und „Frageformen“. Unter „Argumentationen“ finden sich Codes, in denen Weltanschauungen, Menschenbilder und Gesellschaftsvorstellungen zum Ausdruck kommen.

Vor allem der Code „Fortschrittsglauben, -ängste äußern“ ist einer näheren Betrachtung wert. Hier tauchen Szenarien auf, die mit Hilfe von historischen Bezügen, Hinweisen auf partikulare Interessen oder Ländervergleichen auf bioethischen Handlungsbedarf aufmerksam machen wollen: *„Hatten Menschen nicht schon IMMER eine Heidenangst, wenn irgendwo etwas Neues erfunden oder eingeführt wurde? Eine gesunde Reserviertheit muss nicht negativ sein, sollte aber gedanklich flexibel bleiben,* *da man sonst irgendwann von der Realität eingeholt werden würde."* (Thread 12324) Im weiteren Verlauf dieses Threads wird eine historische Analogie[157] konstruiert und in das Argumentationsmuster eingeflochten: *„Schönes Beispiel: Bei der ersten Eisenbahn in Deutschland wurde diskutiert, ob der Mensch die Beschleunigung und Geschwindigkeit (etwa 30 km/h) aushalten kann, der Zug hätte fast das doppelte geschafft, das wurde aber gesetzlich verboten!"* (Thread 12324)

Wie dieses Zitat außerdem deutlich macht, findet man in größerer Zahl bildhafte Argumentationen, Beispiele und Metaphern, die man mit Link (2005, 90) als „interdiskursives Material" charakterisieren kann. Vor dem Hintergrund des Themas Bioethik ist bemerkenswert, dass die verwendeten Metaphern erstaunlich altmodisch sind, nämlich vorzugsweise aus dem handwerklich-technischen Bereich stammen: *„Wir sind etwa in der Lage wie ein Uhrmacher aus dem 19.Jh der vor einem modernen Benz steht und nun den Motor optimieren soll..."* (Thread 15983). Neben dem Uhrmacher wird auch das Handwerk des Schusters bemüht: *„Wo kann ich mir die Bauteile für mein Kind bestellen?[...] Kinder werden auch in Zukunft nicht aus Einzelkomponenten zusammengeschustert"* (Thread 11904). Für die Bio- und Medizintechnologien hat der Interdiskurs anscheinend noch keine passenden Bilder gefunden oder sie sind – wie die Doppelhelix der Erbsubstanz – noch nicht in das Alltagswissen eingedrungen.[158] Das untersuchte Material lässt jedenfalls darauf schließen, dass das Unbekannte und Unvertraute mit etwas Bekanntem, dem fast schon anachronistischem Handwerk des Uhrmachers, Automechanikers oder eben des Schusters verknüpft wird.

## 7.4 Schlussfolgerungen

Die pointierte, keinesfalls erschöpfende Interpretation der herausgefilterten Oberflächenstruktur des analysierten Diskursereignisses hat gezeigt, dass es für die Kommunikation im Internetforum offensichtlich nicht wichtig ist, welche Prioritäten *für die Bioethik* – als Expertendiskurs (vgl. 4.1) – gelten. Zwar sind die vorgege-

157 Nach Link (2005, 95) sind historische Analogien ein typisches Phänomen des Interdiskurses, nämlich „‚elementar-literarische' Formen, ähnlich wie Kollektivsymbole". Den historischen Analogien ist ein ganzer Band der Zeitschrift „KultuRRevolution" gewidmet (Link/Link-Herr 1991).

158 Bestimmte Symbole der Gentechnik werden immer wieder in den Massenmedien verwendet, z.B. die Doppelhelix der DNA oder die vergrößerte Aufnahme einer Pipettenspitze bei der Entnahme des Zellkerns. Augenscheinlich haben aber diese Symbole Schwierigkeiten, Eingang in die Alltagssprache zu finden. Anders verhält es sich mit dem Begriff „Klon"; vgl. zu seiner ‚Karriere' im Alltagsdiskurs 10.1.

benen Themen(gruppen) mit größtenteils passenden Beiträgen gefüllt worden; jedoch werden in den Threads immer auch zusätzliche und ganz andere Bereiche angesprochen. Insgesamt hat sich auf der inhaltlichen Ebene ein – von der thematischen Klammer Bioethik nur oberflächlich zusammengehaltenes – äußerst vielschichtiges Ensemble von Aussagen über Subjekt-Ethik-Macht gezeigt. In ihrer Gesamtheit weisen die codierten Fundstellen ein entscheidendes gemeinsames Charakteristikum auf: Spezielle Wissensgebiete werden in ihnen grob vereinfacht und ohne Rücksicht auf (wissenschaftliche) Logik miteinander verknüpft. Die ungewöhnliche Kombinatorik ergibt nur dann einen ‚Sinn', wenn man sie als Ausdruck des Interdiskurses begreift. Bilder vom Menschen, von Ethik und Macht werden konstruiert, die an übergreifende „symbolische Sinnwelten" (vgl. Berger/Luckmann 2000) ebenso anschließen wie an spezielle, außerhalb des Alltags liegende Wissensbestände. Der Einfluss von Alltags- und Interdiskurs in dem untersuchten Ausschnitt diskursiver Praxis zeigt sich nicht zuletzt in der pragmatischen Art und Weise des Verknüpfens: Dabei scheinen die Konsequenzen der eingebrachten Wissensbestände von weitaus größerer Bedeutung zu sein als die Genauigkeit von Definitionen oder gar die ‚Wahrheit' des benutzten Wissens. Durchforstet man das Material hinsichtlich dieser Konsequenzen, wird man auf zwei Arten stoßen. Zum einen spielen moralische Überlegungen eine zentrale Rolle, nicht nur in der Hauptkategorie „Ethik", sondern auch unter „Subjekt" und dort vor allem in den Kategorien „Beziehungen zwischen Menschen" und „Menschliches Leben". Zum anderen geht es um gesellschaftliche Auswirkungen: Kritische Blicke auf die Gegenwartsgesellschaft und gewagte Zukunftsentwürfe bilden einen größeren Teil der Fundstellen, die unter die Hauptkategorie „Macht" fallen.

Das deutliche Gewicht der formalen Hauptkategorien „Wissensformen" und „Wissensbestände", wie es im Offenen Codieren zum Vorschein kommt, bestätigt die Fruchtbarkeit einer wissenssoziologischen Herangehensweise. Insbesondere die Gegenüberstellung von Alltagswissen und Spezialwissen bietet ein Kriterium für die Unterscheidung von Wissensordnungen. Diese Codes sind für einen weiteren Untersuchungsschritt ausgewählt worden (Kap. 9). Vor der Fortsetzung der empirischen Analyse ist es jedoch notwendig, den Zusammenhang von Wissen, Macht und Alltag eingehender zu betrachten (Kap. 8).

# 8 Wissen – Macht – Alltag: Wissenssoziologische Anschlüsse

Zwischenergebnisse der bisherigen Untersuchung haben immer wieder auf die Bedeutung der Kategorie ‚Wissen' aufmerksam gemacht. So wurde in der Auseinandersetzung mit der Foucault'schen Diskurstheorie (Kap. 3) die enge Verbindung von Diskurs und Wissen deutlich. Diskurse stellen Wissensordnungen dar; sie repräsentieren Politiken des Wissens. Außerdem stießen wir bei der empirischen Analyse auf die zentrale Bedeutung von Wissen; beim Offenen Codieren konnten wir die auffällige Häufung unterschiedlicher Wissens*bestände* und die Anwendung verschiedener Wissens*formen* feststellen (Kap. 7). Und nicht zuletzt ließ die diskurstheoretische Verortung des 1000 Fragen-Forums als Ereignis im Interdiskurs zwei Aspekte aufscheinen, die für eine wissenssoziologische Akzentuierung der Studie sprechen: So stimuliert die thematische Vorgabe „Bioethik" spezialdiskursive Bezüge; das Besondere am Datenkorpus ist aber, dass man hier typischerweise auf alltagsbezogenes Wissen trifft.

Um die Spezifität des medial vermittelten, partizipativ angelegten und öffentlich inszenierten Diskursereignisses „1000fragen.de" herauszuarbeiten, bietet es sich also an, die weitere Untersuchung wissenssoziologisch zu fokussieren. Es kann davon ausgegangen werden, dass eine interdiskursive, alltagsnahe Rahmung, wie sie das 1000 Fragen-Forum charakterisiert, geeignet ist, andere Wissens*bestände* und Wissens*formen* – und damit ein anderes Wissen – hervorzubringen als z.B. der Expertendiskurs. Um diese These zu überprüfen, ergeben sich folgende Fragestellungen: Wie wird über Bioethik im Alltag gesprochen? Welche Wissensformen treten auf? Und: Wird in dieser öffentlichen Rede neues, überraschendes oder ungewöhnliches Wissen produziert?

Bei der Suche nach Antworten haben wir feststellen müssen, dass ein an Foucault orientiertes, diskursanalytisches Vorgehen, das hauptsächlich darauf ausgerichtet ist, spezialdiskursives Wissen zu erfassen, an Grenzen stößt. Möglicherweise sind aber die Beschränkungen nicht allein der Eigenart des untersuchten Gegenstandes geschuldet, sondern verweisen auch auf allgemeine Leerstellen der Diskursforschung. Auf der einen Seite haben sich Diskurstheorie und -analyse bislang nur ansatzweise mit Alltagswissen beschäftigt, und zwar offensichtlich deshalb, weil alltagsweltliches Sprechen im engeren Sinne keine öffentliche Rede darstellt und somit nicht als bedeutungsvolle, d.h. auch mächtige und einflussreiche Diskursformation gilt. Auf der anderen Seite bringt die Soziologie des Alltagswissens kein großes Interesse für Macht-Wissen-Prozesse auf; sie tendiert dazu, den Machtwillen im alltäglichen Handeln zu ignorieren. Unsere Idee ist es nun, diese beiden Stränge zusammen zu bringen und zwar im Sinne einer wissenssoziologisch akzentuierten Diskursanalye,[159] die zum einen Anschlüsse an die im Untertitel so benannte „Theorie der Wissenssoziologie" von Peter L. Berger und Thomas Luckmann (2000) herstellt und gleichzeitig sich auf Foucault bezieht, der die realitätsprägende Wirkung von Spezialdiskursen betont hat. Ziel dieses Kapitels ist also eine theoretische Feinabstimmung von Begriffen unterschiedlicher Provenienz, um im Hinblick auf die nachfolgenden empirischen Analysen (vgl. Kap. 9, 10) zu einer operationalisierbaren Typologie von Wissensformen zu gelangen und vor allem das Alltagswissen näher zu bestimmen.

Zunächst scheint es sich bei dem Anliegen, den ‚Diskurs im Alltag' erfassen zu wollen, um ein Unterfangen zu handeln, das man als Quadratur des Kreises bezeichnen könnte: Wie ist es möglich, alltagsweltliche Verständigung als diskursive Praxis zu verstehen, wenn gleichzeitig die Alltagskommunikation als ungebändigt und strukturlos gelten muss? Und wenn man versucht, eine Ordnung alltagsweltlichen Sprechens zu rekonstruieren, wird man dann dem Gegenstand eigentlich noch gerecht? Oder zwingt man das Alltagswissen in ein Korsett, das gar nicht passen kann? In welcher Beziehung stehen systematisiertes und alltägliches Wissen zueinander? Stehen sie sich diametral gegenüber oder sind sie möglicherweise gar nicht so verschieden? Ist das ‚Wilde' des Alltagswissens womöglich eine Illusion, die sich auflöst, sobald man sich dem Phänomen empirisch nähert? Dieser Fragenhorizont leitet die nachfolgende Erarbeitung eines wissenssoziologisch abgesicherten Instrumentariums ein, das helfen soll, das alltagsweltliche Reden über Bioethik im 1000 Fragen-Forum einer diskursanalytischen Betrachtungsweise zu unterziehen. Einleitend erfolgt eine Klärung grundlegender Begriffe (8.1), die sich an folgenden Fragen orientiert: Was ist eigentlich mit ‚Wissen' gemeint? Welche Rolle spielen die Wissens*formen* – im Unterschied zu den Wissens*beständen*? Und

159 Dieses Vorhaben ist nicht zu verwechseln mit dem von Reiner Keller (2005) entwickelten Ansatz einer methodisch abgesicherten Wissenssoziologischen Diskursanalyse, der wir, insbesondere was die Rezeption der Wissenssoziologie betrifft, wertvolle Anregungen verdanken: Uns geht es primär um eine Methodologie, die sich am konkreten Gegenstand, nämlich „1000fragen.de" orientieren soll. Die Interdiskurstheorie nach Jürgen Link erschien uns als zusätzlich nützlich und hat daher in unserer Konzeption einen größeren Stellenwert erhalten.

wie kann die analytische Klammer aussehen, die in der empirischen Untersuchung zur Erfassung und gleichzeitig auch Abgrenzung von Spezialwissen und Alltagswissen zu benutzen sein wird? Anschließend werden die den verschiedenen Diskurstypen entsprechenden Wissens*formen* vorgestellt: Zuerst werden die Grundlinien spezialdiskursiver Wissensformen umrissen (8.2); der nächste Schritt ist die Konstruktion des Alltagswissens, das auf seine strukturtheoretischen Merkmale hin untersucht wird (8.3); des Weiteren wird im Anschluss an Link das interdiskursive Wissen als ein spezifisches Phänomen herausgearbeitet (8.4). Außerdem wird in einem Exkurs zum ‚unterworfenen Wissen' (Foucault) der Frage nach der horizontalen Schichtung des gesellschaftlichen Wissens nachgegangen (8.5). Zum Schluss wird die These vom ‚Kreativ-Zyklus' (Link) als ein zwischen den verschiedenen Wissensformen vermittelnder Mechanismus entwickelt (8.6); im Ergebnis entsteht eine dreidimensionale Typologie des Wissens, die für die nachfolgenden empirischen Untersuchungsschritte genutzt werden kann (Tabelle 12).

## 8.1 Wissen: Erkenntnisstil und Erfahrung

Was eigentlich ist ‚Wissen'? Bei der Begriffsklärung sollte man sich zunächst vergegenwärtigen, dass oft – zumindest im Alltag, aber auch in Spezialdiskursen – von einem vergleichsweise reduzierten Wissensbegriff ausgegangen wird. Wissen sollte aber, worauf Stehr (2003, 42ff.) hinweist, nicht mit lexikalischem Wissen bzw. bloßer Information gleichgesetzt werden. Außerdem macht es Sinn, zwischen den Inhalten des Wissens – den Wissens*beständen*[160] – und dem Wissensprozess – den Wissens*formen* – zu unterscheiden (vgl. Stehr 2003, 22 und 25). In anderen Worten: Wissen besteht aus einer Beziehung zwischen einerseits Dingen und Fakten (‚Wissensinhalt', Wissens*bestand*) und andererseits Gesetzen, Regeln und Programmen, die im Aneignungs- und Verwendungsprozess zur Geltung kommen (‚Wissensaneignung' – ‚Wissensverwendung', Wissens*form*).

Wissen bezeichnet demnach das ‚Verarbeitete', das ‚Systematisierte' einer Gesellschaft; die Soziologie interessiert am Wissen insbesondere dessen aktive Herstellung, die Bedingungen seiner Konstruktion, die Formen seiner Aneignung und seines Transfers. Im Zentrum der Aufmerksamkeit stehen also weniger die eher statischen Wissens*bestände*, sondern die dynamischen Wissens*formen*. Soziologi-

160 In Abgrenzung zum Begriff „Wissensvorrat", der – da der Berger/Luckmann'schen Terminologie entnommen – phänomenologisch geprägt ist, haben wir uns für den von Stehr (2003, 36) eingeführten Begriff „Wissensbestand" entschieden, auch wenn dieser von ihm selbst in Anführungszeichen benutzt wird.

sche Konzepte des Wissens gehen von Prozesshaftigkeit aus, von der sozialen Konstruiertheit; dabei gilt es, „[die] innere ‚Unreinheit' [des Wissens zu] akzeptieren, sein Verwurzeltsein in allen sozialen Einrichtungen im kulturellen Prozess – einschließlich der Wissenschaft –, seine Verstrickung mit der Macht und den Interessen sowie seine enorme Wandlungsfähigkeit." (Stehr 2003, 23)

Auch Sabine Maasen verweist in ihrer Rezeption des Foucault'schen Wissensbegriffs darauf, dass Wissen ohne Macht nicht gedacht werden kann; demnach zielt die Diskursanalyse auf ein „Niveau, auf dem Wissen als gesellschaftlich hergestelltes, *auf Erfahrungsbereiche verteiltes* und in einer stets umkämpften Hierarchie von Wissen*sarten* kategorisiertes Wissen sichtbar wird." (Maasen 1999, 34, Hervorh. d. Verf.) Die im Zitat hervor gehobenen Merkmale des Wissens lenken den Blick auf den flexiblen und zugleich ‚machtvollen' Teil der Wissensproduktion: Auf die Erfahrungsbezogenheit des Wissens, darauf, dass Wissen immer – so das Zitat – ‚auf Erfahrungsbereiche verteilt' ist, sind wir bereits bei der Kategorisierung des empirischen Materials gestoßen; die von Maasen so genannten ‚Wissen*sarten*' tauchen als Schlüsselkategorie in unserem Codebaum auf und sind dort mit dem Begriff ‚Wissens*formen*' belegt.

Der Begriff der ‚Wissensarten' bzw. ‚Wissensformen' wiederum ist anschlussfähig an den in der Wissenssoziologie üblichen Begriff des „Erkenntnisstil[s]", der auf Schütz/Luckmann (2003, 55 ff. und 70) zurückgeht und von Soeffner (2004, 33) ebenfalls verwendet wird. Schaut man sich dieses Konzept genauer an, so wird deutlich, dass Schütz/Luckmann (2003, 55) wiederum den ‚Erkenntnisstil' eng an ‚Erleben' und ‚Erfahrung' koppeln: So weisen „[...] alle Erfahrungen, die zu einem geschlossenen Sinngebiet gehören, [.] einen besonderen Erlebnis- bzw. Erkenntnisstil auf; mit Bezug auf diesen Stil sind sie untereinander einstimmig und miteinander verträglich." Die Struktur von Wissensbeständen wird im Wesentlichen aus den mit dem Wissenserwerb verbundenen Prozessen der „Erfahrungssedimentierung" (Schütz/Luckmann 2003, 50) abgeleitet.

Wie Schütz/Luckmann (2003, 173) an anderer Stelle ausführen, erfolgt Wissenserwerb zunächst als „Sedimentierung aktueller Erfahrungen nach Relevanz und Typik in Sinnstrukturen, die ihrerseits in die Bestimmung aktueller Situationen und die Auslegung aktueller Erfahrungen eingehen." Ein Typus werde dann „relativ ‚endgültig'" (Schütz/Luckmann 2003, 317), wenn sich Erfahrungen mehrmals bewährt hätten und Sinnstrukturen in den Bereich des Gewohnheitswissens übernommen worden seien. Da diese (scheinbaren) Selbstverständlichkeiten jedoch „keineswegs in den Erfahrungshorizont all meiner Erfahrungen [.], erst recht nicht in den Erfahrungshorizont anderer Menschen, die davon nichts ‚wissen'" (Schütz/Luckmann 2003, 155), eingehen, sei entscheidend für den Wissenserwerb, ob sich die Situation in das bislang Gewusste problemlos einfügen lasse oder aber eine Provokation darstelle. Ein neuer Wissenstyp entsteht Schütz/Luckmann zufolge in der situationsadäquaten Lösung einer problematischen sozialen Situation, d. h. durch die „Neubestimmung einer Erfahrung, die mit Hilfe des schon vorhandenen Wissensvorrats, das heißt also hier mit Hilfe einer ‚alten' Bestimmungsrelation, nicht bewältigt werden konnte." (Schütz/Luckmann 2003, 315) Die Konfrontation mit dem Unbekannten bietet die Chance, (neu) Erlebtes zu einer *be*wussten und zugleich *ge*wussten Erfahrung zu machen. Somit sind auch Erkenntnisstile wandelbar; im Prozess des Wissenserwerbs wird immer auch neues Wissen hervorgebracht.

Der für Schütz/Luckmann zentrale Begriff der Erfahrung bietet auch einen Anschluss an das Denken Foucaults: Für ihn ist der Mensch „ein Erfahrungstier" (Foucault 1996). Und auch wenn Foucault (1974, 33, Hervorh. dort) nicht direkt vom Alltag spricht, so unterscheidet er doch zwischen Subjekt, Sinn und Erfahrung: „In seinem Bezug zum Sinn verfügt das begründende Subjekt über Zeichen, Male, Spuren, Buchstaben. Aber es muß zu seiner besonderen Offenbarung nicht den Weg über die besondere Instanz des Diskurses nehmen. Diesem Thema steht der Gedanke der ursprünglichen Erfahrung gegenüber [...]. Er setzt voraus, dass in der rohen Erfahrung, noch vor ihrer Fassung in einem *cogito*, vorgängige, gewissermaßen schon gesagte Bedeutungen die Welt durchdrungen haben, sie um uns herum angeordnet und von vornherein einem ursprünglichen Wiedererkennen geöffnet haben." Wie an anderer Stelle betont wird, geht es Foucault (1988a, 15) in seinem „Projekt [...] um den Versuch einer Analyse der Brennpunkte der Erfahrung wie z.B. der des Wahnsinns, der Kriminalität und der Sexualität sowie um die Aufstellung einer Matrix der Erfahrung. Brennpunkte und Matrix der Erfahrung sollen gemäß den drei Achsen untereinander analysiert werden, die diese Erfahrungen konstituieren: die Achse der Formierung des Wissens, die Achse der Normativität des Verhaltens und schließlich die Achse der Konstitution der Seinsweisen des Subjekts." Auch Macht ist für Foucault (1999b, 243) „nicht nur eine theoretische Frage, sondern ein Teil unserer Erfahrung."

Wie gesagt, im Unterschied zur Erfahrung stellt Alltag für Foucault keine relevante Kategorie dar.[161] In der handlungstheoretischen Wissenssoziologie dagegen spielt Alltag eine zentrale Rolle, auch und gerade bei der Konturierung des Konzepts ‚Erkenntnisstil'. An dieser Stelle taucht der – für unsere Studie zentrale –

161 Nicht ohne Grund findet man das Stichwort „Alltag" (Foucault 2005, 1069) nicht im Index der vierbändigen Ausgabe der Foucault'schen „Dits et Ecrits", während es unter „Erfahrung" (Foucault 2005, 1076) über 50 Einträge gibt.

Unterschied zwischen Alltag und Wissenschaft wieder auf. Für Soeffner (2004, 33, Hervorh. dort) besteht er nämlich „in den *„Erkenntnishaltungen,* den *Erkenntnisstilen* selbst sowie in den ihnen jeweils zugeordneten ‚organisatorischen settings' (Involviertheit vs. Distanz, Handlungsdruck vs. Freisetzung von Handlungsdruck etc.)". Ihm zufolge generiert die wissenschaftliche Haltung *„ein anderes Konzept von ‚Wirklichkeit'"* (Soeffner 2004, 39, Hervorh. dort) als der „kognitive Stil der [alltäglichen] Praxis" (Soeffner 2004, 21); der zentrale Begriff sei hier nicht mehr „Wahrheit", sondern „Wirklichkeit" (Soeffner 2004, 40).

Auch bei Schütz/Luckmann (2003, 60) trifft man auf das Postulat eines spezifischen Denkstils der Wissenschaften, deren Akteure „in einer vom Wissenschaftsstand vorbestimmten Problemlage, also sozusagen anonym" denken. Wissenschaftler/innen unterziehen Phänomene einem systematischen Zweifel, interessieren sich vor allem für objektive Gegebenheiten und Zusammenhänge und klammern in ihren „Denkakten" (Schütz/Luckmann 2003, 59) Subjektivität ebenso aus wie Spontaneität, die eigene Endlichkeit und die im Alltag gründende pragmatische Relevanz. Versucht wird, so konstatieren Schütz/Luckmann (2003, 631), dem Alltagsbereich den „Wirklichkeitsakzent sozusagen hypothetisch" zu entziehen.

Wir halten fest: Dem wissenschaftlichen Denk- oder Erkenntnisstil wird der Stil des Alltags gegenüber gestellt. Der handlungstheoretischen Wissenssoziologie zufolge gründen Betrachtungen im Alltag – z.B. das Entwerfen von Handlungen, Schmieden von Plänen oder Nachdenken über Lebensprobleme – auf einer auf Erfahrungswissen basierenden Sinnkonstruktion (Schütz/Luckmann 2003, 83). Der am subjektiven Erleben orientierte „kognitive Stil der Praxis" (Soeffner 2004, 21) strebt folglich nicht nach Distanz und Abstraktion. Nach Keller (2005, 39) gilt im Alltag „als Wissen alles, was Bedeutung trägt, Sinn macht oder doch sinnvoll interpretiert werden kann, etwa Handlungsmuster, Deutungsmuster, Normen und Regeln, Sprache, Klassifikationen, Institutionen, Berufe, Gefühle und Empfindungen, Routine- und Referenzwissen."

Sowohl Soeffner wie auch Schütz/Luckmann benutzen den Begriff „Erkenntnisstil" als (Unterscheidungs-)Merkmal von Alltagswissen und wissenschaftlichem Wissen. Es gibt jedoch einen, strukturtheoretisch betrachtet, wichtigen Unterschied zwischen den beiden Ansätzen. So knüpft Soeffner (2004, 15 ff.) zwar auch an die sozialphänomenologische Sicht auf den Alltag an, aber im Unterschied zu Schütz/Luckmann beharrt er auf der Besonderheit des wissenschaftlichen Wissens – in diesem Aspekt lässt er sich näher am strukturtheoretischen Denken Foucaults verorten. Im Unterschied zu Foucault interessiert ihn allerdings am Machtaspekt des Wissens vor allem dessen epistemologisches ‚Mehr': Die wissenschaftliche Analyse könne, so hebt er hervor, über die Abläufe des Alltags und über die nur latent gewussten und erschließbaren Deutungs- und Handlungspotenziale aufklären (Soeffner 2004, 50).

Für diese Studie ist die Auseinandersetzung mit den Klassikern der Wissenssoziologie insofern ertragreich, als nun synonym für Wissens*form* der Begriff ‚Erkenntnisstil' verwendet werden kann. Im Anschluss an Schütz/Luckmann und Soeffner gehen wir folglich davon aus, dass die verschiedenen Weisen, Erfahrungen zu machen, mit verschiedenen Erkenntnisstilen und diese wiederum mit jeweils verschiedenen Formen der Subjektivierung verbunden sind. Dabei unterscheiden wir – im Anschluss an den bereits entwickelten dreidimensionalen Diskursbegriff (vgl. Kap. 3) – drei Erkenntnisstile: das Spezialwissen, das Alltagswissen und das interdiskursive Wissen. Ziel der nun folgenden Ausführungen ist es, eine operationalisierbare Begriffssystematik zur Verfügung zu stellen, um diese drei Wissensformen anhand von sechs Dimensionen unterscheiden zu können: Grad der Spezialisierung, Stellenwert des Subjekts, Handlungsorientierung, Logiken, sprachliche Konstruktionen und mögliche Sprecherpositionen (vgl. Tabelle 12).

## 8.2 Wissenschaftliches Wissen: „Objektivierung"

Um die Charakteristika des wissenschaftlichen Wissens heraus zu arbeiten, kann zunächst Stehr zu Rate gezogen werden, der, ähnlich wie Foucault, auf das Spezialwissen abhebt und den Zusammenhang von Macht und Wissen akzentuiert. Für Stehr (2003, 26) liegt das Hauptgewicht der Auseinandersetzung auf dem „objektivierten" Wissen als einer „kulturellen Ressource". Dieses Wissen mache insbesondere in Gesellschaften, die über Sprache, Schrift, Druck und Datenspeicher verfügen, einen direkten Kontakt zu den Dingen, Fakten, Regeln nicht mehr zwingend notwendig; vielmehr funktioniere es allein in Beziehung zu bereits vorhandenem Wissen.[162] Die „Objektivierung von Wissen" sei, so Stehr (2003, 26), Ausdruck eines gesellschaftlichen Modernisierungs- und Rationalisierungsprozesses.

Als weiteres Merkmal, durch das sich wissenschaftliches Wissen vom Alltagswissen unterscheidet, macht Stehr die Handlungsdistanz bzw. -entlastung aus: „Der wissenschaftliche Diskurs entpragmatisiert, er vermag keine definitiven oder gar wahren Aussagen (im Sinne von bewiesenen kausalen Sätzen) für praktische Zwecke anzubieten, sondern nur mehr oder weniger plausible Annahmen, Szenarien oder Wahrscheinlichkeitsaussagen [...]. Die Wissenschaft ist demnach nicht

162 Vgl. zu dessen Eigenheiten Stehr (2003, 259).

Lieferant zuverlässiger Erkenntnis [für den Alltag], sondern eine Quelle von Unsicherheit [...].“ (Stehr 2003, 30)

Indem Stehr die grundsätzliche Unsicherheit gerade auch des wissenschaftlichen Wissens betont, stellt er den Machtanspruch in Frage, mit dem die Wissenschaften in der Regel auftreten. Im Unterschied dazu hebt er die „Vorläufigkeit, die Überprüfbarkeit und die Offenheit von Wissensansprüchen als Tugend“ mancher „Philosophien der Wissenschaft“ hervor (Stehr 2003, 30). Es sei vielmehr so, dass unter den praktischen, alltäglichen Handlungsbedingungen die Strittigkeit des Wissens häufig unterdrückt werde, unter anderem, weil es in Konflikt zum Handlungsdruck im Alltag stehe (Stehr 2003, 30). Mit Stehr kann man also formulieren: Wissenschaftliches Wissen ist zwar einerseits dem Handlungsdruck entzogen, sieht sich aber andererseits gezwungen, vermeintlich sicheres, d.h. handlungsrelevantes Wissen bereit zu stellen.

Ähnlich wie Stehr[163] hat auch Foucault das Bacon'sche Diktum „Wissen ist Macht“ als Ausgangspunkt genommen. Dabei geht er (vgl. etwa Foucault 1983, 120) allerdings einen Schritt weiter: Er verkoppelt Macht und Wissen so eng miteinander, dass sie praktisch in eins fallen, zu einem ‚Machtwissen‘ werden. Für Foucault besteht der Machtanspruch des wissenschaftlichen Wissens gerade darin, als sicher zu erscheinen und Wahrheitsansprüche zu formulieren. Kurz gesagt: Macht schließt sich ihm zufolge immer an Wissen und Wissen immer an Macht an (Foucault 1976, 45), und zwar nicht nur in einem die Begriffe und Methoden betreffenden Sinne, sondern bereits auf der Ebene der Möglichkeitsbedingung von Erkenntnis. Pointiert könnte man auch formulieren: Bei Stehr[164] wird *mit* Wissen Politik gemacht, bei Foucault *ist* Wissen Politik.

Die politische Besetzung des Wissens erfolgt nach Foucault (1977, 239) „nicht bloß auf der Ebene des Bewußtseins und der Vorstellungen und in dem, was man zu wissen glaubt, sondern auf der Ebene dessen, was ein Wissen ermöglicht.“[165] Lässt man seine Arbeiten über die Formierung des psychiatrischen (Foucault 1978),

---

163 Stehr (2003, 36) zufolge sind Macht und Wissen „Alliierte“; gleichzeitig legt er jedoch Wert auf die Feststellung, dass die Verbindung keine symmetrische ist: Demnach hat Wissen nicht immer Macht zur Folge und Macht führt nicht zu Wissen bzw. muss sich nicht immer auf Wissen stützen.

164 Unter dem von Stehr verwendeten Begriff der Wissenspolitik wird in der Wissenssoziologie (vgl. etwa Keller 2005, 129ff.; Maasen 1999, 30ff.) die „Regulierung der Anwendung von Wissen“ verstanden.

165 Zwar lässt sich fast das gesamte Werk Foucaults als eine wissenssoziologische Abhandlung lesen; bemerkenswert ist jedoch, dass der Themenkomplex ‚Wissen‘ zwar ständig präsent ist, spezielle Reflexionen darüber aber eher sporadisch und kaum zusammenfassend auftauchen, so dass man geneigt ist, die Wissenstheorie Foucaults vorzugsweise als Diskurstheorie darzustellen (Dreyfus/Rabinow 1994b, 37).

medizinischen (Foucault 1988b), linguistischen, ökonomischen und naturgeschichtlichen Wissens (Foucault 1990b) Revue passieren, so wird deutlich, dass der Strukturtheoretiker zumindest in seiner archäologischen Phase vor allem an der Frage interessiert war, wie sich ein bestimmter Erkenntnisstil als Grundtypus der Wahrheitssuche, sozusagen als diskursiver Code in den unterschiedlichen Wissensformationen einer Epoche durchsetzt. Entsprechend geht er davon aus, dass die Disziplinarmacht des 18. Jahrhunderts das Wissen in seiner „plurale[n], polymorphe[n], vielfältige[n] und verstreute[n] Existenz" (Foucault 1999a, 208) eingehegt und unter Kontrolle gebracht habe. In Folge dieser Disziplinierungsprozesse[166] sei es dazu gekommen, „dass ein Wissen außerhalb dessen, ein Wissen im wilden Zustand, ein von woanders herrührendes Wissen sich automatisch und von vornherein wenn nicht völlig ausgeschlossen, so zumindest a priori disqualifiziert sieht." (Foucault 1999a, 212) Die „Prozesse der Annexion, der Konfiskation, der Beschlagnahmung" des Wissens verlaufen in Form von „Kämpfen und Angliederungsversuchen", als „Bewegung der Organisation technologischer Wissen", bei denen „es im Grunde um vier Dinge [geht]: Auswahl, Normalisierung, Hierarchisierung und Zentralisierung." (Foucault 1999a, 207ff.) Im Mittelpunkt von Foucaults Interesse stehen also Wissensprozesse „als strategisch-taktische Auseinandersetzungen und Kämpfe" (Keller 2005, 135). Demnach hängt die historisch kontingente Verschiebung von Wissensordnungen davon ab, welcher Wissensform es gelingt, sich durchzusetzen und als legitim, d.h. als mächtig anerkannt zu werden.

Vergegenwärtigen wir uns zum Schluss dieses Abschnitts, in der gebotenen Kürze, die Merkmale des Spezialwissens: So ist der wissenschaftliche Erkenntnisstil durch einen hohen Grad an Spezialisierung und Differenzierung gekennzeichnet. Merkmale seiner der subjektiven Wahrnehmung misstrauenden Praxis sind Verfahren der Kategorisierung und Hierarchisierung, in den Worten Foucaults (1990b, 17): Taxinomien, normative Systeme, „Ordnungen", die die Bedingungen machtvollen Sprechens und „alle Vertrautheiten unseres Denkens" fixieren. Zumindest vom Anspruch her vom Handlungsdruck entlastet, ausgestattet mit der Suggestion von Sicherheit zielt die „Logik der Wissensspezialisierung," wie Jürgen Link (2005, 86) betont, „[...] tendenziell auf Eindeutigkeit, spezielle Definition der Begriffe, Dominanz der Denotation und möglichst Beseitigung aller Uneindeutigkeiten und Konnotationen mit dem Idealtyp der mathematischen Formel". Verallgemeinerung, Quantifizierung, Deduktion, Induktion, Beweisführung usw. sind Inbegriffe des wissenschaftlichen Denkstils. Theoretisierungen, Modellbildungen, Experimente im Labor, qualitative und quantitative Analysen setzen sich, indem

166 Foucault (1999a, 212) benutzt auch den Begriff „disziplinarische Wissenspolizei".

sie das Subjekt nach bestimmten Regeln ‚verobjektivieren', in den Status von Wissenschaften (vgl. auch Maasen 1999, 47ff.). Und nicht zuletzt wird dieser Erkenntnisstil durch die Expertinnen und Experten vertreten, die in Institutionen der Spezialdiskurse (oftmals Wissenschaften) tätig sind; damit verbunden ist eine Tendenz zur Monopolisierung und Homogenisierung von Wissen.

Der wissenschaftliche Erkenntnisstil ist darauf ausgerichtet, durch Ent-Subjektivierung allgemein gültige Aussagen hervorzubringen, also ‚objektives' und ‚wahres', ‚neutrales' und ‚wertfreies' Wissen zu konstruieren. Spezialdiskurse sind durch eine spezifische Logik der Kommunikation charakterisiert: Die hier regierenden Codes klassifizieren Äußerungen als ‚wahr/unwahr'.[167] Die als ‚wahr' qualifizierten ‚Aussagen' beanspruchen wiederum Faktizität und Geltung. In der Folge scheint das, was wir zu ‚wissen' meinen – im Gegensatz zu dem, was wir ‚glauben' – per definitionem ‚wahr' zu sein.[168]

## 8.3 Alltagswissen: „Intensivste Subjektivierung"

Bereits in den Ausführungen zur dreidimensionalen Typologie des Diskursiven haben wir den ‚elementaren Interdiskurs' (vgl. 3.5.3) kennen gelernt – allerdings ohne in diesem Ensemble den Alltag angemessen verorten zu können. Jürgen Link (2005, 79), von dem dieses Konzept stammt, setzt den „Elementardiskurs" mit dem Berger/Luckmann'schen „Alltagswissen" gleich. Eher beiläufig benutzt er den Begriff des Alltags zur Markierung eines nicht näher bestimmten Feldes, in dem sich die Subjekte bewegen. Nicht nur an dieser Stelle fällt auf: In der Diskursanalyse hat das Alltagswissen den Status einer eher marginalisierten Wissensform. Auch Siegfried Jäger bietet – trotz einer häufigen Verwendung von „Alltagsdiskurs" (Jäger 1999, 51, 64, 151, 164) als einer „Diskursebene" (Jäger 1999, 163) – weder eine

167 Für die Analyse dieser Spezialdiskurse hat Foucault vorzugsweise sein Handwerkszeug entwickelt. Auch wenn er sich nicht explizit zu dieser Schwerpunktsetzung geäußert hat, so ist zu vermuten, dass sowohl methodische wie auch inhaltliche Gründe für diese Entscheidung ausschlaggebend waren. Zum einen sind Spezialdiskurse auf Grund ihrer Institutionalisierung und der ihnen innewohnenden Regelhaftigkeit ‚sichtbarer', also leichter zugänglich und auch einfacher zu untersuchen, zum anderen gilt sein primäres Interesse den Akten ‚machtvollen Sprechens', die nach Keller (2005, 38) in einem „Ordnungsraum des Wissens" Gesellschaft so strukturieren, dass sich „ihre Positivitäten eingraben und so eine Geschichte manifestieren" können.

168 Ein In-Frage-Stellen beweisgestützter Argumentationen ist also immer voraussetzungsvoll. Auch wenn sich die Vertreter des wissenschaftlichen Paradigmas zunehmend mit Legitimationsproblemen konfrontiert sehen (Bogner/Torgersen 2005; Fisch/Rudloff 2004; Kuhn 1961), verharrt der Spezialdiskurs vielfach in Selbstreferenzialität.

genaue Begriffsdefinition noch thematisiert er ausführlich Aspekte des Alltagswissens.[169] Sieht man von einem kurzen Abschnitt in Keller (2005, 261f.) ab, hat sich die Diskursforschung bislang noch nicht eingehend mit dem Wissen im Alltag beschäftigt. Aus unserer Sicht bietet es sich deshalb an, diesen Wissenstyp – mit Bezug auf wissenssoziologische Erkenntnisse – genauer zu beschreiben. Was ist unter Alltag zu verstehen? Und welche Merkmale kennzeichnen die für den Alltag typische Wissensform?

Aus einem strukturtheoretischen Blickwinkel betrachtet scheint es nicht unproblematisch zu sein, Alltag als analytische Kategorie nutzen zu wollen, denn der Begriff ist vieldeutig, schillernd und wird oft genug in wertender Absicht gebraucht. Jedoch kann man an dieser Stelle Norbert Elias (1978, 23ff.) folgen; er kritisiert, dass die soziologische Auseinandersetzung mit dem Alltag die Aufmerksamkeit vor allem auf die subjektiven Aspekte des Zusammenlebens von Menschen richtet, „also auf den gemeinten Sinn dieser Aspekte, auf die Art, wie die beteiligten Menschen selbst Aspekte des Gesellschaft erleben, und hier wieder besonders die nicht-offiziellen, nicht-öffentlichen oder jedenfalls nicht hart und fest institutionalisierten Aspekte der Gesellschaft." Im Unterschied zu dieser Betrachtungsweise muss es ihm zufolge darum gehen zu verstehen, dass „die Untersuchung der Erfahrungsdimension, der Art, wie Menschen im Zusammenhang mit ihrem Erleben dieser Strukturen zu deren Reproduktion wie zu deren Wandel beitragen, ebenso unerlässlich [ist] wie die der langfristigen, ungeplanten und blinden Verflechtungsmechanismen, die bei dem Wandel gesellschaftlicher Strukturen am Werke sind." (Elias 1978, 24)

Elias (1978, 24) plädiert dafür, Alltag als eine soziologische Kategorie zu betrachten, die dazu geeignet ist, „einen zivilisatorischen Kanonwechsel zu veranschaulichen, der mit anderen Strukturwandlungen der Gesellschaft, also etwa mit der zunehmenden Funktionsteilung oder mit Staatsbildungsprozessen, in unablösbarem Zusammenhang steht." Diese Überlegungen regen zu einer strukturtheoretischen Bestimmung von Alltag an, bei der die subjektive Erfahrung nicht ausgeklammert, sondern als Ausgangspunkt genommen wird. Tatsächlich wird man feststellen, dass in der 1966 erstmalig erschienenen Studie „Die gesellschaftliche Konstruktion der Wirklichkeit" von Peter L. Berger und Thomas Luckmann (2000), einem wissenssoziologischen Grundlagenwerk, das zumeist als handlungstheoretische Alltagstheorie gelesen wird, ebenfalls in auffälliger Weise strukturtheoretische Akzente gesetzt werden.

169 „Alltag" ist für Jäger (1999, 164) eine „Diskursebene" neben der „akademischen Ebene", den „Politikern", den „Medien" und der „Erziehung".

Berger/Luckmann (2000, 3) zufolge spielt bei der Konstitution und Konstruktion einer von ihren Mitgliedern als ‚wirklich' erfahrenen Gesellschaft, an deren Bestand sie gleichzeitig mitwirken, Wissen eine zentrale Rolle. Zu ergründen sei, „wie es vor sich geht, daß gesellschaftlich entwickeltes, vermitteltes und bewahrtes Wissen für den Mann [und die Frau, d. Verf.] auf der Straße zu außer Frage stehender ‚Wirklichkeit' gerinnt." Um das Alltagswissen – tendenziell ein ‚Jedermanns'-Wissen – zu explizieren, nehmen Berger/Luckmann zunächst Bezug auf ein funktionell ausdifferenziertes (wissenschaftliches) Wissen, über das der Alltagsmensch verfügen muss, um einigermaßen kompetent handeln zu können. Tatsächlich steht immer schon ein gesellschaftlicher Wissensvorrat (ein ‚Warenlager') bereit, den die Einzelnen zum Zusammenbasteln ihrer subjektiven Wissensbestände nutzen, der im Hintergrund individuelles Handeln strukturiert und das soziohistorische *a priori* subjektiver Deutungen und intersubjektiver Beziehungen darstellt (Berger/Luckmann 2000, 47).[170] Der gesellschaftliche Wissensvorrat, der komplex, vielfältig und heterogen ist, wird jedoch von den Alltagsmenschen nicht in seinem vollen Umfang, sondern als „Fertigware" (Berger/Luckmann 2000, 44, vgl. auch 70f.) zur Kenntnis genommen, also in einer die Komplexität reduzierenden, ‚verbraucherfreundlichen', gut zu ‚konsumierenden' Form.

Der dem Alltag immanente Handlungsdruck verlangt einen pragmatischen Umgang mit Wissen: Demzufolge verstehen Berger/Luckmann Alltagswissen als ein vorrangig anwendungsbezogenes Wissen, das durch drei Eigenschaften charakterisiert ist: Rezeptcharakter, Typisierungstendenz und Relevanzstrukturen. Da erstens „Zweckmäßigkeitsmotive die Alltagswelt leiten, steht Rezeptwissen, das sich auf Routineverrichtungen beschränkt, im gesellschaftlichen Wissensvorrat an hervorragender Stelle." (Berger/Luckmann 2000, 44) Zweitens werden routinemäßig von den Gesellschaftsmitgliedern ständig „Typisierungen" (Berger/Luckmann 2000, 44), d.h. Taxonomien gebildet, die es ermöglichen, die Flut an alltäglichen Ereignissen einzuordnen und in bereits vorhandene subjektive Wissensvorräte zu integrieren. Drittens weist das Alltagswissen „Relevanzstrukturen" (Ber-

170 Auch Keller (2005, 41) arbeitet strukturtheoretische Unterschiede bei Berger/Luckmann heraus, wenn er formuliert, dass Wissensproduktion verstanden werden muss als eine „beständige arbeitsteilig-interaktive Tätigkeit der Externalisierung, Stabilisierung, Objektivierung und Wiederaneignung symbolischer Ordnungen." Und weiter: „Basale gesellschaftliche Prozesse der Wissenskonstruktion verlaufen als Stufenabfolge der situativen Externalisierung von Sinnangeboten, der interaktiven Verfestigung von Handlungen und Deutungen in Prozessen der wechselseitigen Typisierung durch unterschiedliche Akteure, der habitualisierten Wiederholung, der Objektivation durch Institutionenbildung etwa in Rollen und der Weitergabe an Dritte in Formen sozialisatorisch vermittelter Aneignung."

ger/Luckmann 2000, 46ff.) auf, die dazu dienen, Wichtiges von Unwichtigem zu unterscheiden, Prioritäten zu setzen, zu Werturteilen zu gelangen – und damit letztlich handlungsfähig zu werden.

Halten wir fest: Wenn auch in hohem Maße ein pragmatischer, auf Performanz hin orientierter Wissenstyp, so zeichnet sich das Alltagswissen doch gleichzeitig durch strukturierende Elemente aus. In diesem Sinne warnt Soeffner (2004, 21, Fn. 4) vor einer Vermengung der Begrifflichkeiten ‚Alltag' und ‚Lebenswelt': Im Unterschied zur Lebenswelt,[171] die gerade durch die Ausklammerung des Alltäglichen gewonnen werde, sei der Sinnbereich des Alltags durch den kognitiven Stil der Praxis gekennzeichnet. Ausgangspunkt muss demnach die Annahme sein, dass der Alltag seinerseits eine soziale Institution ist; damit tritt als eine zentrale Funktion des Alltagswissens die ‚Objektivation', d.h. die Institutionalisierung hervor. Tatsächlich ist Gesellschaft, wie Berger/Luckmann (2000, 49ff.) betonen, nicht nur subjektive, sondern immer auch „objektive Wirklichkeit".[172] Das Individuum ‚vergesellschaftet' sich nicht nur durch Sinngebung und Interaktion, Typisierung und Habitualisierung, sondern gerade auch durch Objektivation, d. h. durch die Herausbildung von Normen, Regeln und Gesetzen, die letztlich den Alltag prägen. Sollen soziale Institutionen wie z.B. ‚Religion' oder ‚Mutterschaft' bei den Subjekten Akzeptanz finden und zeitlichen Bestand haben, benötigen sie Begründungszusammenhänge, die ihre Existenz rechtfertigen, das heißt, sie müssen sich in irgend einer Art und Weise bewähren, als sinnvoll und nützlich anerkannt werden oder Autorität beweisen, indem sie als glaubwürdig, zumindest aber als plausibel erscheinen, kurz: sie bedürfen der ‚Legitimation'.[173]

Mit diesem Begriff treffen wir auf ein weiteres wesentliches Merkmal von Alltagswissen. Nach Berger/Luckmann ‚erklärt' Legitimation „die institutionale Ordnung dadurch, dass sie ihrem objektivierten Sinn kognitive Gültigkeit zuschreibt. Sie rechtfertigt die institutionale Ordnung dadurch, daß sie ihren pragmatischen Imperativen die Würde des Normativen verleiht." (Berger/Luckmann 2000, 100)

171 Auch die Konzipierung des Alltagswissens bei Berger/Luckmann basiert auf dem von Alfred Schütz und Thomas Luckmann (2003, 29) eingeführten Begriff der „alltäglichen Lebenswelt", welche die „selbstverständliche Wirklichkeit" des Subjekts ausmacht und als „unbefragter Boden der natürlichen Einstellung" bzw. als „das fraglos Gegebene" (Schütz/Luckmann 2003, 35ff.) betrachtet werden kann. Die Lebenswelt ist sozial, sie ist keine Privatwelt, sondern wird als gemeinsame Wirklichkeit intersubjektiv geteilt.

172 Nach Berger/Luckmann (2000, 100) ist „Verdinglichung [...] eine Modalität des Bewußtseins, oder präziser: eine Modalität der Objektivation der menschlichen Welt durch den Menschen."

173 Dies gilt insbesondere für die Phasen der Herausbildung neuer Ordnungsmuster oder dann, wenn Ordnungsmuster – aus verschiedenen Gründen – in Frage gestellt bzw. brüchig werden. Gleichzeitig haben Institutionen selbst wiederum legitimierenden Charakter.

Legitimation darf jedoch keinesfalls auf ihren normativen Gehalt reduziert werden; sie ist nicht nur „eine Frage der ‚Werte', sondern impliziert immer auch ‚Wissen'. [...] Legitimation sagt dem Einzelnen nicht nur, warum er eine Handlung ausführen *soll* und die andere nicht ausführen darf. Sie sagt ihm auch, warum die Dinge sind, *was* sie sind. Mit anderen Worten: bei der Legitimierung von Institutionen geht das ‚Wissen' den ‚Werten' voraus." (Berger/Luckmann 2000, 100, Hervorh. dort)

Vier hierarchisch in sich geschachtelte Ebenen der Legitimation lassen sich Berger/Luckmann (2000, 101ff.) zufolge unterscheiden: Die erste Ebene ist die Begriffsbildung, d.h. die Ausformung eines sprachlichen Vokabulars zur Beschreibung eines Sachverhalts (z.B. „Behinderung") und seine erfolgreiche Verankerung in der Alltagssprache („Du bist behindert"). Mittels Wiederholung und Habitualisierung gerinnt das in den Begriffen verankerte Wissen zur ‚Gewissheit' und generiert Haltungen wie: ‚So ist das eben'. Auf der zweiten Legitimationsebene findet man „theoretische Postulate in rudimentärer Form", d.h. pragmatische und praktische „Schemata, die objektive Sinngefüge miteinander verknüpfen" (Berger/Luckmann 2000, 101). Hierzu gehören Lebensweisheiten und Narrative, die Deutungsmuster und Handlungsanweisungen vermitteln (z.B. „Jeder ist seines Glückes Schmied"). Drittens rechtfertigen „explizite Legitimationstheorien [.] einen institutionalen Ausschnitt an Hand eines differenzierten Wissensbestandes" (Berger/Luckmann 2000, 101). Für bestimmte, klar definierte Lebensbereiche (z.B. Sterbebegleitung) gibt es entsprechende Wissensbestände, die häufig einem besonderen Personenkreis zur Weitergabe anvertraut sind und ‚professionell' weiter vermittelt werden. Explizite Legitimationstheorien tendieren dazu, sich zu verallgemeinern und ein gewisses Maß an Autonomie zu erreichen; sie können zur Basis von Wissenschaften und zum Ausgangspunkt neuer Institutionalisierungen werden (z.B. „Palliativmedizin").[174] Und viertens schließlich wirken „symbolische Sinnwelten" (z.B. christlicher Glaube) legitimierend, da sie umfassende Systeme zum Weltverständnis und zur Weltdeutung anbieten, verschiedene Deutungsbereiche integrieren und „die institutionale Ordnung als symbolische Totalität überhöhen." (Berger/Luckmann 2000, 102) In anderen Worten: „Die symbolische Sinnwelt ist als die Matrix aller gesellschaftlich objektivierten und subjektiv wirklichen Sinnhaftigkeit zu verstehen." (Berger/Luckmann 2000, 103) Symbolische Sinnwel-

174 Oder um bei dem Beispiel ‚Behinderung' zu bleiben: Die explizite Legitimationstheorie (z.B. Heil- und Sonderpädagogik) umfasst das Wissen über die Behinderungsgrade ebenso wie die theoretische Ausdifferenzierung des Sachverhalts ‚Behinderung' in Körperbehinderung, Sinnesbehinderung (Blindheit, Sehbehinderung, Gehörlosigkeit, Schwerhörigkeit, Taubblindheit), Sprachbehinderung, psychische (seelische) Behinderung, Lernbehinderung, geistige Behinderung etc.

ten stellen die Alltagserfahrung transzendierende, umfassende Deutungssysteme bereit, die in der Lage sind, die Lebenspraxis von Einzelnen und der gesamten Gesellschaft zu integrieren und vor allem auch „‚Grenzssituationen' [.] jenseits der Wirklichkeit des Alltagslebens" einzubeziehen (Berger/Luckmann 2000, 103). Die Wirkung symbolischer Sinnwelten kann folgendermaßen beschrieben werden: „Sie setzt Ordnung beziehungsweise Recht" (Berger/Luckmann 2000, 104) und ermöglicht es dadurch, Erfahrungen und Handlungen, mögen sie noch so widersprüchlich sein, einen angemessenen Platz im Universum sozialer Wirklichkeit zuzuweisen (Berger/Luckmann 2000, 104f.).

Festzuhalten bleibt: Der Erkenntnisstil des Alltags kann, soweit das Ergebnis unserer Lektüre, unter drei Gesichtspunkten für eine diskursanalytische Untersuchung fruchtbar gemacht werden. Erstens zeigt sich Alltagswissen als eine Wissensform, die durch strukturierende Elemente wie Routine, Typenbildung und Relevanz gekennzeichnet ist. Damit befinden wir uns gewissermaßen im „Vorhof der Institutionalisierung" (Berger/Luckmann 2000, 60). Zweitens kann subjektives Wissen im Alltag nicht getrennt von Prozessen fortschreitender Strukturierung, d.h. sozialen Institutionen und übergreifenden gesellschaftlichen Ordnungsmustern, betrachtet werden. Der Erkenntnisstil des Alltags bringt also einerseits ‚Objektivationen' hervor und entscheidet andererseits darüber, welche Subjektivierungsangebote tatsächlich übernommen (oder auch zurückgewiesen) und somit für den Alltagsmenschen handlungsrelevant werden. Daher bietet es sich drittens an, die im Alltag wirksamen Legitimationen näher zu untersuchen. Folgt man Berger/Luckmann, spielt offensichtlich Legitimierung als Prozess, der auf einer strukturellen Vorstellung von Wissen basiert, an Institutionen gebunden ist und durch explizite Legitimationstheorien in enger Verbindung zu den Wissenschaften steht, auch für die subjektive Wirklichkeit der Individuen und deren gesellschaftliche Verobjektivierung eine zentrale Rolle. Insbesondere die vier skizzierten Ebenen der Legitimation – Begriffsbildung, rudimentäre Theorie, Wissenschaft und Glaubenssysteme – legen die diskurstheoretische Anschlussfähigkeit des wissenssoziologischen Ansatzes von Berger/Luckmann nahe. Der Verweis auf explizite Legitimationstheorien, mit denen Aspekte der Institutionalisierung „an Hand eines differenzierten Wissensbestandes" (Berger/Luckmann 2000, 100) gerechtfertigt werden, liefert eine direkte Verbindung zu der institutionalisierten Wissensordnung, die im Anschluss an die Foucault'sche Diskurstheorie für den Spezialdiskurs als zentral erachtet wird. Prototheorien und narrative Schemata erlauben ebenso wie symbolische Sinnwelten zudem Anschlüsse an das von Jürgen Link beschriebene interdiskursive *setting*. Und die Bildung von Begriffen ist nicht nur das grundlegende Merkmal des alltäglichen Erkenntnisstils, sondern auch eine Formationsregel von

Diskursen. Die Überlegungen von Berger/Luckmann erweisen sich also durchaus als produktiv, wenn es darum geht, die Strukturiertheit der gesellschaftlichen Wirklichkeit – und damit auch des Wissens – in den Blick zu nehmen. Dennoch sind kritische Anmerkungen vonnöten. Zum einen fällt auf, dass Berger/Luckmann die für Foucault zentrale Frage der Macht eher ausblenden bzw. diese auf die Frage von Akzeptanz reduzieren.[175] Die beiden Wissenssoziologen heben zu sehr auf die Konstruktion von Begründungsmustern und Sinnzusammenhängen ab, mit deren Hilfe sich die Alltagsmenschen in den ‚Gang der Dinge' einfügen, kompatibel werden für das Funktionieren in der ‚Normalität'. Die potenzielle Widerspenstigkeit der Subjekte wird zu wenig mit gedacht. Zum anderen mögen zwar situatives Handeln und subjektives Erfahrungswissen auf Strukturmerkmalen basieren und in strukturierten Zusammenhängen stattfinden, jedoch ist dieses ‚elementare' Wissen wenig differenziert, nicht generalisierbar und im Raum des ‚objektiven', ‚wahren' Wissens vermutlich unsagbar. Da das Alltagswissen auch durch das ‚Wuchern des Diskurses' (‚Ereignis', ‚Zufall') gekennzeichnet ist und Erfahrung auch auf ‚gelebter Wirklichkeit' basiert, also höchst persönlich ist, lässt sich sein ‚Wert' nicht durch den wissenschaftlichen Code ‚wahr/falsch' definieren. Sowohl die Heterogenität wie auch tendenzielle Unberechenbarkeit des Alltagswissens haben bei Berger/Luckmann zu wenig Platz.

An dieser Stelle scheint ein Aspekt auf, der bereits bei der Betrachtung des Link'schen Elementardiskurses (vgl. 3.5.3) zum Tragen kam und hier noch einmal aufgegriffen werden soll. Wie bereits erwähnt, ordnet Link den Alltag der Elementarkultur zu und beschreibt diese als „Kultur intensivster Subjektivierung des Wissens" (Link 2003a, 90). Auch das folgende Zitat ist es wert, noch einmal wiederholt zu werden: Die Elementarkultur sei „durch höchste Subjektivität und höchste Intensität (geringe Distanz)" (Link 2005, 15) gekennzeichnet. Kurz, ähnlich wie Berger/Luckmann verkoppelt Link das Alltagswissen mit dem Aspekt der Subjektivierung. Zum Alltagsdiskurs führt er aus: Auf dieser Ebene kombiniere sich „das stark komplexitätsreduzierte historisch-spezifische Wissen (seit geraumer Zeit vor allem von den naturwissenschaftlichen Diskursen und Praktiken gespeist) mit dem sogenannt anthropologischen Alltagswissen (über allgemeinste Lebensstrategien, Liebe, Familie, rudimentäre as-sociative Solidaritäten und Kollisionen usw.)." (Link 2005, 91) Gleichzeitig bleibt der Diskurstheoretiker gegenüber einer möglichen legitimatorischen Bedeutung der Subjektivierung skeptisch: Da die „Subjektivierung des Wissens [...] stets mit seiner Reduktion durch Grenzen der Sag- und

175 Bereits Max Weber hat in seinem Werk „Wirtschaft und Gesellschaft" (1922) auf die legitimierende Rolle von Akzeptanz im Machtgeschehen hingewiesen.

Wissbarkeit" (Link 2005, 94) einhergeht, kann die subjektive Erfahrung keinesfalls als ‚originär', ‚authentisch' oder ‚echt' bezeichnet werden. Vielmehr, so argumentiert Link (2005, 94), ist es gerade „diese Subjektivierung des Wissens durch Grenzen, die in den Subjekten eine ‚Willigkeit' generiert, die sie wiederum für Machtverhältnisse disponibel macht." Diesen Vorbehalt gilt es bei der nachfolgenden empirischen Analyse im Auge zu behalten.

## 8.4 Interdiskursives Wissen: „(Subjekt-)Applikation"

Im Unterschied zur Link'schen Terminologie haben wir für unsere Untersuchung den Begriff ‚Alltagsdiskurs' (und nicht: ‚Elementardiskurs')[176] gewählt, weil wir davon ausgehen, dass es sich bei dem für die soziale Institution Alltag typischen ‚kognitiven Stil der Praxis' um eine eigenständige Wissensform handelt, die sich klar vom spezialdiskursiven Wissen abgrenzen lässt. Kann das Gleiche für den dritten hier betrachteten Erkenntnisstil, nämlich das interdiskursive Wissen, behauptet werden, was macht dessen Spezifität aus? Dass wir von der Vorannahme ausgehen, dass es einen solchen Wissenstypus tatsächlich gibt, lässt sich aus der Verortung der Onlineplattform „1000fragen.de" als diskursives Ereignis im zivilgesellschaftlichen Interdiskurs ableiten. Benutzt man die von Link (2005, 91) vorgeschlagene Unterscheidung in „elaborierte hegemoniale Interdiskurse", „nicht-hegemoniale diskursive Positionen in hegemonialen, elaborierten Interdiskursen" und „nicht-hegemoniale elaborierte Interdiskurse (‚Gegendiskurse')", kann diese Lokalisierung weiter ausdifferenziert werden: „1000fragen.de" kann der letzten Kategorie, d.h. den interdiskursiven ‚Gegendiskursen' zugeordnet werden. Um das empirische Material dieses ‚Gegendiskurses' näher beschreiben zu können, ist im nächsten Schritt die Operationalisierung des interdiskursiven Wissenstypus notwendig.

An dieser Stelle macht es Sinn, sich noch einmal die Funktion des Interdiskurses (vgl. 3.5.2) zu vergegenwärtigen: Im Unterschied zum Alltagdiskurs, der über handlungsrelevante Formen der Subjektivierung entscheidet, und auch im Kontrast zum Spezialdiskurs, der auf die Anhäufung vermeintlich objektiven Wissens aus ist, werden im Interdiskurs so genannte Folien der Subjektivierung – Identi-

176 Die von Link (2005, 91) vorgenommene Spezifizierung des „Elementardiskurses" in „hegemonialen (‚populären') Elementardiskurs", „nicht-hegemoniale diskursive Positionen innerhalb des hegemonialen Elementardiskurses" und „nicht hegemoniale Elementardiskurse (‚Subkulturen')" die sich auf die vertikale Achse der Macht bezieht, scheint wenig hilfreich, um den alltagsweltlichen Charakter der Fragen und Kommentare im Forum angemessen zu beschreiben.

tätsentwürfe, Verhaltensempfehlungen, Interpretations- und Deutungsmuster etc. – zur Verfügung gestellt; hier geht es vor allem um die „(Subjekt-),Applikation'“ (Link/Link-Heer 2002, 11).[177] Demzufolge obliegt dem Interdiskurs eine dynamische Funktion; sie besteht „in [...] Brückenschlägen über Spezialgrenzen hinweg *für die Subjekte*.“ (Link 2005, 87, Hervorh. d. Verf.) Indem der Interdiskurs bestimmte spezialdiskursive Wissensmengen „synthetisiert“, so dass sie von den Alltagsmenschen „assimiliert“ werden können (Link/Link-Heer 2002, 11), übernimmt er, wie Link (2005, 90) betont, insbesondere für funktional-ausdifferenzierte Gesellschaften mit einem hoch spezialisierten Wissenschaftssystem eine zentrale Aufgabe. In anderen Worten, der Interdiskurs gewährleistet, z. B. in Form von Allgemeinbildung, die Ankopplung des wissenschaftlichen Wissens an die Lebenswelt der Subjekte (Link 2005, 90). Im Ergebnis bringt der Interdiskurs ein spezifisches, aus verschiedenen Quellen gespeistes, äußerst heterogenes, gleichsam ‚zusammen gewürfeltes', grob generalisierendes und stereotypisierendes Wissen hervor. Dieses Wissen nimmt Link (2003a, 14) zufolge die Form von „‚interdiskursiven' Komplexen, Formen, Verfahren und Kategorien“ an, die „mehreren Spezialdiskursen gemeinsam sind. Dazu gehören alle ‚Querschnitt-Kategorien' [...], alle Kollektivsymbole [...], alle Mythen und elementaren Narrative [...].“[178] Es handelt sich dabei um ein entdifferenzierendes Wissen, das sich in nicht-linearen Strukturen, literarischen Formen des Geschichten-Erzählens bzw. in Narrativen ebenso äußert wie in Metaphern, Symbolen und Sprachbildern. Besonders häufig anzutreffen sind bildhafte Argumentationen, mit vielen (mehr oder weniger treffenden) Beispielen, die es erlauben, auf der sprachlichen Ebene spezialisiertes Wissen neu zusammenzusetzen und mit den subjektiven Erfahrungen des Alltags zu verbinden. Nach Link (2003a, 14, Hervorh. dort) ist es „dieses ‚übergreifende', ‚Brücken schlagende' Wissen, das die Zerspaltung in spezialistische Teil-Subjektivitäten zumindest kompensiert und das überhaupt das Wissen *subjektiv*

177 Link (2002, 11) beschreibt den „Prozeß selektiver Synthese als Spiel des ‚Interdiskurses' und den Prozeß dieser Assimilation in Subjektivitäten als (Subjekt-),Applikation'“.

178 „Unter ‚interdiskursiven' Komplexen, Formen, Verfahren und Kategorien sollen all jene verstanden werden, die mehreren Spezialdiskursen gemeinsam sind. Dazu gehören alle ‚Querschnitt-Kategorien' (wie etwa ‚Freiheit', ‚Gleichheit', ‚Fortschritt', ‚Entwicklung', ‚Charakter', heute etwa ‚Normalität' und ‚Fairneß'), alle Kollektivsymbole (wie etwa ‚Maschine', ‚Organismus', ‚Gefängnis', ‚Flut/Deich', ‚Schiff', ‚Kutsche', ‚Eisenbahn', heute etwa ‚Auto', ‚Flugzeug', ‚Computer'), alle Mythen und elementaren Narrative (wie etwa Geschichten von Aufstieg und Fall, Entwicklungsgeschichten, dialektische Geschichten).“ (Link 2003a, 14) Im Falle unseres empirischen Materials treffen wir beispielsweise auf die Querschnittskategorien „Fortschritt“, „Selbstbestimmung“ und „Normalität“, auf Kollektivsymbole wie „Ersatzteillager“ und „Klon“ wie auch auf unzählige Mythen und Narrative, von denen die „Evolutionstheorie“ besonders hervorsticht.

*applizierbar* erhält." Interdiskursives Wissen findet man in „Diskursparzellen", „die mehreren Wissensbereichen und darüber hinaus dem sogenannten Alltagswissen (dem Elementardiskurs) *gemeinsam* sind." (Link 2005, 86, Hervorh. d. Verf.)

Zwei Hinweise können helfen, das Funktionieren interdiskursiver Wissensproduktion zu verdeutlichen: Im Anschluss an Walter Benjamin (1977, 443ff.) kann man festhalten, dass die Vermittelbarkeit von Erfahrung an das Narrativ gebunden ist.[179] Ähnlich erfolgt der Anschluss der Subjekte an wissenschaftliches Wissen vor allem mittels Bildern und Metaphern. Dies gilt nicht nur für die Humanwissenschaften, die den Menschen explizit zum Gegenstand haben; vielmehr sind alle Wissenschaften, die anwendungsorientiert arbeiten und sich auf dem Markt behaupten wollen, mehr oder weniger gezwungen, die Wünsche, Interessen und Bedürfnisse der Subjekte in ihre Überlegungen und Strategien einzubeziehen.

Im Interdiskurs ist die mehrdeutige Kombination von Elementen aus verschiedenen Wissensordnungen von weitaus größerer Bedeutung als die Genauigkeit von Definitionen oder gar die ‚Wahrheit' des benutzten Wissens. Und im Unterschied zum Spezialdiskurs sind Verweise auf subjektive Erfahrungen durchaus erlaubt bzw. sogar in hohem Maße legitim. Umgekehrt bedeutet dies aber auch, dass Erlebtes, das sich nicht generalisieren oder stereotypisieren lässt, möglicherweise in seiner Relevanz begrenzt ist. Dem ‚Zeitgeist' müssen sich die Individuen schon anpassen, wenn sie sich verständlich machen wollen; ihre Bedürfnisse entsprechen im günstigsten Fall einem gewissen ‚Stil' oder einer ‚Mode'; ihre persönlichen Wünsche sollten kompatibel sein mit Wissensordnungen, die von wichtigen gesellschaftlichen Gruppen geteilt oder zumindest ‚mitempfunden' werden können. Geht man davon aus, dass das wichtigste Ziel interdiskursiver Praxis die kulturelle Integration der Subjekte ist, so dient das interdiskursive Wissen vor allem dazu, über das Erzeugen von Sinnschemata Widersprüche auszublenden und mögliche Konflikte im Vorfeld zu beseitigen. Diese re-integrierende Funktion kann aber an anderer Stelle auch Widersprüche, Konflikte und Brüche zu Tage treten

179 Benjamin bindet die Vermittlung von Erfahrungen sogar ausdrücklich an die Erzählung und unterscheidet beispielsweise Erkenntnisse, die aus Romanen gewonnen werden können, von puren Informationen. Narrative seien „in den Stoff des Lebens eingewebt" (Benjamin 1977, 453), sie seien prinzipiell unabgeschlossen und von Erklärungen freigehalten und würden ein „episches Gedächtnis" (Benjamin 1977, 453) vermitteln. Derartige Erzählungen seien auf Resonanz angewiesen, den Zuhörern sei die Interpretation jedoch freigestellt. „Mitten in der Fülle des Lebens und durch die Darstellung dieser Fülle" (Benjamin 1977, 443) wisse die Erzählung Rat; diese nur noch wenig bekannte Form des Wissens sei durch kollektive Gewalterfahrungen weitestgehend zerstört worden.

lassen, also desintegrierend wirken und damit die ‚(Subjekt-)Applikation' blockieren bzw. verunmöglichen.

Interdiskursives Wissen macht also bislang kaum beleuchtete Bereiche der jeweiligen Diskursordnungen sichtbar: Während z.B. der Expertendiskurs keine Antwort weiß auf die Frage ‚Wie fühlt sich das an?', thematisiert der Laiendiskurs auch Gefühle. Umgekehrt kann letzterer, insbesondere dann, wenn subjektives Erfahrungswissen ins Spiel gebracht wird, nur selten den Anspruch auf Allgemeingültigkeit so überzeugend vertreten, wie dies dem Expertendiskurs möglich ist. Für den Spezialdiskurs sind die vielfältigen Wissen der subjektiven Erfahrung inkommensurabel; gleichzeitig stellt die Legitimität, die das Erfahrungswissen im Alltag genießt, eine Provokation für die Geltungskraft wissenschaftlichen Wissens dar. An dieser Stelle muss der Interdiskurs ‚vermitteln'; am besten gelingt ihm diese (re-)integrierende Aufgabe, indem er sich als Diskurstypus mit unscharfen Konturen zeigt. Interdiskursives Wissen muss also möglichst vage formuliert sein und Spielraum zur Interpretation lassen. Entsprechend dieser Funktion weist es solche Merkmale auf wie Bedeutungsaufladung und Polyvalenz, flexible Grenzziehungen, Hybridität und Bildhaftigkeit. Hinzu kommt die Verbreitung über Massenmedien, Literatur, Populärreligion, Populärphilosophie, Populärwissenschaften und die Bezugnahme auf zivilgesellschaftliche Institutionen (Familie, Medien, Gewerkschaft, ‚Szenen', Musik etc.) als legitime Sprecherpositionen.

Betrachtet man die drei Wissensformen im Überblick (vgl. Tabelle 12), so fällt auf, dass unterdrückte, marginalisierte, ungebändigte Wissensformen, für die sich Foucault ja auch interessiert hat, in dieser vertikalen Anordnung nicht zu finden sind. Im folgenden Exkurs soll daher der Zusammenhang von Macht und Wissen in seiner horizontalen Schichtung erläutert werden.

*Tabelle 12* Merkmalssystematik der Wissensformen

<table>
<tr><th>Dimension</th><th>Alltagswissen</th><th>interdiskursives Wissen</th><th>Spezialwissen</th></tr>
<tr><td>Grad der Spezialisierung</td><td>„elementares" Wissen, wenig differenziert</td><td>entdifferenzierendes bzw. grob generalisierendes Wissen: komprimiert, stereotypisiert</td><td>hoch spezialisiertes, differenziertes Wissen</td></tr>
<tr><td>Stellenwert des Subjekts</td><td>Intensive Subjektivierung</td><td>Subjekt-Applikationen werden bereitgestellt</td><td>Misstrauen gegenüber subjektiver Wahrnehmung; objektiv, neutral, wertfrei</td></tr>
<tr><td>Handlungs-orientierung</td><td>Pragmatik, Handlungsdruck</td><td>Handlungsrelevanz</td><td>kein Handlungsdruck, keine unmittelbare Handlungsrelevanz</td></tr>
<tr><td>Logiken</td><td>pragmatische Logik: Rezeptwissen; Eindeutigkeit und Mehrdeutigkeit sind möglich</td><td>assoziative Logik: Orientierungswissen, Mehrdeutigkeit, Konnotationen</td><td>Formallogik: Eindeutigkeit, denotative Aussagen, spezielle Definitionen der Begriffe</td></tr>
<tr><td rowspan="2">Sprachliche Konstruktionen</td><td colspan="2">Exempel, Analogien, narrative Schemata, stereotype Figuren, Narrationen, Metaphern, Mythen, Kollektivsymbole, „Themen", „Probleme", „Argumente"</td><td rowspan="2">Verallgemeinerung, mathematische Formel, Deduktion, Induktion, Beweise usw.</td></tr>
<tr><td>biographische Schilderungen, „Alltagsweisheiten", Ratschläge usw.</td><td>Elemente aus Massenmedien, Literatur, Populärreligion, Populärphilosophie, anwendungsorientierten Wissenschaften wie Pädagogik, Psychologie etc.</td></tr>
<tr><td>Mögliche Sprecherpositionen</td><td>der/die „Betroffene" mit subjektiver Erfahrung: tendenziell „Jedermanns-Wissen"</td><td>zivilgesellschaftliche Institutionen: Familie, Medien, Gewerkschaft, „Szenen", Musik etc.: populär, aufgeteilt in verschiedene (Sub-) Kulturen</td><td>der Experte / die Expertin, Institutionen der Spezialdiskurse (Wissenschaften): Tendenz zur Monopolisierung von Wissen</td></tr>
</table>

## 8.5 Exkurs: „Unterworfenes Wissen“

Sein eigentliches Anliegen hat Foucault (1999b, 243) einmal so formuliert: Es gehe ihm darum, „eine Geschichte der verschiedenen Verfahren zu entwerfen, durch die in unserer Kultur Menschen zu Subjekten gemacht werden.“ Und er träumt „von einem neuen Zeitalter der Wißbegierde. Man hat die technischen Mittel dazu; das Begehren ist da; die zu wissenden Dinge sind unendlich; es gibt Leute, die sich mit dieser Arbeit beschäftigen möchten. Woran leidet man? Am ‚Zuwenig'. Ungenügende, quasi-monopolisierte, kurze, enge Kanäle.“ (Engelmann 1999, 19) Um diesen Mangel zu beseitigen, schlägt er vor, dass der „Anschluss der Leute“ an die Kultur über das Wissen erfolgen und „so polymorph als möglich sein soll[te]. Es sollte nicht einerseits jene Bildung geben, die man erfährt, und andererseits jene Information, der man ausgeliefert ist." (Engelmann 1999, 20) Entsprechend dieser partizipatorischen Vision sieht Foucault den Diskurs kritisch. Er geht davon aus, dass die Produktion des Diskurses „in jeder Gesellschaft [...] zugleich kontrolliert, selektiert, organisiert und kanalisiert wird“ (Foucault 1974, 7). Das unkontrollierte Reden, die „Konversationsmaschine“, wie es bei Berger/Luckmann (2000, 163) heißt, erscheint Foucault (1974, 25) als der „Raum eines wilden Außen“, den der Diskurs kontrollieren muss, zu dessen Beherrschung er aufgerufen ist.[180] Dabei ist das ‚Unkontrollierbare' nicht ‚völlig frei' von Vorgaben; vielmehr wird das „‚Außen', in dem der Diskurs auftaucht und verschwindet, [...] bestimmt von Macht und Begehren, von Institutionen der Ausschließung, vom ‚Willen zur Wahrheit', der ja nur eine Form des Willens zum Wissen ist.“ (Foucault/Seitter 1974, 165) An anderer Stelle spricht Foucault auch von einem „Wissen im wilden Zustand“ (1999a, 212), „ein[em] multiple[n] Wissen, ein[em] Geheimwissen, ein[em] Wissen, das als Reichtum und als Garant von Unabhängigkeit funktioniert“ (Foucault 1999a, 208). Dieses Wissen wird durch verschiedene Praktiken angeeignet; so wird, um ein Beispiel Foucaults (1974, 9) aufzugreifen, „der ganze unermeßliche Diskurs des Wahnsinnigen […] zu sinnlosem Geräusch“ erklärt. Selbst das Schweigen des Arztes z.B. in der Psychoanalyse, das die Funktion hat, dem ‚Wahnsinnigen' zuzuhören und eine Diagnose zu stellen, sei eine Grenzziehung, die letztlich den Ausschluss legitimiere (Foucault 1974, 10). Die ‚Unruhe' wird gebändigt, der Diskurs ‚in geordnete Bahnen' gelenkt, durch Institutionalisierung wird Kontrolle ausgeübt. Angesichts dieses fortwährenden Disziplinierungsprozesses formuliert Fou-

180 Indem sich Foucault (1974, 34f.) auf die Konzepte des „‚Außen' und der ‚Grenzüberschreitung'“ bezieht, kündigt sich ein fremder und verfremdender Blick an – im Sinne einer „‚Ethnologie der eigenen Kultur'“ (Foucault/Seitter 1974, 150, 152).

cault (1974, 7) die entscheidende Frage: „Was ist denn so gefährlich an der Tatsache, dass die Leute sprechen und dass ihre Diskurse endlos weiterwuchern? Wo liegt die Gefahr?"

In der Vorlesungsreihe „In Verteidigung der Gesellschaft" hat Foucault (1999a, 15f.) das Thema nochmals aufgegriffen; diesmal macht er ein ‚unterworfenes Wissen' aus – ein schillernder Begriff, der dennoch hilfreich erscheint, um das ‚Unkontrollierbare' des Diskurses näher zu beschreiben. Es handelt sich zum einen um ein ‚historisches Wissen', das in abgelagerten Sedimenten zwar noch existiert, aber gleichsam verschüttet ist und mittels kritischer Gelehrsamkeit wieder zum Vorschein gebracht werden kann (man denke an die Psychiatriekritik oder die kritische Kriminologie); zum anderen sind ‚lokale Wissen' gemeint, also vielfältige, alltägliche, unsystematische und (regional) begrenzte Wissensformen. Diese Überlegungen sind ein längeres Zitat wert:

„Unter ‚unterworfenen Wissen' verstehe ich auch eine ganze Reihe von Wissen, die als nicht-begriffliches Wissen, als unzureichend ausgearbeitetes Wissen abgewertet wurden: naive, am unteren Ende der Hierarchie angesiedelte Wissen, Wissen unterhalb des verlangten Kenntnisstandes und des erforderlichen Wissenschaftsniveaus. Und gerade über diese aus der Tiefe wiederauftauchenden Wissen, diese nicht qualifizierten, ja geradezu disqualifizierten Wissen, durch das Wiederauftauchen dieser Wissen des Psychiatrisierten, des Kranken, des Pflegers, des Arztes, parallel und marginal zum medizinischen Wissen, zum Wissen des Delinquenten usw. – durch dieses Wissen, welches ich, wenn Sie so wollen, das ‚Wissen der Leute' nennen werde (und das keineswegs das gewöhnliche Wissen des gesunden Menschenverstands, sondern im Gegenteil ein Spezialwissen, ein lokales, regionales, differentielles Wissen ist, das sich nicht in Einstimmigkeit überführen lässt und seiner Kraft nur der Schärfe verdankt, mit der es zu allen umgebenden in Gegensatz tritt) – durch das Wiederauftauchen dieser lokalen Wissen der Leute, dieser disqualifizierten Wissen vollzog sich die Kritik." (Foucault 1999a, 15f.) An dieser Stelle thematisiert Foucault das Spannungsfeld zwischen dem hoch bewerteten wissenschaftlichen Wissen und dem ‚disqualifizierten Wissen', das er auch als ‚Wissen der Leute' bezeichnet. Dieses durch Ausschluss generierte Wissen taucht ihm zufolge im Plural auf; es sind mehrere Wissen, die durch Heterogenität, Antagonismen, Ambivalenzen und Paradoxien gekennzeichnet sind. Foucault legt Wert darauf, dass es sich bei diesem ‚Wissen der Leute' keineswegs um das ‚gewöhnliche Wissen des gesunden Menschenverstands' handelt – es ist also nicht das ‚Alltagswissen' im engeren Sinne gemeint –, sondern um eine eigenständige Wissensform, die Eigenschaften besitzt, die ansonsten nur dem Spezialdiskurs zugeschrieben werden. Das ‚unterworfene Wissen' ist von einer gewissen Eindeutigkeit und

Schärfe, d.h. von bestimmendem Charakter und tritt mit seiner Umgebung in Widerspruch, besitzt also Machtwirkung. Es ist nicht verallgemeinerbar und lässt sich, wie Foucault (1999a, 16) sagt, „nicht in Einstimmigkeit überführen", sondern bleibt „differentiell". [181]

Fragt man nun danach, in welcher Beziehung das ‚unterworfene Wissen' zu den drei heraus gearbeiteten Wissensformen steht, so muss man konstatieren, dass es sich keinem der drei Erkenntnisstile zuordnen lässt; vielmehr liegt es ‚quer' zu den verschiedenen Wissensformen. Sein ‚(Wieder-)Auftauchen' markiert Schnittstellen der Macht; wenn es sich form(ul)iert, an die Oberfläche tritt bzw. sich in einem Sprechakt äußert, zeigt es seine Widerständigkeit. Im Zusammentreffen von horizontaler Wissensdifferenzierung und vertikaler Machtachse entfaltet es seine Wirksamkeit. Die mit ihm einhergehende ‚Unruhe' liegt darin begründet, dass es als ‚disqualifiziert' gilt, und zwar vor allem aus Sicht hegemonialer Spezialdiskurse. Jedoch ist es weiter präsent, sowohl im Spezialdiskurs wie auch im Interdiskurs und im Alltagsdiskurs; seine wesentliche Funktion ist „die Kritik" (Foucault 1999a, 16).

## 8.6 Der „Kreativ-Zyklus": Schlussfolgerungen

In diesem Kapitel ist deutlich geworden, dass für die empirische Untersuchung des 1000 Fragen-Forums die analytische Kategorie ‚Wissen' zentral ist; dabei lag der Schwerpunkt nicht auf den eher statischen Wissens*beständen*, sondern auf den wissenssoziologisch viel interessanteren, dynamischen Wissens*formen*. Die Auseinandersetzung mit wissenssoziologischen und diskurstheoretischen Ansätzen ergab eine Typologie von drei ‚Erkenntnisstilen', die entlang von sechs Dimensionen (Grad der Spezialisierung, Stellenwert des Subjekts, Handlungsorientierung, Logiken, sprachliche Konstruktionen, mögliche Sprecherpositionen) differenziert werden können (vgl. Tabelle 12). Allerdings muss davon ausgegangen werden, dass die hier analytisch getrennten Dimensionen in der diskursiven Praxis starke

181 Das Foucault'sche Konzept des ‚unterworfenen Wissens' erinnert an das *tacit knowing* (Molander 1992, 15ff. und 40; Polanyi 1985), einen Wissensvorgang, dessen Ergebnis ‚sagbar' ist, während der Prozess selbst ‚tacit' oder ‚implicit' verläuft. Dieses vorgelagerte ‚stille' Wissen ist nach Molander (1992) durch folgende vier Merkmale gekennzeichnet: 1. Nicht-Erklärbarkeit Menschen gegenüber, die damit noch keine Erfahrungen gemacht haben, 2. stillschweigend vorausgesetzte Annahmen in Form von handlungsleitenden Metaphern. 3. Kompetenzen, von denen wir nur ein indirektes Bewusstsein haben, und 4. Kompetenzen bestimmter sozialer Gruppen, denen das Recht auf eine eigene Sprache verweigert wird, die nicht angehört werden oder die es zum eigenen Schutz vorziehen, gegenüber bestimmten Menschen zu schweigen (vgl. Heid 2000, 158f.).

Interdependenzen aufweisen. Auch das quer zur Diskurstypologie liegende, in der Form von Kritik sich äußernde ‚unterworfene Wissen' weist darauf hin, dass die vertikale Achse des Macht-Wissens nicht als einfache Hierarchie, sondern als ein komplexes Kräfteverhältnis verstanden werden muss. Die Profilierung der einzelnen Wissensformen hat insbesondere die Merkmale des bislang diskursanalytisch wenig untersuchten Alltagswissens hervortreten lassen. Dieser eng an die subjektive Erfahrung gekoppelte, nicht auf Verallgemeinerbarkeit abzielende Erkenntnisstil ringt um Anerkennung und Akzeptanz, d. h. er beansprucht Legitimität. Auf welche Weise dies in unserem Beispiel eines ‚interdiskursiven Gegendiskurses', nämlich des 1000 Fragen-Forums geschieht, wird in der empirischen Untersuchung zu erkunden sein.

Die Vorannahme lautet: Unter den medialen Rahmenbedingungen der Onlineplattform trifft das subjektive Erfahrungswissen des Alltags auf Elemente aus spezialdiskursiven Wissensformen; es entsteht eine eigenständige, auf Integration und Sinnstiftung ausgerichtete Wissensform, die wir im Anschluss an Link als ‚interdiskursives Wissen' bezeichnen. Ihre Funktion ist die Verknüpfung von Spezialwissen und alltagsweltlichen Handlungsbezügen durch (Subjekt-) ‚Applikation'. Es handelt sich um eine komplexe und wenig konturierte, wenn man so will: ‚wabernde' und höchst anpassungsfähige Wissensform, eine Art populäres Wissen, das darauf abzielt, dem alltagsweltlichen Bedürfnis nach kultureller Integration Genüge zu tun oder, diskursanalytisch ausgedrückt, die Funktion einer kulturellen Reintegration der Subjekte zu erfüllen. In anderen Worten, das ‚interdiskursive Wissen' vermittelt zwischen den aus Spezialdiskursen abgeleiteten Subjektivierungsfolien und den im Alltag entwickelten (Ver-)Objektivierungen; es macht sie miteinander ‚kompatibel'.

Fragt man nach der Art der Vermittlung, kommt wiederum die Macht ins Spiel. Foucault (1999b, 243) beschreibt, wie das machtvolle Wissen der Spezialdiskurse, „welches das Individuum in Kategorien einteilt, ihm seine Individualität aufprägt, es an seine Identität fesselt, ihm sein Gesetz der Wahrheit auferlegt, das es anerkennen muß und das andere in ihm anerkennen müssen", den Alltag prägt bzw. „im unmittelbaren Alltagsleben spürbar" wird. ‚Technologien des Selbst' erlauben es den Individuen, „mit eigenen Mitteln bestimmte Operationen an ihren Körpern, mit ihren eigenen Seelen, mit ihrer eigenen Lebensführung zu vollziehen, und zwar so, dass sie sich selbst transformieren [...]." (Foucault 1984b, 35 f.) Es handelt sich bei diesem Wissen um „eine Machtform, die aus den Individuen Subjekte macht" (Foucault 1999b, 243). Link (2005, 84ff., insbes. 88) interessiert sich ebenfalls im Zusammenhang mit der Subjektivierung für „das Verhältnis von ‚horizontaler' Wissensteilung und ‚vertikaler' Machtachse." Ihm zufolge lenken die im

Interdiskurs angebotenen Subjektivierungsangebote das Spezialwissen in bestimmte, für den Alltag der Subjekte anschlussfähige Bahnen. Diese Kopplung stellt sich jedoch keinesfalls als ein einfacher Weg ‚von oben nach unten' dar, sondern ist vielfältigen Brechungen unterworfen – mit den entsprechenden Folgen für das Subjekt, wie Foucault in einem Interview festhält: „Das Subjekt bildet sich nicht einfach im Spiel der Symbole. Es bildet sich in realen und historisch analysierbaren Praktiken. Es gibt eine Technologie der Selbstkonstitution, die symbolische Systeme durchschneidet, während sie sie gebraucht." (vgl. Dreyfus/Rabinow 1994a, 289) Auch Link (2005, 90) geht davon aus, dass der Subjektivierungsprozess und somit auch der Interdiskurs von „Kämpfen", „Oppositionen", dem „Gegensatz der Strategien" durchzogen ist. Dabei betont er, dass dieser Prozess nicht einseitig, sondern als ein wechselseitiges Geschehen verläuft: „Es entspricht der Subjektivierungsfunktion der modernen Interdiskurse, daß sie nicht bloß von ‚oben', vom professionellen Wissen der Spezialdiskurse gespeist werden, sondern gleichzeitig immer auch von ‚unten', vom sogenannten Alltagswissen, dem Elementardiskurs." (Link 2003a, 15)

Zwischen dem elaboriert-hegemonialen und dem elementar-nicht hegemonialen Wissen findet ein ständiger Austausch statt: „Die enge Komplementarität der beiden hierarchischen Stufen des Interdiskurses [...] erscheint strukturell als ein ständiger generativer Kreislauf in beiden Richtungen." (Link 2005, 91) Im Interdiskurs wird „neues Wissen ‚abwärts' in die Elementarkultur und in den Alltag geleitet und umgekehrt subjektive und sozial alternative Akzentuierungen und Identifizierungen ‚aufwärts' in die elaborierten Interdiskurse und in die Spezialdiskurse projiziert, was womöglich zu Konflikten und weiterer Wissensproduktion führt. Dieser kulturkonstitutive Kreislauf lässt sich als ‚Kreativzyklus von elementarer und elaborierter Kultur' bezeichnen." (Link 2005, 92)

Für diesen ‚Kreativzyklus', d.h. für das Aufeinandertreffen und die Verkopplung von Alltagswissen und Spezialwissen bildet der Interdiskurs die entscheidende Arena. Er stellt nicht nur die vom Spezialdiskurs gespeisten Subjektivierungsangebote zur Verfügung, sondern ist auch in der Lage, den marginalisierten privaten Wissensformen wie auch dem kritischen „Wissen der Leute" (Foucault 1999a, 16) Gehör zu verschaffen. Vermutet werden kann, dass die vielfältigen Wissen der subjektiven Erfahrung eine wichtige Ressource für das Machtwissen der Spezialdiskurse bilden und sich gleichzeitig in ihrer Vielfältigkeit der Analyse entziehen. Kurz, subjektives Wissen stellt für die Geltungskraft wissenschaftlichen Wissens im Alltag eine Provokation dar; höchstwahrscheinlich kann es, wenn es in ungeschminkter Form in die öffentliche Rede eingebracht wird, eine ungeahnte Machtwirkung entfalten. Wenn es stimmt, dass die angebotenen Folien der Subjektivierung vielfach im Widerspruch zu den Erfahrungen des Alltags stehen – Foucault (1999b, 245) spricht auch von „spezifische[n] Rationalitäten" – , dann sind ganz verschiedene Reaktionen möglich: Zurückweisung bzw. Abwendung, Widerstand, Anpassung oder – als vierte Möglichkeit – ein kreatives Potenzial (Link 2003a, 23; 2005, 92).

# 9 Die Macht des Wissens in „1000fragen.de" – Eine wissenssoziologische Analyse

Bereits die mittels Codebaum (vgl. Kap. 7) herausgefilterte formale Diskursordnung mit den Hauptkategorien Wissensbestände, Wissensformen, Sprecherpositionen, Diskurskontrollen und Strategien hat darauf hingewiesen, dass das untersuchte Internetforum eine spezifische Art und Weise des Diskutierens ermöglicht, die sich von anderen, interdiskursiven Debatten rund um das Thema Bioethik (z.B. in Zeitungen, im Fernsehen, auf öffentlichen Veranstaltungen) deutlich unterscheidet. Die anschließende Auseinandersetzung mit wissenssoziologischer Theorie (vgl. Kap. 8) führt dazu, die empirische Untersuchung zu fokussieren und die Kategorie der Wissensformen in den Mittelpunkt zu rücken. Die Grundannahme ist, dass verschiedene Diskurstypen auch unterschiedliche Typen von Wissen hervorbringen. In einem Spezialdiskurs hat man es also mit Spezialwissen zu tun, im Interdiskurs mit interdiskursivem Wissen und im Alltagsdiskurs mit Alltagswissen – so lautet das theoretische Postulat. Es erscheint plausibel, dass in einem vergleichsweise wenig regulierten Onlineforum insbesondere der Erkenntnisstil des Alltags größere Chancen hat, sich zu zeigen, als etwa im institutionellen Umfeld einer wissenschaftlichen Disziplin oder einer Zeitungsredaktion. Das Ziel der nachfolgenden Arbeitsschritte ist also, eine Differenzierung des Datenmaterials auf der Grundlage empirisch messbarer Merkmale von Wissensformen zu ermöglichen. Die Tatsache, dass wir es bei dem Korpus überwiegend mit ‚alltagsgesättigten' Äußerungen zu tun haben, lenkt den Blick auf den Erkenntnisstil des Alltagswissens. Seine Merkmale werden im Vergleich mit dem Spezialwissen untersucht.[182]

Nach der Erläuterung des methodischen Vorgehens (vgl. 9.1), das mehrere Durchgänge mit unterschiedlichen Stichproben erforderte, strukturieren folgende vier Leitfragen die Ergebnispräsentation: Wie manifestieren sich die Merkmale von Alltags- und Spezialwissen?[183] Welche Legitimationsweisen treten innerhalb dieser

182 Die empirische Analyse des interdiskursiven Wissens bleibt Kap. 10 vorbehalten.

183 An dieser Stelle ist wichtig festzuhalten: Da das Internetforum in formaler Hinsicht nur eine Sprecherposition ermöglicht, nämlich ‚den User', konnten eigentlich nur *Verweise auf* Spezialwissen

beiden Wissensformen auf? Welche Muster der Abgrenzung zwischen den Wissensformen sind im Internetforum zu erkennen? Gibt es empirisch nachweisbare Zusammenhänge zwischen Wissensformen und Diskursgegenständen bzw. Begriffsformationen? In einem ersten Arbeitsschritt (vgl. 9.2) werden durch das systematische Zuordnen von Textstellen zu den Wissensformen die Dimensionen von Alltags- und Spezialwissen überprüft und in Form von Codiervorschriften präzisiert. Die zweite Frage spricht den Machtaspekt der Kommunikation an (vgl. 9.3). Bedingt durch das mediale *setting* konnte zwar kein User eine privilegierte Position einnehmen,[184] jedoch fanden sich häufig Strategien des ‚machtvollen Sprechens', etwa Verweise auf Autoritäten zur Bekräftigung der eigenen Argumentation. Daher ließe sich die zweite Leitfrage auch so formulieren: Was sind legitimierende gesellschaftliche Positionen? Die dritte Frage bezieht sich auf die Interaktionen innerhalb einzelner Threads (vgl. 9.4). Mit ihr sollte überprüft werden, ob Spezial- und Alltagswissen in konfliktreichen Beziehungen zueinander stehen. Die letzte Frage nach den Zusammenhängen zwischen Wissensform und Gegenstand bzw. Begrifflichkeit (vgl. 9.5) bezieht sich auf den partizipationsorientierten Hintergrund des Internetforums (vgl. 4.2): Würden sich Verknüpfungen zwischen formaler und inhaltlicher Diskursordnung nachweisen lassen, würde dies die Vermutung bestärken, dass mit einer an öffentlicher Teilhabe ausgerichteten Rahmung auch inhaltliche Diskursanreize einhergehen.

## 9.1 Methodisches Vorgehen: Stichprobenziehung und Auswertungsplan

Im Mittelpunkt des methodischen Vorgehens stand die Aufgabe, das Datenmaterial systematisch nach den beiden Erkenntnisstilen Alltagswissen und Spezialwissen unterscheiden zu können. Hierfür mussten angemessene Verfahren der Operationalisierung gefunden werden. Für das Auffinden von Textstellen zum Alltagswissen wurde zunächst aus methodischen Gründen der „Stellenwert des Subjekts" als Leitdimension gewählt: Alltagswissen sollte als „subjektives Erfahrungswissen" codiert werden (vgl. 8.3). Zwar konnte durch diese Einschränkung die Wissens-

---

und Spezialdiskurse codiert werden. Selbst wenn eine Sprecherposition als *„Professorin für Ethik"* (Coding P-43) angegeben wurde, machte es unter der Bedingung der medialen Rahmung wenig Sinn, dies nachprüfen zu wollen.

184 Dazu waren allenfalls die Moderatoren bzw. Moderatorinnen des Onlineforums in der Lage. Diese fügten jedoch in den Korpus der 10.000 Threads keine eigenen Beiträge ein. Anders verhielt es sich mit dem Material der 78 Patenschaften: Hier gab es eine manchmal sehr deutlich intervenierende Moderation; auch einzelne Paten mischten sich zuweilen in die Diskussion ein.

form des Alltags nicht in ihrer ganzen Komplexität erfasst werden, jedoch erwies sich angesichts der Materialfülle eine schnelle und wirksame Suchstrategie für aussagekräftige Textstellen als notwendig. Die gezielte Abfrage einiger weniger passender Suchbegriffe versprach mehr Erfolg als eine breit angelegte Suche oder eine Zufallsstichprobe. Dank der Interdependenzen zwischen den sechs herausgearbeiteten Dimensionen eines Erkenntnisstils (vgl. Tabelle 12) war außerdem zu erwarten, dass an das subjektive Erfahrungswissen nicht allein der Stellenwert des Subjekts, sondern gleichzeitig auch die anderen Aspekte, nämlich Grad der Spezialisierung, Handlungsorientierung, Logiken, sprachliche Konstruktionen und mögliche Sprecherpositionen gekoppelt sein würden.

Um Fundstellen zum Spezialwissen ausfindig zu machen, wurde ebenfalls auf wenige Suchbegriffe zurückgegriffen. Da der Bereich des Spezialdiskurses schärfer konturiert ist als derjenige des Alltagsdiskurses,[185] konnten solche Begriffe verwendet werden, die eindeutig mit dem wissenschaftlichen Erkenntnisstil verknüpft sind, z.B. „Wissenschaft", „Theorie/theoretisch" oder „Definition/definieren". Mit der Untersuchung der beiden Wissensformen „Spezialwissen" und „subjektives Erfahrungswissen" (als Indikator für Alltagswissen)[186] befanden wir uns weiter auf der Wissensoberfläche, d.h. auf der Suche nach Mustern in der Masse der konkreten Äußerungen. Einen Überblick darüber, welche Methoden sich auf welche Stichproben des Materials bezogen, gibt der Auswertungsplan der qualitativen Phase in Abbildung 7.

185 Welche Disziplinen im Einzelnen eingebracht wurden, findet sich im Codebaum unter der Hauptkategorie „Wissensbestände" (vgl. 7.3).

186 In den folgenden Ausführungen wird der besseren Lesbarkeit halber der kürzere Begriff „Alltagswissen" benutzt. Im Fortgang der Untersuchung ist die Dimension „subjektives Erfahrungswissen" in dem breiteren Konzept des Alltagswissens aufgegangen.

*Abbildung 7* Auswertungsplan in der qualitativen Phase

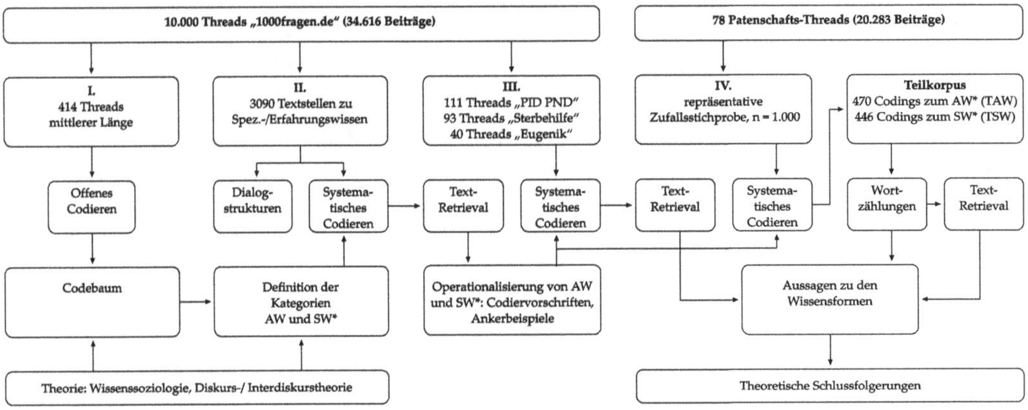


* AW = Alltagswissen
* SW = Spezialwissen

Die beiden Codes „Spezialwissen“ und „Alltagswissen“ sollten im Mittelpunkt der neuen Untersuchungsphase stehen. Die Grundlage für den Codebaum, der aus dem Arbeitsschritt des Offenen Codierens resultierte, hatte die Stichprobe I gebildet, die aus 414 Threads mittlerer Länge bestand. Um für die weitere Untersuchung die Operationalisierung der beiden nun als zentral angesehenen Codes zu vervollständigen, musste eine neue Stichprobe II gebildet werden. Zu diesem Zweck erfolgte die Auswahl der Textstellen nach dem Prinzip der Theoretischen Stichprobe (vgl. 7.1.1). Nunmehr ging es nicht um eine möglichst komplette inhaltliche Erfassung des Materials, sondern darum, die Phänomene, die sich in den beiden Codes widerspiegelten, in möglichst allen ihren Aspekten zu erfassen. Für das Auffinden von relevanten Texten wurde deshalb die automatische Suchfunktion von MaxQDA2 benutzt. Die Suchstrategie folgte einem Ähnlichkeitsprinzip: Beim subjektiven Erfahrungswissen wurden z.B. im ersten Schritt theoretisch abgeleitete Begriffe („persönliche erfahrung“, „selbst betroffen“ usw.) als Suchbegriffe verwendet sowie Wörter, die in den Fundstellen der Stichprobe I als charakteristisch aufgefallen waren (z.B. „bei mir selbst“, „mein kind“). Weitere Suchwörter wurden aus geeigneten Textstellen, die auf diese Weise gefunden wurden, ausgewählt.

Der erste Durchlauf zur neuen Stichprobenziehung erbrachte 3.090 Beiträge, die für die beiden Codes in Frage kamen. Nach einer persönlichen Sichtung, bei der die Textstellen auf ihre Auswertbarkeit hin ausgewählt wurden, reduzierte sich das Material auf 23 Threads mit einer Textlänge zwischen 56 und 28.928 Wörtern. Dieser Teilkorpus, im Folgenden als Stichprobe II bezeichnet, wurde für die anschließende intensivere Analyse in eine gesonderte Datei überführt. Die Bearbeitung diente dem Zweck, eine präzise Beschreibung der Merkmale von Spezialwissen und Alltagswissen zu liefern, um zu intersubjektiv nachvollziehbaren Codiervorschriften zu gelangen. Für die Formulierung der Codierregeln wurden zum einen die Ergebnisse der wissenssoziologischen Reflexion (Kap. 8) herangezogen, zum anderen die Memos und Textbeispiele aus der Phase des Offenen Codierens. Die Vorschriften sollten an die theoretisch untermauerte Merkmalssystematik (vgl. Tab. 12) anknüpfen und sie mit Ankerbeispielen versehen. Die Leitfrage für die Operationalisierung lautete: Welches sind die empirisch möglichst eindeutig zu bestimmenden Merkmale von subjektivem Erfahrungswissen und Spezialwissen?

Das Ergebnis dieses Arbeitsschritts wurde nochmals auf Tauglichkeit überprüft. Zu diesem Zweck wurde das Selektive Codieren angewandt: An einem weiteren Korpus setzten unabhängig voneinander verschiedene Codierer die nunmehr ausgereifte Codierstrategie um. Für diesen Schritt wurde die Stichprobe III gezogen, nämlich eine Zufallsauswahl von Threads aus den Unterthemen „PID, PND, Wunschkinder" und „Sterbehilfe" zusammen gestellt. Diese beiden Unterthemen ermöglichten einen Vergleich der Wissensformen hinsichtlich thematischer Verknüpfungen. Im Unterthema „PID, PND, Wunschkinder" gab es 558 Threads, im Unterthema „Sterben, Sterbehilfe, Töten" waren es 279. Für die Bearbeitung musste die Zahl der Threads auf eine überschaubare Menge reduziert werden: Aus der ersten Gruppe wurde jeder fünfte Thread in die Stichprobe III einbezogen (n=111), aus der zweiten Gruppe jeder dritte (n=93). Da nach dem ersten Durchlauf noch Ressourcen für die Bearbeitung weiteren Materials übrig waren, wurde mit „Eugenik" eines der kleineren Themen komplett mit aufgenommen (n=40). Insgesamt beinhaltete die Stichprobe III somit 244 Datensätze.

Als Ergebnis der Bearbeitung der Stichproben II und III entstand ein Teilkorpus von Äußerungen, die entweder der einen oder der anderen Wissensform zugeordnet waren. Gemäß dem Auswertungsplan wurde eine erneute Durchsicht dieser Textstellen, d.h. ein Text-Retrieval unternommen, um unter Berücksichtigung des jeweiligen Kontexts Strukturen zu entdecken, die Verknüpfungen mit inhaltlichen Dimensionen erkennen ließen. An dieser Stelle wurde beispielsweise die Frage verfolgt, ob es bestimmte Wissensbestände oder Themen gab, die eher mit Spezialwissen oder mit Alltagswissen kompatibel waren. Außerdem standen die Datensätze der 78 Patenschaften zur Verfügung (vgl. 2.4). Dieses Material bot sich an, um im Sinne einer Daten-Triangulation (Seipel/Riecker 2003, 225) Qualitätssicherung zu betreiben. Wenn sich in unabhängigen Stichproben mit den gleichen Methoden (in unserem Falle: mit einheitlichen Codiervorschriften beim Selektiven Codieren) übereinstimmende Resultate erzielen ließen, würden die Untersuchungsergebnisse an Plausibilität gewinnen. Um aus dem Material der Patenschaften einen repräsentativen Ausschnitt zu erhalten, wurde die Zufallsstichprobe IV gezogen. Nachdem diese ungeordnete Menge von 1.000 Einzelbeiträgen dem Selektiven Codieren unterzogen worden war und alle Textstellen, die beiden Wissensformen entsprachen, markiert waren, ergab sich je ein Teilkorpus zum Spezialwissen (TSW) und zum Alltagswissen (TAW). Mit insgesamt 916 Fundstellen waren diese patenschaftsspezifischen Korpora sehr viel umfangreicher als das in den Stichproben II und III codierte Material. Dieser Umstand konnte genutzt werden, um die Ergebnisse des Text-Retrievals durch einen erneuten quantitativen Auswertungsschritt zu kontrollieren. Eine Wortschatzanalyse auf der Basis des vorhandenen Diktionärs (vgl. 6.3.2) überprüfte die Hypothese von der unterschiedlichen Verwendung von Begrifflichkeiten im Alltags- und Spezialwissen (vgl. 9.5).

Um der Leitfrage nach Abgrenzungen und Ausschlüssen zwischen den Wissensformen (vgl. 9.4) nachzugehen, wurde zunächst auf einen Thread als Untersuchungseinheit fokussiert. Der jeweilige Diskussionsverlauf sollte als Indikator dafür dienen, ob sich eine Wissensform ‚durchsetzt‘.[187] Die 23 Threads der Stichprobe II wurden benutzt, um die Einzelbeiträge anhand ihrer inhaltlichen Bezugnahmen im Zeitverlauf zu reihen, so dass ein visueller Eindruck der Diskussionsfäden entstand (Abbildung 8).

187 Das Vorgehen gleicht auf den ersten Blick einer klassischen Konversationsanalyse, die Gesprächsanteile der Teilnehmenden als Indikator für deren Einfluss misst. Allerdings waren in dieser Studie die Personen, die sich zu Wort meldeten, nebensächlich. Es wurden lediglich inhaltliche Diskussionsfäden nachgezeichnet und diese darauf hin überprüft, welche Wissensformen verwendet wurden. Beispielsweise wäre die Struktur eines Diskussionsstrangs, in dem unter den ersten zehn Beiträgen beide Wissensformen vorkamen, in allen weiteren Äußerungen aber nur noch Spezialwissen verwendet worden wäre, als Indikator für die Dominanz der spezialdiskursiven Wissensform in dem betreffenden Thread gewertet worden.

*Abbildung 8* Typische Diskussionsverläufe in Stichprobe II

Typ 1: Keine Interaktivität

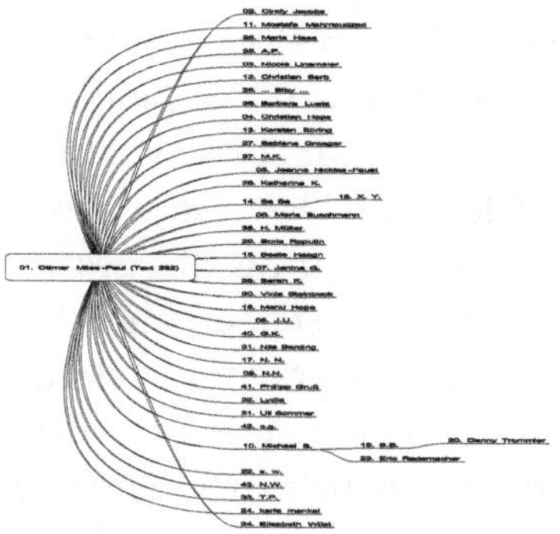

Typ 2: Mehrere mittlere Diskussionsfäden

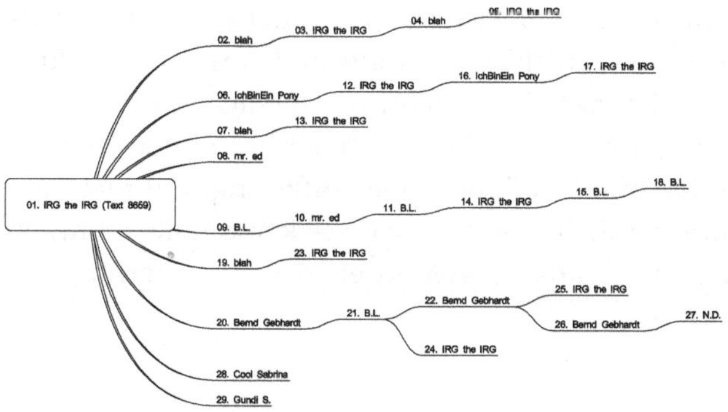


Typ 3: Langer Hauptstrang mit Nebenfäden

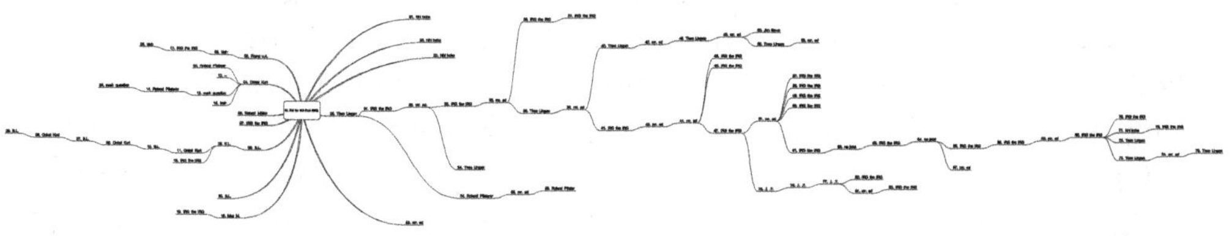

Alle drei Beispiele repräsentieren typische Diskussionsverläufe. Die Typen 1 und 3 umfassten jeweils ein Viertel der Stichprobe, das zweite Muster entsprach rund der Hälfte der Fälle. Im ersten Typ, der immerhin 43 Beiträge enthielt, entwickelte sich kein längerer Diskussionsfaden. Fast alle Einzelbeiträge bezogen sich auf die einleitende Frage, nur an zwei Stellen gab es Reaktionen auf einen Kommentar. Der zweite Typ ließ einige kurze, parallele Diskussionsfäden erkennen. Nur beim dritten Typ kann man von einer durchgehenden inhaltlichen Struktur sprechen: In der Visualisierung ergab sich ein Hauptstrang mit einigen kleineren Nebensträngen.

Trotz dieser Unterschiede in den Diskussionsverläufen wurde die gesamte Stichprobe II in die Codierung einbezogen. Das Risiko einer systematischen Verzerrung der Ergebnisse durch das Ignorieren von Threads ohne erkennbare inhaltliche Strukturen erschien zu hoch. Außerdem führte das Fehlen einer Systematik auf der Ebene der Diskussionsfäden, das in der empirischen Arbeit zu Tage trat, zu einer methodologischen Selbstkritik. Offensichtlich waren wir von der impliziten Voranname[188] ausgegangen, dass das Internetforum einer Diskussion unter persönlich Anwesenden prinzipiell ähnlich sei. Auf der empirischen Ebene stellte sich jedoch heraus, dass die für den *common sense* einsichtige Metapher vom Internet als virtuellen Raum bei der Suche nach inhaltlicher Ordnung und formaler Struktur hinderlich war. In der Konsequenz ließ der eher fruchtlose Versuch, Diskussionsfäden aufzuspüren, das diskursanalytische Vorgehen noch stärker in den Vordergrund treten: Aus dieser Perspektive bildete die einzelne Äußerung und nicht der User die maßgebliche Untersuchungseinheit. Fortan spielte es keine Rolle mehr, ob die Äußerungen unmittelbar aneinander anschlossen oder in weit entfernten Bezugnahmen auftauchten.

## 9.2 Merkmale von Spezialwissen und Alltagswissen

Im Mittelpunkt des folgenden Abschnitts steht die erste Leitfrage dieser Untersuchungsphase: Wie manifestieren sich die Merkmale von Alltags- und Spezialwissen im 1000 Fragen-Forum? In Tabelle 13 sind diejenigen Merkmale der Wissensformen zusammengefasst, die in dieser empirischen Phase herausgefiltert, d.h. mit Ankerbeispielen und Codierregeln empirisch untermauert wurden. Aus forschungspraktischen Erwägungen wird die dritte Kategorie „interdiskursives Wissen" (vgl. 8.4) zunächst nicht berücksichtigt; erst in Kap. 10 wird sie stärkere Beachtung finden. Die präsentierten Fundstellen stellen daher nur einen Ausschnitt

188 Ohne diese Vorannahme hätte sich die Analyse der Diskussionsverläufe erübrigt.

aus der eigentlich komplexeren Systematik dar. Es sei daran erinnert, dass die Zusammenstellung der Stichprobe auf der Basis der automatischen Suchfunktion erfolgte; die benutzten Suchbegriffe bezogen sich beim Alltagswissen nur auf eine Dimension, nämlich auf den Stellenwert des Subjekts. Die anderen fünf Dimensionen wurden jedoch im Text-Retrieval mit erfasst. Insofern diente der folgende Arbeitsschritt auch der Überprüfung der Hypothese, nach der die heraus gearbeiteten Dimensionen zwar aus analytischen Gründen zu trennen sind, in der diskursiven Praxis jedoch Interdependenzen aufweisen.

*Tabelle 13* Merkmale von Alltags- und Spezialwissen

| Dimension | Alltagswissen | Spezialwissen |
|---|---|---|
| 1. Grad der Spezialisierung | ‚elementares' Wissen, wenig differenziert | hoch spezialisiertes, differenziertes Wissen |
| 2. Stellenwert des Subjekts | Intensive Subjektivierung | Misstrauen gegenüber subjektiver Wahrnehmung; objektiv, neutral, wertfrei |
| 3. Handlungs-orientierung | Pragmatik, Handlungsdruck | kein Handlungsdruck, keine unmittelbare Handlungsrelevanz |
| 4. Logiken | pragmatische Logik: Rezeptwissen; Eindeutigkeit und Mehrdeutigkeit sind möglich | Formallogik: Eindeutigkeit, denotative Aussagen, spezielle Definitionen der Begriffe |
| 5. Sprachliche Konstruktionen | biographische Schilderungen, ‚Alltagsweisheiten', Ratschläge usw. | Verallgemeinerung, mathematische Formel, Deduktion, Induktion, Beweise usw. |
| 6. Mögliche Sprecherpositionen | der/die ‚Betroffene' mit subjektiver Erfahrung: tendenziell ‚Jedermanns-Wissen' | der/die ‚Experte/in', Institutionen der Spezialdiskurse (Wissenschaften): Tendenz zur Monopolisierung von Wissen |

*1) Grad der Spezialisierung*

Die Dimension 1, das von Link (2005, 86) vor allem für den Interdiskurs postulierte Merkmal „entdifferenzierende […] Wissensproduktion" hat sich bei der Codierarbeit als ein eher weiches Kriterium heraus gestellt, das erst in Verbindung mit anderen Dimensionen deutlich an Kontur gewinnt. Ein Beispiel: Die Formulierung

*„Wer um Hilfe bittet, dem sollte auch geholfen werden"* (Thread 3475) ist weder differenziert noch spezialisiert, somit ‚elementar' im Sinne des Alltagsdiskurses. Gleichzeitig könnte sie als ‚Alltagsweisheit' (vgl. Dimension 5) klassifiziert werden. Dem zitierten Satz ist aber ein *„Klares JA"* zur Sterbehilfe unmittelbar voran gestellt. Aufgrund dieses Kontexts wird die Aussage zusätzlich als alltagsdiskursives ‚Rezeptwissen' (vgl. Dimension 4) interpretiert. Wie eine ‚differenzierte' Äußerung zur gleichen Problematik aussehen kann, demonstriert folgende Textstelle: *„Unter strengsten Sicherheitskriterien bin ich dafür, dass ein Mensch - so er zurechnungsfähig ist - über das Ende seines eigenen Lebens bestimmen dürfen sollte. Die Entscheidung sollte von einem (von den behandelnden Ärzten) unabhängigen Gremium überprüft werden müssen - mit wenig überbordender Bürokratie."* (Thread 3475) Im Ergebnis stimmen die erste und die zweite Fundstelle überein: Beide lassen deutlich die Diskursposition ‚Ja zur Sterbehilfe' erkennen. Aber der letzte Thread 3475 thematisiert Bedingungen und Verfahrensweisen, die auf Spezialdiskurse verweisen, nämlich auf das juristische Konstrukt der Zurechnungsfähigkeit und auf standardisierte Entscheidungsabläufe in der Klinik.

*2) Stellenwert des Subjekts*

In der diskursiven Praxis des Alltags äußert sich der hohe Stellenwert des Subjekts vor allem durch den Gebrauch der Ich-Perspektive und den Verweis auf die persönliche Erfahrung. Der Subjektivierung muss dabei eine größere Bedeutung beigemessen werden als dem Aspekt alltäglicher Erfahrung, denn einen (entsubjektivierten) Erfahrungsbezug weist auch das Spezialwissen auf, und zwar insbesondere die Naturwissenschaft (vgl. 8.2). Die beim Codieren zu Tage getretene Differenzierung verläuft also entlang der Achse subjektives vs. objektives Wissen. An dieser Stelle kommen zwei Aspekte des Spezialwissens zum Vorschein: Zum einen benutzen die User des 1000 Fragen-Forums ‚objektiv' im Sinne von über-individuell bzw. intersubjektiv nachvollziehbar. Zum anderen wird Objektivität aber auch als Neutralität gegenüber individuellen Interessen oder als Wertfreiheit verstanden. Diese Differenzierung weist darauf hin, dass im subjektiven Erfahrungswissen das explizite Einbringen von Gefühlen als legitime Argumentationsweise gilt, im Spezialwissen dagegen als unpassend angesehen oder gar sanktioniert wird. Anhand von zwei Fundstellen soll dies nachvollzogen werden.

Die folgende Argumentation könnte man zunächst dem Alltagswissen zuordnen, und zwar aufgrund der benutzten Ich-Perspektive: *„Nachdem ich mit ansehen musste, wie meine Mutter sterbenskrank ‚am Leben erhalten' wurde, obwohl vollkommen klar war, dass sie innerhalb der nächsten 4 Wochen sterben würde, bin ich ein konsequenter Befürworter der Sterbehilfe."* (Thread 3475) Die eigene Haltung zur nicht näher differenzierten bzw. definierten Sterbehilfe (vgl. Dimensionen 1 und 4)[189] wird auf das persönliche Erleben bzw. treffender: auf das Erleiden des Sterbens der Mutter zurück geführt. Die Betonung einer *„konsequenten"* Einstellung lässt vermuten, dass kein Interesse an einem Austausch von ‚objektiven' oder ‚rationalen' Argumenten besteht, wie dies etwa im Spezialdiskurs Bioethik üblich wäre. Subjektiviertes Wissen, d.h. das, was man *„mit* [eigenen Augen] *ansehen"* bzw. mit eigenen Sinnen erfassen kann, hat hier eine Gewissheit, die durch subjektferne Argumente nicht mehr zu erschüttern ist. Gleichzeitig wird in dieser Textstelle das aus dem Alltag stammende Erlebnis mit der öffentlichen Debatte zur Sterbehilfe verknüpft. Der hier gut zu beobachtende Brückenschlag vom subjektiven Miterleben einer Sterbesituation hin zur typisierbaren Diskursposition als *„konsequenter Befürworter der Sterbehilfe"* stellt eine für den Interdiskurs charakteristische Position insofern dar, als sie Subjekt-Applikation anbietet und deshalb größere Chancen hat, von anderen akzeptiert zu werden, als eine nach den Regeln des Spezialdiskurses Bioethik formulierte, abstrakte Aussage. Dagegen erfordert der Erkenntnisstil des Spezialwissens bei einem Thema wie der Sterbehilfe mehr Reflexivität, eine distanziertere Haltung zum Subjekt. Im nächsten Beispiel ist – trotz der Verwendung der Ich-Form – ein solches Bemühen zu erkennen: *„Wäre ich aber in der Lage, trotz meiner Anteilnahme objektiv zu denken, würde ich den Weg des geringsten Leidens des Meist-Leidenden wählen."* (Thread 9264) Die Gegenüberstellung von *„Anteilnahme"* und *„objektiv [.] denken"* mit Hilfe von *„trotz"* veranschaulicht überzeugend den niedrigen Stellenwert des Subjekts für das Spezialwissen: Der angestrebten Objektivität gilt die Subjektivierung (hier: mittels Emotion) als ein Störfaktor, der zu überwinden ist. Erst dann ist der Weg frei für die Formulierung von eindeutigen, allgemein gültigen Aussagen (vgl. Dimensionen 4 und 5).

*3) Handlungsorientierung*

Die Bewältigung des Alltags erfordert ständig Entscheidungen, für die das Alltagswissen Lösungen anbieten muss. Diese Pragmatik (im Sinne von Handlungsorientierung) wird in dem Material an vielen Stellen in augenfälliger Weise deutlich. Ein gutes Beispiel liefert diese Äußerung: *„Berate dich nicht mit Theoretikern, sondern frag Frauen, die im Rollstuhl sitzen oder solche Glasknochen wie du haben und selber Kinder gekriegt haben. Die können dir den besten, praktischsten Rat geben."* (Thread 8887) Offensichtlich wird im Alltagswissen Theorie nicht im ‚positiven'

189 In Äußerungen, die als Spezialwissen codierbar wären, hätte zumindest die Differenzierung aktive/passive Sterbehilfe vorgenommen oder problematisiert werden müssen, oder es wäre der Begriff Sterbehilfe definiert bzw. auf Definitionsbemühungen verwiesen worden.

Sinn als eine Wissensform verstanden, die sich um Präzision, Widerspruchsfreiheit und Objektivität bemüht, sondern eher als praxisfern, abgehoben, unerfahren. Sie kann sogar als ‚unwissend' abqualifiziert werden, wie ein Textbeispiel illustriert: *„Die Meinung zu meiner Krankheit kann nur von jemandem stammen, der ein sehr theoretisches Wissen über die Krankheit hat."* (Thread 9590) Im Kontrast zum ‚Nicht-Wissen' der *„Theoretiker[.]"* steht der *„praktischste[.] Rat"* (vgl. Dimension 5), der, wie im oben zitierten Thread 8887, meist als Weitergabe subjektiver Erfahrungen verstanden wird. Der Erkenntnisstil der Praxis ist offenbar deshalb der *„beste[.]"*, weil er Antworten auf entscheidende Fragen zu geben vermag: „Wie fühlt sich das an?" und „Was soll ich in der konkreten Situation tun?" Dagegen hat das Spezialwissen hier einen strategischen Nachteil, denn es ist ein Produkt der Ausdifferenzierung von Wissen. Es muss nicht dem Handlungsdruck des Alltags standhalten; vielmehr liegt, idealtypisch gedacht, seine Funktion darin, Fragen von theoretischer Relevanz zu lösen. Die Handlungsdistanz des spezialdiskursiven Erkenntnisstils veranschaulicht diese Fundstelle: *„Allgemein ist die Beziehung zwischen einem Forscher und seinen Handlungen zu komplex, als dass sie in einer gut formulierten Maxime zusammengefasst werden könnte. […] Doch selbst wenn man zustimmt, dass es Fälle gibt - besonders in technischen Bereichen, die keine Nähe zu politischen und soziologischen Fragen aufweisen - in denen theoretische Arbeit unabhängig von der Biografie oder sozialen Stellung einer Person stattfindet, folgt daraus nicht, dass eine solche Dichotomie im Werk eines jeden einzelnen Theoretikers vorhanden ist."* (Thread 9443)

*4) Logiken*

Als typisch für den Erkenntnisstil des Alltags hat sich in der Analyse herausgestellt, dass die Regeln der Formallogik nicht in dem Maße übernommen werden, wie dies für das Spezialwissen vorausgesetzt werden kann. Äußerungen des Alltagswissens lassen oft mehrere Deutungen zu und benutzen vorzugsweise Begriffe, die mit Konnotationen überladen sind, oder auch Metaphern und bildhafte Vergleiche. *„Hallo, vielleicht will Gott ja gar nicht das, was ihr so wollt. Ein 6er im Lotto macht auch nicht ewig glücklich!! Wer so denkt, ist meiner Meinung nach ein Esel! Und Gott liebt zwar die Menschen, aber ich denke, dass die Grenze der Liebe beim Klonen erreicht ist!!"* (Thread 4526) Dagegen sind Äußerungen, die ihre Begriffe erst definieren, bevor sie Sätze mit ihnen bilden, fast immer dem Spezialwissen zuzuordnen.[190] Folgendes Zitat ist ein gutes Beispiel für den wissenschaftlichen Erkenntnisstil:

190 Es sei an Links (2005, 86) Definition des Spezialwissens erinnert: „Die Logik der Wissensspezialisierung zielt [.] tendenziell auf Eindeutigkeit, spezielle Definition der Begriffe, Dominanz der Denotation und möglichst Beseitigung aller Uneindeutigkeiten und Konnotationen […]."

*„Balancierte Translokation heißt ausgeglichener Stückaustausch. Wenn er tatsächlich ausgeglichen ist, bedeutet das für die persönliche Gesundheit in der Regel gar nichts. Informieren Sie sich am besten in einer genetischen Beratung. Adressen unter www.BVmedgen.de"* (Thread 9523) Neben der Definition eines Fachbegriffes findet sich in dieser Textstelle mit der Wenn-Dann-Formulierung eine formallogische Konstruktion sowie ein ebenfalls typischer Verweis auf eine Expertenquelle (vgl. Dimension 6).

*5) Sprachliche Konstruktionen*

Auch dort, wo gleiche Begrifflichkeiten, z.B. *„künstliche Befruchtung"*, verwendet werden, zeigt sich beim näheren Hinsehen, dass sich unterschiedliche Erkenntnisstile manifestieren. Die Wissensform des subjektiven Erfahrungswissens bedient sich vorzugsweise biographischer Schilderungen;[191] es werden Beispiele aufgezählt oder Analogien zu anderen Situationen (z.B. Adoption) hergestellt: *„[B]evor ich den Weg der künstlichen Befruchtung wähle, würde ich eher ein Kind adoptieren und ihm ein schönes Leben bieten ... Es gibt mehr als ‚genug' elternlose Kinder ... Ist aber schon immer eine sehr persönliche Entscheidung ..."* (Thread 9505). Ebenfalls typisch ist die Formulierung von Ratschlägen (hier in der Wendung *„würde ich ..."*), die sich mit den Dimensionen 2 (Subjektivierung) und 3 (Pragmatik) verknüpfen lassen. Ganz anders sind spezialdiskursive Aussagen über künstliche Befruchtung beschaffen: *„[I]n Deutschland dürfen nur verheiratete Paare eine künstliche Befruchtung durchführen lassen, eine Auslands-Adoption für Alleinstehende ist in Deutschland nicht verboten."* (Thread 5387) In dieser Fundstelle wird juristisches Spezialwissen artikuliert und die Äußerung ist in eine Form gegossen, die eine Verallgemeinerung von Einzelfällen zulässt.

Textstellen, die völlig vom alltäglichen Handlungsdruck abstrahieren, gehören ebenfalls eindeutig in die Kategorie Spezialwissen. Ein gutes Beispiel ist diese durchaus apodiktisch formulierte Einschätzung: *„Theorien sind beweisbar, dann sind sie wahr, oder sie sind falsch, wenn das Gegenteil bewiesen ist. Alle anderen Fälle werden mit der nötigen Vorsicht bis zum Beweis als Hypothese behandelt. Bis auf eine Handvoll Axiome gibt es keine Gesetzmäßigkeiten, die prinzipiell nicht beweisbar sind."* (Thread 9183) Der Äußerung zufolge gibt es ‚wahres' und ‚falsches' Spezialwissen, das sich an der prinzipiell erfassbaren Realität ‚beweisen' muss. Diese Sichtweise repräsentiert zwar nur eine von mehreren Denkschulen aus dem Bereich der Wissenschaft, sie weist aber die zentralen Merkmale des systematischen und an Verallgemeinerung ausgerichteten Erkenntnisstils auf. Abschließend kann festgehalten werden:

191 Vgl. hierzu auch das Textbeispiel zur Sterbehilfe.

Während sich das Spezialwissen um Abstraktion bemüht, steht im Alltagswissen der Einzelfall in seiner Komplexität an prominenter Stelle.

*6) Mögliche Sprecherpositionen*

Auch in der letzten Dimension unterscheiden sich die beiden Erkenntnisstile deutlich voneinander. Im Fall des Spezialwissens sind die Sprecherpositionen zumeist mit gesellschaftlichen Institutionen verbunden, während das Alltagswissen per definitionem tendenziell ‚Jedermanns-Wissen' und durch geringe Institutionalisierung charakterisiert ist. Spezialwissen setzt die Herausbildung von Spezialdiskursen und Wissenschaftsorganisationen voraus, d.h. eigens ausgewiesene Orte, an denen Spezialwissen erzeugt und reproduziert wird. Diese Wissensform tendiert zur Monopolisierung; der Zugang wird durch formelle Voraussetzungen (Titel, Bildungsabschlüsse) ebenso begrenzt wie durch die Tatsache, dass für das Einstudieren hoch spezialisierten Wissens mehr Ressourcen erforderlich sind als für die Aneignung von Alltagswissen.[192] Die Institutionalisierung wird in der folgenden Textstelle thematisiert: *„Nicht jeder kann sich über dieses Thema so viel wissen aneignen, wie die Leute die damit arbeiten, oder die es studieren bzw. erforschen!"* (Thread 9777) Die benutzten Verben *„arbeiten", „studieren" und „erforschen"* verweisen auf Betrieb, Hochschule und Forschungseinrichtung[193] – außerhalb dieser durch Arbeitsvertrag, Hochschulzugehörigkeit oder Forschungsauftrag eindeutig formalisierten Positionen scheint Spezialwissen also nur schwer zugänglich zu sein.

Entsprechend gibt es, wenn im Internetforum nach den Quellen des Spezialwissens gefragt wird, regelmäßig Verweise auf Forscher, Universitäten, Fachliteratur, ‚seriöse' Medien etc. Nicht selten wird die Möglichkeit genutzt, mit Hilfe der Hypertext-Funktion im Internetforum auf andere Webseiten zu verweisen, um die genannte Quelle zugänglich und überprüfbar zu machen: *„Die ausführlichsten Quellen über PID liefert die Zeitschrift Human Reproduction, ESHRE-Reports von 1999 bis 2002. Daher habe ich meine Zahlen, ist allerdings auf Englisch und für Fachleute. Die Zahlen sind aber auch im Bericht der Enquete-Kommission ‚Recht und Ethik der modernen Medizin' verwertet (Seite 90) unter http://www.bundestag.de/gremien/medi/index.html"* (Thread 9755) Hier ist der Rückgriff auf eine bestimme Sprecherposition besonders

---

192 Zum Spezialwissen, das hier als Idealtypus dargestellt wird, ist einschränkend hinzuzufügen: Für „‚generelle' (Inter-)Diskurse der ‚öffentlichen Meinung'" (Link 2005, 92) gelten andere Regeln als für spezialdiskursive Aussagen, die im institutionellen Rahmen der Wissenschaft auftreten.

193 In dieser Aufzählung gibt es natürlich Überschneidungen: Eine Hochschule ist gleichzeitig Betrieb und Forschungseinrichtung etc.. Bei der Codierung des Merkmals kam es aber nicht auf eine eindeutige Zuordnung an, sondern darauf, ob eine Institution als notwendig vorausgesetzt wird.

konkret. Außerdem findet sich in diesem Zitat die Tendenz des Spezialwissens zur Monopolisierung („*ist allerdings auf Englisch und für Fachleute*").

Im Alltagswissen äußert sich die geringe Institutionalisierung beispielsweise in der Verwendung der Sprecherposition „Ich" (vgl. Dimension 1) oder eines allgemeinen „Wir", wie dieses Zitat veranschaulicht: „*Das, was andere schon ausprobiert haben, können wir beobachten und glauben dann, unser eigenes Risiko, emotional oder praktisch, minimieren zu können. Wie wir alle wissen, ist diese vermeintliche Sicherheit nur zu trügerisch.*" (Thread 5135) In den sehr häufig zu findenden biographischen Schilderungen (vgl. Dimension 5) präsentiert sich die Sprecherposition des Alltagswissens angereichert mit intensiver subjektiver Erfahrung: „*Ich habe zwei Kinder, wovon das Älteste (mein Sohn wird am 22.12. 13 Jahre) zu 100% behindert ist. Wir lieben Matthias so, wie er ist, und solche Kinder brauchen doppelte Liebe und viel Kraft. Nichts ist schlimmer als eine Ablehnung.*" (Thread 1406); „*[I]ch kenne aber kein lebensfroheres Kind als meine Tochter, die mit einem Down-Syndrom geboren wurde!*" (Thread 1406); „*Ich persönlich habe jedenfalls trotz täglicher Beschäftigung damit noch keinen Menschen kennen gelernt, der eine durch PID diagnostizierbare Genveränderung getragen hätte und sein eigenes Leben verneint*" (Thread 9590). Neben unmittelbarer persönlicher Erfahrung, dem Erleben am ‚eigenen Leib' bzw. mit ‚eigenen Sinnen' werden auch Beispiele genannt, die aus dem persönlichen Umfeld, der Verwandtschaft oder dem Bekanntenkreis stammen: „*In unserer Verwandtschaft hat schon mal jemand eine Leber innerhalb kurzer Zeit benötigt und bekommen. Sie kann jetzt sehen, wie ihre Tochter aufwächst.*" (Thread 0513); „*Das war das Kind von Freunden meines Onkels. Er arbeitete damals in einem Kindergarten für behinderte Kinder.*" (Thread 9590) Das empirische Material liefert keine Hinweise auf ein Mindestkriterium, das eine Sprecherposition erfüllen muss, um im Alltagsdiskurs mitreden zu dürfen. Dennoch ist anzunehmen, dass nicht alle ‚Ich'- und ‚Wir'- Aussagen gleiches Gewicht haben. Vermutlich genießt die Position des oder der ‚Betroffenen' die höchste Anerkennung und die Überzeugungskraft sinkt mit wachsendem Abstand zur ‚authentischen' subjektiven Erfahrung. Der Frage, ob es in dem untersuchten Diskursereignis auch machtvolles Sprechen gibt, geht der folgende Abschnitt nach.

## 9.3 Legitimationen und Wissensformen

Die zweite Leitfrage der empirischen Untersuchung lautete: Welche Legitimationsweisen treten innerhalb der beiden Wissensformen auf? Sie geht über die bloße Merkmalsbeschreibung hinaus. Gemäß der benutzten Wissenstypologie und der Legitimationsebenen nach Berger/Luckmann (2000, 98ff.) war beim Spezialwissen vor allem die Nennung von Wissenschaftsinstitutionen und ihren „hauptamtlichen Legitimatoren" (Berger/Luckmann 2000, 102) zu erwarten. Im Alltagswissen konnte entweder die vortheoretische Ebene anzutreffen sein, „simple[.], übliche[.] Versicherungen: ‚So ist es eben'; ‚Das macht man so'" (Berger/Luckmann 2000, 102) oder aber es müssten sich Verweise auf subjektive Erfahrungen finden lassen (vgl. 8.3.).

Tatsächlich ist für das untersuchte Material vor allem der Bezug auf das persönliche Erleben charakteristisch: *„[N]atürlich ist die persönliche Erfahrung immer leitend für die eigene Haltung."* (Thread 3475) Diese Äußerung fasst die typische Legitimationsweise des Alltagswissens prägnant zusammen: Erklärungen und Rechtfertigungen sind dann gültig, wenn sie mit subjektiver Erfahrung verknüpft werden können. Dieses Muster der Herstellung von Gewissheit funktioniert sowohl ohne Verallgemeinerung (*„Ich liebe meine Tochter, auch mit Fehlern. Daher halte ich das Selektieren von ungeborenem Leben wegen möglicher Erbkrankheiten/Genfehlern für falsch."*, Thread 4867) als auch auf der Basis angehäufter Erfahrungen, die generalisiert werden können: *„Ich kann nur aus meiner persönlichen Erfahrung sprechen: Sobald es sich um eine Wunschkind-Schwangerschaft handelt, wollen Frauen das Kind"* (Thread 9432); *„Ich habe PND früher ziemlich unproblematisch gesehen - wie sicher die meisten in unserer Gesellschaft. [...] Es waren eigene Beratungserfahrungen, die das verändert haben."* (Thread 9432)

Neben der Erfahrung ‚aus erster Hand' führen die User auch Personen aus der Familie oder dem Umfeld als Quellen legitimen Wissens an: *„ich vertraue bei dem meisten, was ich tue, auf meine mutter (ich bin erst 16)."* (Thread 1906); *„Ich kenne mind. drei Elternpaare mit behinderten Kindern. Alle drei haben nach dem behinderten Kind noch gesunde Kinder bekommen. Alle drei sagten mir persönlich, dass sie zum einen auch mit dem behinderten Kind glückliche Momente haben, dass es zum anderen eine besondere Einheit in ihren Familien gibt."* (Thread 5171); *„Hier [...] lebt auch eine Frau, wo das Kind analoge Beschwerden hat wie die Mutter. Beide im Rollstuhl. Aber sie ist eine so unkonventionelle, organisatorisch begabte Person, dass sie alles zum Event macht. Das Kind wurde z.B. im Kindergarten liebevoll von gesunden Kindern bemuttert, sie leitet ihre eigene kleine Firma... Frag rum!"* (Thread 8887) Im letzten Zitat kommt eine grundsätzliche Problematik zur Sprache, die mit der Ausdifferenzierung des Wissens entstanden ist: Nicht jede/r kann Erfahrungen auf allen Gebieten machen, die der Alltagsdiskurs umfasst. Aus diesem Grund sieht sich das Legitimierungsmuster des Alltags des Öfteren gezwungen, auch auf Erfahrungen ‚aus zweiter Hand' zurückzugreifen. Doch dabei ergibt sich das Problem: Wessen Erfahrungen sollen ‚benutzt', also in die Diskussion eingespeist werden?

Das Material lässt erkennen, dass bei den Legitimierungsbemühungen zwei Kriterien eine Rolle spielen: Zum einen wird die unmittelbare Betroffenheit einer konkreten Person zur Geltung gebracht; sie garantiert, dass die ursprünglich gemachte Erfahrung für das fragliche Wissen (über Behinderung, medizinische Behandlung, allgemeine Lebensführung etc.) relevant ist. Je intensiver, umfangreicher oder auch nur je häufiger die persönlichen Erfahrung mit dem Themenbereich ist, desto kompetenter gilt der oder die Sprecher/in in den Augen der Anderen. Zum anderen hat offensichtlich auch ein persönliches, mit sozialer und räumlicher Nähe verknüpftes Vertrauensverhältnis zu ‚Betroffenen' Überzeugungskraft. Kennt man persönlich keine Personen mit einschlägiger Erfahrung, gibt es sie vielleicht am Wohnort oder in der näheren Umgebung; der Ratschlag lautet also: *„Frag rum!"*

Im Prinzip gelten diese Aspekte auch für die Legitimierungsbemühungen anderer Wissensformen, wobei die Betroffenheit zunehmend der abstrahierten (im Falle des Spezialdiskurses: theoriegeleiteten) Erfahrung weicht und mit schwindender sozialer und räumlicher Nähe das persönliche Vertrauensverhältnis durch ein (nur auf den ersten Blick paradoxes) ‚anonymes Vertrauen' ersetzt werden muss. In der folgenden Textstelle wird beispielsweise den Erfahrungen einer Autorin vertraut, ohne sie persönlich zu kennen, und zwar offenbar, weil die angebotene Subjektapplikation als passend empfunden wird: *„Ich habe einige Bücher von Elisabeth Kübler-Rosse [*sic*], der Sterbeforscherin, gelesen. Sie beschreibt, was Sterbende ihr im Laufe ihrer langen Tätigkeit berichtet haben; die Lehren daraus kann jeder für sich selber ziehen. Ich habe viel aus den Erfahrungen gelernt und habe mir ‚meine' Vorstellung vom Tod erarbeitet. Seither lebe ich viel ruhiger und zufriedener."* (Thread 9869) Diese Äußerung erweist sich als ein typisches Beispiel für gelungene Legitimierung im Interdiskurs.

Während im Alltagswissen eher selten die Formulierung ‚So ist es eben' und viel häufiger die Strategie der ‚intensivsten Subjektivierung' anzutreffen ist, entspricht die Legitimationsweise des Spezialwissens der eingangs formulierten Erwartung; augenfällig ist tatsächlich die Nennung ‚hauptamtlicher Legitimatoren': *„Laut Popper gilt eine Theorie solange immer als wahr, bis sie widerlegt ist. Die Theorie vom qualitativen Unterschied zwischen Mensch und Tier ist bisher nicht schlüssig widerlegt worden."* (Thread 9317) Als typisch für den Spezialdiskurs darf das hier benutzte, scheinbar beiläufige *name dropping* gelten, nämlich die Erwähnung des Sozialphilosophen „[Karl] *Popper"*, der in der Wissenschaftstheorie für den Kritischen Rationalismus steht. Da der Namensnennung keine weitere Erläuterung folgt, geht der User wohl davon aus, dass der Nachname und die damit verbundene Position innerhalb des Spezialdiskurses allgemein bekannt sind und somit als Legitimationsquelle vollauf genügen.[194]

Dass das 1000 Fragen-Forum ein diskursives Ereignis im Interdiskurs ist, zeigt sich an denjenigen Textstellen, die zwar an Spezialwissen anknüpfen und sich auf Spezialdiskurse als Legitimationsquellen berufen, es aber mit der dort geforderten Eindeutigkeit nicht so genau nehmen: *„Nach derzeit gängigen physikalischen Theorien nimmt die Entropie des Universums unaufhörlich zu"* (Thread 4896). Diese Äußerung ist so unpräzise wie die Formulierung: *„Wissenschaftler haben herausgefunden, dass die Erde beim Sterben der Sonne elendig verbrennen wird."* (Thread 6911) Offensichtlich versuchen diese Fundstellen, durch die bloße Erwähnung spezialdiskursiver Schlüsselbegriffe Legitimation herzustellen. Festgehalten werden kann: Für die Annahme von Gewissheit zählt im Alltagswissen die Authentizität mehr als eine abstrakte Wahrheit. Ganz offensichtlich wird die persönliche Erfahrung als Legitimationsquelle akzeptiert. Darum kann das Alltagswissen in der Regel auf eine explizite und systematische Rechtfertigung von Äußerungen verzichten, während das Spezialwissen genau zu identifizierende Legitimationsquellen benennen muss. Fasst man die legitimen Äußerungsmodalitäten der beiden Wissensformen mit je einem Schlagwort zusammen, so erhält man für das Spezialwissen den Typus des Experten oder der Expertin, für das subjektive Erfahrungswissen den Typus des oder der ‚Betroffenen'. Dass die Expertenrolle in den Äußerungen des Onlineforums auftaucht, ist nicht wirklich überraschend. Bemerkenswert ist jedoch, dass die Analyse ergibt, dass es auch im eigentlich egalitär angelegten Bereich des ‚Jedermanns-Wissens' eine Hierarchisierung von Authentizität gibt: Die höchste Legitimation besitzt demnach die Betroffenheit am ‚eigenen Leibe'. Darauf folgen die persönliche Nähe zu Betroffenen; Schilderungen aus Familie und Verwandtschaft eignen sich gut zur Bekräftigung einer Argumentation. Immer noch Überzeugungskraft haben Erlebnisse aus dem weiteren Bekanntenkreis und Erfahrungen in Beruf, Zivildienst etc.. Die schwächste Position nehmen Erfahrungen aus zweiter Hand ein, in der Art von: ‚Habe mich damit beschäftigt' oder ‚Ich kenne jemanden, der kennt…'. Auch Medienberichte oder Literatur werden von den Usern vielfach erwähnt; hier sind die Grenzen zum interdiskursiven Wissen fließend, je nachdem, wie stark ausgeprägt die Verknüpfung zwischen Medieninhalt und persönlicher Sichtweise ist.

194 Andere dem Spezialdiskurs zuzuordnende Fundstellen – wie der bereits erwähnte Thread 9755 – nennen Institutionen und Gremien wie *„Enquete-Kommission"*, Fachzeitschriften wie *„Human Reproduction"* oder Webseiten als Quellen (vgl. 9.2).

## 9.4 Abgrenzungen und Ausschlüsse

Bis jetzt ging es darum, beispielhaft Regeln für die Produktion von Aussagen herauszuarbeiten, die innerhalb einer Wissensform als legitim gelten können. Da in der untersuchten diskursiven Praxis zweifellos alle Wissensformen auftreten, stellt sich auch die Frage nach den Machtbeziehungen zwischen Alltags- und Spezialwissen. Der folgende Abschnitt ist somit der dritten Leitfrage gewidmet: Welche Muster der Abgrenzung zwischen den Wissensformen sind im Internetforum zu erkennen? Zwei Szenarien sind denkbar: Wenn die Erkenntnisstile sich auf separate gesellschaftliche Sphären beziehen, wie Soeffner (2004, 17ff.) postuliert, wäre eine Koexistenz möglich, die kaum Abgrenzungsstrategien erfordert. Möglich ist auch eine Konkurrenzsituation. Anhand verschiedener Fundstellen wurde bereits deutlich, dass interdiskursives Wissen eingesetzt wird, um Brücken zwischen objektiviertem Spezialwissen und subjektiviertem Alltagswissen zu schlagen, etwa in der Form von ‚verwissenschaftlichten Alltagsweisheiten'. Es scheint plausibel, dass neben diesen integrativen Bemühungen auch Machtkämpfe, d.h. Abgrenzungsversuche und Exklusionsstrategien im Material zu finden sind.

Eine Beobachtung in einem Thread spricht für diese Vermutung; hier war folgende Dynamik im Gange: Nachdem ein User in drei aufeinanderfolgenden Beiträgen zunächst Argumentationen nach dem Muster des Spezialwissens verwendet hatte, ohne dass ihm eine erkennbare Beeinflussung der Diskussion gelungen wäre, wurden im vierten Beitrag eigene Erfahrungen eingebracht: *„Ich habe leichte Erbschäden und wäre sehr, sehr froh gewesen, hätte man sie vor meiner Geburt beseitigt, weil mir dann ein Leben voller Demütigung und Depressionen erspart geblieben wäre, trotz der ständigen Ermutigung meiner Eltern. [...] Ich weiß schon, wovon ich rede!"* (Thread 9590) Dieses Umschwenken weg vom Spezialwissen hin zum subjektivierten Alltagswissen kann als Diskursstrategie gewertet werden. Nachdem spezialdiskursive Wissenselemente nicht als Trumpf ausspielt werden konnten, weil sie offensichtlich nicht akzeptiert wurden, wurde die neue Karte ‚subjektive Erfahrung' gezogen. Diese Reaktion kann als Konzession gelesen werden: Zumindest in diesem Fall waren die Spielregeln des Alltagswissens offensichtlich dominant. Diskursanalytisch lässt sich formulieren: Machteffekte zeigen sich im Diskurs nicht nur, wenn die jeweils andere Wissensform auf Opposition trifft, sondern auch dann, wenn sie als nicht sagbar gilt oder bzw. ihre Legitimität bestritten wird.

Wie schon in der Analyse der Sprecherpositionen erkennbar, lautet eine im Alltagswissen häufig angewandte Ausschlussregel: Wer nicht eine persönliche Erfahrung (mit dem Gegenstand X) gemacht hat, soll lieber schweigen. Tatsächlich wird im Internetforum die persönliche Erfahrung insbesondere im Zusammenhang mit Werturteilen zum Teil massiv eingefordert: *„Würde mich mal interessieren, ob eine der Personen, die hier ein solches Statement abgegeben haben aus persönlicher Erfahrung sprechen."* (Thread 1582); *„Ich frage mich, wie kann ein gesunder Mensch so was überhaupt beurteilen? Wie kann ein Mann beurteilen, wann das Leben im Leib einer Frau beginnt?"* (Thread 9590) Die Grenzen werden mehr oder weniger strikt gezogen. Während die erste Äußerung *„persönliche[.] Erfahrung"* nicht näher spezifiziert, schließt die zweite kategorisch alle ‚gesunden Menschen' vom Alltagswissen über das Leben mit einer Krankheit und alle Männer vom Wissen über *„Leben im Leib einer Frau"* aus. In anderen Fällen ist die Beschränkung legitimer Sprecherpositionen so strikt, dass sich eigentlich niemand mehr äußern dürfte: *„Ich denke, das Recht, diese Frage zu stellen, hat nur jemand, der in einem Hospiz gestorben ist!"* (Thread 5038) Diese Vorgabe kommt einer Tabuisierung gleich. Interessant ist, dass die Ausschlussregel auch von denjenigen akzeptiert wird, die dadurch in eine untergeordnete Position geraten; in einer Überhöhung der ‚Betroffenen'-Position wird geradezu unterwürfig formuliert: *„Ich habe übrigens keine Erfahrungen mit Downern gemacht, will mich jetzt auch weiter nicht äußern, verfolge aber die Diskussion mit Interesse."* (Thread 8685) Neben dem Abgrenzungskriterium „keine Erfahrung" finden sich auch Distanzierungen gegenüber bestimmten Diskurspositionen: *„Meine Entscheidung wäre für eine Beendigung der Schwangerschaft, du bist so jung, du kannst noch oft genug ein gesundes Kind bekommen. Und zu den Gottesfürchtigen hier: Gott wird das Kind nicht 24 Stunden am Tag haben, sondern die Mutter, die als Mensch nur begrenzte Kräfte, Nerven und vor allem Geld besitzt, denn ein solches Kind bedeutet einen extremen Mehraufwand an den eben genannten Dinge"* (Thread 1714). Die in Abtreibungsdebatten geläufige Diskursposition, das religiös begründete Gebot ‚Du sollst nicht töten' müsse auch für den Fötus gelten, wird hier nicht etwa mit einer theologischen oder ethischen Argumentation konfrontiert, sondern mit der pragmatischen Logik des Alltagswissens: *„Gott wird das Kind nicht 24 Stunden am Tag haben"*. Implizit wird damit der Anspruch der so genannten *„Gottesfürchtigen"*, den Schwangerschaftsabbruch verbieten zu lassen, bestritten.

Bei den zitierten Abgrenzungen handelt es sich nicht um die üblichen Pro- und Contra-Argumentationen innerhalb ein und derselben Diskursordnung. Vielmehr geht es darum, sich gegenseitig die Legitimation abzusprechen, etwas Gültiges über ein strittiges Phänomen sagen zu dürfen: *„Man merkt jedem Kommentar deutlich an, ob derjenige Umgang mit Behinderten hat oder nicht. Es ist wie immer, hier geben Leute ihre Meinung ab, die keine Ahnung haben, wovon sie reden. Trefft euch doch mal mit Behinderten, lernt sie kennen. Macht euch schlau, bevor ihr weiter so einen Mist von euch gebt."* (Thread 0056) *„Keine Ahnung haben"* bedeutet hier, keine persönliche Erfahrung mit dem Diskursgegenstand, den *„Behinderten"* gemacht zu haben. In

Spezialdiskursen bedeutet dagegen mangelnde Sachkenntnis, keine ‚objektiven', innerhalb spezieller Wissensordnungen gültigen Informationen zu besitzen. Aus der Sicht des Spezialwissens verkehrt sich die Bewertung der Schlüsselressource des Alltagsdiskurses ins Gegenteil: *„ooooh, ein betroffener. ich habe übrigens auch eine brille, ich hoffe, das ist behinderung genug, damit meine argumentation inhalt bekommt."* (Thread 8441) Diese Äußerung versucht, mittels Sarkasmus die Sprecherposition der Betroffenen zu diskreditieren. Andere Textstellen weisen deutlicher auf die Merkmale hin, in denen sich die Wissensformen unterscheiden: *„Sie reagieren wie viele andere emotionale Menschen, denen ich meine Thesen und Ansichten unterbreite. Leider muss ich mich oft mit unsachlichen und polemischen Kommentaren [...]gegenüber sehen."* (Thread 9590) In diesem Zitat wird eine strategische Opposition aufgebaut: hier die sachliche, neutrale Wissenschaft (*„Thesen"* als wissenschaftlich begründete Aussagen), dort unsachliche Gefühlsäußerungen. Die Botschaft lautet: Wer in diesem Feld argumentieren will, muss zuallererst seine Emotionen kontrollieren können. Eine Äußerung, die den Machtanspruch von Spezialwissen besonders anschaulich formuliert, ist ein längeres Zitat wert:

*„In Diskussionen mit sogenannten ‚besorgten Bürgern' kommt fast immer eines heraus: Sie werden von einer diffusen Angst geplagt, da könnte etwas gefährlich sein, und die ach so selbstlosen Umweltorganisationen behaupten, es sei gefährlich. Deswegen halten sie ihre Meinung für begründet, geben aber selbst zu, uninformiert zu sein und klagen, niemand würde das für die übernehmen. Die Bücher, in denen die Informationen stehen, sind aber frei verkäuflich. Die Menschen lesen sie nur nicht. Jeder, der jammert, er sei uninformiert, müsste sich an seine eigene Nase fassen und sagen: ‚Ich habe keine Ahnung, weil ich mich den Informationen verweigert habe. Ich kann und darf zu dem Thema eigentlich nichts sagen.' Wissenschaft ist nicht esoterisch, sie ist öffentlich. Die Ergebnisse stehen allen zur Verfügung, die willens sind, sie zu lesen. Das große Jammern, es würden Informationen vorgehalten und verschleiert, ist lediglich ein Symptom für die selbstverschuldete Unmündigkeit. Das Volk hat die Macht, alles zu wissen, was es wissen will, und zu beeinflussen, was es wirklich beeinflussen will. [...] Die Demokratie ist sehr wohl zeitgemäß, weil sich bislang keine andere Regierungsform gefunden hat, die vor Tyrannei schützt. Aber vielleicht sollte man - zynisch gesprochen - wirklich eine intellektuelle Aristokratie wiedereinführen - nur der, der bereit ist zu denken und sich zu informieren, darf auch entscheiden. Das Volk sollte sich endlich einmal klar machen, dass in einer Informationsgesellschaft Wissen und Denken den Status ethischer Tugenden besitzen." (Thread 1555)*

Deutlicher kann man die Ausschlussregel des Spezialwissens kaum formulieren. Offensichtlich gibt es einen blinden Fleck in dieser Argumentation: Wissensformen, die sich nicht in der Gestalt von scheinbar neutralen und objektiven Informationen präsentieren, existieren nur als Unwissen bzw. Uninformiertheit. Bemerkenswert an dieser Fundstelle ist auch die Bezugnahme auf Ethik und Politik. Unter dem Stichwort *„Informationsgesellschaft"* wird thematisiert, dass das Spezialwissen seinen angestammten Platz in der Wissenschaft verlassen hat und im Interdiskurs nunmehr seine Geltungsansprüche ausweitet. Wenn auch die erwähnte *„intellektuelle Aristokratie"* Utopie ist, offenbart diese Formulierung dennoch die Logik der Machtverteilung, die offensichtlich befürwortet wird: Die am höchsten bewerteten gesellschaftlichen Positionen sollen Experten besetzen.

Wie das Alltagswissen kennt auch das Spezialwissen konkrete Diskurspositionen, zu denen es in Opposition steht. Immer wieder genannt werden die Massenmedien und die Kirche, die im Verdacht stehen, kein objektives Wissen zu produzieren: *„Die Medien sagen uns nicht immer die Wahrheit, alles von RTL und Konsorten ist mit Vorsicht zu genießen, da geht's mehr um Schlagzeilen und Profit. Für Forschungsergebnisse sind offizielle Internet-Seiten von Universitäten und entsprechenden Instituten zu empfehlen, ebenso wie aktuelle Fachliteratur."* (Thread 7952); *„Die Kirche kann uns nur lehren, was sie aus ihrer Bibel zu lesen versucht (und was sie daraus liest, bringt uns näher zum Hass als zur Nächstenliebe, siehe auch die kirchliche Einstellung zu Homosexualität usw.), aber die Wissenschaft kann uns lehren, was die Wirklichkeit ist."* (Thread 0513) Die Beziehungen zwischen den beiden untersuchten Wissensformen sind jedoch nicht immer konflikthaft. Die empirische Analyse hat ausreichend Textstellen hervorgebracht, um diese Ausgangsthese überdenken zu müssen. Das folgende Beispiel zeigt, dass die Kombination beider Wissensformen als Legitimationsstrategie noch überzeugender wirkt als eine Argumentation auf der Basis nur eines Erkenntnisstils: *„Ich habe Kontakt zu vielen CFlern*[195] *[...] Ich bin Psychologin an einer CF-Klinik [...] Ich jedenfalls als kranke Person und schwangere Frau maße mir an, diese Fragen auf einem anderen Niveau beantworten zu können als jeder Gesunde oder Mann es könnte."* (Thread 9590) Betroffen, weiblich, schwanger, Kontakt zu anderen Betroffenen und auch noch professionell erfahren: Dem Spezialwissen allein würde eine solche Integration von ‚neutralem' und zugleich ‚subjektivem' Wissen nicht gelingen. Innerhalb der Ordnung des Alltagsdiskurses erscheint diese Position als unangreifbar und auch gegenüber der Stellungnahme einer Expertin mit Spezialwissen ist sie überlegen. Im Ergebnis kann die empirische Analyse die Frage nach den Beziehungen zwischen subjektivem Erfahrungswissen und Spezialwissen nicht eindeutig beantworten. Beobachtet werden können sowohl Widerstreit als auch Kombinationen, friedliche Koexistenz oder auch die völlige Abwesenheit einer Wissensform. Dieses etwas unbefriedigende Resultat könnte auf einem me-

195 CF (*cystic fibrosis*) ist ein anderer medizinischer Fachbegriff für die Stoffwechselerkrankung Mukoviszidose.

thodischen *bias* beruhen: Bisher wurde nämlich nur der formale Aspekt beachtet; die Wissensformen wurden identifiziert und die Fundstellen miteinander verglichen, ohne den inhaltlichen Kontext einzubeziehen. Möglicherweise zeigen sich aber Ausschlüsse, Schnittmengen oder auch Kämpfe zwischen den Wissensformen erst unter Berücksichtigung von Begriffen und Gegenständen. Im nächsten Arbeitsschritt geht es deshalb darum, die Verknüpfungen zwischen Wissensformen und inhaltlichen Wissenselementen zu verstehen.

## 9.5 Spezialwissen, Alltagswissen und ihre Diskursgegenstände

Bei einer ersten, qualitativen Materialsichtung[196] fiel auf, dass es Äußerungen innerhalb der einzelnen Wissensform gibt, die sich durchaus zu Begriffsketten, Kernaussagen oder Argumenten verdichten lassen. Im Bereich des Alltagswissens trifft man z.B. auf die Kopplung „Behinderung und Leid" und die entsprechende Verteidigungsposition „Auch Behinderte empfinden Lebensfreude". Weitere typisierbare Äußerungen sind: „Behinderte werden in unserer Gesellschaft diskriminiert", „Kinder brauchen vor allem Liebe" und „Jede/r soll selbst entscheiden". Interessanterweise fehlen Bezugnahmen auf Spezialdiskurse, die sich mit Emotionen befassen, wie z.B. Pädagogik oder Psychologie, obwohl entsprechende Verweise aus diskursstrategischen Gründen durchaus sinnvoll wären, um der exklusiven Verwendung von Gefühlsäußerungen im Alltagswissen verobjektivierende Wissensbestände entgegen setzen zu können.[197] Im Spezialwissen lassen sich charakteristische Anknüpfungen an bestimmte Spezialdiskurse, z.B. Recht, Medizin (insbesondere Fortpflanzungsmedizin und -technik) sowie Ethik (Utilitarismus, Singer, Nietzsche, Gremien zur Bioethik) erkennen. Weiter gehören Argumentationen, die mit statistischen Zahlen operieren, erkennbar zum Spezialwissen. Es gibt aber auch Begriffe, die im Kontext beider Wissensformen verwendet werden, wie z.B. Abtreibung. Dieser Begriff fällt im Zusammenhang mit der § 218-Debatte, weiteren rechtlichen Fragen, der medizinischen Diagnostik, aber auch mit subjektivem Schwangerschaftserleben, der Patientinnenrolle etc.. Eine mögliche Hypothese zur Verbindung zwischen Wissensform und Wissensinhalt könnte lauten: Je abstrakter und subjektferner der Begriffskontext ist, desto seltener tritt ein Begriff

196 Hier greifen wir auf die Bearbeitung der Stichprobe III (vgl. Abb. 7) zurück. Im Unterschied zu Stichprobe II wurden bei der Zusammenstellung der beiden Stichproben III und IV nicht nur die Subjektivierung, sondern sämtliche Dimensionen der Wissensformen berücksichtigt.

197 Möglicherweise wird diese Leerstelle auch dadurch verursacht, dass die genannten Disziplinen im bioethischen Spezialdiskurs keine Autorität genießen.

gleichzeitig mit der Wissensform des Alltags auf. Allerdings konnten die qualitativ gewonnenen Einzelbefunde diese Annahme nicht ausreichend bestätigen. Aus diesem Grund bot es sich an, nochmals auf quantitative Analyseverfahren zurück zu greifen. Benutzt das Alltagswissen einen anderen Wortschatz als das Spezialwissen? Dieser Frage geht der folgende Untersuchungsschritt nach. Ziel ist, den systematischen Gebrauch bestimmter Begriffsfelder in den beiden untersuchten Wissensformen aufzuspüren. Gelänge es nachzuweisen, dass einige von ihnen mit Alltagswissen verknüpft sind und im Zusammenhang mit Spezialwissen nicht oder selten vorkommen, würde dies auf inhaltliche Leerstellen des Spezialwissens hindeuten und umgekehrt.[198]

### *9.5.1 Methodisches Vorgehen: Diktionäre im Vergleich*

Für diesen Untersuchungsschritt[199] wurde erstmals das Material der Patenschaften verwendet (vgl. 2.4). Dieser Korpus wurde grundsätzlich als eine Fortführung des 1000 Fragen-Forums betrachtet, auch wenn er auf einer leicht veränderten Konzeption basiert: Es wurden keine neuen Fragen zur Bioethik gestellt bzw. kommentiert; die 78 Patinnen und Paten stellten lediglich einen Bruchteil der über 10.000 Fragen in moderierten Foren zur Diskussion. Diese Modifikationen können Diskussionsverläufe, Länge der Beiträge, Diskursgegenstände und formale Diskursregeln beeinflusst haben; allerdings gewannen wir bei der Materialsichtung den Eindruck, dass mögliche Variationen vernachlässigt werden konnten. Der durchschnittliche Thread der Patenschaften enthielt 260 Kommentare und war somit länger als ein typischer Diskussionsstrang des Korpus der 10.000 Fragen (vgl. 6.2).[200] Vier der 78 Fragen enthielten zusammen mehr als die Hälfte der insgesamt 20.283 Beiträge: Die Frage *„Wo ist Gott?“* war mit 4.253 Beiträgen die meist diskutierte Frage in dem Patenschaftsprojekt. Darauf folgten *„Haben Sie auch Angst unsterblich zu werden?“* (2.596), *„Ein Baby – Hurra, es ist kein Mädchen!“* (2.537) und *„Sind 16 Zellen ein Mensch?“* (1.553). Die wenigsten Beiträge verzeichnete eine Frage zur Sterbehilfe: *„Hospize sind so tolle Einrichtungen. Warum denken Sie über das Töten von Menschen nach, wenn man doch das Sterben selber menschenwürdig machen kann?“* (30 Kommentare). Auf den ersten Blick fällt auf, dass die Fragen mit den meisten Beiträgen einerseits für das Alltagswissen typische Merkmale wie Pragma-

198 Die Gegenhypothese lautet: Es gibt Begriffsfelder, die im Kontext beider Wissensformen auftreten, also eine Koexistenz bilden.

199 An dieser Teilstudie war Sibel Dalman-Eken maßgeblich beteiligt.

200 Allerdings berücksichtigt der Mittelwert nicht die Streuung der Threadlängen.

tik und Subjektivierung aufweisen (*„Haben Sie auch Angst unsterblich zu werden?“; „Ein Baby – Hurra, es ist kein Mädchen!“*), andererseits aber auch abstrakte Theorien implizieren (*„Wo ist Gott“; „Sind 16 Zellen ein Mensch?“*). Wenn man den von den Paten ausgewählten Impulsfragen einen gewissen Einfluss auf die Begriffsverwendung im weiteren Verlauf der Threads zugesteht und wenn man berücksichtigt, dass die Fragen der längsten vier Threads Merkmale beider Wissensformen aufweisen, kann man davon ausgehen, dass in einer Zufallsstichprobe auch beide Erkenntnisstile vertreten sein werden. Im ersten Schritt wurde eine solche Stichprobe[201] (n=1.000 Beiträge) aus den Threads der Patenschaften gezogen. Diese Texte wurden im nächsten Arbeitsgang der bewährten Codierstrategie unterzogen und entsprechend der Merkmalssystematik (vgl. Tab. 12) nach der jeweiligen Wissensform differenziert. Auf diese Weise entstanden die Teilkorpora Spezialwissen ($T_{SW}$) mit 446 Codings und Alltagswissen ($T_{AW}$) mit 470 Codings, welche die Basis für die anschließenden Wortschatzanalysen bildeten. Als Werkzeug wurde das Diktionär der ersten quantitativen Untersuchungsphase benutzt (vgl. 6.3.2). Die in der Wortschatzanalyse[202] der 10.000 Fragen definierten Lemmata wurden mit wenigen Änderungen in der neuen Auswertung wieder verwendet.[203]

Die Häufigkeitszählung der Gesamtstichprobe ($T_{AW}$+$T_{SW}$) ergab einen Überblick über die meistgenannten Lemmata (im Folgenden auch „Begriffsfelder“ genannt). Diese konnten anhand einer Rangordnung mit den Ergebnissen der früheren Wortschatzanalyse (W1) verglichen werden (Tabelle 14). Auf den ersten Blick zeigte sich eine weitgehende Übereinstimmung: In beiden Auszählungen war das meistgenannte Lemma „Mensch“. Sechs der ‚Top Ten‘-Begriffe aus dem Korpus der Patenschaften waren auch bei den 10.000 Fragen unter den ersten zehn gewesen. Im Durchschnitt wichen die Ränge der Lemmata in den beiden Stichproben nur um rund vier Plätze ab.

Beim Lemma „Religion“[204] wird allerdings ein Unterschied deutlich: Die neue Zählung listet das Begriffsfeld mit insgesamt 379 Fundstellen an zweiter Stelle auf, im Korpus der 10.000 Fragen besetzt es dagegen nur die 16. Stelle. Höchstwahrscheinlich ist die Frage *„Wo ist Gott?“*, die, wie erwähnt, unter den Patenschaften die meisten Beiträge (4.253) auf sich zog, verantwortlich für die große Fallzahl dieses Lemmas.

201 Die Ziehung der Stichprobe erfolgte durch 1.000 Zufallszahlen zwischen 0 und 20.284.

202 Im Folgenden wird diese erste Wortschatzanalyse W1 genannt.

203 Die Suchwörter, die zum jeweiligen Lemma gehören, sind auszugsweise in 6.3.2. aufgelistet. Sofern bei den Lemmata Veränderungen vorgenommen wurden, wird dies ausdrücklich erwähnt.

204 Unter dem Begriffsfeld „Religion“ wurden folgende Suchwörter gezählt: *gott*, *gött*, *schöpfung*, *jesus*, christ*, Glaube*, *kirche*, *bibel*, *religion*.

*Tabelle 14* Die zwölf meistgenannten Lemmata im Patenschafts- und im 10.000 Fragen-Korpus nach Rangordnung

| Lemma | Anzahl der Nennungen im Patenschafts-Korpus (TAW+TSW, n=916) | Rangordnung im Patenschafts-Korpus | Rangordnung in W1 (10.000 Fragen) |
|---|---|---|---|
| Mensch | 503 | 1 | 1 |
| Religion | 418 | 2 | 16 |
| Leben | 345 | 3 | 3 |
| normative Verben | 267 | 4 | 4 |
| Bewertung | 251 | 5 | 7 |
| Familie | 226 | 6 | 5 |
| Recht & Gesetz | 173 | 7 | 12 |
| Natur | 160 | 8 | 15 |
| Ethik | 149 | 9 | 17 |
| Tod & Sterben | 143 | 10 | 6 |
| Körper - materiell | 134 | 11 | 18 |
| Wissenschaft /Forschung | 123 | 12 | 8 |

Wenn man berücksichtigt, dass das Diktionär insgesamt 140 Einträge hat, kann als erstes Ergebnis festgehalten werden, dass sich die Schlüsselbegriffe in den beiden Zählungen nicht wesentlich unterscheiden. Insgesamt wird das erste Analyseergebnis bestätigt, nach dem in einem Forum zur Bioethik in charakteristischer Weise Begriffe wie „Mensch", „Leben", „Familie" und „Tod & Sterben" sowie auch „Religion" und „Ethik" auftauchen (vgl. 6.3.2). Aufgrund der Daten-Triangulation, die mit dem Stichproben-Design vorgenommen wurde, erhöht sich somit die Reliabilität des Diktionärs als Messinstrument.

### 9.5.2 *Univariate Wortschatzanalysen*

Auf der Suche nach Regelmäßigkeiten in der Begriffsverwendung wurde eine getrennte Zählung der codierten Stellen in TAW und TSW (vgl. 9.1) durchgeführt. Die Verteilung der Lemmata sollte Hinweise liefern, ob die untersuchten Begriffsfelder zu einer bestimmten Wissensform tendierten oder sich doch kein Zusammenhang zwischen Begriffsverwendung und Wissensform feststellen ließ.

*Tabelle 15* Die meistgenannten Lemmata nach Alltagswissen und Spezialwissen

| Lemma | Alltagswissen ($T_{AW}$, n=470) | Lemma | Spezialwissen ($T_{SW}$, n=446) |
|---|---|---|---|
| Mensch | 296 | Religion | 254 |
| Leben | 218 | Mensch | 207 |
| Familie | 175 | Leben | 127 |
| normative Verben | 167 | Bewertung | 115 |
| Religion | 164 | normative Verben | 100 |
| Bewertung | 136 | Ethik | 86 |

An Tabelle 15 ist abzulesen, dass die Spitzengruppe beider Wissensformen weitgehend übereinstimmt. Einzig das Lemma „Familie" sticht beim Alltagswissen hervor, während im Spezialwissen stattdessen „Ethik" unter den sechs meistgenannten Lemmata auftaucht. Zieht man nur die Häufigkeiten der Begriffsverwendung in Betracht, deutet dieses Zählergebnis bei den meisten Begriffsfeldern eher auf Koexistenz als auf Ausschluss hin.

In einem weiteren Schritt wurden Unterschiede im Gebrauch der Begriffe zwischen Alltags- und Spezialwissen untersucht, und zwar anhand einer Berechnung der Gesamtzahl der Nennungen und ihren jeweiligen Anteilen in den untersuchten Erkenntnisstilen. Wegen der unterschiedlichen Stichprobengröße ($T_{AW}$ = 470; $T_{SW}$ = 446) wurden die Fallzahlen des Spezialwissens mit einem Gewichtungskoeffizienten[205] angeglichen. Die folgende Tabelle zeigt die errechneten Vergleichswerte.

In Tabelle 16 sind die zwölf Lemmata aufgeführt, die in der Gesamtstichprobe am häufigsten vorkommen. In den oberen Zeilen finden sich diejenigen Begriffe, die das Alltagswissen dominiert haben: So wurden rund drei Viertel der Textstellen, in denen das Lemma „Familie" vorkam, als Alltagswissen codiert. Auch gemessen an den absoluten Zahlen hat „Familie" einen hohen Stellenwert im Alltagswissen: Mit 175 Nennungen nimmt es den dritten Platz in dieser Wissensform ein (vgl. Tabelle 15).

Die Lemmata „Tod & Sterben", „Leben", „normative Verben" und „Mensch" weisen mit rund 60% ebenfalls eine Dominanz im Alltagswissen auf, während die Verwendung der unter „Bewertung", „Recht & Gesetz" und „Natur" gezählten Wörter kaum Unterschiede zum Spezialwissen erkennen lässt. Das am deutlichsten zum Spezialwissen tendierende Lemma ist „Körper-materiell", dessen Such-

205 Die Zählwerte für Spezialwissen wurden mit dem Faktor 470/446 = 1,054 gewichtet.

begriffe (Zelle, Organ usw.) zumeist in den Stellen auftauchen, die sich auf die Spezialdiskurse Biologie und Medizin beziehen. Nur rund ein Drittel der Textstellen wurde hier als Alltagswissen codiert. Überraschenderweise sind die Zählergebnisse zu „Religion“ und „Ethik“ ebenso deutlich spezialdiskursiv geprägt; sie verbuchen in dieser Kategorie sogar höhere Anteile als das Lemma „Wissenschaft/Forschung“, bei dem eine Affinität zum Spezialwissen zu erwarten war.

*Tabelle 16* Meistbenutzte Lemmata: Differenzen zwischen den Wissensformen

| Lemma | Anzahl aller Nennungen ($T_{AW}+T_{SW}$ gewichtet, n=940) | Anteil Alltagswissen ($T_{AW}$) | Anteil Spezialwissen ($T_{SW}$) |
|---|---|---|---|
| Familie | 229 | 76% | 24% |
| Tod & Sterben | 146 | 62% | 38% |
| Leben | 352 | 62% | 38% |
| normative Verben | 272 | 61% | 39% |
| Mensch | 514 | 58% | 42% |
| Bewertung | 257 | 53% | 47% |
| Recht & Gesetz | 177 | 51% | 49% |
| Natur | 164 | 49% | 51% |
| Wissenschaft/Forsch. | 127 | 44% | 56% |
| Ethik | 154 | 41% | 59% |
| Religion | 432 | 38% | 62% |
| Körper-materiell | 139 | 36% | 64% |

Welche Schlussfolgerungen können aus diesem Zwischenergebnis gezogen werden? Hinsichtlich des typischen Wortschatzes scheint es tatsächlich Unterschiede zwischen den Wissensformen zu geben. Da aber gleichzeitig weitgehende Überschneidungen feststellbar sind, wäre es nicht gerechtfertigt, von ‚Leerstellen' im Alltags- oder Spezialdiskurs zu sprechen; die Annahme von Koexistenz scheint eher zuzutreffen. Außerdem stellt sich die Frage, wie zuverlässig eine bloße Begriffszählung als Indikator für diskursive Formationsregeln ist, die möglicherweise der Streuung der Begriffe zugrunde liegen. Es könnte auch sein, dass mit den gleichen Begriffen völlig unterschiedliche Diskursgegenstände konstruiert werden. Daher bietet es sich für das weitere Vorgehen an, von den Wortzählungen wieder zu den einzelnen Äußerungen zu gehen, um nach Foucaults Empfehlung (1990a, 152) das „Anwendungsfeld[.]“ bei der Suche nach Regelmäßigkeiten zu berücksichtigen.

Ein überraschendes Ergebnis ist z.B., dass das Lemma „Religion" beim Spezialwissen in der Reihe der meistgenannten Begriffe an erster Stelle auftaucht. Bei näherer Betrachtung der Suchbegriffe (*gott*, *gött*, *schöpfung*, *jesus*, christ*, Glaube*, *kirche*, *bibel*, *religion*) wird deutlich, dass tatsächlich spezialdiskursive Hintergründe für dieses Ergebnis denkbar sind, nämlich Erörterungen theologischer Fragen oder kirchlicher Doktrinen. Die Patenfrage „Wo ist Gott?" lässt offen, ob der Gottesbegriff näher definiert oder subjektivierte Gotteserfahrungen thematisiert werden sollen. Tatsächlich sind beide Varianten im Onlineforum zu finden. Sofern Fundstellen aus dem Begriffsfeld „Religion" an Zitate aus der Bibel oder hoch spezialisierte Wissensquellen anknüpfen, wurden sie als Spezialwissen codiert. *„Der ontologische Gottesbeweis und der Poppersche Wahrheitsbegriff haben viel gemein. Anselm von Canterbury fragte: ‚Wie könnte ich eine Vorstellung von Gott haben, wenn es ihn nicht gäbe?' Entsprechend setzt die ‚Annäherung an die Wahrheit' diese natürlich voraus. Wahrheit wäre danach die Identität von Ereignis und Wahrnehmung, ein Paradoxon."* (Thread 9020) Dieses Beispiel macht die Zuordnung zum verobjektivierten Erkenntnisstil verständlich. Auf der anderen Seite finden sich Textstellen, die Religion als persönliche ‚Glaubenssache', d.h. subjektivistisch konstruieren. Im Alltagswissen geht es primär um Glaubenspragmatik, Lebensorientierung und Lebenshilfe; dies kann die folgende, etwas längere Fundstelle über die ‚wunderbare' Kraft des Glaubens in prägnanter Weise veranschaulichen:

*„Dezember 1995. Nach Abschluss einer Seminarwoche [...] wollte ich nicht nach Hause, sondern über die A59, A3 und A1 auf einen Besuch direkt zu meiner Mutter fahren. Aber das konnte spannend werden, denn der Wetterbericht in den Frühnachrichten hatte für die A1 im Bergischen Land Schnee angesagt, und ich hatte keine Winterbereifung. [...] Sollte ich meinen Plan deshalb ändern? Es war ziemlich kühn, aber ich bat Gott darum, es nicht schneien zu lassen [...]. Ich fuhr die geplante Strecke und stellte fest, dass im Bergischen Land offenbar keine einzige Schneeflocke gefallen war. Zwei Stunden später empfing mich meine Mutter ziemlich bedrückt, denn ihr Hund, ein Airdale, war an der Leber erkrankt und konnte nur noch mühsam laufen. An diesem Tag hatte ich bereits eine Glaubensstärkung erhalten, warum sollte ich also nicht für den Hund beten? Während ich ihm meine Hände auflegte, schien mich das Tier dankbar anzublicken. Ich bat im Namen Jesu Christi um seine Heilung. Wie es unsere Gewohnheit war, wollten wir in einem Restaurant zu Abend essen. [...] Weil er so wacklig war, half ich dem Hund die Treppe hinunter und ins Auto. Im Restaurant verschwand er wie immer unter dem Tisch. Bei angeregtem Gespräch dauerte das Abendessen ca. eineinhalb Stunden. Als ich zur Geldbörse griff, kam der Airedale munter wie eh und je unter dem Tisch hervor und stieg, nachdem er draußen selbständig das Bein gehoben hatte, ohne Hilfe in den Wagen. Wir hatten einen völlig ge-*

*sunden Hund! Ich bat meine Mutter, zur Ehre Gottes am Montag gleich zum Tierarzt zu gehen und ihm den geheilten Hund vorzustellen."* (Thread 77)

Als Ergebnis kann festgehalten werden, dass sich hinter dem Begriffsfeld „Religion" mindestens zwei diskursive Muster verbergen, von denen das eine dem Alltagswissen und das andere dem Spezialwissen zugeordnet werden kann. Diese kontextsensible Betrachtungsweise hat Folgen für die Betrachtung anderer Strukturelemente des Wissens wie etwa die Subjektivierung: In Verbindung mit dem Begriffsfeld „Religion" liegt die Vermutung nahe, dass innerhalb spezialdiskursiv-theologischer Aussagen der Mensch weniger als autonomes Individuum beschrieben wird, sondern eher als Subjekt religiöser Riten oder als ‚Teil der Schöpfung'. Dagegen ist in der Ordnung des Alltagswissens der Mensch vermutlich primär ein glaubendes, betendes Individuum, das eine persönliche Beziehung zu Gott unterhält.[206]

Nachdem die Unterschiede zwischen Alltags- und Spezialwissen, die bei dem Lemma „Religion" besonders markant zu Tage traten, mit dem Begriffskontext erklärt werden konnten, sollen auch diejenigen Lemmata näher untersucht werden, die auf Ähnlichkeiten beider Wissensformen in der Begriffsverwendung hinweisen. Anhand von Beispielen wird im Folgenden überprüft, ob hinter den gleichen Begriffen ebenfalls – wie im Falle von „Religion" – unterschiedliche diskursive Regeln stehen oder aber ähnliche Zählergebnisse übereinstimmende Formationsregeln der Begriffe abbilden. Tabelle 17 führt vier Begriffsfelder auf, die in den untersuchten Erkenntnisstilen gleichgewichtig auftauchen.

*Tabelle 17* Koexistenzen einzelner Begriffsfelder im Alltags- und Spezialwissen

| Lemma | Anzahl aller Nennungen ($T_{AW}$+$T_{SW}$ gewichtet, n=940) | Anteil Alltagswissen ($T_{AW}$) | Anteil Spezialwissen ($T_{SW}$) |
|---|---|---|---|
| Bewertung | 257 | 53% | 47% |
| Recht & Gesetz | 177 | 51% | 49% |
| Krankheit | 99 | 53% | 47% |
| Behinderung | 49 | 51% | 49% |

206 Multivariate Zusammenhänge wie die zwischen der Kategorie „Wissensform" und mehreren Begriffsfeldern konnten in diesem Analyseschritt allerdings nicht erschöpfend nachgeprüft werden. Dies erforderte die Anwendung anderer Methoden, auf die wir in 9.5.3 ausführlich eingehen.

Das Lemma „Bewertung",[207] hier mit 257 Nennungen auf dem ersten Platz, nimmt in der Zählung der Gesamthäufigkeiten den fünften Platz ein (vgl. Tabelle 14). Es ist anzunehmen, dass die Rahmung des Internetforums einen Einfluss auf dieses Ergebnis hatte: Es ist kein Ereignis mit Bildungscharakter oder eine Expertenrunde, sondern bietet die Gelegenheit, ungefiltert Meinungen und Bewertungen zu äußern.

Allerdings müsste nach unserer Merkmalssystematik das Spezialwissen bei dem Begriffsfeld „Bewertung" eigentlich niedrigere Fallzahlen ergeben, da es die Merkmale Objektivität, Wertfreiheit und Neutralität aufweist (vgl. Tab. 12). Nach den Zählergebnissen zu urteilen, ist jedoch die Anknüpfung an Spezialwissen kein Hinderungsgrund, gleichzeitig auch dezidierte Bewertungen zu äußern. Ein Grund hierfür könnte sein, dass innerhalb der untersuchten Diskursarena Bewertungen anscheinend besser geeignet sind, um Abgrenzungen und Ausschlüsse zu markieren, als z.B. formallogische Definitionen, die den Regeln der Spezialdiskurse gehorchen. Sowohl die institutionelle Rahmung von „1000 Fragen zur Bioethik" als partizipatives Projekt als auch die mediale Rahmung als Internetforum begünstigen vermutlich interdiskursive Verknüpfungen von ‚wissenschaftlichen' Äußerungen und wertenden Meinungen. In Spezialdiskursen wie auch in elaborierten Interdiskursen, die sich an den Regeln ‚rationaler Argumentation' orientieren, unterliegen dagegen offen normative Diskurspositionen einem erhöhten Rechtfertigungsbedarf. Mit dem zweiten Begriffsfeld „Recht & Gesetz" könnte es sich ähnlich wie mit dem Lemma „Religion" verhalten haben. Die benutzten Begriffe[208] gehören einerseits zum juristischen Spezialvokabular. Andererseits trifft man auffallend häufig auf die Redewendung *„ich habe ein Recht auf ..."*, die als Element des Alltagswissens betrachtet werden muss.

In den beiden anderen Begriffsfeldern „Krankheit"[209] und „Behinderung"[210] (vgl. Tab. 17) verläuft die Formation der Begriffe anscheinend tatsächlich unabhängig von den Wissensformen. Die Materialsichtung ergibt, dass die jeweiligen Suchbegriffe zumeist in einem Satz geäußert werden: *„Diese Kinder werden von ihren Eltern so geliebt, wie sie sind und wie sie sein werden, mit allen ihren Behinderungen*

207 Die Suchbegriffe des Begriffsfeldes waren folgende: *positiv*, *richtig*, *besser*, *falsch*, *lieber*, *schlecht*, *schlimm*, *wichtig*, gut, *negativ*, erstrebenswert, gute, *sinnvoll*, *sinnlos*.

208 Die Suchbegriffe waren: *recht*, *gesetz*, *geltend*.

209 Folgende Suchbegriffe definierten das Begriffsfeld „Krankheit": *krankheit*, *krank*, *krebs*, *aids*, hiv*, *diabetes*, *unheilbar*.

210 Die Kategorie „Behinderung" enthielt folgende Suchwörter: *behinder*, *krüppel*, *down-syndrom*.

*und Krankheiten."* (Thread 5990); *„Behinderte oder Kranke führen genauso erfüllte und schöne Leben"* (Thread 6233).

Den letzten Gegenstand der univariaten Inhaltsanalyse bilden vier Lemmata zu Gefühlen, einem für den Alltagsdiskurs typischen Themenbereich. Drei der Begriffsfelder („Glück Liebe Freude",[211] „Leiden"[212] und „Angst"[213]) implizieren subjektive Wahrnehmungen. Das vierte Lemma „neutral" beinhaltet Äußerungen mit den Suchwörtern *fühlen*, gefühl, *fühlt*. Nach den Zählergebnissen (vgl. Tabelle 18) zu urteilen, kann die Thematisierung von Gefühlen in den ersten drei Fällen tatsächlich mit Alltagswissen (d.h. mit der Dimension: Stellenwert des Subjekts) in Zusammenhang gebracht werden. Die unterschiedliche Akzeptanz emotional gefärbter Aussagen – im Alltagswissen legitim, im Spezialwissen sanktioniert (vgl. 9.2) – scheint sich zu bestätigen. Dennoch sind „Gefühle" kein exklusiver Diskursgegenstand des Alltagswissens. Das Lemma „Gefühle – neutral" kommt zwar insgesamt nicht sehr oft vor, verteilt sich aber ziemlich gleichmäßig auf beide Wissensformen.

*Tabelle 18* Begriffsfelder: Gefühle

| Lemma | Anzahl aller Nennungen ($T_{AW}$+$T_{SW}$ gewichtet, n=940) | Anteil Alltagswissen ($T_{AW}$) | Anteil Spezialwissen ($T_{SW}$) |
|---|---|---|---|
| Gefühle – Glück Liebe Freude | 86 | 81% | 19% |
| Gefühle – Leiden | 61 | 64% | 36% |
| Gefühle – Angst | 50 | 66% | 34% |
| Gefühle – neutral | 34 | 44% | 56% |

### 9.5.3 *Bi- und multivariate Analysen der Streuung der Begriffe*

Festgehalten werden kann, dass die quantitativen Analysen des Materials der Patenschaften weitgehend begriffliche Überschneidungen zwischen Alltags- und Spezialwissen nahe legen, vor allem bei den meistgenannten Begriffsfeldern (vgl. Tabelle 15). Diese Kongruenzen werden als Hinweis auf die Koexistenz beider Wissensformen gedeutet. Bei näherer Betrachtung der Fundstellen stellt sich jedoch heraus, dass die gleichen Begriffsfelder (z.B. „Religion") je nach Wissensform

211 Benutzte Suchwörter waren: glück*, *glücklich*, liebe, *liebt*, *freuen*, *freude*, *zufrieden*.

212 Als Suchwörter wurden benutzt: leide*, *schmerz*, *qual*, *quälen*, leid*, *litt*, *leidest*, *leidet*.

213 Die Suchwörter waren: *angst*, *ängstlich*, *horror*, *furcht*, fürcht*.

mit anderen Lemmata kombiniert werden und dadurch voneinander zu unterscheidende Kontexte bilden. Möglicherweise werden durch diese für die jeweilige Wissensform spezifischen Kopplungen von Begriffsfeldern sogar unterschiedliche Diskursgegenstände konstruiert. An dieser Überlegung knüpfte der folgende Untersuchungsschritt an mit der Leitfrage: Gibt es empirisch nachweisbare Kopplungen zwischen Lemmata, die sich nach der Wissensform unterscheiden? Im Fall des Nachweises würden sich die heraus gefilterten Begriffsfelder gruppieren lassen und als Indikatoren für Begriffsformationen gelten. Könnte man typische Begriffsfeldkopplungen ausfindig machen, würde dies in diskurstheoretischer Hinsicht bedeuten, den Formationsregeln von Begriffen auf die Spur zu kommen: Postuliert wird nämlich, dass diese nicht aus einzelnen Schlüsselbegriffen bestehen, sondern aus spezifischen Kombinationen bzw. Streuungen von Begriffen. Ziel der Analyse war es also, empirisch nachgewiesene Begriffsformationen auf die Erkenntnisstile beziehen zu können.

Im Folgenden sollen nacheinander drei Hypothesen geprüft werden. *Erstens:* Es gibt typische Kombinationen von Begriffsfeldern. Während diese Annahme für das 1000 Fragen-Material schon bestätigt wurde (vgl. 6.3.2), musste der Nachweis für die Patenschaften noch erbracht werden. *Zweitens:* Die Begriffskombinationen unterscheiden sich je nach Wissensform. Gelänge es nachzuweisen, dass abhängig vom Erkenntnisstil typische Kopplungen der Lemmata auftauchen und diese unterschiedliche Begriffskontexte konstruieren, ließe sich von einem Zusammenhang zwischen Wissensform und Begriffsformation ausgehen. *Drittens:* Die Formationsregeln der Begriffe sind abhängig vom Erkenntnisstil. In anderen Worten, postuliert wird ein Kausalzusammenhang, nach dem zumindest einige Begriffsfeldkombinationen sich aus den spezifischen Merkmalen der jeweiligen Wissensform erklären lassen, Allerdings: Im Unterschied zu den ersten beiden Hypothesen kann ein solcher gerichteter Zusammenhang nicht direkt am empirischen Material nachgewiesen werden; hier kommt es auf die Plausibilität der Interpretation an.

*Erste Hypothese: Es gibt typische Kombinationen von Begriffsfeldern.*

Mittels einer quantitativen Analyse sollten zunächst die angenommenen Interdependenzen aufgedeckt werden. Als Begriffsfeldkombination wurde das gleichzeitige Vorkommen von Suchbegriffen aus zwei oder mehr verschiedenen Lemmata in einer Äußerung definiert, d.h. aus einem der 916 Codings der Stichprobe TAW+

$T_{SW}$.[214] Auf der Suche nach Begriffskombinationen in den einzelnen Äußerungen wurde wie schon zuvor das multivariate Verfahren der Faktorenanalyse verwendet (vgl. 6.3.2).[215] Zur Erinnerung: Ein Faktor repräsentiert die in ihm enthaltene Kombination von Lemmata. Je höher die Faktorladung, desto besser passt das einzelne Lemma zum Faktor. In die Auswertung (Tabelle 19) wurden die zwölf meistgenannten Lemmata aus Tabelle 14 einbezogen.

*Tabelle 19* Faktorenanalyse der Spitzengruppen aus der Gesamtstichprobe

*Faktor 1: „Spezialdiskurs Bioethik“*

| Lemma | Faktorladung |
|---|---|
| Ethik | 0,73 |
| Bewertung | 0,52 |
| normative Verben | 0,50 |
| Recht & Gesetz | 0,40 |
| Leben | 0,37 |

*Faktor 2*

| Lemma | Faktorladung |
|---|---|
| Körper-materiell | 0,80 |
| Mensch | 0,70 |
| Leben | 0,44 |

*Faktor 3*

| Lemma | Faktorladung |
|---|---|
| Familie | 0,89 |
| normative Verben | 0,41 |
| Bewertung | 0,33 |

*Faktor 4*

| Lemma | Faktorladung |
|---|---|
| Religion | 0,90 |
| Mensch | 0,34 |
| normative Verben | 0,30 |

*Berechnungsgrundlage: $T_{AW}$+ $T_{SW}$, n=916.*
*Hauptkomponentenanalyse mit Varimax-Rotation.*

214 Technisch kamen die Daten wie folgt zustande: Das Codiertool der bewährten MaxDictio-Software lieferte eine Tabelle mit den Zählwerten jedes Lemmas für jeden Text. Diese Tabelle wurde in das Statistikprogramm SPSS importiert, mit dem die statistischen Verfahren durchgeführt wurden.

215 Für die erste Faktorenanalyse war als Texteinheit statt der einzelnen Äußerung ein ganzer Thread verwendet worden.

Tabelle 19 weist auf, dass sich aus den zwölf untersuchten Lemmata vier voneinander unabhängige Gruppierungen bildeten, die allerdings nicht leicht zu interpretieren sind. Der erste Faktor könnte beispielsweise als „Spezialdiskurs Bioethik" tituliert werden, da Ethik der Leitbegriff ist und „Leben" ebenfalls aufgeführt wird. Zu ihm gehören außerdem die Begriffsfelder „Bewertung", „normative Verben" sowie „Recht & Gesetz", deren Affinität zum bioethischen Spezialdiskurs ebenfalls vorausgesetzt werden kann. Beim zweiten Faktor geht es um „Körpermateriell – Mensch – Leben", eine Kombination, die gleichzeitig nahe liegend und überaus mehrdeutig ist. Das zentrale Begriffsfeld des dritten Faktors ist „Familie" gekoppelt mit den beiden Lemmata „normative Verben" und „Bewertung". Auch diese Kombination ließe sich in verschiedene Richtungen interpretieren. Der vierte Faktor schließlich bildet eine Verknüpfung aus „Religion – Mensch – normative Verben". Insgesamt korrelieren alle Begriffe positiv mit dem jeweiligen Faktor; damit reicht dieses Zählergebnis für die Bestätigung der ersten Hypothese aus: Die Untersuchung der Patenschaften bringt ebenso wie das 1000 Fragen-Material verschiedene Begriffsfeldkombinationen hervor. Da das explorative statistische Verfahren die Gruppen nach der quantitativen Streuung der Begriffe und nicht nach einem inhaltlichen Kriterium zusammenstellt, können allerdings die Kombinationen nur unter Zuhilfenahme theoretischer Erwägungen erklärt werden. Die Interpretation der Faktoren erweist sich als wenig zufrieden stellend. Dafür könnten zwei Umstände verantwortlich sein: Zum einen sind anscheinend zu wenige Begriffe einbezogen worden, um sinnvolle Kontexte konstruieren zu können.[216] Zum anderen werden durch die Gesamtstichprobe als Berechnungsgrundlage die Unterschiede zwischen den Wissensformen verwischt. Auf letztere kommt es bei der Prüfung der zweiten Hypothese an.

*Zweite Hypothese: Die Begriffskombinationen unterscheiden sich je nach Wissensform.*
Die zweite Hypothese formulierte die Erwartung, dass sich typische Begriffskombinationen nach der Wissensform unterscheiden. Für die Prüfung der Hypothese wurden alle Lemmata mit 30 Nennungen und mehr berücksichtigt. Dieses Kriterium erfüllten im Alltagswissen ($T_{AW}$) 30 und im Spezialwissen ($T_{SW}$) 24 Lemmata. Um einen Überblick über die Beziehungsstrukturen aller einbezogenen Begriffsfelder zu erhalten, wurde im ersten Schritt für jede Wissensform eine Korrelationsmatrix erstellt. Anhand des Korrelationsmaßes (Pearsons r) konnten Lemmata identifiziert werden, die auf der Ebene der Äußerungen statistisch signifikante Paare bilden. Da die Aussagekraft der linearen statistischen Korrelation für Be-

216 Die Faktorenanalyse des 10.000 Fragen-Korpus bezog alle 140 Lemmata ein.

griffszählungen sehr begrenzt ist, wurden die Ergebnisse lediglich als mögliche Begriffsfeldassoziationen interpretiert. Die visuelle Darstellung der Daten aus der Korrelationsmatrix (vgl. Abbildung 9 und 10) zeigt in der jeweiligen Wissensform dann eine Verbindungslinie zwischen zwei Lemmata, wenn der Zusammenhang signifikant und nicht zu schwach war.[217] Bevor wir auf einzelne Kombinationen eingehen, die durch eine weitere Faktorenanalyse eine besser konturierte Gestalt erhalten haben, sei das Gesamtbild dargestellt.

*Abbildung 9* Begriffsfeldassoziationen in der Teilstichprobe Alltagswissen

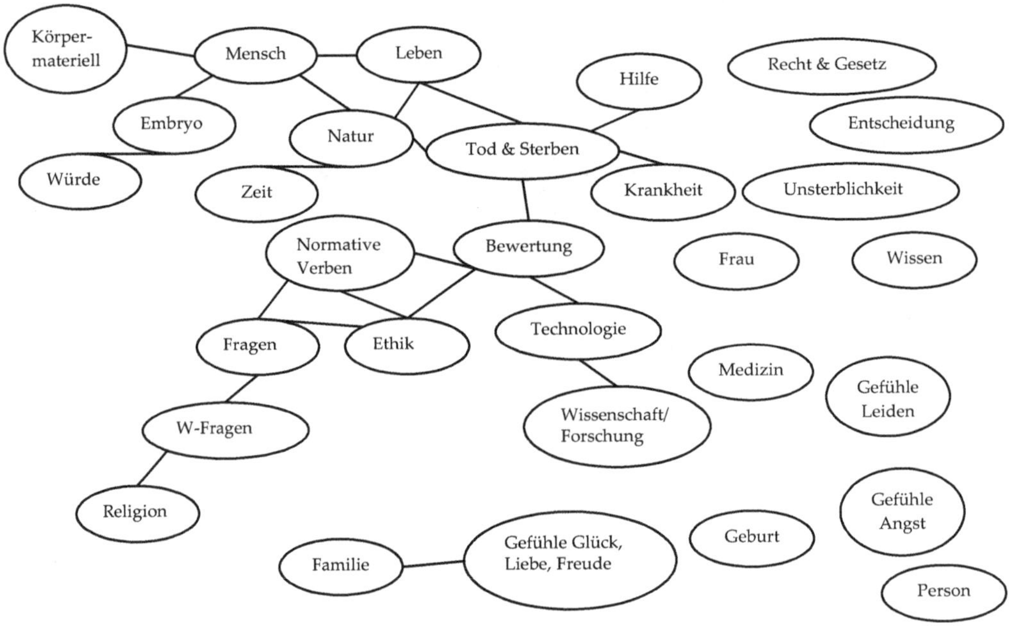


217 p < .01 und |r| > .22. Der Korrelationskoeffizient „r“ gibt die Größe des statistischen linearen Zusammenhangs wieder. Der Koeffizient liegt zwischen +1 und -1 (vgl. Diekmann 2000, 203).

*Abbildung 10* Begriffsfeldassoziationen in der Teilstichprobe Spezialwissen

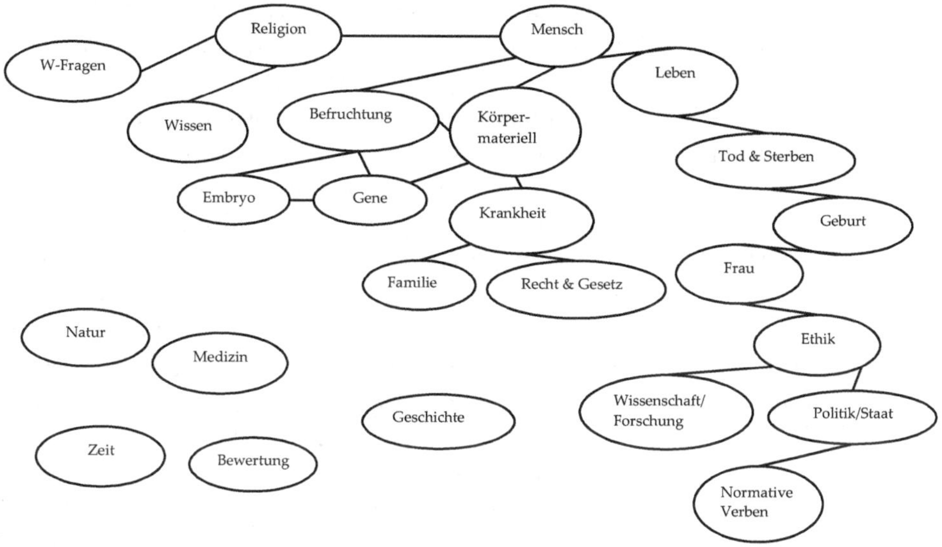


In beiden Wissensformen ergeben sich sowohl Klumpen aus mehreren Lemmata als auch einfache Paarkombinationen. Begriffsfelder ohne weitere Kombinationen sind diejenigen Lemmata, die einen zu schwachen Zusammenhang zu anderen Begriffsfeldern aufzeigen bzw. deren Beziehungen zu anderen Begriffsfeldern unter dem Signifikanzniveau liegen. Im Alltagswissen (Abbildung 9) können elf Lemmata mit zwei und mehr Kombinationen, neun einfache Kombinationen und zehn Begriffsfelder ohne relevante Zusammenhänge beobachtet werden. Im Spezialwissen (Abbildung 10) besteht die zentrale Häufung aus dreizehn Lemmata mit mehr als einer Kombination. Weiterhin finden sich sechs Paare und fünf Lemmata ohne bedeutenden Zusammenhang.

Kann man dieser Übersicht Hinweise darauf entnehmen, dass sich Begriffskombinationen nach der Wissensform systematisch unterscheiden? Auf dem ersten Blick entdeckt man sowohl Ähnlichkeiten als auch Unterschiede zwischen dem Alltags- und dem Spezialwissen; die Abweichungen könnten also durchaus zufällig sein. Vergleicht man aber die Kombinationen innerhalb der beiden Erkenntnisstile mit den Begriffskopplungen, welche die Faktorenanalyse für die Gesamtstichprobe errechnet hatte, gewinnt die Unterschiedshypothese mehr und mehr an Plausibilität: Zwar findet sich der Faktor 2 „Körper-materiell – Mensch – Leben" (vgl. Tabelle 19) in beiden Erkenntnisstilen wieder. Alle anderen Kombinationen, die mittels Faktoren repräsentiert sind, sind aber mehr oder weniger auseinander gerissen. Schauen wir uns insbesondere den als „Spezialdiskurs Bioethik" interpretierten Faktor mit den Lemmata „Ethik", „Bewertung", „normative Verben", „Recht & Gesetz" und „Leben" genauer an. Er ist in der Korrelationsmatrix des Alltagswissens nur noch als Rumpfkombination „Ethik – Bewertung – normative Verben" vorhanden, die anderen beiden Lemmata weisen keine Verbindung zum Faktor auf. In der Teilstichprobe zum Spezialwissen scheint sich die Kombination völlig in ihre Bestandteile aufgelöst zu haben: Unter den „Bioethik" spezifischen Lemmata gibt es keine einzige signifikante Verbindung. Diese Beobachtung bestätigt nochmals unsere diskurstheoretisch begründete Entscheidung, Bioethik als ‚diskursives Thema' (im Link'schen Sinne) zu betrachten (vgl. 4.1.2). Als Thema ist Bioethik offensichtlich in der Lage, Äußerungen zusammen zu bringen, die an der Oberfläche inhaltliche Übereinstimmungen aufweisen mögen – im Onlineforum wird also ‚über Bioethik' geredet! Diese Übereinstimmungen dürfen jedoch nicht als Ausdruck einer vorherrschenden Diskursordnung interpretiert werden. Führt man nämlich die Äußerungen auf ihre Wissenselemente zurück, wie hier am Beispiel der Erkenntnisstile und einiger Begriffsformationen geschehen, entdeckt man Hinweise auf unterschiedliche Wissensordnungen. Um diese genauer zu beschreiben, greifen wir zum Schluss noch einmal auf die Faktorenanalyse zurück. Anhand von drei Beispielen sollen die errechneten Streuungen der Begriffe unter dem Aspekt der Merkmalssystematik der Wissensformen beleuchtet werden.

*Dritte Hypothese: Die Formationsregeln der Begriffe sind abhängig vom Erkenntnisstil.*
Die dritte Hypothese postulierte, dass empirisch vorzufindende Begriffsfeldkombinationen aus den Merkmalen der jeweiligen Wissensform erklärbar sein müssen. Dieses Postulat ergab sich aus der theoretischen Annahme, dass im untersuchten diskursiven Ereignis der Erkenntnisstil wesentlich an der Ausprägung der Formationsregeln der Begriffe beteiligt ist. In diesem Arbeitsschritt kam es also darauf an zu überprüfen, wie gut die Begriffsformationen der Teilstichprobe Alltagswissen zu den Merkmalen dieses Erkenntnisstils passten; gleiches galt für das Spezialwissen. Aus methodischer Sicht könnte man zwar einwenden, dass diese Übereinstimmung bereits bei der Bildung der Stichproben hergestellt worden sei. Aus mehreren Gründen konnten wir aber davon ausgehen, dass mit den folgenden Berechnungen kein Artefakt hergestellt wird: Zum einen umfassten die Codierregeln nicht nur alltags- bzw. spezialdiskursive Begriffsbildungen, sondern die sechs Dimensionen der Merkmalssystematik, angefangen vom Stellenwert des Subjekts über die Handlungsrelevanz der Äußerungen bis hin zu den legitimen Sprecherpositionen (vgl. Tab. 12 und 9.2). Es kam durchaus häufiger vor, dass Äußerungen, in denen Begriffe aus der Wissenschaft auftraten, als Alltagswissen zu codieren

waren. Zum anderen hatte die einfache Wortzählung der Lemmata weitgehende Überschneidungen beider Wissensformen ergeben, so dass bei der Mehrheit der einbezogenen Begriffsfelder keine eindeutige Zuordnung zu einer Wissensform möglich war.

Ein weiteres Mal wurde die Faktorenanalyse angewendet, um Kombinationen von Lemmata zu berechnen, in diesem Fall nach den Wissensformen getrennt. Für beide Teilstichproben wurde die Gesamtheit der Begriffsfelder (vgl. Abb. 9 und 10) einbezogen. In der Gruppe ‚Alltagswissen' wurden insgesamt 13 Faktoren errechnet, im Spezialwissen waren es zehn. Schauen wir uns als erstes das Begriffsfeld „Embryo" genauer an, dessen nach Wissensform unterschiedliche Stellung schon aus Abbildung 9 und 10 ersichtlich war.

*Tabelle 20* Kombinationen des Lemmas „Embryo"

| Alltagswissen | |
|---|---|
| Lemma | Faktorladung |
| Embryo | 0,83 |
| Würde | 0,82 |
| Mensch | 0,41 |

| Spezialwissen | |
|---|---|
| Lemma | Faktorladung |
| Befruchtung | 0,71 |
| Körper-materiell | 0,66 |
| Gene | 0,65 |
| Embryo | 0,57 |
| Mensch | 0,34 |

*Berechnungsgrundlagen:*
*$T_{AW}$, n=470, $T_{SW}$, n=446.*
*Hauptkomponentenanalyse mitVarimax-Rotation.*

Im Alltagswissen ist das Lemma mit „Würde" und „Mensch" gekoppelt; im Spezialwissen bildet sich dagegen die Kombination „Befruchtung – Körper – Gene – Embryo – Mensch". Deutlicher als bei den einfachen Wortzählungen lassen sich hier zwei Begriffsformationen voneinander unterscheiden, die zwar beide die Lemmata „Embryo" und „Mensch" beinhalten, aber nach der Typik ihrer Aussagen höchstwahrscheinlich verschiedenen Diskursen zuzuordnen sind. Während die erste Kombination so interpretiert werden kann, dass hier der Embryo als Träger von Menschenwürde thematisiert wird, geht es in der zweiten Formation um eine rein naturwissenschaftliche, d.h. vermutlich ‚ethikfreie' Konstruktion des Diskursgegenstandes Embryo. Treffen diese miteinander inkompatiblen Diskursordnungen aufeinander, kann man sich vorstellen, dass Kämpfe um Definitionsmacht entstehen. Die spezialdiskursive Begriffsformation ist leicht mit den Merkmalen des wissenschaftlichen Erkenntnisstils in Übereinstimmung zu bringen (Differenziertheit, Objektivität, Definition der Begriffe etc.). Dagegen fehlen der hier als Alltagswissen codierten Kombination „Embryo – Würde – Mensch“ die für diese Wissensform typischen Dimensionen; sowohl der Pragmatismus als auch die intensive Subjektivierung sind nicht zu erkennen. In anderen Worten: Das Zählergebnis deutet eher auf den Interdiskurs als auf den Alltagsdiskurs hin. Diese Zuordnungsproblematik ist wohl unserer kontrastierenden Vorgehensweise geschuldet, nach der eine zusätzliche Teilstichprobe „interdiskursives Wissen“ in dieser quantitativen Phase nicht vorgesehen war.

Eindeutig dem Alltagswissen zuzuordnen ist dagegen das Lemma „Gefühle – Glück Liebe Freude“, das nur in diesem Erkenntnisstil mehr als 30 Nennungen erreicht. Weitere Lemmata zu Gefühlen wie „Gefühle – Leiden“ oder „Gefühle – Angst“ wurden in der Korrelationsmatrix ohne nennenswerte Zusammenhänge beobachtet (vgl. Abbildung 9). Wie aus Tabelle 21 ersichtlich, steht das Begriffsfeld in engem Zusammenhang mit dem Lemma „Familie“. Diese Kombination entspricht zweifellos den Merkmalen des Alltagsdiskurses; sie kann mit den Dimensionen ‚hoher Stellenwert des Subjekts‘, ‚elementares Wissen‘ und ‚Sprecherposition des Betroffenen‘ verbunden werden. Interessant an diesem Ergebnis ist die Stellung des Lemmas „Wissen“, das offenkundig aus diesem Begriffsfeld ausgegrenzt ist: Es hat die dritthöchste Faktorladung, erscheint aber mit negativem Vorzeichen. Die negative Ladung bedeutet, dass das Auftreten von „Wissen“ gemeinsam mit den beiden anderen Lemmata signifikant selten ist.

*Tabelle 21* Kombinationen des Lemmas „Gefühle – Glück Liebe Freude“

| Alltagswissen | |
|---|---|
| Lemma | Faktorladung |
| Familie | 0,79 |
| Gefühle – Glück Liebe Freude | 0,67 |
| Wissen | -0,24 |

| Spezialwissen | |
|---|---|
| Lemma | Faktorladung |
| Medizin | 0,67 |
| Krankheit | 0,63 |
| Gefühle – Glück Liebe Freude | -0,24 |

*Berechnungsgrundlagen: $T_{AW}$, n=470, $T_{SW}$, n=446.*
*Hauptkomponentenanalyse mit Varimax-Rotation.*

Im Spezialwissen taucht wiederum das Lemma „Gefühle – Glück Liebe Freude" nur in negativer Abgrenzung auf, in diesem Fall in Verbindung mit der Kombination „Medizin" und „Krankheit". Ohne diese Kopplung weiter interpretieren zu wollen, kann man hier eine Leerstelle des Spezialwissens vermuten, die möglicherweise auf Ausschlussregeln bei der Formation der Begriffe zurückzuführen ist. Im letzten Beispiel geht es als leitendes Begriffsfeld um ein Lemma, das schon als Unterthema des 1000 Fragen-Forums eine Rolle gespielt hat: „Tod & Sterben" (Tabelle 22).

*Tabelle 22* Kombinationen des Lemmas „Tod & Sterben"

| Alltagswissen | |
|---|---|
| Lemma | Faktorladung |
| Tod & Sterben | 0,81 |
| Hilfe | 0,65 |
| Leben | 0,48 |

| Spezialwissen | |
|---|---|
| Lemma | Faktorladung |
| Tod & Sterben | 0,79 |
| Leben | 0,59 |
| Geburt | 0,49 |

*Berechnungsgrundlagen: $T_{AW}$, n=470, $T_{SW}$, n=446.*
*Hauptkomponentenanalyse mit Varimax-Rotation.*

In beiden Wissensformen steht das Lemma im Zusammenhang mit „Leben". Das Alltagswissen ergänzt diese Kombination um „Hilfe"; diese Kopplung lässt an die alltagsspezifische Pragmatik denken. Im Spezialwissen erhält das Begriffsfeld „Tod & Sterben" mit dem dritten Lemmata „Geburt" einen semantischen Gegenpol. Allerdings ist an dieser Stelle bei der Interpretation Vorsicht geboten: Die durch die Faktorenanalyse errechneten Kombinationen lassen wieder einmal die Grenzen der Interpretationsfähigkeit von Zählergebnissen deutlich hervortreten, denn denkbar ist, dass die auffälligen Kopplungen ebenso durch übergreifende semantische Strukturen (z.B. das Wort „Sterbehilfe") verursacht sein können wie durch diskursive Formationsregeln.

## 9.6 Fazit

In diesem Kapitel sind wir den Spuren der Macht im Wissen Schritt für Schritt gefolgt. Zunächst ließen sich die Merkmale der beiden untersuchten Erkenntnisstile Alltags- und Spezialwissen in den sechs Dimensionen Grad der Spezialisierung, Stellenwert des Subjekts, Handlungsorientierung, Logiken, sprachliche Konstruktionen und mögliche Sprecherpositionen empirisch unterscheiden. Anschließend konnten typische Legitimationsweisen identifiziert werden: Im Alltagswissen zählt die persönliche Erfahrung, im Spezialwissen dagegen die wissenschaftliche Rationalität. Daraus ergaben sich für die einzelne Wissensform die legitimen Sprecherpositionen: ‚Betroffene‘ auf der einen, ‚Experten‘ auf der anderen Seite.

Unsere Vermutung, dass die vorgefundenen Unterschiede zwischen den Erkenntnisstilen in der diskursiven Praxis zu gegenseitiger Abgrenzung und Ausschlüssen führen müssten, fanden wir teils bestätigt, teils widerlegt – eine eindeutige Regel ließ sich durch die Betrachtung der formalen Kategorie „Wissensform“ allein nicht formulieren. Darum wurde die Forschungsperspektive erweitert und es wurden Verknüpfungen zwischen der inhaltlichen und der formalen Ebene der diskursiven Praxis beleuchtet: Entsprechend gingen wir der Frage nach, ob es empirisch nachweisbare Zusammenhänge zwischen den Wissensformen und den Diskursgegenständen bzw. Begriffsformationen gibt.

Die quantitative Untersuchung der Lemmata erbrachte für die beiden Erkenntnisstile das Bild eines sich teilweise überschneidenden Wortschatzes, wobei die Verteilung je nach Begriffsfeld eigene Muster aufwies. Am Beispiel des Lemmas „Religion“ wurde deutlich, dass Alltags- und Spezialwissen auch dann ‚im Widerstreit‘ liegen können, wenn sie die gleichen Begrifflichkeiten verwenden: Eine genauere Analyse der Fundstellen legte wesentliche Unterschiede in der Konstruktion von Gegenständen und Begriffsfeldern offen. Die insgesamt noch geringe Aussagekraft der Streuung einzelner Begriffe über die Wissensformen wurde durch den Einsatz bi- und multivariater Verfahren verbessert. Für die einzelne Wissensform konnten typische Begriffskombinationen offen gelegt werden. Die Ergebnisse der Faktorenanalysen wurden diskurstheoretisch als Indikator für Formationsregeln der Begriffe gewertet: Ohne die einzelnen Äußerungen angesehen oder gar hermeneutisch gedeutet zu haben, kann man im Sinne Foucaults postulieren, dass die Streuung von Äußerungen z.B. um „Embryo – Würde – Mensch“ im Alltagswissen anderen Regeln folgt und andere Diskursgegenstände erzeugt als eine spezialdiskursive Streuung „Befruchtung – Körper – Gene – Embryo – Mensch“. In anderen Worten: Der Embryo des Alltagswissens teilt mit dem Embryo des Spezialwissens zunächst einmal nur die Bezeichnung – nicht mehr und nicht weniger.

Diese Beobachtung ist umso bedeutsamer, als es sich bei den aufgedeckten Formationsregeln möglicherweise um solche des Interdiskurses handelt, d.h. wir treffen nunmehr auf einen Wissenstypus, der, wie ausgeführt (vgl. Kap. 8), wegen der Mehrdeutigkeit des verwendeten sprachlichen Materials nicht so einfach zu identifizieren ist wie etwa spezialdiskursives Wissen. Aus diesem Grund lohnt es sich, das interdiskursive Wissen – anhand von thematisch fokussierten Fallstudien – genauer zu betrachten (vgl. Kap. 10).

# 10 Die Bedeutung interdiskursiven Wissens verstehen: Fallstudien

Auf unserer Suche nach Strukturen im Onlineforum „1000fragen.de“ hat das diskursive Ereignis schon einige seiner Rätsel enthüllt, so dass sich so manche, auf den ersten Blick ‚unsinnig‘ erscheinende Diskussionsverläufe besser verstehen lassen. Jedoch ist abzusehen, dass wegen der alltagsnahen Rahmung die im Material konstruierten Diskursgegenstände an den Rändern unscharf bleiben. Gleichwohl möchten wir der Grundannahme dieser Studie, dass die untersuchte diskursive Praxis Diskursgegenstände bzw. Wissensbestände produziert, die für den alltagsnahen Interdiskurs charakteristisch sind, weiter nachgehen. Um für den forschenden Blick die Lupe noch etwas schärfer zu stellen, ist eine Konzentration auf ausgewählte thematische Ausschnitte des Diskursereignisses sinnvoll. Im folgenden Kapitel werden Fallstudien vorgestellt, die anhand einzelner Diskursgegenstände die Funktionsweise des interdiskursiven Wissens beispielhaft beleuchten: In der ersten Studie zum ‚Klon‘ (10.1) werden Subjektivierungsmuster thematisiert; die anschließende Analyse der Äußerung „Jeder soll selbst entscheiden“ bringt die interdiskursive Kombinatorik einer ‚Ethik ohne die Anderen‘ hervor (10.2). Die dritte Einzelstudie stellt bekannte und ungewöhnliche Grenzziehungen im Verhältnis von ‚Normalität‘ und ‚Behinderung‘ vor (10.3).

## 10.1 Der ‚Klon‘: Subjektkonstitution im 1000 Fragen-Forum (Anne Klein)

Finden wir im 1000 Fragen-Forum „interdiskursives Material“[218] (Link 2005, 90), also Aussagen, Argumentationen, Themen und Kollektivsymbole, die Auskunft geben können über die im alltagsweltlichen Sprechen über Bioethik wirksam werdenden Formen der Subjektkonstitution? Hier bietet sich die Sprachneuschöpfung ‚Klon‘ an, die zuerst im wissenschaftlichen Kontext aufgetreten ist und dann in den

218 Interdiskursives Material muss einerseits für viele Menschen unmittelbar einleuchtend, d.h. verallgemeinerbar sein, andererseits muss es sich als alltagstauglich erweisen, d.h. es darf sich nicht auf ein Spezialgebiet beschränken (vgl. 3.5.2).

Alltagsdiskurs übernommen wurde. Der Klon (*gr.*) bezeichnet zunächst nicht mehr als eine durch Zellteilung oder ungeschlechtliche Vermehrung entstandene Ansammlung genetisch identischer Zellen. Im Frühjahr 1997 wurde durch das Schaf Dolly das Klonen zu einer sichtbaren Wirklichkeit; zwar war das Ergebnis nicht besonders zufriedenstellend, denn Dolly verstarb aufgrund vorzeitiger Alterung sehr schnell (Gaskell/Bauer 2001, 3ff.); die Möglichkeit, die Kopie eines Lebewesens – und damit auch eines Menschen? – erschaffen zu können, hat seitdem jedoch als realitätsmächtiges Bild Eingang in das populäre Wissen gefunden (vgl. Bogner/Menz 2006; Graumann/Poltermann 2006). Obwohl es den ‚menschlichen' Klon noch gar nicht gibt, scheint seine Realisierung durch das Klonschaf Dolly in greifbare Nähe gerückt zu sein. Anfang 2003 – also während der Laufzeit der 1000 Fragen-Debatte – gaben Nachrichten von angeblich geglückten Klonexperimenten an menschlichen Embryonen diesen Machbarkeitsvorstellungen neue Nahrung.[219] Zeitgleich sprach sich die Bundesregierung gegen das so genannte therapeutische und reproduktive Klonen aus und fasste den Beschluss, sich gemeinsam mit Frankreich vor den Vereinten Nationen für ein weltweites Verbot des Klonens menschlicher Zellen einzusetzen.[220] Auf europäischer Ebene verliefen die Debatten jedoch uneinheitlich. Im April 2003 erklärte ein Gericht in Großbritannien in einem Berufungsverfahren die Zeugung von Embryonen zu therapeutischen Zwecken für rechtmäßig. Mit dieser juristischen Reaktion auf die Klage von Eltern, die ihren tödlich erkrankten Sohn durch die Zellspende eines eigens für diesen Zweck erzeugten Bruders retten wollten, wurde indirekt auch dem Klonen eine lebenserhaltende Bedeutung zugeschrieben.[221] Obwohl der Erfolg der Behandlung keineswegs erwiesen war, kam es durch die Verbindung von Reproduktion und Therapie zu einer Verschiebung in der Klonierungsdebatte: Der Klon, mit dem man bislang eher funktionale Menschenzüchtung assoziiert hatte, erhielt eine ‚menschliche', ‚helfende' bzw. ‚humanitäre' Dimension und schien damit seiner moralischen Fragwürdigkeit entledigt zu sein.

---

219 Im Februar 2003 meldete die italienische Tageszeitung „Il Tempo" unter Berufung auf den Gynäkologen Severino Antinori eine entsprechende Geburt in China – dies wurde von chinesischen Genetikern jedoch dementiert (Aktuell 2003).

220 Vgl. hierzu: http://www. kritischebioethik.de/deutschland_news_uno-2.html (23.04.2008).

221 Vgl. hierzu:
http://forum.politik.de/forum/showthread.php?t=6237 (23.04.2008);
http://www.journalmed.de/newsview.php?id=7735 (23.04.2008).
Streng genommen handelte es sich bei diesem Fall nicht um Klonen.
Das zu zeugende Kind sollte nur das gleiche elterliche Erbgut haben (vgl. 10.1.3).

Das biologische, gentechnologische, medizinische und auch juristische Spezialwissen, das notwendig ist, um die Anwendung von Klonierungstechniken verstehen zu können, wird in aktuellen Publikationen ausführlich diskutiert (vgl. Heinemann 2005). In dem hier vorliegenden Untersuchungskontext geht es nicht um diese Klonierungspraxis; vielmehr soll der ‚Klon', wie oben bereits erwähnt, als ein interdiskursives Fundstück betrachtet werden, das Hinweise geben kann auf die in bioethischen Kontexten wirksam werdenden Formen der Subjektkonstitution. In diskursanalytischer Perspektive ist davon auszugehen, dass der ‚Klon' als ein spezialdiskursives (Wissens-)Produkt über interdiskursive Verbildlichung in das Alltagwissen einfiltriert und hier als ‚Entwurf' eines Lebewesens mit menschlichen Zügen seine eigene Materialität erhält. Im Sinne des Link'schen „‚Kreativzyklus'" handelt es sich dabei keineswegs um einen einseitigen Prozess von „‚oben' [nach] ‚unten'" (Link 2003a, 15); vielmehr bietet der Klon eine Projektionsfläche für „subjektive und sozial alternative Akzentuierungen und Identifizierungen" (Link 2005, 92). Fragmente alltagsweltlicher Selbst-Repräsentation werden in die Konstruktion des Klons eingespeist. Möglicherweise gerade weil es den Klon als menschliches Double (noch?) gar nicht gibt, zieht er assoziative Denkfiguren an: In dem ‚künstlich' hergestellten Lebewesen realisieren sich Bilder und Konzepte vom Subjekt, die durch persönliche Wünsche, Bedürfnisse und Phantasien ebenso wie durch das Fiktionalisierungspotenzial der Wissenschaften (*science fiction*) angereichert sind. Diese Diskursverschränkungen animieren dazu, die mit dem Klon verbundenen „existentielle[n] Herausforderungen fort ins Reich der Imagination" (Geier 1999, 28) zu spinnen.

Die nachfolgende Präsentation wird durch eine Reflexion der für eine interdiskursive Verortung des ‚Klons' relevanten Begriffe eingeleitet (10.1.1): Formal wird der ‚Klon' als ‚Metapher' betrachtet, inhaltlich steht das ‚Menschenbild' bzw. die Subjekt-Konstitution zur Diskussion. In Vorbereitung der empirischen Untersuchung werden anschließend die diskurstheoretischen Anschlüsse dieser Teilstudie an die Gesamtuntersuchung in Erinnerung gerufen, methodische Überlegungen und die leitenden Fragen präsentiert (10.1.2). Die Ergebnisse der empirischen Analyse werden exemplarisch vorgestellt (10.1.3). Abschließend erfolgt ein Resümee und es wird eine offene Forschungsfrage formuliert (10.1.4).

### *10.1.1 ‚Metapher' und ‚Subjekt'*

Eine diskurstheoretische Spezifizierung des menschlichen Klons kann auf der formalen und der inhaltlichen Ebene vorgenommen werden. Auf der formalen Ebene soll der auf den Menschen angewandte ‚Klon'-Begriff als Metapher (gr. *metaphorà*: Übertragung) betrachtet werden, als rhetorische Figur, die eine semantische Leerstelle im ‚eigentlichen' Wortschatz ausfüllt.[222] In der Interdiskurstheorie von Pêcheux und Link spielen Metaphern eine zentrale Rolle (vgl. 3.5.2 und 3.5.3).[223] Für Pêcheux (1984, 98) repräsentieren sie eine „Störung (man könnte auch sagen: eine ‚Krankheit' des Sinns)". Für Link (1993, 82f.) sind Metaphern „motivierte Zeichen", die „Sinn-Speicherung durch symbolische Akkumulation" betreiben und dadurch die „Herstellung abweichender kultureller Materialitäten" bewirken. Derartige ‚Zeichen' hätten einen ambivalenten, zum Teil paradoxen Charakter: Zum einen neigten sie auf Grund ihrer traditionsbildenden Funktion zu einer gewissen Schwerfälligkeit. Zum anderen erlaube ihre Bildhaftigkeit immer wieder neue Grenzziehungen; sie seien daher mit einer enormen Flexibilität ausgestattet. Link (1985, 108) warnt jedoch auch vor einer Überbewertung von Metaphern bzw. ihrer kulturellen „Totalisierungen":[224] Sie dürften nicht „für das ‚Wesen', für die ‚Wahrheit' der Kreuz- und Querschaltungen von Diskursen und Dispositiven genommen" (Link 1985, 112f.) werden, da sie bloß „durch eine ‚zufällige' Folge diskursiver Ereignisse miteinander [.] *gekoppelt* worden" seien (Link 1985, 113, Hervorh. dort).

In neueren Studien zur Wissenschaftsgeschichte ist diese Kopplungsfunktion von Metaphern herausgearbeitet worden (vgl. Arnswald 2004; Brandt 2004; Hejl 2000; Sarasin 2003). Metaphern sind also ein typisches Element sowohl des Spezialdiskurses als auch des Interdiskurses. Letzterer integriert Wissensbestände unterschiedlichster inhaltlicher oder formaler Provenienz und macht sie subjektiv applizierbar. Der Alltagsdiskurs ist nach Lakoff und Johnson (2004) ebenfalls zu einem großen Teil durch Metaphern organisiert. In der Verbindung von Wahrnehmung und Sinnkonstruktion betonen Metaphern gerade nicht die intellektuell-kognitive Seite der Verständigung, sondern bieten eine bildhafte Darstellung des subjektiven Erlebens: Sie repräsentieren Erfahrungen, Erinnerungen, Emotionen und Assoziationen. Derartige ‚Bilder' erschließen sich ‚auf den ersten Blick'; sie

222 Für Sigrid Weigel (2006, 210) fungieren Metaphern „als Stichwortgeber, und Medien der Theoriebildung. Mit ihrer Hilfe kommen Begriffe aus einem Wissensfeld zum Einsatz, um dort einen produktiven Umgang mit neuen Fragestellungen zu ermöglichen." In der neueren Diskussion wird das Ersetzungsmodell zunehmend von einer sogenannten Interaktionstheorie abgelöst. Demnach wird literarische Metaphorik nicht als mechanische Ersetzung des ‚eigentlichen' Ausdrucks verstanden, sondern als eigenständiger „Modus der Wirklichkeitserfahrung" (Szondi 1975, 89).

223 Auf Allegorien und deren Standardisierung durch die so genannte „Kollektivsymbolik" (Becker u.a. 1997; Link 1982b; 1984; 2001) soll an dieser Stelle nicht weiter eingegangen werden.

224 Selbst die Foucault'schen Machtdispositive wie beispielsweise die Sexualität funktionieren nach Link (1985, 109, Hervorh. dort) „immer *auch* semantisch-symbolisch".

‚funktionieren', da weniger die Einzelheiten als vielmehr die hauptsächlichen Merkmale eines Gegenstandes in den Vordergrund gerückt werden (Heid 2000, 75). Sie sind zudem über den Moment hinaus wirksam und haben daher eine Gedächtnis bildende Funktion (vgl. Heid 2000, 76).

Auf der inhaltlichen Ebene verweist die Klon-Metapher auf zentrale – epochenspezifische und kollektiv geteilte – Aspekte gegenwärtiger Subjektkonstitution.[225] Die poststrukturalistische Debatte ist bekannt für ihre radikale Subjektkritik; nach Judith Butler (2001, 15) muss das Subjekt als eine „in Formierung begriffene Struktur" betrachtet werden. Foucault (1994, 243) interessiert sich insbesondere für die „Weisen der Objektivierung, die Menschen in Subjekte verwandelten" und widmet dabei den „Teilungspraktiken" besondere Aufmerksamkeit (vgl. 3.2).[226] Durch „Kategorien"-Bildung, so schlussfolgern Dreyfus/Rabinow (1994b, 246), werde das Subjekt zu einem „Gegenstand" (Dreyfus/Rabinow 1994b, 243) innerhalb einer Macht-Wissen-Formation. Die an Individualisierung gekoppelten Subjektivierungspraktiken finden daher in einem Feld statt, in dem sich Macht und Freiheit nicht ausschließen, sondern sich vielmehr in Form von Technologien des Selbst einen Weg bahnen (vgl. Krasmann 2007).[227] Die strukturelle Verkopplung von Subjekt, Wissen und Macht zeigt sich im Alltag in Form von „Kämpfen" oder „Oppositionen", „durch den Gegensatz der Strategien" (Foucault 1994, 245). Der Klon im Alltagsdiskurs des 1000 Fragen-Forums vermag also Auskunft darüber zu geben, wie sich die User „im gesellschaftlichen Kontext unterschiedlichster diskursiver Felder und Kämpfe" (Keller 2004, 70) präsentieren. Entscheidend in diesem Zusammenhang ist, welche Formen und spezifischen Elemente der Subjektkonstitution für relevant erachtet werden, oder diskursanalytisch ausgedrückt: welche Regelmäßigkeiten in der Formation der Begriffe, Gegenstände, Diskursstrategien und Äußerungsmodalitäten zu Tage treten.

---

225 Die Bezeichnung ‚Subjekt' wendet sich gegen die im Begriff ‚Menschenbild' angelegte Ontologisierung, Transzendierung und Anthropologisierung (vgl. Grundmann/Beer 2004).

226 Die Zuschreibung von Höher- und Minderwertigkeiten resultiert nicht zwangsläufig aus diesen Teilungspraktiken; ‚Grenzziehungen' sind aber die Voraussetzung für eine Hierarchisierung.

227 Für Foucault (1983, 190) gehört es vielmehr zur Ironie des Aufklärungsdispositivs, dass „es [...] uns glauben (macht), dass es darin um unsere ‚Befreiung' geht".

### *10.1.2 Diskurstheoretische Anknüpfungspunkte und das Aufspüren von Fundstellen*

Sondieren wir die im Rahmen des Forschungsprojekts zusammen getragenen Überlegungen, so ergeben sich für die Analyse der Klon-Metapher folgende Anknüpfungspunkte:

- *Interdiskurstheorie*: Eine Analyse der Klon-Metapher kann interdiskursive Kopplungen zwischen der ‚horizontalen Ebene des Wissens' und der ‚vertikalen Ebene der Macht' zu Tage fördern sowie Einblicke in die ‚(Subjekt-) Applikation' und den Kreativzyklus ermöglichen.
- *Wissenssoziologie*: Die Klon-Metapher ist wissenssoziologisch betrachtet interessant wegen ihrer Unschärfe bzw. Mehrdeutigkeit. Von ihrer Bildhaftigkeit geht eine enorme Diskurswirkung – im Sinne einer Neuordnung von Wissensbeständen – aus.
- *Mediale Rahmung*: Virtualisierung und Anonymität korrespondieren mit der Klon-Metapher: ‚Entdualisierungsprozesse' führen zum Verschwimmen herkömmlicher Grenzziehungen zwischen Fakten und Realität bzw. zwischen Mensch und Maschine.
- *Codebaum*: Auf der inhaltlichen Seite des Codebaums unter der Hauptkategorie „Subjekt" nimmt der Code „Grenzziehungen" einen zentralen Platz ein, und zwar mit dem Untercode Mensch/Klon (neben Mensch/Tier, Mensch/Gott, Mensch/Maschine, Mensch/noch nicht Mensch, Mensch/nicht mehr Mensch, [Im-]Perfekter Mensch).

Es kristallisiert sich ein Begriffshorizont heraus, der ‚Metapher' bzw. ‚Bildhaftigkeit', ‚Grenzziehungen', ‚Subjekt' und die ‚Logik kultureller Umdifferenzierung' umfasst. Wie kann diese diskurstheoretische Rahmung nun auf die Untersuchung des Diskursstrangs zum ‚Klon' angewendet werden? Interessiert an der Frage, welche „epistemologischen, wissenschaftsgeschichtlichen und imaginären Voraussetzungen die gegenwärtige Genetik und Reproduktionsmedizin ermöglicht haben", hat Sigrid Weigel (2002a, 11) angeregt, den „symbolischen und imaginären Subtext" der Bioethik-Debatte zu untersuchen. Dieser ‚Subtext' verspricht ebenfalls Aufschluss zu geben über Brüche, Veränderungen und Transformationen in der Klondebatte. Was denkt die Bevölkerung eigentlich über diese Figur der ‚schönen, neuen Welt'? Welche Fragen, Unsicherheiten, Zweifel bezogen auf das, was gemeinhin als ‚menschlich' betrachtet wird, wirft der ‚Klon' auf? Welche Subjektivierungsformen sind unter dem Stichwort ‚Klon' angesprochen? Beziehungsweise: In welcher Art und Weise entwirft sich der Mensch im Klon als Subjekt?

Bevor die Ergebnisse der Fallstudie präsentiert werden (10.1.3), sollen in der gebotenen Kürze die Untersuchungsschritte erwähnt werden: Eine Textsuche mit dem Stichwort ,Klon' ergab 2.330 Fundstellen.[228] Darauf folgten drei weitere Schritte: *Erstens* wurde innerhalb dieser Threads eine Suche mit dem Stichwort ,Ersatzteil' vorgenommen; hier ergaben sich 145 Fundstellen. Die Entscheidung für diesen Suchbegriff begründete sich mit der inhaltlichen Korrespondenz zum Code ,Grenzziehungen', der im Codebaum zur Kategorie ,Subjekt' gehört und dem der Untercode ,Klon/Mensch' zugeordnet ist (vgl. 7.3). Die Imaginierung des menschlichen Klons wird als voraussetzungsvoll erachtet: Wenn Teile des menschlichen Körpers durch Medizintechnik ausgetauscht werden können, ist perspektivisch auch der ganze Mensch ,ersetzbar'. Der Klon ist scheinbar identisch mit dem Original. Die damit angesprochenen Fragen betreffen insbesondere den Stellenwert von Identität und Emotionen für die postmoderne Subjektkonstitution (vgl. Illouz 2006; Schützeichel 2002). Um wiederum die Bedeutung dieses Themenbereichs für die Klondebatte einschätzen zu können, wurden mit den Stichworten ,lieb*' (133 Fundstellen) und ,seel*' (154 Fundstellen) zwei weitere Textanalysen vorgenommen. *Zweitens* wurden die spezifischen Kopplungen von Wissensformen an Begriffe/Gegenstände im Reden über den Klon nachvollzogen. Aus den 2.330 Klon-Threads wurden zunächst auf der Grundlage der Diktionärseinträge (vgl. 6.3.2) fünf zentrale Begriffe generiert: ,Sexualität', ,Generation' ,Individualität/Subjektkonstitution', ,Körper' und ,Evolution'. Diese wurden dann durch die Feststellung einfacher Häufigkeiten dem Spezialdiskurs und dem Alltagsdiskurs zugeordnet. *Drittens* wurde am Beispiel eines medialen Narrativs die Spezifizierung des interdiskursiven Wissenstypus vorgenommen mit dem Ziel, die für den Interdiskurs typische ,(Subjekt-) Applikation' und den ,Kreativzyklus' (vgl. 3.5.2, 8.6) näher bestimmen zu können. Die ausgewählten Diskursfragmente wurden schließlich einer „,qualitative[n]' Exploration" unterzogen (vgl. Link 1993, 86).

### *10.1.3 Wie konstituiert sich das Subjekt im ,Klon'?*

*Das ,Ersatzteillager'*

Der Begriff ,Ersatzteil', der aus den Spezialdiskursen des Maschinenbaus und der Autoindustrie in den Alltagsdiskurs eingegangen ist, bezieht sich in der Klon-Debatte des 1000 Fragen-Forums vor allem auf den Körper. Durch medizintechnologische Neuerungen (z.B. Organtransplantation) hat das ,Ersatzteil' eine reale

228 Gesucht wurde pro Thread-Absatz.

Praxis erhalten. Wenn aber der Mensch mit einem Begriff aus der Maschinenwelt belegt wird, so impliziert dies sein Funktionieren bzw. auch die Möglichkeit, eventuell auftretende ‚Fehler' reparieren zu können; das ‚Nicht-Funktionieren' verliert damit seine Berechtigung.[229] Die Idee der Kontrolle von Schwäche strahlt eine ambivalente Faszination aus. Eine normative Bewertung des Begriffs wird daher im 1000 Fragen-Forum eher verworfen: *„‚ersatzteillager' ist doch recht neutral, nur die kontexte zu diesem wort sind meist(!) horrorvisionär."* (Thread 7276); *„Was, bitte, ist denn an einem Ersatzteillager schlecht? Wenn der Mensch sein Leben zu Ende gelebt hat, ist es doch alle Mal besser, ein Ersatzteillager zu sein als in der Erde zu verfaulen!"* (Thread 4723) Bei dem Mensch-Maschine-Konstrukt, das als erstes zentrales Element der Klondebatte vorgestellt werden soll, handelt es sich um ein Wissensprodukt der Industrialisierung: *„wenn die Wissenschaft sich weiterhin so anstrengt, dann hoffe ich, dass Menschen in Zukunft unheimlich-unglaubliche Mischwesen aus Biologie und Technik werden könnten! Mechanische Ersatzteile wären das absolute Highlight und allemal effizienter als organische Transplantate! Man stelle sich vor, dass ich mir einen Roboterarm anbauen ließe mit einem hydraulischen Gelenk. Sicher, das wäre waffenscheinpflichtig, aber auch sehr hilfreich! :-)"* (Thread 5083) In dieser Textstelle werden im Unterschied zu organischen ‚Ersatzteilen' mechanistische Vorrichtungen favorisiert; das Kriterium ist Effizienz. Ein hydraulischer Arm, der funktionell einer Waffe gliche, wird mit einem ironischen Unterton – man beachte das benutzte *Emoticon* – als ‚hilfreich' erachtet. Technische Hilfsmittel sind Machtattribute dieses funktional konzipierten Klons, eines *„Mischwesen[s] aus Biologie und Technik"*. Während diese militaristische Mensch/Maschine-Kombination männlich konnotiert ist, wird die folgende Mensch/Tier-Kombination mit Weiblichkeitsvorstellungen verbunden. *„Das Schwein als Ersatzteillager für Humanorgane: Wäre es möglich, Gewebe der Milch-/Fettzellen der weiblichen Brüste im Schwein zu züchten bis zur passenden Größe, um den Frauen, die das wünschen, schädliche Silikon-Implantate zu ersparen & trotzdem mit Eigengewebe das pralle Leben zu liefern? Wenn ja, wie könnte das gehen?"* (Thread 8691) Die vordergründig helfende Haltung (*„um den Frauen, die das wünschen, schädliche Silikon-Implantate zu ersparen"*) wird strategisch eingesetzt, um im nächsten Moment die Frau, quasi durch die Hintertür, zur Befriedigung sexualisierter Bilder zu funktionalisieren (*„mit Eigengewebe das pralle Leben zu liefern"*). Dieses sexistische Bild – die Frau wird naturalisiert und in einem paternalistischen *double-bind* gleichzeitig idealisiert und diskriminiert – ähnelt der Strategie des Rassismus (vgl. beispielsweise Hanke 2007; Paul 2004).

229 Vgl. zum Aspekt des ‚Funktionierens' auch Foucaults Überlegungen zur Disziplinierung des Körpers (Foucault 1983, 135).

*Der Klon*

Bei der Materialsichtung wird offenbar, dass die Klon-Metapher als neues, zeitgemäßes Bild das mechanistische Modell des ‚Ersatzteils' abzulösen scheint. Klone werden im 1000 Fragen-Forum als geheimnisvolle Mischwesen mit fließenden Grenzen zwischen Mensch und Technik imaginiert (vgl. Klöppel 1999); in diesen Entwurf fließen Wissensbestände aus Genetik, Informationstechnologie und Kybernetik ein. Bevor an einigen Beispielen dieser interdiskursive Charakter der Klon-Metapher herausgearbeitet werden soll, geht es zunächst darum, die empirische Verteilung der mit dem Suchwort ‚Klon' eruierten Fundstellen zu rekonstruieren.

Es findet sich eine Schwerpunktsetzung auf Fragen von Sexualität, Zeugung und Fortpflanzung. Wie Tabelle 23 zeigt, gibt es die weitaus größte Zahl der Fundstellen unter der Kategorie „PID, PND, Wunschkinder". Während sich im Unterthema „Therapeutisches Klonen" jedoch nur 32 Fundstellen finden, weist das Unterthema „Reproduktives Klonen" 621, also ca. 19 mal so viele Fundstellen auf (vgl. Tabelle 24). Das „reproduktive Klonen" zieht also die weitaus größere Aufmerksamkeit auf sich. Die Verbindung mit der Kategorie „PID, PND, Wunschkinder" macht deutlich, dass Vorstellungen vom reproduktiven Klonen auf den Menschen (und nicht auf Zellen und Gewebe) bezogen sind, und hier ganz konkret auf die Fortpflanzung, auch wenn es sich dabei um den am wenigsten realistischen Anwendungsbereich handelt. Der ‚Klon' scheint vor allem als utopisches Konstrukt von Interesse zu sein: Er bildet eine Projektionsfläche für Wünsche, Hoffnungen und Ängste und beflügelt die Phantasie der 1000 Fragen-User.

*Tabelle 23* Fundstellen der Zeichenfolge „klon"

| Themengruppe | Anzahl der Fragen | % der Themengruppe | Fundstellen | % aller Fundstellen |
|---|---|---|---|---|
| PID, PND, Wunschkinder | 2516 | 25,16% | 656 | 70,16% |
| Heilen, Forschen, Experimente | 2514 | 25,14% | 125 | 13,37% |
| Der (im-)perfekte Mensch | 2822 | 28,22% | 81 | 8,66% |
| Ethik, Medien, Kommissionen | 1112 | 11,12% | 57 | 6,10% |
| Patente, Rendite, Wirtschaft | 152 | 1,52% | 7 | 0,75% |
| Sterben, Sterbehilfe, Töten | 774 | 7,74% | 6 | 0,64% |
| Sonstiges | 110 | 1,10% | 3 | 0,32% |
| **Gesamt** | **10000** | **100,00%** | **935** | **100,00%** |

*Tabelle 24* Verteilung in den Themengruppen „Reproduktives Klonen" und „Therapeutisches Klonen"

| Themengruppe | Unterthema | Anzahl der Fragen | % der Fragen | Fund-stellen | % der Fundst. |
|---|---|---|---|---|---|
| PID, PND, Wunschkinder | Reproduktives Klonen | 749 | 94,21% | 621 | 95,10% |
| Heilen, Forschen, Experimente | Therapeutisches Klonen | 46 | 5,79% | 32 | 4,90% |
| **Gesamt** | | **795** | **100,00%** | **653** | **100,00%** |

In der Auseinandersetzung mit dem Klon als Metapher für Formen der Subjektkonstitution stellt sich zunächst die Frage, ob dieses ‚Wesen' überhaupt als Mensch gedacht werden kann. Dazu gibt es verschiedene Auffassungen: *„Erst einmal stellt sich doch wohl die Frage, ob ein Klon überhaupt etwas Menschliches ist?! Nur weil er aus menschlichem Material gewonnen (produziert) wird, heißt es noch lange nicht, dass es sich hierbei um einen Menschen (menschliches Wesen) handelt. […]"* (Thread 189) An anderer Stelle heißt es: *„Diese Frage ist ziemlich interessant. Der Klon ist ja nichts weiter als ein eineiiger Zwilling; nur ist er eben später geboren. Und zu einem individuellen Menschen wird er, wenn man ihn wie jeden anderen Menschen auch aufwachsen lässt. Vergessen wir bitte nicht: Die Entstehung eineiiger Zwillinge in der Natur ist nichts anderes als das Klonen der befruchteten Eizelle. Es wachsen zeitgleich zwei Klone heran, und dennoch werden sie eines Tages zwei völlig eigenständige und individuelle Menschen sein. Nicht das Material ist der Mensch, sondern das, was sich als Resultat andauernder Entwicklung irgendwann einstellt."* (Thread 2563)

In der letzten Äußerung wird das Klonen von Menschen in die Nähe eines ‚natürlichen' Ereignisses (der Zwillingsgeburt) gerückt. Demzufolge scheint auch der Status eines Klons mit dem eines ‚natürlich geborenen' Menschen identisch zu sein. Im folgenden Thread hingegen wird das Menschliche des Klons angezweifelt, da subjektive Empfindungen, die sowohl ‚Normalität' wie auch Einzigartigkeit definieren, in Frage gestellt zu sein scheinen: *„Kann sich ein Klon wie ein normaler Mensch fühlen? […] oder stellen wir die Frage mal andersrum: Würdest du dich wie ein normaler Mensch fühlen, wenn es eine Kopie von dir gäbe?"* (Thread 9841)

Die Frage nach den Spezifika des Menschen als Gattungswesen verweist unter anderem auf den Aspekt der Herkunft: *„Ist es in unserer Zeit wirklich wichtig zu wissen wer wir sind. Gibt es nicht genug Fälle von unehelichen >Kindern oder solchen wo die Mutter noch nicht einmal weis wer der Vater ist. Oder sind schwere Krankheiten oder*

*Defekte eine Isolation dieser Personen wert ----zu wissen wer man ist. Wer hat schon die Wahl der zu sein der er ist. Im Falle von Genetik hätte die Eltern die Wahl ihrem Kind den besten Start zu ermöglichen, den eine Eizelle muß auf jeden Fall noch vorhanden sein also auch eine Mutter."* (Thread 9793)

Die Frage nach der Herkunft wird in diesem Thread auch als Frage nach der Identität bzw. nach den Möglichkeiten individueller Selbstbestimmung gestellt (vgl. Castells 2002; Kerner 2003; Weigel 2002b, 173). Wird hier noch eine Eizelle – *„und also auch eine Mutter"* – für notwendig erachtet, so verweist der folgende Thread auf die Unbestimmbarkeit der Herkunft bei einer ungeschlechtlichen Fortpflanzung: *„Wenn unser geliebter gestorbener kleiner Sohn geklont werden könnte, wer wäre er dann?"* – *„Auf was bezieht sich das ‚er' in der Frage? Wenn Ihr geliebter gestorbener, kleiner Sohn geklont werden könnte, wäre er immer noch Ihr geliebter gestorbener, kleiner Sohn. Der Klon dagegen wäre Ihr geliebter(?), lebender Sohn, aber ein anderer. Also vergesst das Klonen, macht neue Kinder, es gibt keinen vernünftigen Unterschied."* (Thread 3877) In dieser Fundstelle wird Identität betrachtet als etwas, das über emotionale Bindung hergestellt wird. Es wird an bekannten Verwandtschaftsmustern angeknüpft (vgl. Beck u.a. 2007; Weigel u.a. 2005), indem der Klon als *„kleiner Sohn"* bezeichnet wird. Gleichzeitig ist er jedoch auch *„ein anderer"*, verkörpert also nicht Vertrautheit, sondern Fremdheit. Doch wird die grundsätzliche Unterscheidbarkeit der beiden Herkunftsmuster bestritten, denn was zählt, ist die aktuelle Beziehung. Es geht um Liebe, und diese wird allen Kindern ohne Unterschied zuteil. In der Konsequenz wird dafür plädiert, Nachkommen auf dem üblichen Weg zu zeugen und nicht zu klonen – sicher auch, um die im folgenden Thread angesprochenen Probleme und Unsicherheiten zu vermeiden: *„wie wollen wir jemanden erklären kein ‚natürlicher' mensch zu sein, anders als all die anderen zu sein, keine eltern zu haben, ein projekt aus dem labor zu sein, eine wunsch bestellung aus einem katalog??? man muss sich doch über die folgen eines solchen projektes und daseins klarwerden! wie würde es ihnen gefallen wenn sie jetzt erfahren ein clone, kein natürlich geborener, aus menschlicher liebe entstandener mensch zu sein? scheiß gefühl, oder? mensch ist mensch und nicht gott!!!"* (Thread 9793) In dieser Fundstelle wird der Klon als ‚unnatürlicher' Mensch betrachtet, der aber über menschliche Empfindungen verfügt: Er leidet aufgrund mangelnder Zuwendung und vor allem aufgrund seiner von Menschen gemachten ‚unnatürlichen Entstehungsgeschichte'. Da der Klon für sein eigenes Schicksal nicht verantwortlich gemacht werden kann, begegnet man ihm mit Empathie.

Zusammenfassend lässt sich festhalten, dass zwei entgegen gesetzte Positionen vorzufinden sind: Zum einen erscheint der Klon als ein Wesen mit menschlichen Empfindungen; er wird als unschuldig betrachtet, gilt als bemitleidens- und schützenswert. Es wird die Perspektive des Klons betont und er wird als emotionales Wesen gesehen. In der konträren Position wird die Reaktion der Umwelt nachvollzogen: Der Klon wird als ,künstlich' bzw. ,unnatürlich' betrachtet; durch diese „Verdinglichung" (Honneth 2005) wird er (bzw. ,sie' oder ,es') zu einem Wesen, das ohne Bedenken funktionalisiert bzw. ,ausgeschlachtet' werden kann. Insgesamt tritt eine große Unsicherheit zu Tage, wie ,menschliche Klone' tatsächlich ,aussehen' bzw. sein könnten. Häufig nähert man sich der Thematik durch das Herausgreifen von Einzelaspekten. Dabei wird den Gefühlen als spezifisch menschliche bzw. den Menschen kennzeichnende Phänomene große Bedeutung beigemessen.

*Der Klon und die Liebe*

Im Material finden sich auffällige alltagsweltliche Verschränkungen der Klon- und Liebesthematik; sie werden im Folgenden am Beispiel der mit dem Suchwort ,lieb*' eruierten Threads aufgezeigt. Zunächst wird von der Vorstellung von Liebe als einer emotionalen Bindung zwischen Menschen – gerade auf Grund ihrer Einzigartigkeit – ausgegangen und es wird der Wunsch sichtbar, den geliebten Menschen mittels Klonierungstechnik ersetzen zu können: *„du liebst einen menschen, der gestorben ist, und zerbrichst - würdest du ihn dann klonen wollen (z.b. dein eigenes kind, weil es durch einen unfall ums leben kam)????"* (Thread 5705) Einerseits wird, wie in der folgenden Äußerung, für möglich gehalten, dass man auch zu einem Klon ein Liebesgefühl empfinden kann: *„Warum geht eigentlich jeder davon aus, dass Klone bzw. In-Vitro-Kinder keine Gefühle hätten? Ist das nicht ein bisschen zu pathetisch, was hier manchmal von sich gegeben wird? Außerdem: Warum kann sich niemand vorstellen, dass auch Maschinen, sofern es gelingt, ein künstliches Bewusstsein herzustellen, lieben können?"* (Thread 6154) Andererseits bestehen aber auch grundsätzliche Zweifel, ob ein derartiges Beziehungsgefühl zu einem Klon überhaupt existieren kann: *„Wer liebt (m)einen Klon?"* (Thread 6335) Beide Phänomene scheinen sich eher auszuschließen, wie die folgende Fundstelle zeigt: *„Klonen dürfte wohl eher ein biologischer Vorgang sein, die Liebe hingegen ... na, schnaggelts?"* (Thread 951)

Innerhalb der Threads wird in der Regel die Einzigartigkeit der Liebe betont. So haftet beispielsweise der Frage *„Kann man Liebe klonen?"* (Thread 1886), eine gewisse Absurdität an. In der nächsten Fundstelle wird die Liebe nicht mehr als Ausdruck eines Gefühls zwischen Menschen betrachtet, sondern als ein von Gott gegebenes Geschenk. *„Hallo, vielleicht will Gott ja gar nicht das, was ihr so wollt. Ein 6er im Lotto macht auch nicht ewig glücklich!! Wer so denkt, ist meiner Meinung nach ein Esel! Und Gott liebt zwar die Menschen, aber ich denke, dass die Grenze der Liebe beim Klonen erreicht ist!!"* (Thread 4526) Der Klon markiert hier offensichtlich die Grenzen der Liebe bzw. der Liebesfähigkeit. Das ‚Göttliche' verkörpert sich in der Liebe, dessen Gegenpol ist das ‚Menschliche', repräsentiert durch den Klon: *„Liebe ist göttlich - Klonen ist menschlich? Unmenschlich lieblos!"* (Thread 2000)

Der Klon ruft jedoch nicht nur Gedanken an die Einzigartigkeit von Liebe wach, sondern erinnert auch an Ungeliebtes, das man gerne an andere delegieren möchte. Er wird in diesem Zusammenhang als ein Wesen visioniert, über das verfügt werden kann: *„Habe ich bald meinen ‚Klon-Sklaven', der alles Unliebsame für mich übernimmt?"* (Thread 1772) Das Thema ‚Verantwortung' – hier im Sinne von ‚Verantwortung abgeben' - wird auch in der folgenden Äußerung aufgegriffen, hier in Form eines impliziten Appells, Verantwortung zu übernehmen. *„Merkt niemand, dass hinter „Klonbabys" die Ideologie des 3. Reiches steht - verkleidet im Mäntelchen der Nächstenliebe?"* (Thread 3140) Der plakative Verweis auf den Nationalsozialismus kann als Warnung interpretiert werden, sich im Hier und Jetzt Gedanken über die ethischen Folgen der neuen Reproduktionstechnologien zu machen. Der humanitäre Zweck des therapeutischen Klonens wird als Funktionalisierung bzw. Machbarkeitsphantasie ‚entlarvt'.

Die beiden ersten Untersuchungsschritte zu ‚Klon/Ersatzteillager' und zu ‚Klon/Liebe' haben deutlich gemacht, dass der Klon eine Auseinandersetzung darüber anregt, was den Menschen zum Menschen macht, bzw. was als ‚menschlich' bzw. ‚unmenschlich' definiert werden soll. Als ein spezifischer Aspekt des Menschen kann Emotionalität ausgemacht werden. So wird zwar von einer Empfindungsfähigkeit des Klons ausgegangen, aber die Liebe – als ein ‚großes' Gefühl – kann nur mit Mühe mit ihm in Verbindung gebracht werden. Das Besondere an der Liebe ist, dass sie sich als eine Grundform von Sozialität immer auf andere Menschen bezieht, also intersubjektiv erzeugt wird. Diese Bindung scheint beim Klon undenkbar zu sein; vielmehr konstituiert sich in diesem Bild das individualisierte Subjekt als ein von Funktionalität durchzogenes Machtensemble, das an das ‚Ungeliebte' erinnert.

*Der Klon und die Seele*

Bei der Suche mit dem Stichwort „seel*" ergaben sich mit 154 Fundstellen mehr Diskursfragmente als bei der Suche mit dem Stichwort „lieb*" (133). Ähnlich wie die Liebe scheint auch die Seele den materiellen Körper mit Leben zu erfüllen; sie ist als eine immaterielle Substanz konzipiert, auf den ersten Blick nicht sichtbar (Geier 1999, S. 130ff.).[230] Sie manifestiert sich dennoch im Erscheinungsbild, kommt

230 Geier (1999, S. 131) weist darauf hin, dass unter dem Sammelbegriff „Seele" Verschiedenes zusammengefasst wird: „Empfindungen, Gefühle, Stimmungen, Subjektivität, Selbstbewusstsein."

durch Gestik, Mimik und die Stimme zum Ausdruck. Die ‚Seele' markiert das Unbekannte eines Menschen, sie erscheint als „imaginäres Ideal (*idéal spéculatif*), unter welchem dem Körper Gestalt gegeben wird." (Butler 2001, 87) Foucault (1989; 1993) definiert die Seele anti-essenziell; er begreift sie als eine Tätigkeit, die ausgeübt wird im Sinn einer Sorge um sich selbst bzw. eines Bemühens um den politischen und erotischen Status des Menschen. Die Einzigartigkeit der Seele, ihr bildhafter „Logos" (Kristeva 1994, 12f.) und der als Kopie gedachte Klon scheinen im 100 Fragen-Forum – ähnlich wie ‚Klon' und ‚Liebe' – inkompatibel zu sein. Diese Annahme kann durch zahlreiche Textstellen mit dem Suchwort „seel*" belegt werden: „*Wir wissen ja alle, dass der Mensch nicht nur Materie ist, die man durch genügend Wissen untersuchen bzw. analysieren kann. Das noch Wesentliche an einem Menschen ist sein Geist, seine Seele. Das ist das Entscheidende. Und da man den Ursprung der Seele noch nicht nachweisen konnte, ist es natürlich auch unmöglich, diese auf dieselbe Art und Weise zu prägen, geschweige zu „klonen" oder erschaffen.*" (Thread 9567); „*prinzipiell hat ein klon gar keine seele, da ja nur sein körper geklont wurde und nicht das „übersinnliche". sollte also eine „seele" existieren, die nach dem tod weiter „existiert", dann hat nur das original eine seele. ob man einen klon dann noch als mensch bezeichnen kann?*" (Thread 8642); „*Man kann nur die Hülle klonen. Wie will man denn eine Seele klonen? Sie besteht doch aus Empfindungen und Gefühlen, und so etwas kann nicht geklont werden.*" (Thread 7643)

Wie die beiden folgenden Fundstellen zeigen, wird der Vorgang der ‚Beseelung' an die Zeugung geknüpft und als religiöser Akt gedeutet: „*eine seele hat, wem gott das leben geschenkt hat. und das leben entsteht im religiösen sinne, wenn „mann und frau eins werden". also übersetzt bei der vereinigung von samen und eizelle. irgendwie trifft diese beschreibung nicht so ganz auf den vorgang des klonens zu, oder?*" (Thread 8642); „*Haben eigentlich Menschen, die im Reagenz gezeugt wurden, eine Seele? Da war kein Geschlechtsakt am Laufen, keine natürliche Zeugung. Der Mensch hat Gott übergangen und hat ein Ei selbst mit einem Samen vervollständigt. WIESO sollte Gott so einem künstlichen Menschen eine Seele schenken??? Andererseits hat Gott die Eizelle erschaffen und die DNA. Und Gott sagte: ‚Wenn eine Eizelle erst mal eine vollständige DNA hat und sich zu einem Menschen entwickeln kann, werde ich ihr eine Seele zum Geschenk machen'. Ein Klon ist 100%ig göttlich.*" (Thread 8642) Aber es gibt auch eine materialistische Sichtweise der Seele. Demnach wäre es möglich, sie beim Klonen einfach zu vervielfältigen: „*Vielleicht muss man die Frage ‚was ist die Seele' noch detaillierter betrachten. Gene bestimmen den Bauplan (Phänotyp) des Körpers. Aber der Phänotyp an sich ist nicht eindeutig durch die Gene bestimmt, sondern auch durch die Menge der Ereignisse, die bisher stattgefunden haben (z.B. sehr muskulös, Narbe im Gesicht, Krebs). Nun zur Seele: Man könnte genauso sagen, dass die Seele eine körperliche Komponente hat (Nerven-*

*zellen, die Gefühle ausdrücken, oder Hormondrüsen, die unser Verhalten beeinflussen), aber in weitaus größerem Maße erst durch unsere Erfahrungen geprägt wird. Der genetische Teil ist die Maschine. Was wir sehen, ist aber (das erlernte) Programm. Kurzum: Jeder Mensch, ob geklont oder natürlich gezeugt, hat eine Seele. Daher wird es keine rein ‚biologische Hülle' geben; zumindest wenn der ganze Mensch geklont wird."* (Thread 7643)

Dieser pragmatischen Sichtweise steht die Unsicherheit gegenüber, ob die Seele nicht doch über ein Eigenleben verfügt und sich gegen ihre Vervielfältigung durch Klonen zur Wehr setzen könnte. Die Unberechenbarkeit steht gegen das technisch Kontrollierbare (vgl. Geier 1999, S. 163). Möglicherweise, so die Befürchtung, entwickeln die Klone ja ein Eigenleben und werden in alter Frankenstein-Manier zu Monstern: *„wenn wir klonen, bleiben die seelen gleich, oder wird aus einem friedliebenden menschen ein biest????"* (Thread 7102) An anderer Stelle wird die Existenz einer Seele völlig negiert, und zwar zu Gunsten des Bewusstseins bzw. der Sozialisation. In dieser nicht-essenzialistischen Perspektive ist es völlig gleichgültig, ob es sich um einen Klon oder um einen Menschen handelt: *„Es gibt keine Seele! Was du meinst, ist Bewusstsein. Bewusstsein entwickelt man im Verlauf seines Lebens. Neugeborene haben kein oder sehr wenig Bewusstsein, ob geklont oder nicht!"* (Thread 5137) Eine weitere Äußerung zu diesem Thema: *„Da Seele eine Metapher ist, werde ich dieses Wort einfach ignorieren und Ihre Frage folgendermaßen beantworten: Wenn der Mensch geklont wird, wird er exakt kopiert. Er ist allerdings nicht ausgewachsen und bereits im Erwachsenenalter fertig entwickelt, sondern muss wie jeder andere auch in einer Gebärmutter heranreifen. Wenn dieser Klon in einer ähnlichen oder in der gleichen Umgebung wie das Original aufwächst, so wird er höchstwahrscheinlich von seiner Individualität her gleich sein. Sollte das Original allerdings in guter Umgebung aufgezogen worden sein und ist nie direkt mit Gewalt und sonstigem in Kontakt getreten, und der Klon wächst im Ghetto auf, seine Mutter hurt rum, und der Vater säuft und schlägt ihn (die Eltern sind natürlich Adoptiveltern), wird der Klon höchstwahrscheinlich gewaltbereiter und aggressiver sein, also keine exakte Gleichheit in der Persönlichkeit aufweisen."* (Thread 323)

Die dem genetischen Diskurs inhärente Frage danach, welche Eigenschaften und Verhaltensweisen angeboren und welche anerzogen sind, wird hier zugunsten der Sozialisation und der Umwelt beantwortet. Die Präferenz dieser nicht-statischen Sichtweise auf den Menschen beruht allerdings nicht auf einer egalitären Perspektive, sondern wird in der Fundstelle mit der Stigmatisierung marginalisierter Bevölkerungsgruppen verbunden.

*Die Kopplung von Wissensformen und Gegenständen*

Um näheren Aufschluss über die Formen interdiskursiver Wissensproduktion in der Klon-Debatte zu erhalten, wurde anhand der zentralen Begriffe ‚Sexualität',

‚Generation' ‚Individualität/Subjektkonstitution', ‚Körper' und ‚Evolution' die Kopplung von Wissensformen und Gegenständen für Spezial- und Alltagswissen näher untersucht. Folgende Voranahmen lagen der Überprüfung zu Grunde:

- Die ‚Sexualität' der Klondebatte ist spezialdiskursiv geprägt.
- ‚Generation' dagegen ist alltagsdiskursiv geprägt.
- Individualität/Subjektkonstitution sind die zentralen Aspekte des Klon-Themas.
- ‚Körper' und ‚Evolution' spielen in der Klondebatte eine wichtige Rolle.

Eine Suche mit den oben genannten Begriffen ergab folgende einfache Mehrheiten:

*Tabelle 25* Wissensformen und Gegenstände[231]

| Code | Evolution | Generation | Individuum | Körper | Sexualität |
|---|---|---|---|---|---|
| Spezialwissen | 48 | 191 | 144 | 59 | 125 |
| Alltagswissen | 38 | 255 | 224 | 39 | 91 |

Wendet man nun diese Häufigkeitsfeststellung auf die zuvor aufgestellten Hypothesen an, so ergeben sich bei vorsichtiger Interpretation folgende Ergebnisse: Die erste und zweite Voranahme konnten bestätigt werden. Die mit dem Klon in Verbindung gebrachte ‚Sexualität' ist spezialdiskursiv geprägt, während der Diskursgegenstand ‚Generation' typisch für den Alltagsdiskurs ist. Bei der Untersuchung der dritten Hypothese ergab sich ganz unerwartet eine klare Zuordnung: Die mit dem Klon eng verbundenen Fragen von ‚Individualität' und Identität sind primär alltagsdiskursiv bestimmt. Die Vermutung, dass ‚Körper' und ‚Evolution' wichtige Begriffe der Klon-Debatte darstellen, konnte grundsätzlich bestätigt werden; dennoch sind sie im Unterschied zu ‚Generation', ‚Individuum' und ‚Sexualität' von untergeordneter Bedeutung. Interessant ist auch, dass beide Begriffe sowohl im Alltagsdiskurs wie im Spezialdiskurs eine ähnlich wichtige Rolle spielen, mit einem leichten Schwergewicht auf letzterem.

*Medialer Interdiskurs*

Nach Weigel (2002a, 11) stehen Zielvorstellungen, experimentelle Szenarien und Bilder in der Auseinandersetzung über Klonierungspraktiken wie in keinem ande-

231 Als Basis dieser Auszählung diente der zuvor für diese Teilstudie erstellte Klon-Korpus mit den 2.330 Threads (vgl. 10.1.1).

ren naturwissenschaftlichen Bereich in enger Korrespondenz mit Phantasie- und Phantasmaprodukten aus Medien, Film und Literatur. Diese Überlegung lässt Anschlüsse an das interdiskursive Wissen zu; sie legt aber auch eine enge Kopplung an das subjektive Erfahrungswissen nahe, dessen favorisierte Äußerungsform das Narrativ ist (vgl. 8.3). Für das 1000 Fragen-Forum ist nun zu vermuten, dass durch das verstärkte Auftreten subjektiver Erfahrungen aus dem Alltag in Verbindung mit der medialen Rahmung diese narrative Wissensproduktion neu belebt wird.

Findet man Bezugnahmen auf die Massenmedien im Forum, sind sie für sich genommen wenig aussagekräftig, interessant werden sie dann, wenn man sie an subjektives Erfahrungswissen koppelt. Der folgende Beispielthread aus dem 1000 Fragen-Forum, in dem es um eine Episode aus der Fernsehserie „Gute Zeiten-Schlechte Zeiten" (im Folgenden: GZSZ) geht, vermag einen Einblick in dieses medial-narrative Feld zu vermitteln. Die in der *soap* erzählte Geschichte wird zum Anlass genommen, zentrale mit dem Klon verbundene Fragen zu thematisieren. Der *plot*, um den es geht, handelt davon, dass die Serienheldin für ihr Baby mit Namen Antonia einen Knochenmarkspender braucht. Um Antonia zu retten, sieht sie sich gezwungen, mit ihrem ehemaligen Partner ein weiteres Kind zu zeugen. Nach viel serientypischem Hin und Her entsteht diese Schwangerschaft, aber in der Zwischenzeit ließ sich bereits ein geeigneter Knochenmarkspender finden, so dass sich die ursprüngliche Problemlage erübrigt hat. Das Baby Antonia ist gerettet, aber die Beziehungen der beteiligten Erwachsenen (Mutter, neuer Partner, ihr Ex-Partner, dessen Freundin etc.) sind zerstört.[232]

In dem sehr langen Thread des 1000 Fragen-Forums, in dem diese Serienhandlung debattiert wird, gibt es nur eine Äußerung, in der sich subjektive Erfahrung und mediale Aufarbeitung direkt treffen: *„Ich finde es schon okay, ich habe dies bereits selbst praktiziert und so mein erstes Kind gerettet."* (Thread 6623) Ansonsten wird subjektives Erfahrungswissen nur indirekt eingebracht, zum Beispiel, indem die User die Relevanz von Erfahrungen oder ihre eigenen Vorstellungen betonen. Der rote Faden der Diskussion entwickelt sich entlang der Frage, inwieweit die Herkunft bzw. die künstliche Erzeugung eines ‚Klons' für sein späteres Leben eine Bedeutung hat.[233] In der virtuellen Debatte entsteht eine bipolare Geschlechterinszenie-

232 Bei der Auseinandersetzung mit diesem Thread ist zu bedenken, dass das Thema „Klonen" in dieser Fernsehserie nur ein Randthema ist. Nicht das moralische Problem des zweiten Kindes als „Ersatzteillager", sondern, wie für eine *soap* typisch, die Beziehungen der Erwachsenen zueinander stehen im Vordergrund.

233 Es handelt sich nicht um einen Klon im eigentlichen Sinn, denn das menschliche Wesen wäre ja nicht mit Antonia genidentisch, sondern nur Trägerin des gleichen elterlichen Erbguts.

rung zwischen einer Teilnehmerin, im Folgenden als ,Frau' bezeichnet, und einem Teilnehmer, im Folgenden als ,Mann' bezeichnet.[234]

Frau: *„Diese Frage ist wirklich gut, ich habe dazu eine sehr eigene Meinung. Ich finde es nicht richtig, ein Kind zu züchten, um einem anderen zu helfen. Klar, das Kind braucht Hilfe, und es tut mir auch leid, aber niemand kann das Kind, das gemacht werden soll, fragen, ob es dafür auf die Welt kommen will! Wenn es später mal erfahren würde, dass es nur für diesen Zweck ausgenutzt wurde, wird es keine Freude mehr am Leben haben und denken, dass es nicht gewollt wurde und nicht geboren wäre, wenn es nicht das schwer kranke Geschwisterchen gegeben hätte. Ich könnte so etwas glaube ich nicht tun, aber um das beurteilen zu können, müsste man selbst in der Situation sein."* (Thread 6623)

Aus weiblicher Sicht ist es nicht zu verantworten, dass Kinder, gleichgültig aus welchen Gründen auch immer, ,gezüchtet', d.h. für einen bestimmten Zweck gezeugt und geboren werden. Nur aus funktionalen Gründen auf der Welt zu sein werde sich auf das Lebensgefühl auswirken, so lautet die Argumentation; genidentische Personen, so wird vermutet, könnten keine Freude mehr am Leben empfinden. Die Sprecherin imaginiert sich als potentielle Mutter; sie hält es für möglich, dass sich ihre Haltung durch eine persönliche Erfahrung verändern könnte. Im Unterschied dazu weist der Mann Ängste und Bedenken gegenüber den neuen technologischen Möglichkeiten als unbegründet zurück: *„Ach nöööö [...]. Das Kind wird sich beim ersten bewussten Sonnenuntergang oder wenn es seinen Liebsten küsst, denken: ,Danke, danke, danke, dass ihr mich gezüchtet habt, danke, ihr Doktoren, danke, ihr Eltern, danke, dass ich meinem Geschwister helfen konnte und es jetzt mit mir leben kann! Danke, dass ich diese Luft atmen kann, denn mich hat zwar keiner gefragt, aber wenn ihr mich gefragt hättet, wäre meine Antwort JA! gewesen.' Dich hat man auch nicht gefragt, Mädel, und trotzdem bisse da! Mach dich locker! Bin lieber nicht gewollt als nicht existent! Übrigens, ihr Fernsehgeschädigten: Die Idee von GZSZ kommt aus dem richtigen Leben. Ich glaub in England hat ein Elternpaar genau das Problem und quält sich im Moment durch die Gerichte, um die Erlaubnis dafür zu bekommen! Hoffentlich schaffen sie es! Dann gibt es ein weiteres knuddeliges Menschenkind, und ein anderes hat wieder 'ne Chance. Die wahren Mörder sind diejenigen, die ein paar Zellen mehr Lebensrecht zusprechen - als mir! Könnte der Junge sagen. Alles Angsthasen da draußen: Aber es könnte... aber wir werden womöglich... vielleicht... aber... mannomann! Memmen!"* (Thread 6623)

234 Die Protagonisten markieren die beiden Grundlinien der Debatte, denen sich auch die anderen im Thread geäußerten Stellungnahmen zuordnen lassen. Die geschlechtliche Zuordnung der beiden Positionen kann daher auch als rein zufällig verstanden werden; im Folgenden wird jedoch eine eine *gender*-orientierte Interpretation vorgeschlagen.

Aus männlicher Sicht wird die Meinung vertreten, dass ohnehin kein Kind gefragt wird, ob es geboren werden möchte; damit seien die Gründe, die Eltern für eine Nachkommenschaft anführen, im Grunde unerheblich. Was zählt, sei der Wert des Lebens selbst – entscheidend sei also, dass ein Kind geliebt werde und dies geschehe quasi automatisch, wenn es erst einmal auf der Welt sei. Schließlich, so wird ergänzt, beruhe die in der *soap* dargestellte mediale Realität auf einer ‚wahren' Geschichte. Im Vergleich stechen vor allem die unterschiedlichen argumentativen Strategien der beiden Diskursfragmente ins Auge: Während die ‚Frau' sachlich und selbstreflexiv argumentiert, versucht der ‚Mann', mit seinem emotionalisierten Sprachgebrauch ‚Stimmung zu machen'.

Auch wenn es in dem Diskursfragment, das der männlichen Argumentationsweise zugeordnet ist, durchaus akzeptabel zu sein scheint, ein Kind aus rein funktionalen Gründen in die Welt zu setzen, dominiert diese Sichtweise nicht den ganzen Thread. Im Gegenteil: Mehrheitlich wird eher abgelehnt, ein Kind als ‚Ersatzteillager' zu nutzen. Freude, Glück und Liebe stellen die entscheidenden Argumente in dieser Diskussion dar. Ein geschlechtsspezifischer Unterschied lässt sich dennoch konstatieren: Während in der männlichen Stellungnahme Fragen der Herkunft, Zeugung, Fortpflanzung und Familie eher nebensächlich zu sein scheinen, misst die weibliche Sprecherposition den Beweggründen und Motiven, die dafür bzw. dagegen sprechen, Nachkommen in die Welt zu setzen, einen sehr hohen Stellenwert bei. Der Nutzungsgedanken wird abgelehnt mit der Begründung, dass sich eine derart geplante ‚Funktionalisierung' der Zeugung auf das Lebensgefühl auswirken könne. Der Zeugungsakt wird nicht nur an (Hetero-)Sexualität, sondern auch an Liebe gekoppelt. In der Fernsehserie wird diese Kopplung insofern bestätigt, als hier ja die Liebesbeziehungen an dem Klon-‚Experiment' zerbrechen. Damit rückt die Qualität von Beziehungen – und damit insgesamt Generativität und Bindungsstrukturen zwischen Menschen – ins Zentrum der Aufmerksamkeit. Die von Donna Haraway (1989, 1) aufgeworfene Frage: „Wie sind am Ende des 20. Jahrhunderts Liebe, Macht und Wissenschaft in den Konstruktionen der Natur miteinander verbunden?"[235] scheint auch im 21. Jahrhundert eine – noch nicht beantwortete – Frage zu sein.

235 Eigene Übersetzung; im Original: „How are love, power and science intertwined in the constructions of nature in the late twentieth century".

### *10.1.4 Ausblick*

Wie an den Textbeispielen deutlich geworden ist, handelt es sich bei dem ‚Klon' um ein typisch interdiskursives Wissensprodukt, eine Metapher, die über Formen der Subjektkonstitution in der Bioethik-Debatte Auskunft gibt. Die diskursanalytische Betrachtung macht auf interessante Diskursverschränkungen und kreative Diskurs(um-)kopplungen sowie – damit verbunden – auf Verschiebungen in der Subjektkonstitution aufmerksam. In dem Bild des ‚Klons' zeigt sich Subjektivierung sowohl als Teil des Macht-Wissen-Komplexes, aber auch als eine „Ethik des Subjekts" (Foucault 1988a, 17), die sich als Selbstsorge und Selbstkenntnis verstehen lässt (vgl. Waldschmidt 1996). Die Ver-Objektivierung des Subjekts im ‚Klon' verweist zudem auf neue Formen „objekt-orientierter Sozialität" in einer „postsozialen" Gesellschaft (Knorr-Cetina 2000, 89ff.).

Die für das Klonen diskutierten Anwendungen – sei es nun das Klonen von Menschen, die Schaffung lebendiger ‚Organbanken' oder das therapeutische Klonen – stellen neue Anforderungen an die herkömmliche Subjektkonstitution. ‚Generation' und ‚Individualität' sind zentrale Begriffe aus dem Alltagsdiskurs. Im Unterschied dazu muss der Aspekt der ‚Sexualität' dem erfahrungs- und gefühlsfernen Spezialdiskurs zugeordnet werden. Die Verarbeitung des Themas mit Hilfe von Massenmedien, hier der Fernsehserie „GZSZ", weist auf einen *gender*-spezifischen Aspekt hin, dem weiter nachzugehen sich lohnen würde (vgl. Bock von Wülfingen 2007): Die männliche Sprecherposition entwirft Sexualität als alltagsfern; es wird von einer Trennung von Zeugung und Gefühlen ausgegangen und statt dessen Liebe – in Form von Fürsorge und Zuwendung im Hier und Jetzt – als entscheidend für die Subjektkonstitution erachtet. Die weibliche Sprecherposition hingegen trennt die Sexualität nicht von der Fortpflanzung: Der Zeugungsakt wird sogar als konstitutiv erachtet für das emotionale Wohlbefinden der nachkommenden Generation.

## 10.2 „Jeder soll selbst entscheiden" – Selbstbestimmung und Ethik (Miguel Tamayo Korte)

Ausgangspunkt dieser Fallstudie ist der Satz *„Jeder soll selbst entscheiden"*, den wir diskursanalytisch als typisierbare Aussage betrachten, deren Funktion die Konstruktion eines noch näher zu bestimmenden Diskursgegenstands ist. Das Ziel dieser Analyse ist, die verborgenen Existenzbedingungen (diskurstheoretisch: die Formationsregeln) für die Aussage *„Jeder soll selbst entscheiden"*, so wie sie sich im Kontext des Onlineforums zeigt, sichtbar zu machen. Ein Nebenziel ist, dabei die Funktionsweise interdiskursiven Wissens besser zu verstehen.

Die erste Annäherung an den Gegenstand besteht darin, die Äußerung in ihrer Singularität und Ereignishaftigkeit zu beobachten. Der Satz „Jeder soll selbst entscheiden" scheint Teil einer gängigen Argumentation im Onlineforum zu sein. Er tritt so oder in leicht abgewandelter Form an vielen Stellen auf: „Jeder soll für sich entscheiden", „Jeder muss allein entscheiden", „Das bleibt jedem selbst überlassen" usw. Die sich wiederholenden Äußerungen wurden bei sämtlichen Codiervorgängen auffällig. Auf den ersten Blick schien es eine strategisch eingesetzte Phrase zu sein, denn der Rückgriff auf die Entscheidungsautonomie des Einzelnen ist eine geschickte und auch gängige Themenwahl für fast jede Auseinandersetzung, nach dem Motto: ‚Egal welches Argument die Gegenseite anbringt, die Entscheidung, um die es geht, ist eine persönliche' – und damit auch unangreifbar.

Bei genauerer Betrachtung kristalllisieren sich drei Dimensionen heraus, die näher eingrenzen, was hinter der Aussage stecken könnte: eine typisierbare Subjektvorstellung („Jeder"/„selbst"), eine ethische Dimension („soll") und schließlich die Handlungsrelevanz („entscheiden"). Der Bestandteil „*selbst* entscheiden" verweist auf eine Ich-Perspektive, wie sie für den Alltagsdiskurs typisch ist. Die Bedeutung des Begriffs „jeder" variiert möglicherweise je nachdem, wie die Aussage in ihrem Kontext situiert ist. In dem Wörtchen *„soll"* steckt die ethisch-moralische Dimension, die in der pragmatischen Frage „Was soll ich tun?" ebenfalls eine ständige Begleiterin des Alltagsdiskurses ist. Mit dem *„entscheiden"* ist schließlich ein dritter Aspekt des Alltagswissens angesprochen, nämlich die Handlungsrelevanz oder Pragmatik. Hier stellt sich die Frage, auf welche Situationen und Entscheidungsfelder die Aussage angewandt werden kann.

Auf der Grundlage einer ersten Sichtung der Textstellen lässt sich der zu untersuchende Diskursgegenstand mit „individuelle Autonomie" oder „autonomes Individuum" benennen. Schon auf den ersten Blick wird deutlich, dass dieser Gegenstand eine Kombination aus den beiden spezialdiskursiv geprägten Konzepten ‚Individualität' und ‚Autonomie' bildet. Beide Begriffe sind unverzichtbar für die

Ethik der Aufklärung und das Menschenbild der Moderne. Waldschmidt (2004a, 163) weist allerdings darauf hin, dass mit dem Begriff der Selbstbestimmung „[h]öchst unterschiedliche Bedeutungsgehalte" auftreten. Zieht man die oben aufgeführten alltagsdiskursiven Aspekte in Betracht, so kann man mit einiger Berechtigung vermuten, dass es kein elaboriertes, philosophisch fundiertes Menschenbild sein wird, auf das wir stoßen, sondern eine eigenwillige Kombination aus interdiskursiven Versatzstücken. Vor diesem Hintergrund stellen sich drei forschungsleitende Fragen: Mit welchen Klassifikationsweisen entsteht der Gegenstand „individuelle Autonomie"? Welche Kämpfe um die Grenzen der Selbstbestimmung werden ausgefochten? Und schließlich wieder der Rückgriff auf den eingangs erwähnten strategischen Aspekt: Welche Aussagen sind durch das Auftreten des Diskursgegenstands „individuelle Autonomie" unsagbar geworden?

Die Rahmung des Internetforums stellt Bezüge zu Bio-, Reproduktions- und Medizintechnologien sowie zur Ethik her; sie öffnet außerdem eine diskursive Nische für eine alltagsweltliche Betrachtungsweise dieser Themen. Möglicherweise kann im Onlineforum – sozusagen ‚live' – beobachtet werden, wie die diskursive Praxis Deutungsmuster im Interdiskurs konstruiert, die z.B. in ethischen Entscheidungssituationen handlungsrelevant werden, für die die meisten Menschen bisher noch kein „Rezeptwissen" (Schütz/Luckmann 2003, 158ff.) parat haben. Ob die Muster dieses spezifischen Diskursereignisses repräsentativ für ‚den Alltag' zumindest in Deutschland sind bzw. sich in naher Zukunft allgemein durchsetzen werden, kann hier nicht beurteilt werden. Doch wäre der Nachweis solcher Muster im Rahmen dieser Studie bereits ein Erkenntnisfortschritt, da interdiskursive Wissensbestände nicht durch die Analyse der entsprechenden Spezialdiskurse (z.B. der Medizin) vorhergesagt werden können. Das neue Wissen aus den so genannten ‚Lebenswissenschaften', so eine unserer Grundannahmen, sickert nicht einfach in den Alltag ein, sondern durchläuft einen „Kreativzyklus von elementarer und elaborierter Kultur" (Link 2005, 92f.).

### *10.2.1 Methodisches Vorgehen*

Die Aufgabe der Empirie ist es, Anhaltspunkte für oder gegen die Existenz des vermuteten Gegenstandes „individuelle Autonomie" zu finden. Wie im methodologischen Teil vorgeschlagen (vgl. Kap. 5), gehen wir von der Wissensoberfläche aus. Zur Sichtung des Chaos verstreuter Äußerungen wird im Rahmen dieser Einzelstudie bereits im ersten Schritt eine Strukturierung vorgenommen: Beobachtet wird nur die Aussage „Jeder soll selbst entscheiden" in ihren verschiedenen Varianten. Gleichzeitig erfolgt eine Systematisierung der Kontexte des Auftretens der Aussage. Das verwendete Ordnungskriterium ist Links Typologie interdiskursiven Materials (vgl. Kap. 8), zu dem wir auch die Phrase selbst zählen. Diese erste Materialsammlung wird durch entsprechende Codes dokumentiert. Im zweiten Schritt werden typisierbare Kombinationen von Elementen aus dem gefundenen interdiskursiven Material rekonstruiert. Es wird sich zeigen, dass ein narratives Schema in Erscheinung tritt, das man als „ethische Entscheidungssituation" bezeichnen kann. Im dritten Schritt erfolgt die Codierung des Forschungsgegenstandes „individuelle Autonomie". Auf der nun vorstrukturierten Wissensoberfläche wird gezielt nach den Spuren des Gegenstandes gesucht, indem eine Codierstrategie verfolgt wird, die den drei eingangs vorgestellten Leitfragen nachgeht.

Der erste Blickwinkel verfolgt die Frage „Was ist individuelle Autonomie?", um zu Klassifizierungsmustern des Gegenstandes zu gelangen. Die Codierung ist an Foucaults (1990a, 64) „Spezifikations-" oder „Differenzierungsraster" angelehnt, mit denen er die Formation der Diskursgegenstände beschreibt. Die zweite Perspektive liefert die Differenzbildung, oder, nach Foucault (1990a, 63), die „Instanzen der Abgrenzung": Worin unterscheidet sich ‚individuelle Autonomie' von anderen Gegenständen? Die Differenzbildung schließt Grenzziehungen und Regeln für Ausschlüsse ein. Aus diesem Grund lässt die Wahl der Abgrenzungsmöglichkeiten vermutlich auch Rückschlüsse auf Diskursstrategien und Machtwirkungen zu, auf die die dritte Leitfrage abzielt. Klassifikationsweisen und Differenzbildungen von individueller Autonomie werden von den aufgefundenen narrativen Schemata abgeleitet, indem diese in ihre abstrakten Bestandteile zerlegt und auf Konsistenz überprüft werden. Während und nach der Rekonstruktion des Gegenstands erfolgt eine weitere Überprüfung auf Übereinstimmungen zwischen den im Material markierten Aussagenensembles und den Merkmalsdefinitionen der Codes.

Die Codiertechnik wird von den vorherigen qualitativen Phasen übernommen (*grounded theory* in Kombination mit Diskursanalyse). Der Arbeitsschritt des Offenen Codierens erübrigte sich allerdings, da bereits zu Beginn des Codiervorganges die Grundstruktur des zu erarbeitenden Codebaums feststand (Abbildung 11):

*Abbildung 11* Grundstruktur des Codebaums der Einzelstudie zur individuellen Autonomie

- Interdiskursives Material
    - Phrase „Jeder soll selbst entscheiden“
    - Themen
    - Metaphern
    - Stereotypen
    - Sonstiges
- Kombinationen aus interdiskursivem Material
- Diskursgegenstand „individuelle Autonomie“
    - Klassifikationsmuster
    - Differenzbildungen

Im weiteren Verlauf wurde der Codebaum differenziert und ergänzt.[236] Als Datengrundlage für den ersten Codierdurchgang wurde die Gesamtheit der 10.000 Threads gewählt. Zunächst galt es, den Eindruck zu überprüfen, dem zufolge es sich bei der zu untersuchenden Phrase um eine relativ häufige Äußerung handelt. Die Wortkombination „selbst entscheiden“ wurde von der Suchfunktion 130mal in der Gesamtheit der Threads gefunden, abgewandelte Formen weitere 44mal.[237] Diese überschaubare Anzahl von Fundstellen bildete aus forschungspragmatischen Gründen die Ausgangsbasis für das Codieren. Aufgrund der Vorannahmen wurde für die weiterführende Analyse der Begriff der Selbstbestimmung mit einbezogen. Er war bereits in das Diktionär der 1000 Fragen aufgenommen worden. Das Lemma bestand aus den Zeichenfolgen *selbstbestimm* und *autonom* und wurde von den Fragestellern nur 25mal benutzt. Die gleiche Textsuche in allen Threads ergab immerhin 102 Fundstellen. Zusätzlich wurden in einer dritten Codierphase fünf Patenschaften in den Korpus integriert, deren Leitfragen sich mit Selbstbestimmung in Verbindung bringen ließen.[238]

236 Die Vernetzung von Codes, Memos und zusätzlichen Elementen wurde in der benutzten Software MaxQDA2 durch das visuelle Zusatztool MaxMaps erstellt.

237 „für sich entscheiden“ 29 Fundstellen; „eigene Entscheidung“ 8; „persönliche Entscheidung“ 5; „individuelle Entscheidung“ 2.

238 Es handelte sich um diese Fragen: *„Wer will entscheiden, wann Leben nicht lebenswert ist?“* (Pate: Dominique Horwitz); *„Ich habe eine Patientenverfügung gemacht. Wer garantiert mir, dass gemäß meinem Willen zu einem von mir bereits definierten Zeitpunkt die Maschinen wirklich abgestellt werden und ich damit von Schmerzen erlöst werde?“* (Patin: Erika Feyerabend); *„Ist es nicht die größte Errungenschaft der Zivilisation, wenn die menschliche Selbstbestimmung auch die freie Bestimmung über das eigene Ende mit einbezieht?“* (Pate: Dr. Oliver Tolmein); *„Was berechtigt einen Menschen, über Wert oder Un-*

### *10.2.2 Analyseergebnisse: Das Aussagenensemble um „individuelle Autonomie"*

Auf der ersten Untersuchungsebene sehen wir die Aussage im Zusammenhang mit ungeordnetem, oder nach Link (1999, 154) „frei flottierende[m]" interdiskursiven Material wie Themen, stereotypen Figuren oder Metaphern.

*Interdiskursives Material*

Recht einfach zu identifizieren sind die Themen der Forumsbeiträge; hier manifestiert sich wiederum die Macht der Rahmung: Das Feld möglicher Situationen ist durch das Oberthema Bioethik eingeschränkt. Wie erwähnt, kommt die Äußerung „Jeder soll selbst entscheiden" inklusive der abgewandelten Formen 174mal im 1000 Fragen-Material vor. Unter diesen Textstellen sind die häufigsten thematischen Kontexte:

- Sterben (79)
- Fortpflanzung allgemein (17)
- Abtreibung (16)
- Wertepluralismus, Religionsfreiheit (12)
- sonstige moralische Fragen (22)
- Organspende (3)
- Politik (3)
- sonstiges (18)

Vereinzelt kommen vor:

- normal, gesund sein (Thread 8887)
- perfekt sein (Thread 8572)
- demokratische Freiheit (Thread 1555)
- Forschungsförderung (Thread 5365)

Über die Hälfte der Fundstellen zum Suchbegriff „selbst + entscheiden" (71 von 130) stehen im Kontext mit dem Thema Sterben und Sterbehilfe. Eine typische Frage lautet: *„Warum kann ein unheilbar kranker Mensch, der weiß, dass er in absehbarer Zeit nur noch ‚dahinvegetieren' wird, nicht selbst entscheiden, dass er dann sterben will?"*

---

*wert eines anderen Menschen zu urteilen?"* (Patin: Ulrike Folkerts); *„Was, du meinst plötzlich, dass die Demokratie doch nicht das richtige Konzept sei, um ‚überlebenswichtige Entscheidungen' zu treffen?"* (Pate: Prof. Dr. Eberhard Schockenhoff)

(Thread 3906) Bei der Untersuchung der 71 Textstellen lässt sich ein weiteres typisches Element des untersuchten Materials erkennen: ein anscheinend weit verbreitetes Stereotyp, nämlich der unheilbar kranke, Schmerz und Qualen Erleidende, der im Krankenbett seiner Würde beraubte Mensch ohne Hoffnung, der sich nur noch den Tod als Erlösung wünscht, oder, drastisch ausgedrückt, *„ein an Schläuche angebundenes, sabberndes, röchelndes Stück Elend“* (Thread 9149). Was sind die konstituierenden Bestandteile dieses stereotypen Bildes?

Es geht immer um einen Zustand der Hilflosigkeit, hervorgerufen durch eine Krankheit oder Behinderung. Es geht außerdem um eine Beeinträchtigung wichtiger Körperfunktionen, meist auch der geistigen Kräfte. Unverzichtbares Element ist auch die Unheilbarkeit der Krankheit oder Beeinträchtigung; sie wird meist aus einer negativen medizinischen Prognose abgeleitet. Manchmal wird die Situation als ‚hoffnungslos‘ charakterisiert, auch wenn abweichende Meinungen Hoffnung machen, z.B. auf ein Leben nach dem Tod. Das Erleiden von Schmerz und Qualen trägt dazu bei, die Situation als unerträglich zu empfinden. Insgesamt beschreibt das Bild eine Nähe zum Tod, die nicht unbedingt zeitlich zu interpretieren ist: Die Qualen könnten ohne aktives Eingreifen Anderer ‚endlos‘ weiter verlängert werden. Was den leidenden Menschen betrifft, gibt es diese Varianten: Die meisten Äußerungen beziehen sich auf ältere Patienten bzw. Bewohner von Altenpflegeheimen, manchmal aber auch um Neugeborene oder schwerst Pflegebedürftige unbestimmten Alters. Eine weitere Komponente des stereotypen Bildes ist die als inhuman geschilderte Versorgung der Pflegebedürftigen: Man lässt sie *„in Krankenhäusern an irgendwelchen Maschinen dahinsiechen“* (Thread 344); sie werden *„mit Chemotherapeutika vollgepumpt [.] oder [vegetieren] an Schläuchen dahin[.]“* (Thread 1808). Auch Koma, Zwangsernährung und Morphiumrausch werden erwähnt.

Dieses Bild macht Angst. Auf der Meta-Ebene bemerkt ein User ganz richtig: *„was man deutlich aus allen Beiträgen entnehmen kann, ist, dass alle Angst haben unter Qualen und Schmerzen zu sterben.“* (Thread 248) Diese Schlussfolgerung ist unmittelbar einsichtig; sie kann eventuell die Motivation erklären, warum teilweise sehr engagierte Beiträge in das Internetforum gestellt werden. Was allerdings nach wie vor erklärungsbedürftig bleibt, ist die Verknüpfung des geschilderten Stereotyps mit der untersuchten Phrase „Jeder soll selbst entscheiden“. Vielleicht kann ein weiteres, typisch interdiskursives Diskursfragment helfen, die Angelegenheit zu erhellen: die bereits zitierte Metapher *„dahinvegetieren“*. Eine Überprüfung ergibt 51 Fundstellen für das Suchwort *vegetier*, das damit ebenso häufig vertreten ist wie das im Zusammenhang mit dem gleichen Stereotyp genutzte Wort *siech* (50 Fundstellen). Vegetieren – eigentlich eine pflanzliche Lebensform – wird im Material metaphorisch auf Menschen bezogen, deren Leben damit auf sog. ‚vegetative‘

Körperfunktionen beschränkt wird: Atmung, Verdauung, Stoffwechsel, Sekretion, Wasserhaushalt. Die Analogie zu Pflanzen lässt, wie alle Metaphern, mehrere Deutungen zu. Zunächst könnte die Klassifizierung die Überschreitung einer Grenzlinie zwischen Mensch und ‚nicht mehr Mensch' markieren: Dem ‚vegetierenden' Menschen fehlen wichtige Eigenschaften, die menschliches Leben ausmachen, z.B. die Denk- und Kommunikationsfähigkeit. Von den Usern ins Spiel gebracht wird der ethische Begriff der Würde: *„Warum muss mein Vater weiter vor sich hinvegetieren, statt in Würde sterben zu dürfen?"*(Thread 2414) Würde ist ein mit Werten beladener Begriff und legitimiert eine Hierarchie der ethischen Bewertung von Leben: Üblicherweise wird der Wert pflanzlichen Lebens geringer eingestuft als der tierischen oder menschlichen Lebens. Die metaphorische Analogie zur Pflanze bedeutet also tendenziell eine Herabsetzung des ‚Lebens-Wertes' der Betroffenen. Wie alle Metaphern funktioniert auch die des ‚Vegetierens' nur, weil die Analogie selektiv-konnotativ hergestellt wird. Im Falle von Schmerzempfinden stößt die Metapher z.B. an ihre Grenzen, da dieses bei Pflanzen nicht bekannt ist. Jedoch ist das Ersparen oder Beenden wollen von Schmerz und Leiden eines der Hauptgründe, um Sterbehilfe zu rechtfertigen. Damit sind wir wieder beim untersuchten Diskursthema.

*Ein narratives Schema: Die ethische Entscheidungssituation*

Es zeigt sich, dass das untersuchte, interdiskursive Material nicht ‚frei flottiert', sondern, wie durch Ähnlichkeiten über viele Textstellen hinweg nachgewiesen werden kann, systematische Verknüpfungen aufweist. Führt man das oben begonnene Beispiel fort, formieren sich die vorgefundenen Elemente des Interdiskurses zu einem kohärenten narrativen Schema: Mit der Kombination aus dem Thema Sterbehilfe + dem Stereotyp „unheilbar kranker, leidender Mensch" + der Metapher „Vegetieren" + der Phrase „Jeder soll selbst entscheiden" wird eine bestimmte, typisierbare Entscheidungssituation konstruiert, nämlich: „lebenserhaltende Apparate abschalten – Ja oder nein?". Einzelne Elemente dieses Schemas können variieren, z.B. kann die Situation als real geschildert (*„Mein Großvater musste vor 3 Jahren ‚dahinsiechen' im Koma"*, Thread 3906) oder abstrakt-fiktiv formuliert werden. Auch können Elemente fast komplett ausgetauscht und/oder rekombiniert werden, so dass sich neue Schemata bilden (z.B. „Abtreibung – Ja oder nein?" oder „Organspendeausweis ausfüllen – Ja oder nein?"). Diese im Sinne des 1000 Fragen-Forums als ‚ethisch' zu bezeichnenden Entscheidungssituationen bilden komplexere Strukturen als die zuvor untersuchten interdiskursiven Elemente. Beispielsweise sind sie in der Lage, einen Raum für verschiedene Diskurspositionen zu öffnen, mit denen sich Grenzen zwischen Pro- und Contra-Positionen markieren lassen.

*Formation der Gegenstände: das Aussagenensemble „individuelle Autonomie"*

Während die Konstruktion von Entscheidungssituationen noch auf der ‚Wissens-Oberfläche' der untersuchten diskursiven Praxis verortet werden kann, stellt sich für die abstrakte Ebene der Wissensordnung die analytische Frage: Was sind die Existenzbedingungen dafür, dass die vorgefundenen, sich im Text wiederholenden Erzählstrukturen so und nicht anders zusammengesetzt sind? Unter Existenzbedingungen sind hier die Regeln für die empirisch zu fassende Streuung von Aussagen gemeint, die von den Mustern der Klassifikation und Differenzbildung abgeleitet werden können. Unter dem Aspekt der Klassifikation brachte die Codierarbeit ein Ensemble von Aussagen hervor, das sich aus folgenden Elementen (Codes) zusammensetzt:

- Das autonome Subjekt
- Die individuelle Entscheidung
- Eigenverantwortung
- Recht auf Autonomie

Diese Begriffe bilden zusammen das Klassifikationsmuster für individuelle Autonomie: ein semantischer Klumpen im diskursiven Ereignis. Sie sollen im Folgenden näher expliziert werden. Die Subjektposition „Jeder" in der Aussage „Jeder soll selbst entscheiden" ist nur auf dem ersten Blick ein Platzhalter für eine beliebige Person oder Rolle. Bei näherer Betrachtung ist das Subjekt nicht so beliebig konturiert, wie es zunächst den Anschein hat. Vielmehr ist es sehr wohl Einschränkungen und Ausschlussmechanismen unterworfen: *„Prinzipiell bin ich der Meinung, dass jeder Mensch frei über sein eigenes Leben entscheiden darf und sollte. Dies sollte aber nur dann geschehen, wenn ich noch bei klarem Verstand bin." (Thread 1338).* Ein funktionierender Verstand[239] scheint unverzichtbare Bedingung für die Autonomie des Menschen zu sein. Der folgende Bedingungssatz stellt die Beziehung zwischen dem *„klaren Verstand"* und der Autonomie her; dabei trifft man auf die Aussage „Jeder kann selbst entscheiden": *„Wenn er bei klarem Verstand ist, kann sich jeder Mensch seinen Zeitpunkt des Todes jederzeit mittels Selbstmord selbst wählen."* (Thread 308).[240] Auch wenn die Vernunft als Voraussetzung für das autonome Subjekt in den meisten Äußerungen nicht expliziert wird, kann man sie als deren Existenzbedingung annehmen. Es würde einer eigenen Diskursanalyse bedürfen, um den

239 Auf dieses Konstrukt wird hier nicht näher eingegangen.

240 Die Etablierung der Grenzlinie „klarer Verstand" / „Wahnsinn" hat Foucault (1978) für die moderne Gesellschaft detailreich diagnostiziert.

Ursprung (bzw. die Genealogie) dieser spezifischen Subjektvorstellung zu ergründen; an dieser Stelle sei lediglich auf die Parallelität zum Subjekt des bürgerlichen Rechts verwiesen: Die Rechtsfähigkeit beginnt zwar mit der Geburt (§1 BGB) und weist dem Individuum bereits damit einen Subjektstatus zu. Den vollwertigen Status des mündigen Subjekts (d.h. mit uneingeschränktem Zugang zum allgemeinen Rechtsverkehr) erreicht der Bürger aber erst mit der Volljährigkeit (§2 BGB) und unter der Bedingung, nicht durch eine geistige Behinderung oder psychische Krankheit bei der Regelung seiner Angelegenheiten beeinträchtigt zu sein (§ 1896 BGB).

Ebenso voraussetzungsvoll wie das Konstrukt des autonomen Subjekts ist das der ‚individuellen Entscheidung': *„der mensch ist herr über sein eigenes leben. somit hat er die freiheit, über sein leben zu verfügen. dann soll er auch entscheiden dürfen, ob es wert ist, das leben zu leben oder nicht."* (Thread 3475) Das Individuum (natürlich gedacht als autonomes Subjekt) gilt als allein zuständig für existenzielle Fragen, die die eigene Person betreffen. Weder beinhaltet die individuelle Entscheidung eventuelle Handlungsbeschränkungen, noch das Einbeziehen anderer Personen in die Entscheidungsbildung. Wenn dies dennoch thematisiert wird, befinden wir uns schon in Auseinandersetzungen um die Grenzen der Autonomie, von denen später noch die Rede sein wird. Eng verbunden mit diesem Aspekt ist auch das Idealbild der eigenverantwortlichen Lebensführung: *„Nicht zu vergessen die Selbststeuerung des Menschen, der ja sein Leben auch aktiv mitgestaltet. Nicht nur Umwelt und Anlage machen uns zu dem, der wir sind, sondern auch wir selbst, unser Wille!"* (Thread 9148) Die Einbeziehung von Eigenverantwortung in die Konstruktion von individueller Autonomie ist eine logische Folge des Konzeptes einer allein vom freien Willen gelenkten, individuellen Entscheidung: Wenn sonst niemand an der Entscheidungshandlung beteiligt ist, sind auch die Handlungsfolgen eindeutig dem oder der Entscheidenden zuzuschreiben – das (Er-)Tragen der Folgen aber ist nichts Anderes als die Wahrnehmung von Verantwortung. Diese Logik findet sich im Onlineforum vor allem im Zusammenhang mit Themen wie Präimplantationsdiagnostik und „das behinderte Kind": *„Die Entscheidung liegt bei den Eltern, die die alleinige Verantwortung tragen!"* (Thread 206).

Der letzte Code, der am Klassifikationsmuster für individuelle Autonomie beteiligt ist, heißt „Recht auf Autonomie". Spätestens hier wird deutlich, dass der Diskursgegenstand ‚individuelle Autonomie' auch eine soziale Dimension hat. Die Phrase „Jeder soll selbst entscheiden" ist als Leitidee nur im Rahmen einer sozialen Ordnung sinnvoll, die – paradoxerweise? – die Aufgabe grenzenloser Autonomie durch die Einführung von Spielregeln verlangt. Ein im Onlineforum häufig benutzter Referenzpunkt ist das Grundgesetz (GG): *„Ich denke, dass ich schon das Recht* *habe, selbst zu bestimmen wann und wie es mit mir endet, aber wer sagt es dem Arzt, wenn ich im Koma liege - hier bedarf es einer Gesetzesgrundlage. Ethisch ist es aus meiner Sicht auf alle Fälle vertretbar, denn das Recht auf freie Selbstbestimmung ist im GG verankert"* (P17-130).

Die Analyseergebnisse zum Diskursgegenstand ‚individuelle Autonomie' bergen im Grunde keine Überraschungen. Im Allgemeinen findet man die Vorgaben, die auch aus den ethischen, politischen oder rechtlichen Spezialdiskursen bekannt sind: ein mit Willensfreiheit ausgestattetes Individuum, die ihm zuzurechnenden Handlungen sowie eine soziale und rechtliche Ordnung, die diese Subjektvorstellung als Leitbild akzeptiert. Doch mit dem Klassifikationsraster ist die Beschreibung des Gegenstandes noch lange nicht vollständig: Funktionsweisen des Interdiskurses wie die Vereinfachung komplexer Wissensbestände, integrierende Verknüpfungen über Diskursgrenzen hinweg oder die Herstellung von Handlungsrelevanz zeigen sich erst bei der Betrachtung der Differenzbildungen.

*Differenzbildung I: Individuelle Autonomie als ‚Ethik ohne die Anderen'*

Die Abgrenzung von Diskursgegenständen ist im Interdiskurs, dessen Elemente sich aufgrund von Mehrdeutigkeit und der vorherrschenden assoziativen Logik auf vielfältige Weise kombinieren lassen, nicht so einfach wie in Spezialdiskursen. Man könnte sagen, interdiskursive Diskursgegenstände sind an den Rändern unscharf. Darum wurde für die Codierung von Differenzbildungen gezielt nach solchen Textstellen gesucht, in denen explizit von Grenzziehungen die Rede ist. Eine typisierbare Aussage über die Grenzen von Autonomie lautet, dass *„man dort Grenzen setzen muss, wo man anfängt, anderen zu schaden."*(Thread 9195) Die Einbeziehung der *„anderen"* in die Konstruktion eröffnet die Möglichkeit einer Differenzbildung auf der Achse Individuum – Gesellschaft. Der individuellen Autonomie wird als Negativfolie die ‚Sozialität' gegenüber gestellt. Die für die Differenzbildung relevanten Elemente des Diskursgegenstandes „Sozialität" kann man definieren, indem man sie zu den Elementen des Konstruktes „individuelle Autonomie" in Beziehung setzt:

| | | |
|---|---|---|
| Das autonome Subjekt | ⇔ | Das soziale Subjekt |
| Die individuelle Entscheidung | ⇔ | Die kollektive Entscheidung |
| Eigenverantwortung | ⇔ | Verantwortung für Andere |
| Recht auf Autonomie | ⇔ | Verpflichtungen durch Werte und Normen |

Das soziale Subjekt handelt nicht frei, sondern orientiert sich an den anonymen ‚Anderen' und ist somit unabwendbar gesellschaftlichen Zwängen unterworfen: *„Was die Einschränkung des freien Willens angeht, wir Menschen entscheiden niemals frei, sondern immer abhängig von irgendwelchen Dingen. [...] Dass der Mensch etwas frei entscheiden könnte, ist eine Illusion. Das könnte er nur, wenn er durch nichts beeinflussbar wäre. Aber dann wäre er kein Mensch."* (P17-138) In diesem Zitat wird die Verknüpfung von Willensbeschränkung und Menschsein besonders deutlich.

In der kollektiven Entscheidung drückt sich der handlungsrelevante Aspekt von Sozialität aus. Hier lassen sich auch die Diskussionen über gesetzliche Regelungen oder Gesetzesänderungen einordnen: *„Ich finde es aber nicht o.k., dass Gesetze-Macher uns das vorschreiben. Für mich waren immer schon die befruchteten Eizellen ‚meine Kinder'. Diese Freiheit in meinem Denken lasse ich mir nicht nehmen, und ich will auch danach handeln dürfen. Darf ich aber laut ESchG in mancher Hinsicht nicht!"* (Thread 2140) In dieser Fundstelle wird die Abgrenzung von der kollektiven Entscheidung dadurch verschärft, dass das im politischen Diskurs etablierte Stellvertretungsverhältnis zwischen dem Volk als Souverän und den Instanzen der Legislative nicht anerkannt wird. Die Äußerung distanziert sich deutlich von den *„Gesetze-Macher[n]"*. Unerwünschte Verpflichtungen, die sich aus bindenden Werten und Normen ergeben, bilden auch die Negativfolie für den Code ‚Recht auf Autonomie'. Neben Gesetzen ist vor allem die christlich geprägte Moral ein Symbol für die Beschränkungen von Selbstbestimmung. In der folgenden symptomatischen Äußerung betont der User, dass er sich *„von Christen und anderen Moralisten nichts vorschreiben lassen will, wenn es um Gesundheit, eigene Embryos usw. geht."* (Thread 9024)

Da Handlungen offensichtlich nicht nur Folgen für die entscheidenden Personen haben, sondern auch für Andere, wie es bei Gesetzen immer der Fall ist, kommt an dieser Stelle die Verantwortung ins Spiel, genauer: die Verantwortung für Andere. Interessant ist die Bildung von ‚Verantwortungs-Rollen', die beim Codieren zum Vorschein kommen: Der Typus der verantwortlichen Elternschaft zählt fast als einziger zum sozialen Nahbereich; weiter wird die professionelle Verantwortung (meist von Ärzten und Wissenschaftlern) genannt, außerdem sieht man sich in der Verantwortung für die Menschheit oder gar für kommende Generationen: *„Es geht doch nur darum, in einem (möglichst breiten) Konsens gesetzliche Reglungen zu schaffen, die eine Brücke zwischen der Freiheit der Menschen, den neuen Technologien und der Gesundheit der Nachfahren schlagen. Gerade die Nachfahren sind jetzt interessant, inwieweit haben sie ein Recht darauf, frei von vermeidbaren Erbkrankheiten zu sein?"* (Thread 8010)

Mit der Konturierung eines Gegenbildes zur individuellen Autonomie entsteht Raum für Grenzziehungen: eines Territoriums, um das in diskursiven Kämpfen gestritten wird. Wie sehen diese Kämpfe um Gewissheiten konkret aus? Zum einen finden sie auf der abstrakten Ebene von Regelformulierungen statt, z.B. indem das normalerweise implizite Autonomiekonzept explizit hinterfragt wird. Diese Meta-Kommunikation zeigt, dass den Sprechern Diskursordnungen zumindest in Teilbereichen durchaus bewusst sind; sie sind in der Lage, diese zu reflektieren und gegebenenfalls auch abzulehnen. Zum anderen sind auf der Anwendungsebene, bei den schon genannten Entscheidungssituationen bzw. Kombinationen interdiskursiven Materials, viele Beispiele für Grenzziehungen zu finden. Zwei Muster der Abgrenzung sollen im Folgenden näher expliziert werden: das komplette Ausblenden der Sozialität zur Aufrechterhaltung einer grenzenlosen individuellen Autonomie und die Ausweitung der Anwendungsebenen.

Sobald ein „Recht auf Selbstbestimmung" postuliert wird, ist offensichtlich, dass dieses Recht durch die Selbstbestimmung Anderer eingeschränkt werden kann – diese Beschränkungen nehmen u.a. die Form bindender Normen an. Die Anerkennung des Selbstbestimmungsrechts an sich erfordert also eine Grundhaltung von Toleranz und einen gewissen Respekt vor den Anderen: *„Ich finde, die individuelle Entscheidung der Betroffenen für ihren eigenen Lebensweg sollte immer respektiert werden" (Thread 5103)* Der folgende Beitrag fordert Freiheit und Beschränkung im selben Atemzug: *"Ich denke auch, wir werden in unserer Entscheidungsfreiheit viel zu sehr eingeengt. Ein mündiger Bürger, der sich ausreichend informiert hat, sollte viel mehr selbst entscheiden können."* (Thread 1549) Hier werden allerdings die Beschränkungen aus der Sozialität herausgelöst und in das Konzept des autonomen Subjekts integriert: Die Etablierung der Grenzlinie zwischen klarem Verstand und Wahnsinn, die oben schon erwähnt wurde, kommt auch ohne die Semantik der Sozialität aus. Die Vernunft, hier im Gewand der Informiertheit, kann durchaus als eine Eigenschaft des Individuums gedacht werden, sozusagen als dessen Grundausstattung. Sie ist notwendige und nach dieser Grenzziehung auch hinreichende Bedingung für Mündigkeit, d.h. Autonomie. In anderen Worten, die Sozialität befindet sich jenseits der Autonomie, das Individuum wird – wie es in Thread 1549 heißt - durch sie *„eingeengt"*. Der Gesellschaft wird der Status einer „ärgerlichen Tatsache" (Dahrendorf 1977, 20) zugewiesen. Dies hat zur Folge, dass die Vertreter/innen individueller Autonomie Ansprüchen auf Befolgung gesellschaftlicher Normen prinzipiell kritisch gegenüberstehen. Selten wird die Forderung nach grenzenloser Autonomie so unverblümt formuliert wie im folgenden Textbeispiel: *„Mein Modell sieht so aus: Abschaffung aller Regeln und Gesetze. Absolute Eigenverantwortung für jegliches Handeln. Abwägen und Entscheiden nach dem eigenen Wissen, Gewissen und Willen. d.h.: Jeder entscheidet für sich was Recht oder Unrecht ist."*

(Thread 9764) Durch die Abschottung der individuellen Autonomie von ‚Einmischungen' entsteht im Endeffekt eine ‚Ethik ohne die Anderen'.

Im Vergleich zum ethischen Spezialdiskurs, der das Individuum ohne Sozialität nicht denken kann, ergibt sich eine radikale Komplexitätsreduzierung. Der alltagsnahe Interdiskurs braucht sich nicht mit systematisierenden Überlegungen zu Wertehierarchien, Abwägungsprozessen und deren Begründungen abzugeben. Im Onlineforum impliziert Entscheidungsfreiheit häufig die Möglichkeit, zwischen verschiedenen legitimen ethischen Werten wählen zu können; in nicht wenigen Äußerungen führt dies zu einem konsequenten Wertepluralismus: *„Ist ein Mensch mehr oder weniger wert als ein Wurm? Für wen? Für einen Arbeitgeber oder für einen Angler? Wie viel jedem von uns etwas Konkretes wert ist, wird wohl jeder für sich entscheiden müssen. - Außer er ordnet sich autoritären Vorgaben unter. Aber auch das ist letztendlich eine Entscheidung. Und - Wertentscheidungen muss niemand begründen, nicht einmal rechtfertigen, um sie treffen zu können. Andere könnten ihn dafür höchstens an den Pranger stellen (oder ins Fegefeuer), nicht aber ins Unrecht setzen."* (Thread 1734) Wenn Wertentscheidungen keiner Rechtfertigung mehr bedürfen, wird dem ethischen Spezialdiskurs der Boden unter den Füßen weggezogen; er erweist sich schlichtweg als überflüssig.

Der ‚einmischungsfreie' Bereich, innerhalb dessen allein die individuelle, freie und eigenverantwortliche Entscheidung gilt, ist nicht nur Gegenstand eines Gedankenspiels, wie es die zitierte Äußerung vermuten lässt. Ein zweites Argumentationsmuster, um Grenzen zu ziehen, gesteht der Sozialität einen legitimen Geltungsbereich zu, nur um diesen gleich darauf so weit wie möglich zu beschränken. Diese doppelbödige Integration wird in der großen Mehrzahl der Äußerungen vollzogen, da sie diskurstaktisch Sinn macht: Mit ihr lässt sich besser Handlungsrelevanz herstellen. So ist es z.B. möglich, an das Begriffspaar ‚privat-öffentlich' anzuknüpfen, das strategische Anschlüsse an den rechtlichen Diskurs zulässt. Unter den Patenschaften gibt es einen Thread, der mit dieser Grenzziehung eröffnet wird: *„Wer garantiert das Recht auf Privatsphäre und Eigenbestimmung?"* (P52) Die thematische Rahmung Bioethik lässt die vorherrschende Meinung zum Vorschein kommen, der eigene Körper gehöre selbstverständlich in den Bereich individueller Autonomie und staatliche oder sonstige Einmischung sei verboten: *„Fortpflanzung ist Privatsache"* (P24-28). Je weiter der Gegenstandsbereich der Entscheidungssituationen in der Öffentlichkeit verortet wird, desto mehr Zugeständnisse an die Regeln der Sozialität werden gemacht. Bei eindeutig kollektiven Entscheidungen wie der Gesetzgebung ist es für Vertreter der individuellen Autonomie nur noch möglich, sich zu distanzieren, aber nicht mehr, die Kollektivität auszublenden. Die Distanzierung erfolgt dann, indem z.B. Misstrauen gegenüber den Regeln demokratischer Willensbildung und Entscheidungsfindung geäußert wird: *„stellt euch mal vor, was los wäre, wenn die idioten von der straße mitentscheiden dürften!"* (Thread 8349)

*Differenzbildung II: Autonomie / Autonomieverlust*

Während die erste Differenzierung ein Gegenbild zum individuellen Teil des Gegenstandes ‚individuelle Autonomie' entwirft, erfolgt die zweite Differenzbildung zwischen Autonomie und Fremdbestimmung: Mit dem Autonomieverlust wird ein Gegenbild entworfen. Auch hier tauchen Sinn-Elemente der individuellen Autonomie wieder auf:

| | | |
|---|---|---|
| Das autonome Subjekt | ⇔ | Das fremdbestimmte Subjekt |
| Die individuelle Entscheidung | ⇔ | Die stellvertretende Entscheidung |
| Eigenverantwortung | ⇔ | Fremdverantwortung |
| Recht auf Autonomie | ⇔ | Verlust des Rechtsstatus |

Zur diskursiven Konstruktion der individuellen Autonomie gehört unverzichtbar die Opposition zur Fremdbestimmung. Es gibt auch Symbole für das Gegenbild, z.B. das schon erwähnte Stereotyp des qualvoll im Krankenhaus oder Pflegeheim sterbenden Greises oder die Metapher des ‚Vegetierens'. Letztere verdeutlicht noch stärker als das schon beängstigende Stereotyp des hilflos Sterbenden die Bedrohungen der individuellen Autonomie. Da dieses Gegenbild alle Aspekte der Fremdbestimmung in sich vereint (fremdbestimmtes Subjekt, stellvertretende Entscheidung, Fremdverantwortung, Verlust des Rechtsstatus), sollen die Differenzbildung sowie die Kämpfe um Grenzziehungen an diesem Beispiel nachvollzogen werden.

Auffallend ist, dass die Äußerungen im Umfeld der stereotypen Sterbesituation nicht unbedingt auf religiöse Symbole zurück greifen; im Gegenteil werden Religion und Kirche wegen ihrer Ablehnung der aktiven Sterbehilfe scharf kritisiert: *„Es mag sein, dass ein Gebot sagt, man soll nicht töten. Aber was hat die Bibel schon zu sagen? Sie ist erstunken und erlogen! Man muss für sich entscheiden, was das Beste für einen selbst ist."* (Thread 663) Auf der anderen Seite gibt es kaum eine Äußerung, die in diesem Kontext den Tod beschreibt, ohne den religiös konnotierten Begriff der „Erlösung" zu benutzen.[241] Was ist der Grund für diese inkonsequent erscheinende Begriffsformation? Wahrscheinlich hat sie mit dem zugrunde liegenden Menschenbild zu tun: In einer materialistischen Wissensordnung wird das auto-

241 Eine Zählung ergab 225 Fundstellen für den Begriff *erlös*.

nome Subjekt durch die Existenz des Todes beleidigt; zumindest lässt der Wegfall religiöser Hoffnung auf ein Weiterleben es nicht zu, ihn positiv zu verstehen. Schon Nietzsche (1982, Aphorismus 125) hat sich in seiner These vom Tod Gottes gewundert, dass die Menschen nach diesem ‚Mord' so gleichmütig weiterleben können.

Aus dieser Sicht lässt sich die Nutzung eines diskursiven Elementes aus dem religiösen Diskurs – in diesem Fall ‚Erlösung' – für die interdiskursive Konstruktion von Sterbesituationen als Chance verstehen, doch noch etwas Gutes an der eigenen Endlichkeit zu finden. Die Kraft des Wortes ‚Erlösung' erschließt sich am besten aus einzelnen Äußerungen: *„Mein Mann war todkrank, er wollte immer leben, er wusste, er würde sterben, von daher ist der Tod für ihn eine Erlösung gewesen."* (Thread 2146) Wenn jemand, der *„immer leben"* wollte, den Tod vor Augen hat, ist das Sterben müssen eigentlich eine Horrorvorstellung. Wird hier *„Erlösung"* als Synonym für die Beendigung eines unerfreulichen Zustandes benutzt? Wenn sie das Erlöschen eines Lebens zur Bedingung hat, fragt man sich, für wen eigentlich das Heilsversprechen gilt, das mit dem Begriff verbunden ist. Eine andere Fundstelle thematisiert genau diesen Aspekt, dass die ‚Erlösung' nämlich häufig nicht für die Sterbenden, sondern für die sonstigen Betroffenen von Bedeutung ist: *„Was die meisten Menschen, die die aktive Sterbehilfe befürworten, erst einmal außer Acht lassen müssen, ist der Schmerz, den sie als Angehörige/Außenstehende empfinden, wenn sie den kranken Menschen sehen, weil dies nicht im geringsten Einfluss darauf hat, ob das Leben des anderen lebenswert ist oder nicht!"* (Thread 3475) Der Tod eines Menschen erlöst die anderen – hier verliert der Begriff seine Unschuld und wird äußerst fragwürdig.

Noch deutlicher wird die moralische Problematik, wenn *„erlösen"* einfach als Euphemismus für ‚töten' benutzt wird. Im nächsten Textbeispiel könnte man die beiden Vokabeln vertauschen, ohne etwas an der Botschaft ändern zu müssen: *„wenn ein mensch in den nächsten stunden sterben wird und er unerdenklich leiden muss, warum kann man ihn dann nicht erlösen, sondern nur hilflos daneben stehen?"* (Thread 2162). Indem das Wort ‚töten', das offenbar nicht sagbar ist, durch den Euphemismus *„erlösen"* ersetzt wird, wird die Konnotation quasi umgepolt. In einem anderen Thread scheint der Mechanismus jedoch nicht funktioniert zu haben; mit Hilfe von historischem Wissen und einer alltagsdiskursiven Argumentation lehnt ein User den Erlösungsbegriff ab: *„Wir stehen hilflos daneben, weil wir keine Routine mehr haben im Umgang mit Sterbenden. Was man tun kann? Mit dem Sterbenden reden, ihn festhalten, ihm Geschichten aus seinem Leben erzählen, ihm etwas vorsingen oder ihm seine Lieblingsmusik vorspielen, vielleicht mit ihm beten. Auf jeden Fall: ihn nicht allein lassen!! Ich hasse das Wort 'erlösen'. Das haben die Nazis auch benutzt."* (Thread 2162) Da der

Tod unvermeidlich ist, kann niemand ausschließen, selbst in die geschilderten Situationen zu kommen. In diesem Kontext erweist sich die Subjektposition der Aussage „Jeder soll selbst entscheiden" als die einer Person, die sich mit dem eigenen Tod beschäftigt. Die Phrase scheint einer inhaltlichen Formation zugehörig, die eine spezifische Problematisierung vornimmt: Wie kann die individuelle Selbstbestimmung in einer solchen Extremsituation aufrecht erhalten werden? Das Verknüpfen der Sterbesituation mit dem Autonomiekonzept ist zunächst einmal eine diskursive Leistung, die nicht selbstverständlich ist. Das zeigen vereinzelte Gegenpositionen, die, anstatt die gestellten Fragen zu beantworten, sich gegen die Problematisierung bzw. Fragestellung selbst wenden. Im folgenden Beispiel kontrastiert der Kommentar das Bild des autonomen Subjekts mit der religiösen Metapher *„Gottes Diener"*.

*„F: Ist Sterbehilfe nicht menschlich, wenn man jemandem damit ein Leben voller Schmerz und Qual erspart?*
*- NEIN! Denn wenn das in Gottes Plan so vorkommt, hat das seine Richtigkeit. Der Mensch muss akzeptieren, dass er selbst nur ein Produkt ist und dass er Gottes Diener ist."* (Thread 6686)

In einer diskursiven Formation, die den Menschen als Herrn seiner selbst konstruiert, als autonomes Subjekt, das zwischen Qual und Sterbehilfe entscheiden kann, wäre eine solche Äußerung nicht sagbar. Der Diskurstheorie zufolge müsste diese Äußerung selbst in der relativ offenen diskursiven Praxis des Onlineforums sofort einen Ausschlussmechanismus in Gang setzen. Tatsächlich lässt er sich beobachten *„Das ist nicht dein Ernst, oder? Wenn du das ernst meinst, würde ich dir zu einem netten kleinen Aufenthalt in der Psychiatrie raten!" (Thread 6686)* Die Äußerung in das Reich des Wahnsinns zu verweisen, kann fast als ‚klassische' Reaktion gelten. Der zurechtgewiesene User – gewissermaßen seiner Vernunft ‚beraubt' – überlässt daraufhin in dem Thread, der danach noch drei Beiträge enthält, den Befürwortern von Selbstbestimmung das Feld. Dieser Vorgang ist ein Beleg dafür, dass sich in dem untersuchten Material tatsächlich Diskursregeln und diskursive Kämpfe beobachten lassen. In einem weiteren Beispiel für eine Gegenposition verwendet der zweite Kommentar eine unverbindlichere Formulierung:

*„F: Wer entscheidet, was lebenswert ist?*
*- Das sollte jeder für sich entscheiden.*
*- Alles und jeder ist lebenswert. Wir sollten uns nicht anmaßen, darüber zu entscheiden."* (Thread 4334)

Wenn auch nicht so provokant wie der religiöse Verweis in Thread 6686, enthält die zweite Äußerung doch eine unverblümte Kritik an der in der Frage formulierten Verknüpfung zwischen *„lebenswert"* und einer Entscheidung. Den

Wert des Lebens zur Disposition zu stellen – sei es auf individueller oder kollektiver Entscheidungsebene –, bezeichnet der Kommentar als *„anmaßen[d]"*. Interessant ist, dass an dieser Stelle die Aussage „Jeder soll selbst entscheiden" ebenfalls auftaucht. In der Kontrastierung der beiden Kommentare dieses Thread erscheint ein neuer Aspekt des Selbstbestimmungskonzeptes. Die Äußerungen haben keinen sichtbaren Bezug zueinander, sie scheinen verschiedenen diskursiven Formationen anzugehören: auf der einen Seite der Relativismus der individuellen Autonomie, auf der anderen Seite das Leben als Beispiel eines unantastbaren ethischen Wertes. Der zweite kritische Kommentar wirft die Frage nach den Grenzen der Selbstbestimmung auf. Gewisse Grundwerte sollten nach dieser Auffassung beachtet werden. An anderer Stelle, bei dem Themenbereich Fortpflanzung bzw. Abtreibung und nach der Diagnose einer potentiellen Behinderung wird eine Konfliktlinie zwischen Selbstbestimmung und dem Lebensrecht von Behinderten aufgebaut: *„Wo fängt die ‚lebensunwerte' Schwerstbehinderung an, und wo die Bequemlichkeit der Eltern, die sich in ihrer ‚Selbstverwirklichung' behindert sehen?"* (Thread 9866) Die Formulierung legt nahe, dass es bei derartigen ethisch-moralischen Konflikten keine deutlich markierten Grenzlinien gibt, sondern nur noch Abschnitte auf einem Kontinuum des Abwägens zwischen gleichwertigen Werten. Dies ist eine zentrale Problemstellung im Spezialdiskurs der (Bio-)Ethik. Ungeachtet der Vorgaben ethischer Denkschulen werden im Interdiskurs unverblümt und offen Grenzen der Selbstbestimmung markiert, umkämpft und überschritten.

*Fazit der Analyseschritte Klassifizierung und Differenzbildung*
Das Konstrukt ‚individuelle Autonomie' kann den Analyseergebnissen zufolge als strukturelle Existenzbedingung für ein abgrenzbares Ensemble von Aussagen angesehen werden. Die Aussage „Jeder soll für sich entscheiden" wäre ohne die Konzeption individueller Autonomie nicht sagbar. Die Fundstellen weisen darauf hin, dass die individuelle Autonomie im zivilgesellschaftlichen Diskurs eine strategische Position einnehmen kann: Sie kann Grenzen verschieben (wie die zwischen privater und öffentlicher Sphäre), Tabus setzen (z.B. etwa: ‚Der Mensch ist nicht autonom, sondern ein Geschöpf Gottes und sein Diener'), oder auch diskursive Nischen öffnen (z.B. indem ethische Werte zur Disposition gestellt werden).

In der Abbildung 12 sind die Ergebnisse der Analyse noch einmal zusammengefasst: Auf der untersten Ebene befindet sich das „frei flottierende[.]" (Link 1999, 154), noch wenig strukturierte interdiskursive Material. Dazu gehören neben der untersuchten Phrase „Jeder soll selbst entscheiden", dem Ausgangspunkt der Einzelstudie, Stereotype, interdiskursive Themen und Metaphern. Die Entscheidungssituationen, die als vorherrschendes narratives Schema identifiziert werden, stellen mehr oder weniger originelle Kombinationen dar. Sie können auf einer etwas stärker strukturierten Ebene verortet werden, auf der Handlungsrelevanz hergestellt und Orientierungswissen vermittelt wird. Beide Ebenen befinden sich auf der Wissensoberfläche (vgl. Kap. 5) und können induktiv aus den Texten heraus codiert werden. Anders die oberste Ebene der Klassifizierung und Differenzbildung, die als Teil der Diskursordnung zu bezeichnen ist: Hier wird ein Diskursgegenstand postuliert, der analytisch in seine abstrakten Bestandteile zerlegt werden kann. Das Aussagenensemble um ‚individuelle Autonomie' und die beiden Differenzbildungen ‚Sozialität'" und ‚Autonomieverlust' sind nach diskurstheoretischer Lesart die strukturelle Voraussetzung dafür, dass die Kombinationen im narrativen Schema der Entscheidungssituationen so und nicht anders erfolgt sind.

*Abbildung 12* Funktionsweise des Interdiskurses am Beispiel „individuelle Autonomie"

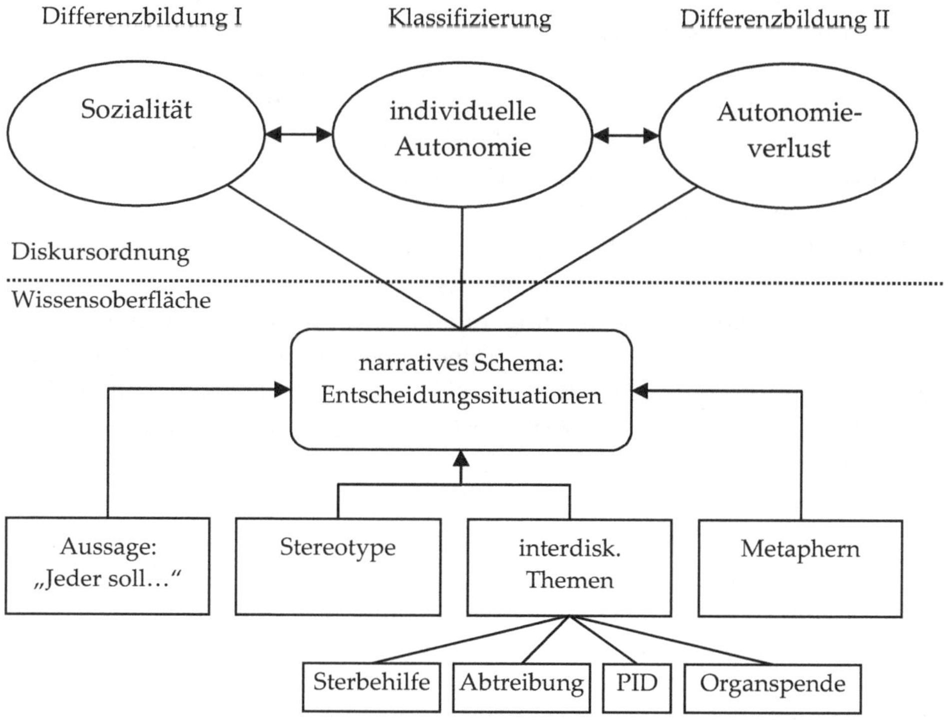

### *10.2.3 Theoretische Reflexion: Merkmale und Funktionsweise des Interdiskurses*

Der Interdiskurs reduziert Komplexität und integriert Wissensbestände aus entfernten Sinnprovinzen mit Hilfe einer eigenwilligen Kombinatorik. Er bietet Subjektapplikationen an und ist handlungsrelevant. Interdiskursive Logik ist durch Mehrdeutigkeit und konnotativen Sprachstil gekennzeichnet (vgl. Tab. 12, 3.5.2, 8.4). Diese Merkmale und Funktionen sollen am Beispiel des untersuchten Diskursgegenstandes ‚individuelle Autonomie' nachgezeichnet werden.

Das ‚autonome Subjekt', das mit Vernunft und freiem Willen ausgestattet ist, kann man als Angebot einer ‚(Subjekt-)Applikation' betrachten. Zu dieser Subjektivierungsfolie gehört das Ideal einer individuellen, eigenverantwortlichen Lebensführung. Soziale Komponenten bleiben in diesem Konzept tendenziell ausgeblendet bzw. sie werden der individuellen Selbstbestimmung untergeordnet.

Typisch für den Interdiskurs ist weiterhin die Handlungsrelevanz, die in dieser Fallstudie vor allem die Form von teils konstruierten, teils aus persönlicher Erfahrung gespeisten Entscheidungssituationen annimmt. Die Wahl der konkreten Situationen ergibt sich aus den vorgegebenen Themen des Onlineforums. Die Beispiele sind so mehrdeutig, dass sie verschiedene Interpretationen zulassen; dieser Spielraum wird genutzt, beispielsweise wenn User unterschiedliche Diskurspositionen zum gleichen Thema einnehmen. Die Komplexität reduzierende Funktion des Interdiskurses kann man daran beobachten, dass die Konstruktion von individueller Autonomie auch dann gelingt, wenn die Sozialität – im Spezialdiskurs Ethik selbstverständlich mit gedacht – ausgeblendet wird. Die Grenzziehung erfolgt mit Hilfe des angstbesetzten Gegenbildes eines irreversiblen Autonomieverlustes anstatt einer Auseinandersetzung mit gesellschaftlichen Beschränkungen der Willensfreiheit. Interessant ist, dass bei der Anwendung auf konkrete Situationen eine Leerstelle offen zutage tritt: Am Beispiel des ‚dahinvegetierenden' Sterbenden wird das Thema Sterbehilfe diskutiert. Zwar glaubt jeder zu wissen, wie er persönlich entscheiden würde, aber für die Situation einer fehlenden oder stark eingeschränkten Einscheidungsfähigkeit gibt es keine befriedigende Lösung. Dadurch entsteht ein Paradox: Der mutmaßliche Wille, Sterbehilfe zu empfangen, kann nur durch eine stellvertretende Entscheidung, also unter Umgehung individueller Autonomie, erfüllt werden. Das Konzept der Eigenverantwortung ist ebenfalls ausgehebelt, denn die Handlungsfolge (den Tod) trägt nicht die handelnde Person, sondern diejenige, für die stellvertretend gehandelt wird.

Solange die Dimension der Sozialität ausgeblendet bleibt, gibt es kein allgemeines Kriterium, nach dem eine Entscheidung getroffen werden kann, die die Aufrechterhaltung des Autonomiekonstruktes erlaubt. Erst die Einbeziehung überindividueller Normen kann einen Ausweg aus dem Dilemma bieten, etwa indem Ethik-Konsile nach einer vorhergegangenen Willenserkundung oder die Angehörigen aufgrund früherer Äußerungen des Betroffenen entscheiden. Im Material wird die Fremdverantwortung als Verpflichtung der Gemeinschaft konstruiert, die Macht über Leben und Tod nicht zu missbrauchen. Meist werden auch entsprechende Kontrollen oder Kontrollinstanzen eingefordert, um sicher zu stellen, dass die geltenden Normen eingehalten werden. Dies kommt aber eigentlich einer massiven Beschränkung der Handlungsautonomie des Sterbehelfers gleich. Der vermeintliche Widerspruch wird dadurch aufgelöst, dass darauf hingewiesen wird, dass der Sterbehelfer eben stellvertretend für den Betroffenen handelt und die Qualität dieser stellvertretende Entscheidung gesichert werden muss.[242]

Die Komplexität individueller Autonomie kommt also in konkreten Situationen quasi durch die Hintertür wieder zum Vorschein. Natürlich ist es möglich, die Grenze zwischen Autonomie und ihrem Gegenbild, der Fremdbestimmung, dennoch aufrecht zu erhalten. Es wird aber deutlich, dass das interdiskursive Konstrukt ‚individuelle Autonomie' prekärer ist als der Autonomiebegriff des ethischen Spezialdiskurses, der tendenziell auf Widerspruchsfreiheit angelegt ist und der Problematisierung ethischer Entscheidungen dient.

Ein interdiskursiver Mechanismus, der gleichzeitig *Komplexitätsreduzierung* und *integrierende Kombinatorik* beinhaltet, ist besonders frappierend und soll deshalb näher erläutert werden: Wie oben erwähnt, wird der Bereich der Sozialität mit den assoziierten Codes Verantwortung, Normen etc. ausgeblendet, um eine reduzierte, individualistische Autonomie denken zu können. Dieser Reduktionismus führt jedoch zu mangelnder Kohärenz, die am konkreten Beispiel der Sterbehilfe offen zu Tage tritt. Indem vermeintlich eherne ‚Naturgesetze' das Sozialitätskonstrukt mit seinen ethisch oder religiös legitimierten Bestandteilen ersetzen, kann die Schwäche quasi wieder ‚ausgebügelt' werden. Dazu notwendig ist allerdings ein gewagter Brückenschlag über Spezialdiskurse hinweg; er sieht folgendermaßen aus: Kann ein Individuum nicht selbst entscheiden, muss es sich nach dieser Logik nicht fremdbestimmen lassen, sondern es unterwirft sich allein den Gesetzen der Natur, die – da ja von Menschen nicht gemacht – im Unterschied zu ethischen Werten und Normen nicht zur Disposition stehen. Sie gelten vielmehr als neutral, objektiv und – weil für alle in gleicher Weise – schließlich auch als ‚gerecht'. In der Sterbesituation ebenso wie im Kontext der Pränataldiagnostik lautet die Frage also: *„Warum sollen wir in die natürliche Auslese eingreifen? Wenn in der Natur ein Tierbaby*

242 Es besteht natürlich großes Misstrauen gegenüber möglichem Missbrauch.

*nicht überlebensfähig ist, schenkt die Mutter ihm keine Beachtung, da es ein Leben voller Leiden vor sich hätte!"* (Thread 172)

Die Grenzen der Selbstbestimmung sind nach dieser Argumentation objektiv legitimiert, denn ,natürlich' oder auch ,naturgegeben' bedeutet eben auch unverrückbar und unveränderbar. Ein Überschreiten naturgegebener Grenzen wäre demnach ,widernatürlich'.[243] Die Auffassung vom Natur,gesetz' als Handlungsnorm ist ein Musterbeispiel für die Überbrückung von Widersprüchen im Interdiskurs. Ohne weiteres scheinen ,Anleihen' aus fremden Diskursordnungen möglich: Im naturwissenschaftlichen Spezialdiskurs ist ,Naturgesetz' als Regelmäßigkeit definiert; im juristischen Sinne wird der gleiche Begriff als Handlungsnorm benutzt. Nur in diesem Bedeutungsfeld ist er auch mit Gerechtigkeit konnotiert. Die Verwendung eines solches Naturkonzeptes für die ethische Argumentation wird an vielen Stellen im Forum kritisiert: *„Die Evolution ist ein natürlicher Vorgang, dabei gibt es keine Moral in unserem Sinne. Für uns Menschen heute gilt die Evolution nicht mehr, menschlich-moralisch-ethische Aspekte zu unserem Dasein dafür umso mehr und der Respekt vor jedem Einzelnen als Individuum."* (Thread 877) Dennoch lässt die Analyse offenbar werden, dass ein verfestigtes interdiskursives Aussagenensemble existiert, innerhalb dessen individuelle Selbstbestimmung ohne ethische Dimension gedacht werden kann, dafür aber in vermeintlich objektive Naturgesetze eingebettet wird. Dass dieser Naturbezug einer sozialdarwinistischen Ideologie entspricht, wird aus der oben zitierten Textstelle ersichtlich. Es findet sich eine Vielzahl weiterer Forumsbeiträge, die diese Vermutung stützen: *„Die Natur ist schlau. Es gibt ein natürliches Gleichgewicht. Natürliche Auslese. Fressen und gefressen werden... Warum nimmt sich der Mensch raus, das zu ändern?"* (Thread 877)

Resümierend kann man festhalten: Durch die Konzentration auf ein ausgewähltes Aussagenensemble treten die Eigenheiten des Interdiskurses deutlich zu Tage. Die Bezeichnung Interdiskurs markiert nicht zufällig einen ,Zwischen-Raum'. Seine Charakteristika bewirken im Alltagswissen Generalisierungen und eigenwillige Kombinationen mit anderen Wissensbeständen; in ebenso eigenwilliger Manier wird mit dem Spezialwissen verfahren. Erstaunlich ist, dass die Resultate der interdiskursiven Kombinatorik als selbstverständliche, keiner weiteren Legitimation bedürfende Gewissheiten in die Debatte eingebracht werden können. Ganz offensichtlich kann der Interdiskurs seine Integrationsfunktion voll erfüllen. Für eine Gesamtbetrachtung ist zu bedenken, dass Gegendiskurse und -positionen im Rahmen dieser Fallstudie nur kursorisch abgehandelt werden konnten. Sie tre-

243 Möglicherweise ist das ,Natürliche' auch mit dem ,Normalen' bzw. das ,Widernatürliche' mit dem ,Unnormalen' verknüpft (vgl. 10.3).

ten aber in ebenso großer Zahl auf wie etwa der Gegenstand ‚individuelle Autonomie'. Mit der Aufdeckung der unausgesprochenen Existenzbedingungen der auffallend häufig verwendeten Phrase „Jeder soll selbst entscheiden" sollte ein Beitrag zur Kritik des Alltagswissens geleistet werden.

## 10.3 Normalität und Behinderung: Mächtige Grenzziehungen im Interdiskurs (Anne Waldschmidt)

Zumindest in westlichen Industriegesellschaften hat sich im letzten Jahrhundert das Verhältnis zwischen Normalität und Abweichung verschoben (vgl. Waldschmidt 2004b). Während bis in die 1960er Jahre hinein die Grenzen zwischen Konformität und Devianz einigermaßen klar gezogen waren und beispielsweise Homosexualität und Prostitution als illegal, Scheidung und uneheliche Geburt als anstößig galten, sind heute die Kriterien von Normsetzungen eher zum Problem geworden. Als Folge des Auseinanderdriftens von moralischer Wertung und empirischem Verhalten kann und muss Normalität immer wieder neu hergestellt werden. Sie ist nicht mehr ein Effekt *a priori* gesetzter Vorschriften, sondern ein *a posteriori* konstituierter Tatbestand. Die Produktion moderner Normalitäten funktioniert über Rückkopplungsschleifen. Das Wissen darüber, was die Anderen tun, beeinflusst unser Verhalten; Normalität wirkt nicht länger über äußeren Zwang, sondern wird von den handelnden Subjekten selbst hergestellt.

Auch im Fall von Behinderung, einem Phänomen, das üblicherweise als Abweichung verstanden wird, ist etwas in Bewegung geraten: Noch bis in die 1970er Jahre handelte es sich bei dem „Dispositiv der Behinderung" (vgl. Waldschmidt 2003b) – dem Ensemble diskursiver, operativer und subjektiver Praktiken, die den sozialen Tatbestand ‚Behinderung' konstituieren – um eine vorwiegend ausgrenzende, die Anstaltsverwahrung und Besonderung fördernde Struktur. Gegenwärtig haben wir es mit Politiken, Handlungsfeldern und Diskursen zu tun, die darauf abzielen, behinderte Menschen und ihre Familien ‚in die Mitte' der Gesellschaft zu holen, ihre Ausgrenzung von vorneherein zu vermeiden. Wird es vielleicht irgendwann ‚ganz normal' sein, mit einer Behinderung zu leben? Noch lässt sich diese Frage nicht mit einem eindeutigen ‚Ja' beantworten.

Eher wird man Kämpfe zu beobachten haben: Auseinandersetzungen um Definitionsmacht, Konflikte um unterschiedliche Lösungsansätze, Debatten über Ausgrenzung oder Teilhabe – auch und gerade im Interdiskurs. Der Frage nach dem Spannungsverhältnis zwischen Normalität und Behinderung geht diese Teilstudie nach; dabei wird mit Hilfe der vier Formationsregeln – Sprecherpositionen,

Gegenstände, Begriffe, Strategien – vor allem zu erkunden sein, wie in dem untersuchten Internetforum mit der Normalitätsgrenze umgegangen wird.

### *10.3.1 Paradoxie der Normalitätsgrenze*

In der heutigen „Normalisierungsgesellschaft", „eine[r] Gesellschaft, in der sich entsprechend einer orthogonalen Verknüpfung die Norm der Disziplin und die Norm der Regulierung miteinander verbinden" (Foucault 1999a, 293), ist insbesondere die Normalitätsgrenze heftig umkämpft. Sie erweist sich in mehrfacher Hinsicht als paradox (vgl. Link 2006a, 355ff.) und insofern als spannungsreich: Einerseits kann sie letztlich nur semantisch-symbolisch markiert werden, etwa als Stigma oder als Standardabweichung. Andererseits stellt sie ein hartes Faktum dar, das zu realen Ausschlüssen, aber auch Teilhaben führen kann. Die ihr immanente Widersprüchlichkeit ergibt sich aus dem Zusammenspiel zweier Postulate. Das eine Gebot, das „Kontinuitätspostulat" (Link 2006a, 355) besagt, dass es keine qualitative Grenze zwischen dem Normalen und dem Unnormalen gibt, sondern nur ein Kontinuum, auf dem sich Punkte befinden, die sich prinzipiell verschieben und immer wieder neu anordnen lassen. Das zweite Prinzip, das „Toleranzgrenzenpostulat" (Link 2006a, 355), geht davon aus, dass an einer bestimmten Stelle die Normalität enden und die Anormalität beginnen wird, dass also Normalität ohne einen auch qualitativ unterschiedlichen Gegenpol grundsätzlich nicht denkbar ist. Das Toleranzgrenzenpostulat steht somit in Konflikt mit dem Kontinuitätsgebot; jede Normalitätsgrenze ist von dieser Paradoxie geprägt. Kontinuität eines Feldes oder klare Grenzziehung – dieser Gegensatz kommt auch in den beiden „normalistischen Strategien" zum Ausdruck, die sich Link (2006a, 51ff.) zufolge in der Gegenwartsgesellschaft beobachten lassen. Nach der Theorie des Normalismus (vgl. Link 2006a) sind „protonormalistische" Ansätze an der herkömmlichen Normativität ausgerichtet; sie bauen auf der strikten Trennung zwischen dem Normalen und dem Pathologischen auf und beinhalten die dauerhafte Ausgrenzung der Abweichenden. Dagegen sind die „flexiblen" Normalisierungskonzepte weicher und durchlässiger. Sie gehen von dem Ideal einer kontingenten, wieder veränderbaren Verteilung der Menschen im sozialen Raum aus und lassen sich von der Annahme leiten, dass marginalisierte Individuen die Grenzbereiche oder den Pol der Anormalität auch wieder verlassen und zurück in die Zone des Normalen gelangen können. Während der flexible Normalismus kontinuierliche Normalitäten und bewegliche Normalitätsgrenzen postuliert, beharren protonormalistische Strategien auf einem eindeutig markierten Spektrum des Normalen und auf ebenso klar gekennzeichneten Polen.

Wenn diese theoretischen Annahmen richtig sind, müssten sich in dem untersuchten Internetforum entsprechende Konfliktlinien finden lassen. Schließlich sind ‚Normalität' und ‚Behinderung' interdiskursive Begriffe und die bange Frage ‚Bin ich (noch) normal?' treibt den heutigen Alltagsmenschen in vielfältigster Weise um. Zudem bietet sich eine Debatte über Bioethik geradezu an, über Normalität und Abweichung nachdenken, geht es bei der „Bio-Macht" doch um die Praktiken einer „Macht [...], die das Leben zu sichern hat, [sie] bedarf fortlaufender, regulierender und korrigierender Mechanismen. Es geht [...] darum, [...] das Lebende in einem Bereich von Wert und Nutzen zu organisieren." (Foucault 1983, 171f.)

### *10.3.2 Methodisches Vorgehen*

Tatsächlich stellt man bei der Materialanalyse fest, dass die Begriffe Normalität und Behinderung sozusagen durch das Diskursereignis ‚geistern'. Zum einen wird den Usern des 1000 Fragen-Forums das Thema „Normalität" direkt angeboten, wenn sie die Rubrik „Der (im-)perfekte Mensch" anklicken. Zum anderen darf vor dem Hintergrund der Projektträgerschaft mit einiger Berechtigung angenommen werden, dass sich Bezugnahmen auf Behinderung häufiger finden werden als solche auf andere bekannte Phänomene sozialer Abweichung wie etwa Drogensucht, Armut oder Homosexualität, bei denen sich die Normalitätsfrage sicherlich in ganz ähnlicher Weise verhandeln ließe.[244]

Auch die Analyseergebnisse aus früheren Untersuchungsschritten liefern Begründungen für eine Untersuchung dieses Diskursstrangs.[245] Beispielsweise sticht

244 Diese Annahme wurde anhand einer quantitativen Analyse überprüft. Basis waren die Fragen und Kommentare des 1000 Fragen-Forums; ausgezählt wurden insgesamt neun Bereiche, die zu den klassischen sozialen Problemen gezählt werden: Sucht, Arbeitslosigkeit, AIDS, Armut, Kriminalität, Homosexualität, Alter, Krankheit, Behinderung. Es zeigte sich, dass andere soziale Probleme – entgegen der Erwartung – durchaus in nennenswerter Häufigkeit vorkommen, trotz der thematischen Rahmung „Bioethik", die dies nicht unbedingt vermuten ließ. Deutlich wird jedoch, dass das Thema Behinderung mit sehr weitem Abstand fast alle anderen überragt; nur der Suchbegriff *krank* hat mehr Treffer. Allerdings muss bei diesem Zählergebnis berücksichtigt werden, dass der gesuchte Wortstamm *behinder* relativ unspezifisch ist und sicherlich auch in anderen, eher allgemeinen Kontexten auftaucht (etwa in der Bedeutung von blockieren, Barriere etc.).

245 Die Berücksichtigung des Geschlechteraspekts bei der Themenwahl weist übrigens Normalität als ein Thema mit einem überdurchschnittlichen Frauenanteil unter den Fragestellern aus. Die Themen, bei denen der weibliche Anteil höher liegt, sind: Organtransplantation, Euthanasie/Sterbehilfe, Künstliche Befruchtung/IVF und Therapeutisches Klonen (vgl. 6.3.1).

ins Auge, dass beide Lemmata Eingang in den Diktionär der 10.000 Fragen (vgl. 6.3.2) gefunden haben. Zwar verfehlt Normalität die Gruppe der Stichworte mit 500-1.000maliger Nennung. Behinderung lässt sich jedoch dieser Spitzengruppe noch zurechnen; dies ist umso bemerkenswerter, als sie im Unterschied zu Normalität nicht als eigenes Thema angeklickt werden kann. Beide Begriffe gehören zu den fünfzig am häufigsten genannten Lemmata: Behinderung steht an neunter und Normalität an 33. Stelle. Auch im Codebaum (vgl. 7.3) begegnet man dem Begriffspaar wieder. Während es keine Zuordnungen in die Hauptkategorie „Ethik" gibt, findet sich in der Hauptkategorie „Subjekt" unter dem Code „Verantwortliche Elternschaft" der Subcode „Wer will schon ein behindertes Kind?". In der Hauptkategorie „Macht" tauchen Behinderung und Normalität gleich an mehreren Stellen auf. Schließlich ist bei einer Sichtung der von den Paten ausgewählten Fragen augenfällig, dass das Begriffspaar hier ebenfalls an prominenter Stelle vorkommt. Insgesamt wird es von vier Patinnen und Paten thematisiert; diese Fragen sind im Rahmen der Teilstudie für eine Korpuserweiterung benutzt worden: 1) *„Warum wird Behinderung mit Leiden gleichgesetzt?"* (Dr. Manfred Ragati; 87 Kommentare), 2) *„Ist es normal, verschieden zu sein?"* (Dr. Peter Radtke; 110 Kommentare),[246] 3) *„Wie normal sind denn die Normalen?"* (Philosophiekurs der Liebfrauenschule Bonn; 271 Kommentare), 4) *„Was ist normal?"* (Prof. Dr. Doris Lucke; 237 Kommentare). Für die Teilstudie wurde ein Vorgehen gewählt, das im Wesentlichen aus den Arbeitsschritten bestand, die sich in früheren Untersuchungsphasen bereits bewährt hatten. Zunächst wurde eine Liste möglicher Suchbegriffe zusammen gestellt, welche die Grundlage für systematische Suchprozesse im 1000 Fragen-Forum bildeten. Die gesamten Threads (d.h. Fragen und Kommentare) wurden nach Absätzen durchforstet, in denen die beiden ganzen Wörter „norm" bzw. „normal", die Wortbestandteile *norm*, *normal*, *anormal* bzw. *anormal*, außerdem *behinder*, *krüppel* bzw. *krueppel, *down-syndrom* bzw. die Varianten *down syndrom* bzw. *downsyndrom* vorkamen. Zusätzlich wurde nach Absätzen gesucht, in denen die Wortbestandteile *behind* und *normal* gemeinsam benutzt wurden. Bereits auf dieser Ebene zeigten sich interessante Resultate: Der Norm- und Normalitätskomplex kam mit allen Varianten in insgesamt 2.923

246 Interessant ist, dass im 1000 Fragen-Forum genau die gleiche Frage gestellt wurde: *„F: Ist es normal, verschieden zu sein? A. E."* (Thread 360) Und anderer Stelle gab es folgende Variation: *„F: Ist es nicht normal, verschieden zu sein??? L. L."* (Thread 3874) Noch ein drittes Mal wurde das Thema platziert: *„F: „,Es ist normal, verschieden zu sein.' Wer hat das nochmal gesagt?" M. H."* (Thread 8887) Aber alle drei Threads blieben sozusagen unbemerkt, denn alle drei (!) gehörten zu den Fragen, die keine Kommentare auf sich zogen. Erst mit der prominenten Platzierung in den Patenschaften sind 110 Kommentare entstanden.

Absätzen vor; zu Behinderung und den entsprechenden Varianten fanden sich insgesamt 3.071 Absätze.[247] Für die Threads kann man also eine thematische Parität konstatieren, während der Diktionär der 10.000 Fragen, wie erwähnt, ein deutliches Übergewicht des Themas Behinderung aufweist. Die Variante einer gemeinsamen Nennung in einem Absatz fand sich 255mal, und somit in einer Menge, die der Codierarbeit zugänglich war; dieser Teilkorpus bildete die Grundlage für das Offene Codieren. Im Ergebnis entstand ein thematisch fokussierter Codebaum, der bereits eine ausgeprägte Struktur erkennen ließ und einer vorläufigen Interpretation unterzogen wurde (Waldschmidt u.a. 2006, 205-214).

In der nächsten Arbeitsphase wurden die vier erwähnten Patenschaften für eine Korpuserweiterung benutzt. In einem Wechselspiel zwischen Offenem und Systematischem Codieren wurde mit Hilfe dieses zusätzlichen Materials die erste Fassung des Codebaums überarbeitet, erweitert und systematisiert; das Ergebnis dieses Arbeitsschritts bildet die Grundlage der nachfolgenden Ergebnispräsentation.[248] Da bei der Analyse der Patenthreads das Selektive Codieren im Mittelpunkt stand, wurde nun auch die Suchfunktion des benutzten Softwaretools gezielt benutzt, etwa um die Häufung einzelner Begriffe[249] oder die Relevanz von Wortkombinationen und Äußerungen zu überprüfen, für die das Offene Codieren einen besonderen Stellenwert aufgezeigt hatte. Bei diesen Suchprozessen wurden zumeist alle Threads des 1000 Fragen-Forums und die vier thematisch relevanten Patenschaften einbezogen. Weitere Arbeitsschritte in dieser Untersuchungsphase drehten sich um quantitative Zählungen. Um etwa die Relevanz bestimmter Sprecherpositionen und einzelner Begrifflichkeiten zu überprüfen, wurde eine Auszählung von insgesamt 64 Wortkombinationen vorgenommen, bei der das 1000 Fragen-Forum, alle 78 Patenschaften und die vier für diese Teilstudie herangezogenen Patenschaften miteinander verglichen wurden. Des Weiteren wurde eine quantitative Analyse der drei Begriffsfelder „Normativität", „statistische Normalität" und „behindertes Kind" durchgeführt, um, wie in einem früheren Untersuchungsschritt (vgl. Kap. 9), deren Auftauchen in Abhängigkeit von Wissensformen zu überprüfen.

247 Zusammengezählt wurden hier die Suchwörter: *behinder*, *krüppel* bzw. *krueppel, *downsyndrom* und die Varianten *down syndrom* bzw. *downsyndrom*.

248 Diese überarbeitete Fassung des Codebaums „Normalität und Behinderung" kann im Folgenden nicht vollständig, sondern nur auszugsweise vorgestellt und interpretiert werden.

249 Gesucht wurde z.B. nach der Differenzierung zwischen angeborener und erworbener Behinderung, und zwar mit Hilfe der Suchbegriffe *erworben*+*behinder* und *angeboren*+*behinder*. Die gefundenen 28 Absätze wurden anschließend gesichtet.

### *10.3.3 Markierungen – die Macht der Grenze*

In dem untersuchten interdiskursiven Material sind Grenzen und Grenzziehungen allgegenwärtig. Auf allen Formationsebenen des Diskursstrangs – Sprecherpositionen, Gegenstände, Begrifflichkeiten und Strategien – enthüllt sich ein ‚Sprechen der Leute' über harte oder weiche, fixe oder flexible Differenzbildungen.

*Grenzziehung I: „Die Behinderten" – „Wir Normalen"*
Auf der Ebene der Sprecherpositionen ergibt die Kategorisierung, dass sich eine nicht behinderte Diskursgemeinschaft versammelt hat, die aus ihrer Sicht vorzugsweise Behinderung (und damit zugleich auch Normalität) problematisiert. Zwar werden in vielen Äußerungen persönliche Erfahrungen mit behinderten Menschen erwähnt; die Systematisierung deutet jedoch darauf hin, dass nicht die intensive Subjektivierung des Alltagswissens dominant ist, sondern das interdiskursive Wissen. Neben der sehr distanzierten Position einer Bekanntschaft mit Menschen, die Behinderte kennen, hebt eine ganze Reihe von Fundstellen allgemeine Kontakte hervor, z.B.: *„Ich habe die ersten 20 Jahre meines Lebens neben einem Heim für behinderte Menschen verbracht"* (Thread 9413). Die deutliche Mehrheit der Äußerungen kann unter dem Subcode „Ich arbeite mit behinderten Menschen" zusammengefasst werden; das behindertenpädagogische Studium lässt sich ebenfalls als professionelle Sprecherposition – und zugleich als dem Interdiskurs zugehörig[250] – einordnen. Die User, die sich als ‚Behinderten-Experten' zu erkennen geben, verweisen vorzugsweise auf eigene Erfahrungen (*„Jetzt arbeite ich seit ca. 3 Jahren mit geistig behinderten und körperlich behinderten Menschen zusammen"* [Thread 1934]) und erwähnen dabei auffällig oft den Zeitraum ihrer Tätigkeit (*„seit vielen Jahren", „seit 5 Jahren", „seit einem halben Jahr"*), um den legitimierenden Charakter der eigenen Äußerung zu unterstreichen. Auch enthusiastische Textstellen finden sich: *„Habe ein Jahr lang mit Menschen mit Behinderungen gearbeitet, und es ist der größte und schönste Ausstieg aus dieser „normalen" Welt!! AUSPROBIEREN!!!!"* (Thread 2160) Behinderte Mitschüler oder Freunde zu haben ist dagegen eher selten, während Verwandte mit Behinderungen durchaus vorkommen und behinderte Geschwister ebenfalls erwähnt werden. Bezeichnenderweise taucht die eigene Partnerschaft bzw. Ehe mit einem behinderten Menschen so gut wie gar nicht auf und auch der Arbeitskollege bzw. die Arbeitskollegin mit Behinderung kommt nicht vor.

250 Ähnlich wie andere „dominant interdiskursiv fundierte[.] Wissenschaften" (Link 1999, 155) lässt sich (Behinderten-)Pädagogik zum Interdiskurs zählen (vgl. 3.5.2; 8.4).

Dass auch die Stimme der mittelbar Betroffenen, nämlich der Eltern von behinderten Kindern in dem untersuchten Diskursstrang eher schwach ist, unterstreicht die Interdiskursivität der Debatte. Wenn sie sich zu Wort melden, bieten sie in geradezu klassischer Manier intensiv-subjektiviertes Wissen: *„Ich bin Mutter von vier Söhnen: Der erste lebt mit einer Hochbegabung (mit circa 12 Jahren kam er zu dem Schluss, dass er mindestens so behindert ist wie sein nächst jüngerer Bruder, der am Dubowitz Syndrom (sehr, sehr seltene körperliche, aber vor allem geistige Behinderung) leidet), unser dritter Sohn starb mit 5 1/2 Monaten am plötzlichen Kindstot, unser vierter Sohn würde landläufig als richtig normales Kind bezeichnet werden, aber er trägt mit Sicherheit die Problematik seiner älteren Brüder als ‚Behinderung' mit sich durchs Leben."* (Thread 56) Im Vergleich am wenigsten markant ist die Sprecherposition der oder des direkten Betroffenen: *„Ich bin selbst ein sog. Wasserkopfkind. Ich wurde viermal operiert seit meiner Geburt (und das sieht man mir noch nicht einmal an)."* (Thread 6600) Die quantitative Überprüfung der beiden Ausprägungen von Betroffenheit ergibt, dass „Ich bin behindert" gegenüber „Mein Kind ist behindert" eindeutig in der Minderheit ist.

*Tabelle 26* Normalität und Behinderung: Sprecherpositionen „Ich bin behindert" – „Mein Kind ist behindert"

| Suchbegriffe (gruppiert) | 1000 Fragen-Forum | 78 Patenschaften | 4 Threads zu Normalität und Behinderung |
|---|---|---|---|
| Ich bin behindert | 110 | 55 | 29 |
| Mein Kind ist behindert | 265 | 261 | 26 |

Eine ganze Reihe von Äußerungen, bei denen offenkundig ist, dass aus einer ‚Wir und Sie'-Beziehung heraus Stellung bezogen wird, führt zu dem Code „Wir Normalen": *„Nicht wir normalen Menschen leiden schrecklich an den Behinderten, sondern die Behinderten leiden an ihrem Schicksal."* (Thread 7816) „Wir Normalen" – das ist nach Erving Goffman (1996) die Perspektive derjenigen, die sich vor der Abweichung gefeit wähnen und aus dieser sicheren Haltung heraus die Stigmatisierten betrachten bzw. sich bemühen, in der gemeinsamen Interaktion die Spannung zu vermindern: „So läßt man eine *Schein-Akzeptierung* die Basis für eine *Schein-Normalität* bilden." (Goffman 1996, 152; Hervorh. dort)

Um den Stellenwert dieser Sprecherposition zu überprüfen, wurde zusätzlich quantitativ ausgezählt. Ergänzt um die Nuance der distanzierten Rede, die als

Gebrauch von einfachen oder doppelten Anführungszeichen[251] operationalisiert wurde, und getrennt nach dem 1000 Fragen-Forum, allen Patenschaften und den vier thematisch einschlägigen Patenschaften wurden die Selbstpositionierungen entlang der Differenzierung ‚normal – behindert' überprüft (vgl. Tab. 27)

*Tabelle 27* Normalität und Behinderung: Sprecherpositionen „Wir Normalen" – „Wir Behinderten"

| Suchbegriffe (gruppiert) | 1000 Fragen-Forum | 78 Patenschaften | 4 Threads zu Normalität und Behinderung |
|---|---|---|---|
| Wir Normalen | 27 | 16 | 9 |
| davon distanziert | 20 | 10 | 6 |
| Wir Behinderten | 12 | 4 | 2 |
| davon distanziert | 0 | 0 | 0 |

Die quantitative Zählung bestätigt das Ergebnis der qualitativen Analyse: Tatsächlich gibt es eine größere Häufung der Sprecherposition „Wir Normalen",[252] während die Perspektive „Wir Behinderten" geringer ausgeprägt ist. Allerdings ist nicht so sehr dieses Verhältnis überraschend als vielmehr der unterschiedliche Gebrauch der distanzierten Rede. Während offensichtlich die Mehrzahl derjenigen, die sich zu den Normalen zählen, sich gleichzeitig bemüßigt fühlt, mit Hilfe der Anführungszeichen zu verdeutlichen, dass man die Selbstkategorisierung ‚eigentlich' kritisch sieht, ist unter denjenigen, die sich der Gruppe der Behinderten zurechnen, niemand, der eine Distanzierung für notwendig hält. Was Goffman (1996) im Konzept der „Perspektiven" anspricht, dass nämlich ‚normal' und ‚abweichend' keine fest gefügten Zuschreibungen sind, sondern „ein[.] durchgehende[r] soziale[r] Zwei-Rollen-Prozess, in dem jedes Individuum an beiden Rollen partizipiert, zumindest in einigen Zusammenhängen und in einigen Lebensphasen" (Goffman 1996, 169f.), wird hier offenkundig: „Wir Normalen" sind sich der Prekarität ihrer Position durchaus bewusst. Mehr noch: Man fühlt sich unwohl in seiner Haut; eigentlich will man gar nicht dazu gehören und stellt – vielleicht auch aus Gründen der *political correctness*? – starre Grenzziehungen in Frage. Und doch reaffir-

251 Dieses Stilelement der Schriftsprache war bei der Materialsichtung aufgefallen.

252 Die Sprecherposition „Wir Normalen" umfasste 24 Varianten, angefangen mit *wir normal* über *wir „nicht behindert* bis zu *uns ‚nicht-behindert* etc.. „Wir Behinderten" beinhaltete sechs Varianten.

miert man die Grenze, indem man diese Sprecherposition benutzt. Dass es um Identitäts*politik* geht und somit die Zuordnung zu „wir Normalen" oder „wir Behinderten" immer auch kontingent ist, zeigen Äußerungen, in denen sich User als „auch behindert" oder „unnormal" bezeichnen: *„Kleinwüchsigkeit fängt meines Erachtens nicht bei Körpergrößen unter 1,60 m an. Genauso gut könnte ich dann meine Größe von 1,98 m als Behinderung empfinden, weil ich in kein Cabrio passe (das ist kein Witz, sondern eine Tatsache)."* (Thread 5996)

*Grenzziehung II: Behinderung als Stereotyp / Normalität als Leerformel*

Das Bild wird vielschichtiger, wenn man sich die Formation der Gegenstände anschaut. Behinderung erscheint hier als ein im Wesentlichen fest gefügtes Stereotyp, während die Normalitätsfrage eine ganze Reihe von Variationen hervorbringt. Die Bemühungen, Behinderung allgemein zu definieren, reichen von dem Verweis auf einen Fehler in der genetischen Information bis hin zu der konstruktivistisch inspirierten Äußerung, Behinderung liege *„im Auge des Betrachters"* (Thread 6040). In der Mehrzahl der Fundstellen wird Behinderung als Einschränkung, Beeinträchtigung oder auch als *„Handicap"* (Thread 649) beschrieben.

Folgende drei, auch in anderen Diskursen übliche Binnendifferenzierungen können festgestellt werden: Als erstes sticht die Unterscheidung zwischen angeborener und erworbener Behinderung hervor. Sie wird vor allem benutzt, um zu begründen, warum Menschen mit angeborenen Beeinträchtigungen weniger leiden: *„Sie kennen ihr Leben nicht anders und haben sich sehr gut mit ihrer Behinderung abgefunden."* (P57-41) Der Verweis auf die erworbene Behinderung dient wiederum der Untermauerung der These, es könne schließlich jeden treffen: *„Und was ist, wenn dein gesund zur Welt gekommenes Kind mit einem Jahr in deTeich fällt o.Ä.?? Es gibt auch erworbene Behinderungen!!!"* (Thread 5166) Zweitens trifft man bei der Unterscheidung nach geistiger Behinderung, Körperbehinderung und Sinnesbehinderung ebenfalls auf ein bekanntes Bild. Während Sinnesbeeinträchtigungen eher schwach vertreten sind, zeigt sich der Rollstuhlfahrer – Ikone des Behinderten in der Gegenwartsgesellschaft – auffällig präsent. Aber auch er fällt hinter dem Down Syndrom deutlich zurück. Diese medizinische Diagnose – auch in der Variante „Trisomie 21" – wird in bemerkenswerter Häufigkeit immer wieder genannt. Zusätzlich ergibt die eher unspezifische Bezeichnung „geistige Behinderung" einen eigenen Code. Die dritte Differenzierungslinie nach dem Grad der Behinderung wird vor allem benutzt, um die so genannte Schwerstbehinderung als den Extrempol im Behinderungsfeld zu thematisieren: *„Wir reden doch dann von Schwerstbehinderten, die nichts können, außer Essen runterschlucken, und die für die Eltern eine echte Belastung sind."* (Thread 3220)

Alles in allem ein durchaus bekanntes, den gängigen Behinderungsbegriff reproduzierendes Bild. Gleichzeitig aber finden sich auch Hinweise, dass die „Behinderungszone" (Felkendorff 2003) an den Rändern ausfranst, sich als erweiterbar und dehnbar erweist. Die Kontingenz der Abweichung wird auffallend oft in Verbindung mit der Durchschnitts- oder Mehrheitsnormalität angesprochen: *„Wir definieren Behinderung ja irgendwie als eine Einschränkung körperlicher oder geistiger Art, die dafür sorgt, dass bestimmte Dinge im Leben nicht so ‚leicht' ablaufen, wie beim Durchschnitt der Gesellschaft."* (Thread 2980); *„Behinderte sind die, denen gewisse Fähigkeiten fehlen, mit denen ein Mensch standartmäßig ausgestattet ist, z.B. sehen, sprechen, hören, sich fortbewegen aus eigener Kraft. Fehlen diese Fähigkeiten, so kann dies erheblich behindern."* (P57-87) Dass es sich bei Behinderung um keine fest gefügte, trennscharfe Kategorie handelt, kommt auch in den Fundstellen zum Ausdruck, in denen thematisiert wird, dass tatsächlich jede/r potenziell betroffen sein könne: *„Und vor allem: Jeder kann zu jeder Zeit durch einen Unfall oder eine Krankheit zum Behinderten werden. Jeder, auch ein liberaler Manager, für den der Mensch nur noch ein Kostenfaktor ist; der Politiker, der von Selbstverantwortung redet (wie kann ich ein Organversagen, einen Unfall o.ä. selbstverantwortlich verhindern?); jeder Mensch zu jeder Zeit."* (P57-60)

Im Unterschied zum Diskursgegenstand Behinderung, der trotz mancher Relativierung relativ klar konturiert daher kommt, trifft man bei den Versuchen, Normalität zu bestimmen, auf eine größere Uneindeutigkeit. Hinweise auf die hier herrschende Begriffsverwirrung und das unübersichtliche Terrain bietet die rhetorische Frage „Wer oder was ist normal?", deren verschiedene Varianten einen eigenen Code ergeben. Häufig wird sie in typisch interdiskursiver Manier als Standardformel eingesetzt, so als liefere allein das Fragenstellen bereits die passende Antwort: *„Aber wer ist schon normal? Was ist normal? Wo fängt Normalität an und wo hört sie auf?"* (Thread 7997)

Die verschiedenen Definitionsversuche, die immer wieder unternommen werden, lassen sich in so genannte Klassiker und in Neuheiten aufteilen. Es finden sich teils kritische, teils affirmative Bezüge auf die Idealnorm (*„Eizelle [...], die 80 Jahre als normaler (lies: idealer) Mensch durch das Leben geht, ohne Behinderung, ohne kriminellen Neigungen, ohne soziale Inkompetenzen usw."*, Thread 649), auf subjektive Normalitäten (*„jeder, denke ich, empfindet sich als normal"*, Thread 9233), auf natürliche Normalitäten (*„normale Naturerscheinung"*, Thread 56) sowie auf kulturell und historisch spezifische Normalitäten (*„Vielleicht gelten die ‚normal' gezeugten/geborenen Kinder als von Gott begnadet. Das gab es ja schon mal: Julius Cäsar war Epileptiker. Damals galt das als göttliche Gabe, heute ist es eine Behinderung."* Thread 6035) Das technische Genormte lässt sich ebenso heraus filtern wie die Gleichsetzung von Normalität und sozialen Normen bzw. Krankheit. Selbst die seit Durkheim (1995, 154) klassische Verbindung von Nützlichkeit und Normalität klingt an, zumeist allerdings kritisch gewendet, in Form von Klagen über die Macht von Wirtschaft und Medien: *„Normal ist das, was der Gesellschaft Nutzen bringt und das freie Denken eigentlich einschränkt! Normal ist es z.B. bei Jugendlichen, sich nach der neuesten Mode zu kleiden, mehr und mehr Geld auszugeben für Dinge, die sie sich nicht selbst ausgesucht haben, sondern von den televisionären Medien vorgegaukelt bekommen."* (P11-6)

An anderer Stelle wird in Sprachspielen Unerwartetes geboten. So wird Normalität als gleichbedeutend mit Trend verstanden: *„Normal ist ein Synonym für trendy. Sollten die Behinderten in Mode kommen, werden die normal."* (Thread 3164) Außerdem wird ‚normal' im Sinne von *„vorurteilsfrei"* (Thread 3500) oder kommunikationsfähig benutzt: *„Für mich ist der normal, der in der Lage ist, in irgendeiner Weise mit mir zu kommunizieren, egal ob er Zeichen gibt, mir die Hand drückt, mit mir redet, mit dem Körper spricht oder mit seiner Mimik."* (P43-169) Es gibt auch Äußerungen, in denen Normalität grundsätzlich in Frage gestellt wird: *„Normalität als Schwerstbehinderung. Scheitern als Chance"* (Thread 8887). Den Kontrapunkt setzt diese Fundstelle: *„Normalität ist doch lediglich eine Übereinkunft von Spießern."* (P57-10) Auffallend ist zudem, dass immer wieder auf die Mehrheitsnormalität und die statistische Normalität sowie auf Standards und das Typische Bezug genommen wird. Einen Einblick in das Argumentationsmuster liefert diese Fundstelle: *„Das Problem ist, dass das Wort ‚normal' von fast allen Menschen missverstanden wird. Sie denken, ‚normal' bezeichne etwas allgemein Bekanntes, was man öfters antrifft (so z.B. auch körperlich oder geistig eingeschränkte Menschen), dem ist aber nicht so. Normal ist nur ein Begriff zur Erkennung einer klaren Mehrheit einer großen Gruppierung (so kann man z.B. nicht Schwarze oder Weiße als normal bzw. nicht-normal bezeichnen, da sie ungefähr gleichermaßen oft in der Gruppe ‚Mensch' auftreten). Wenn man z.B. 20 Pilze hat, und 19 davon sind Champignons und 1 ist ein Fliegenpilz, dann ist dieser Fliegenpilz nicht normal, auch wenn er in einer Gruppe von 19 Fliegenpilzen und 1 Champignon wieder normal wäre. Ich hoffe, Sie missverstehen mich nicht und denken mal darüber nach, wie missbräuchlich manche Wörter benutzt werden und wie so oft Streit und Diskussionen entstehen können."* (Thread 253)

Hat Link (2006a, 323ff.) also recht, wenn er die Wirkmächtigkeit der statistischen Normalität in der „verdateten" Gesellschaft, ihre Relevanz für die moderne Subjektivität behauptet? Um den Eindruck empirisch zu überprüfen, bei der Mehrheits- bzw. Durchschnittsnormalität handle es sich womöglich um eine Konzeption, die im Vergleich zu der „Normativität" (vgl. Link 2006a, 33ff.), dem traditionellen Komplex sozialer, juristischer und ethischer (Verhaltens-)Regeln, dominiert, wurden die unterschiedlichen Begriffsfelder „Normativität“ und „statistische Normalität“ gebildet und ausgezählt.[253]

*Tabelle 28* „Normativität“ und „statistische Normalität“ in Alltagswissen und Spezialwissen

| Code | Alltagswissen | Spezialwissen | Gesamt |
|---|---|---|---|
| Gezählte Wörter | 24326 | 23898 | 48224 |
| Normativität | 349 | 293 | 642 |
| Statistische Normalität | 54 | 66 | 120 |

*Tabelle 29* Anteile der Begriffsfelder „Normativität“ und „statistische Normalität“ in Alltagswissen und Spezialwissen

| Anteil des Begriffsfelds an der Gesamtzahl der Wörter (n=48224) | Alltagswissen | Spezialwissen |
|---|---|---|
| Normativität | 0,724% | 0,608% |
| Statistische Normalität | 0,112% | 0,137% |

Tatsächlich entsprechen die Zählergebnisse weniger dem qualitativ gewonnenen Eindruck und auch nicht den Voranahmen der Link'schen Normalismustheorie. Stattdessen bestätigen sie die wissenssoziologischen Überlegungen zum Alltagswissen (vgl. 8.3) und die Merkmalssystematik der Wissensformen (vgl. Tab. 12): Im Alltagswissen wird viel häufiger auf die Normativität, d.h. auf imperativische Normen und Bewertungen Bezug genommen als im Spezialwissen. Dagegen hat

253 Das Begriffsfeld „Normativität“ bestand aus den Stichworten: Norm, Normen, *normativ*, Normativität, Vorgabe, Ethik, *ethisch*, *soll*, *muss*, müssen, *richtig*, *falsch*, *verbindlich*, *bewerten*, Bewertung, *normiert*, Normierung, *normieren*, Gesetz, *Zwang*, *zwingen*, *gezwungen*, *positiv*, *negativ*, *schlecht*, *gut*, *Regel*, *regelwidrig*, *regelgerecht*, *Sanktion*, Moral, *moralisch*. Das Begriffsfeld „statistische Normalität“ umfasste die Stichworte: *Statistik*, *statistisch*, *%*, *Prozent*, *Häufigkeit*, *Mehrheit*, *mehrheitlich*, *häufig*, *Durchschnitt*, *durchschnittlich*, *überdurchschnitt*, *unterdurchschnitt*, *normal*, *Normalität*, *normalisier*, *Normalverteilung*, *Normalisierung*, *Standard*, *Gauss*, *Gauß*, *Kurve*, *üblich*, *am meisten*, *Abweichung*, *typisch*, Überzahl, Unterzahl, *die meisten*. Basis der Auszählung waren die Teilkorpora Spezialwissen (TSW) mit 446 Codings und Alltagswissen (TAW) mit 470 Codings aus der Zufallsstichprobe (n=1000) der Patenschaften, die bereits für andere Wortschatzanalysen benutzt worden waren (vgl. Kap. 9).

das Konzept der statistischen Normalität einen etwas größeren Stellenwert im Spezialwissen. Insgesamt weist das quantitative Resultat in bemerkenswerter Deutlichkeit auf, dass in beiden Wissensformen Normativität (immer noch!) eine weitaus bedeutendere Rolle einnimmt als die statistische Normalität.

Dennoch: Auch wenn in der Masse die Normativität sich weiter als die vorherrschende Denkfigur erweist, macht die Kategorisierung auch offenkundig, dass im interdiskursiven Raum die Norm(alität) längst in Bewegung geraten ist. Neben den bereits erwähnten Versuchen, Normalität subjektivistisch zu bestimmen, deren Häufung im Material auffällig ist, wird in einer ebenfalls beträchtlichen Anzahl von Fundstellen die Relativität von Normalität und Abweichung thematisiert: *„Normal, dieses Wort allein mag ich schon nicht, für mich gibt es nur individuelle Menschen, nicht ‚die Normalen', jeder entwickelt sich, wie er das möchte, mit seinen Möglichkeiten, das gilt für Menschen mit und ohne Einschränkungen, obwohl ich glaube, wir alle haben unsere eigenen Einschränkungen, am meisten schränken wir uns, glaube ich, selber ein."* (P43-174) An anderer Stelle findet man diese Narration: *„Für meine Mutter ist es normal, einkaufen zu gehen, wenn nur noch 6 Dosen Erbsen und Möhren im Regal stehen, für mich ist das total krankhaft. Für sie ist es unnormal, mal Sonntags liegen zu bleiben, Homosexuelle, Farbige, Ausländer etc. genau wie andere Menschen zu behandeln. Für meine Freunde ist es normal, am Sonntag Mittag ein Kaffekränzchen im Garten zu halten, ich finde das lächerlich und recht unnormal."* (P43-183) Auch die häufiger – vor allem am Beispiel der Physiker Albert Einstein und Stephen Hawking – zu findende Thematisierung von Genialität und Nichtnormalität weist in die Richtung des Relativismus: *„Perfekte Menschen? Wir wären nicht da, wo wir heute wären: Albert Einstein war schrecklich schlecht in der Schule. Beethoven war taub. Stevie Wonder ist blind. Steven Hawkins ist ab dem dritten Halswirbel gelähmt. Soll ich weitermachen? Gut. Soviel zu Ihrer Frage."* (Thread 704) Dass es sich im Endeffekt sowohl bei Normalität als auch bei Behinderung um Leerformeln handeln könnte, die mit beliebigen Inhalten zu füllen sind, kommt in dieser Fundstelle zum Ausdruck: *„Klar kann man ‚behindert' und ‚normal', etc. definieren, wie man will."* (Thread 4)

*Grenzziehung III: „das behinderte Kind" – eine stereotype Figur*

Trotz der vielen Bemühungen um ein weniger bewertendes, durchlässigeres, facettenreicheres, kurz: flexibilisierendes Denken über Normalität und Behinderung durchziehen das untersuchte interdiskursive Material immer wieder markante Stereotypisierungen. Bei den Begriffsbildungen, die mit Behinderung verknüpft sind, sticht ein Code besonders deutlich heraus. Das „behinderte Kind"[254] rangiert mit großem Abstand an erster Stelle, und zwar immer in der Konstellation ‚nichtbehinderte Eltern – behindertes Kind'.[255] Sicherlich muss an dieser Stelle die thematische Rahmung des Materials, nämlich „Bioethik" berücksichtigt werden, auf die es wahrscheinlich zurückzuführen ist, dass die vorgeburtliche Diagnostik und die Frage „Wer will schon ein behindertes Kind?" einen großen Stellenwert haben. Dennoch könnte es sein, dass es sich auch in allgemeiner Hinsicht[256] bei dem „behinderten Kind" um eine für den Interdiskurs typische stereotype Figur handelt, und zwar aus mehreren Gründen: Zum einen lässt sich mit ihr die Komplexität der Lebenslage Behinderung auf eine spezielle biographische Situation reduzieren. Zum anderen liefert sie – wiederum für den Interdiskurs charakteristisch – ein Motiv, um über Handlungsbedarf, einen für den alltagsnahen Interdiskurs bedeutenden Aspekt nachzudenken.

*„‚Darf' man sich ein behindertes Kind wünschen oder ‚darf' man sich trotzdem über sein Kind freuen, auch wenn man erfährt, dass es behindert sein wird? Und auch die Antworten geben Anlass zu neuen Fragen: 1) Sind behinderte Kinder nicht ‚normal'? 2) Wollen behinderte Kinder nur so lange ‚normal' werden, wie wir in unserer Gesellschaft ihnen ihre ‚Unnormalität' vorspiegeln? 3) Warum kann ein ‚behindertes Kind' nicht auch ein ‚gesundes Kind' sein?"* (Thread 4415) Die heraus kristallisierten Komponenten der Diskursfigur stellen sich zusammenfassend folgendermaßen dar:

Bei der zentralen Frage „Wer will schon ein behindertes Kind?" stehen sich zwei Haltungen unvermittelt gegenüber. Die eine, augenscheinlich dominante Position argumentiert, auf Grund umfänglicher Pflege und lebenslanger Abhängigkeit stelle ein behindertes Kind eine Belastung insbesondere für die Eltern dar; die andere Position hält – eher defensiv – dagegen, das Leben eines behinderten

254 Die Relevanz des Begriffsfelds „behindertes Kind", bestehend aus: behindertes Kind, behinderte Kind, behinderten Kind, behindertem Kind, Kind behindert, kranken Kind, krankes Kind, krankem Kind, behinderte Kinder, behinderter Kinder, behinderten Kinder, behinderten Kindern, kranken Kinder, kranken Kindern, Kinder behindert, behindete Kind, Kind krank, Behinderung des Kindes, wurde anhand der beiden Teilkorpora Spezialwissen (TSW) und Alltagswissen (TAW) auch quantitativ überprüft. Dabei fand sich eine Häufung von Fundstellen, die dem interdiskursiven Wissen zuzuordnen waren.

255 Dagegen tauchen Überlegungen zur Situation behinderter Eltern nur selten auf. Dass behinderte Menschen nicht nur Familienangehörige, sondern auch Erwerbstätige, Konsumenten und Bürger sind, wird ebenfalls nur vereinzelt erwähnt.

256 Nicht zuletzt reproduziert sich hier die auch in anderen Kontexten und Diskursen zu beobachtende Tendenz einer ‚Infantilisierung' von Behinderung. Die Diskursfigur „das behinderte Kind" wäre eine eigene Untersuchung wert, die sozial- und bildungsgeschichtliche, wissenssoziologische, wohlfahrtsstaatliche und auch verbandspolitische Facetten zu berücksichtigen hätte.

Kindes sei auch lebenswert, außerdem existierten Hilfsangebote, die in Anspruch genommen werden könnten. Hervorgehoben wird, behinderte Kinder seien – im positiven Sinne – ‚besonders' oder auch ‚normal', außerdem gebe es auch vermeintlich ‚normale' Kinder, die ebenfalls beeinträchtigt seien.[257] Ein weiterer Aspekt dieser Debatte dreht sich um die Auswirkungen einer Behinderung auf die Eltern-Kind-Beziehung; auch werden gesellschaftliche Reaktionen, die Gefahr der Stigmatisierung und die Bedeutung infrastruktureller und finanzieller Unterstützung thematisiert. In vielen Äußerungen findet man Narrative, und zwar offensichtlich zu dem Zweck, anderen Usern ein mittels persönlicher Erfahrung legitimiertes Orientierungswissen zu bieten. Im Sinne des Belastungsarguments argumentiert diese Fundstelle: *„Eine Nachbarin von uns hatte ein Kind mit einem genetischen Defekt, der dafür sorgte, dass das Kind nie größer als 75 cm wurde, blind war, nicht sprechen, sondern nur schreien konnte und immer auf dem geistigen und körperlichen Niveau eines halbjährigen Kindes blieb. Zu dem Zeitpunkt, da ich diese Nachbarin das letzte Mal gesehen habe, war das Kind bereits 15. 15 Jahre ihres Lebens hatte die Frau damit verbracht, für ein Kind zu sorgen, das niemals größer werden würde, das niemals selbst für sich würde sorgen können. Wenn man mit so einem Vorbild Angst vor eigenen Kindern hat, hat das wenig mit Perfektion zu tun, sondern überhaupt mit der Frage nach dem Sinn des eigenen Lebens. Möchte ich mein Leben einem anderen Leben unterordnen - ohne Aussicht darauf, irgendwann wieder ‚frei' zu sein?"* (Coding P-544) Die „Denormalisierungsangst" (Link 2006a, 257) der Normalen, die Befürchtung, mit einem behinderten Kind selbst ins soziale Abseits zu geraten, kommt in dieser Äußerung deutlich zum Vorschein. Im Gegenzug bemühen sich die Eltern behinderter Kinder um die ‚Re-Normalisierung', indem sie Narrative persönlicher Erfahrungen mit allgemeinen Appellen an die Akzeptanzbereitschaft verknüpfen:

*„Ich habe eine behinderte Tochter mit Down-Syndrom (18 Jahre), die stellte mir die auch für uns unfassliche Frage: ‚Warst du traurig, als ich geboren bin?' Wissen Sie, mit der Antwort darauf habe ich mich auch sehr schwer getan. Ich habe mich für die Wahrheit entschieden. Ja, ich war lange Zeit sehr traurig, weil ich mich von der Vorstellung des Ungeborenen als gesundes Kind verabschieden musste, aber mein Mädchen habe ich von der ersten Minute an geliebt mit all ihren Unzulänglichkeiten, die sie angeblich haben sollte.*

257 Die offensivere Variante ergab den Code „Glücklich sein mit Behinderung": *„Wer sagt uns denn, dass nicht auch ein behindertes Kind glücklich sein kann, glücklich darüber, leben zu können, glücklich darüber, die Welt mit vielleicht anderen Augen zu sehen als wir?"* (Thread 9542) Und: *„Auch wenn dein Kind ‚behindert' auf die Welt kommen wird, es wird Spaß am Leben haben. Ich kenne mehrere (geistig & körperlich) behinderte Menschen, mein Onkel ist mongoloid, und er hat wirklich Spaß am Leben."* (Thread 8887)

*Was auch interessant ist, dass ich in all den Jahren, in denen ich viel Kontakt zu geistig Behinderten hatte, nicht einen erlebt habe, der eine traurige Grundeinstellung hatte bzw. sogar depressiv war. Sie alle sind fröhliche Menschen und leiden keineswegs unter ihrer Behinderung. Worunter sie allerdings leiden, ist Arroganz, Desinteresse, Überheblichkeit und mangelnde Akzeptanz der restlichen ‚gesunden' Gesellschaft. Sie spüren ganz genau, egal wie schwer behindert sie auch sind, wenn sie an die Wand gedrängt werden und nicht am Leben teilhaben dürfen wie andere auch." (Coding P-718)*

Beide Varianten speisen eigene Erfahrungen in den Interdiskurs ein und wirken gleichzeitig stereotypisierend – und zwar auch jene Versuche einer ‚positiven Diskriminierung', die, indem sie Nähe herstellen wollen, die soziale Distanz zum Mitleidsobjekt „das behinderte Kind" noch vertiefen. Dem *„double bind"* (vgl. Mitchell/Snyder 1997) der kulturellen Repräsentation von Behinderung – Omnipräsenz und Tabuisierung – entkommen sie jedenfalls nicht. Um den vorherrschenden Eindruck einer Stereotypisierung von Behinderung zu überprüfen, bot sich ein weiterer Aspekt für die Analyse an. Da das Offene Codieren Anlass zu der Vermutung gegeben hatte, dass in dem Diskursstrang auch Sprachpolitik betrieben wird, wurden die benutzten Bezeichnungen der von Behinderung direkt Betroffenen mittels quantitativer Zählung überprüft (vgl. Tab. 30). Beispielsweise hätte es sein können, dass die Begriffe „behinderte Person", „behinderte(r) Mensch(en)" bzw. „Menschen mit Behinderung(en)" im Material genauso häufig oder noch häufiger vorkommen wie die Bezeichnungen „Behinderte", „die Behinderten" bzw. „der Behinderte". Die zweite, traditionelle Rede von dem oder den Behinderten repräsentiert eine eher konservative, distanzierte Haltung, d.h. die Orientierung an einem individualistischen, von Medizin und Rehabilitation dominierten Modell von Behinderung, wie es bis in die 1980er Jahre vorherrschend war. Im Unterschied hierzu lässt sich der erstgenannte, moderne Sprachgebrauch vom behinderten Menschen (bzw. Person) und von Menschen mit Behinderung(en) als eine akzeptierende, ‚fortschrittliche' Haltung interpretieren. Zudem kann man hier ein Bemühen um *political correctness* vermuten und ein Wissen vom behindertenpolitischen Paradigmenwechsel, der – stimuliert durch die Behindertenbewegung[258] –

---

258 Überprüft wurde in diesem Zusammenhang, ob Anschlüsse an die Behindertenbewegung vorhanden sind. Die entsprechenden Suchprozesse im gesamten Material – unter *behindertenbewegung*, *selbstbestimmt Leben*, *selbstbestimmt-Leben*, *selbstbestimmt leben*, *selbstbestimmt-leben* – blieben jedoch ohne Treffer; allein *krüppelbewegung* ergab eine Fundstelle. Ähnlich verhielt es sich mit den Suchbegriffen *behindertenverb*, *verband*, *verbände*, wo es ebenfalls nur einen Treffer gab. Unter *selbsthilfe* blieben nach Aussortieren von insgesamt nur 12 Treffern nur drei übrig, in denen es im Kontext von Behinderung um Selbsthilfegruppen ging; bei den anderen wurde eher der entwicklungspolitische Kontext angesprochen. Selbst die

mit der Orientierung auf Selbstbestimmung, Inklusion und Teilhabe verknüpft und seit Beginn der 1990er Jahre im Gange ist. Ist diese Neuorientierung, die längst ihren Niederschlag in den Rehabilitationswissenschaften und auch in der offiziellen Behindertenpolitik gefunden hat, im Alltagswissen angekommen? Die quantitative Auszählung der Begrifflichkeiten kann dies nicht bestätigen.[259] Im Gegenteil zeigt sich deutlich die Dominanz der traditionellen Bezeichnung „Behinderte", wenn auch die bei diesem Lemma wiederum vergleichsweise häufige Anwendung der distanzierten Rede, d.h. der Gebrauch von Anführungszeichen eine minimale diskursive Verschiebung anzudeuten scheint.

*Tabelle 30* Normalität und Behinderung: Begriffe vom ‚Anderen'[260]

| Suchbegriffe (gruppiert) | 1000 Fragen-Forum | 78 Patenschaften | 4 Threads zu Normalität und Behinderung |
|---|---|---|---|
| behinderte(n) person(en) | 5 | 2 | 1 |
| Davon distanziert | 0 | 0 | 0 |
| behinderte menschen / behinderter mensch | 372 | 162 | 40 |
| Davon distanziert | 12 | 5 | 2 |
| mensch(en) mit behinderung(en) | 95 | 54 | 15 |
| Davon distanziert | 2 | 1 | 0 |
| (der, die) Behinderte(n) | 945 | 556 | 133 |
| Davon distanziert | 63 | 12 | 2 |

„Bundesvereinigung Lebenshilfe für Menschen mit geistiger Behinderung", eine der größten und einflussreichsten Organisationen der Behindertenselbsthilfe, wurde nur einmal erwähnt.

259 Eine andere quantitative Auszählung geht in die gleiche Richtung. Die Phrase „Behindert ist man nicht, behindert wird man" lässt sich als Operationalisierung eines „sozialen Behinderungsmodells" (vgl. Waldschmidt 2005) verstehen. Die Suche in dem 1000 Fragen-Forum und den vier thematisch relevanten Patenschaften – in den Varianten *behindert ist man nicht, behindert wird man* und *behindert ist man nicht. Behindert wird man* – ergab jedoch insgesamt nur acht Treffer.

260 Bei der Zählung wurde die Grammatik mit berücksichtigt, also auch „behinderten"," behindertem" usw. mitgezählt. Bei der Zeichenfolge „Behinderte" wurde die Großschreibung berücksichtigt, d.h. nicht mitgezählt werden konnten diejenigen Fundstellen, die die konsequente Kleinschreibung benutzten.

*Grenzziehung IV: Grenzen fixieren oder erweitern*

Letztendlich geht es in dem Verhältnis von Behinderung und Normalität um ein Feld, in dem Grenzziehungen, nämlich die Unterscheidung zwischen dem, was als normal, und dem, was als abweichend zu gelten hat, von strategischer Bedeutung sind. Somit stellt sich auf der Ebene der Diskursstrategien diese Frage: Wie und wodurch werden Normalität und Behinderung von einander abgegrenzt?

Bei der Kategorisierung des Materials ergeben sich zwei deutlich konturierte Argumentationsfiguren, die sich – ähnlich wie bei den anderen Diskursebenen – fast diametral gegenüber stehen.[261] Die eine Position bemüht sich um die Rechtfertigung der Dichotomie; sie kann unter dem Code „Es gibt Grenzen" zusammengefasst werden: *„Wir können zwar im Bedürfnis nach xxx-correctness unseren Begriff des ‚Normalen' beliebig dehnen. Die Natur wird aber dafür sorgen, dass dieser Begriff wieder auf ein brauchbares Maß zurückgeführt wird, indem sie jeder nur durch Sprachgebrauch ‚normalen' Gesellschaft über kurz oder lang den Garaus macht. Insofern sehe ich es als nicht diskutierbar, dass die Gesellschaft im Interesse ihrer Überlebensfähigkeit gezwungen ist, den Umfang des Unnormalen zu begrenzen. Die Dosis machts - in geringen Mengen hilfreich, in zu großen tödlich."* (P43-111) Andere Varianten der eindeutigen Differenzbildung sind: *„Es wird aber trotzdem immer ‚Normal' u. ‚Nichtnormal' geben, denn wir Menschen werden immer Unterschiede machen, Dinge, die wir nie tun würden, die wir nicht akzeptieren können oder einfach nicht verstehen, sind für uns unnormal."* (P43-175); *„Ich kann nicht über's Wasser gehen, ich kann die Preise im Supermarkt nicht selber bestimmen, und ich kann nicht behaupten, dass Trisomie 21 normal ist."* (Thread 8143) Auch vor provozierender Polemik wird an dieser Stelle nicht zurück geschreckt: *„Behinderte? Würde? Ich lach mich tot. Diese sabbernden, humpelnden, jaulenden, Geld verschlingenden Spasten gehören in 'nen großen Ofen! Dann erfüllen sie wenigstens noch den Zweck, dass es normale Menschen schön warm haben. :)"* (Thread 9096)

Zu den Versuchen, klare Grenzen zu ziehen, gehört ein Subcode, in dem – ähnlich wie im Begriffsfeld „das behinderte Kind" – das Anderssein bzw. die Besonderheit von Behinderung behauptet wird. Dabei können drei Positionen differenziert werden, die relativ gleichgewichtig sind. Der erste Standpunkt benutzt

261 Auch in der Debatte um Leid und Mitleid findet man die beiden Strategien. Einerseits wird die Dichotomie behauptet: *„Behinderte leiden!! Sowohl körperlich als auch seelisch."* (Thread 57) In anderen Fundstellen offenbart sich ein Denken in Kontinuitäten: *„Wieso sollten menschen mit behinderung grundsätzlich leiden? ich habe viel kontakt mit behinderten und diejenigen, die mir ihr befinden mitteilen können, haben mich ziemlich komisch angeschaut, als ich sie gefragt habe, ob sie unter etwas leiden. ‚quatsch' und ‚'nein' waren die antworten. ‚mir geht es doch gut!' bekomme ich zu hören. menschen, die schwerstmehrfachbehindert sind, mögen vielleicht unter dem ein oder anderen leiden, aber tun das nichtbehinderte menschen nicht genauso?!"* (P57-79)

eine deskriptive, faktenorientierte Haltung: *„Behinderte (speziell geistig Behinderte), verbringen ihr ganzes Leben unter ‚ihresgleichen', in Händen kompetenter (wünschenswert) Betreuer, Pfleger, etc. Sie führen ein sehr ausgefülltes Leben und erfahren in ihrem Leben meist mehr als so mancher ‚Normale'. In den Werkstätten für Behinderte z.B. herrscht ein tolles Arbeitsklima, also ich hab da noch keinen leiden gesehen. Vielleicht sollte man Behinderte als eine Gruppierung sehen, die einfach andere Interessen hat und einen anderen Lebensstil verfolgt. Eine der Gruppen, die es unter den ‚Normalen' zuhauf gibt, aus welcher Motivation auch immer!!"* (P57-27) Die zweite Variante begreift Behinderung explizit als Besonderheit im negativen Sinne; bezeichnenderweise wird an dieser Stelle auf sozialdarwinistisches Gedankengut zurück gegriffen: *„So ist es nun mal. Der Sinn des Lebens, darauf hat man sich in diesem Forum bereits geeinigt, besteht in der Weitergabe von Genen. Behinderte werden, da ihr Gensatz offensichtlich nicht in Ordnung zu sein scheint, von Normal-Gesunden bei ihren Vermehrungsplänen ausgeschlossen und daher, wenn auch unterbewusst, im normalen Leben anders behandelt."* (Thread 7744) Die dritte Position sieht das Anderssein behinderter Menschen als etwas Positives an und scheut nicht vor emotionaler Emphase und ungehemmter Idealisierung zurück: *„So viel Inividualität, Kreativität, Spontaneität und Herzlichkeit habe ich noch nie bei einem ‚normalen' Menschen erlebt, und ich bin täglich dankbar, dass es Menschen gibt, die ‚anders' sind und uns die Grenzen unseres emotionalen Stumpfsinns aufzeigen."* (Thread 1692)

Von der Argumentationsfigur, die eine – positiv oder negativ bewertete – Dichotomie herstellt, lässt sich eine zweite Diskursstrategie unterscheiden, die ein Feld gradueller Differenzierung, in anderen Worten: die ‚Normalität der Behinderung' behauptet. *„In dieser Diskussion sollte jeder auch bedenken, dass Behinderung und Krankheit (im Übrigen zwei völlig verschiedene Dinge!) normale Erscheinungsformen menschlichen Lebens sind."* (Thread 56) Und: *„behinderung ist normal. so wie nichtbehinderung auch. ist das so schwer zu verstehen?"* (Thread 8131) Innerhalb dieser Position findet man eine auffällig konturierte Variante, die sich der Grenzziehung an sich verweigern will und die Utopie nicht wertender Anerkennung von Vielfalt verfolgt: *„Ich finde alle Kinder wunderbar, egal ob als behindert klassifiziert, was sowieso Unsinn ist, oder nicht. Es ist normal, verschieden zu sein!"* (Thread 8887) Die Äußerung bedient sich eines Slogans, der in der offiziellen Behindertenpolitik eine große Rolle spielt, nämlich der Phrase „Es ist normal, verschieden zu sein". Im Material taucht sie in den verschiedensten sprachlichen Varianten auf; im Ergebnis entstand ein eigener, facettenreicher Code, der vermuten lässt, dass die Phrase den Status einer Aussage im Foucault'schen Sinne hat (vgl. Abb. 13).[262]

*Abbildung 13* Normalität und Behinderung: „Es ist normal, verschieden zu sein"

Es ist normal, verschieden zu sein
  Es ist natürlich, verschieden zu sein
  Es ist schön und gut, verschieden zu sein
  = gut für Selbstakzeptanz
  Konformität wäre langweilig
  Verschiedenheit dient sozialem Fortschritt
  Wir wollen nicht verschieden sein, sondern uns gleichen
  Wir wollen besonders sein
  Wir wollen normal UND individuell sein
  Wir sind alle normal und unnormal
  Es ist nicht normal verschieden zu sein

Die Interdiskursivität des Materials ist an dieser Stelle besonders auffällig. Zum einen gibt es eine ganze Reihe von Fundstellen, in denen ohne weiteren Kommentar der Slogan als Standardformel auftaucht, die keiner näheren Erläuterung mehr bedarf. Zum anderen findet sich in auffälliger Häufung eine Position, die eine stark vereinfachte Evolutionstheorie nutzt, um die Natürlichkeit menschlicher Verschiedenheit zu behaupten: „*Selbstverständlich ist es ‚normal', verschieden zu sein. In jedem Menschen erprobt die Natur neue Genkombinationen, um die erfolgreichste durch Überleben und Fortpflanzung weiterzugeben und so auf Dauer den ‚'perfekten' Menschen zu erschaffen oder einen, der der Perfektion immer näher kommt.*" (P11-56) Die folgende Äußerung argumentiert mit soziologischen Versatzstücken: „*Das Wechselspiel der Verschiedenen ist doch aber das einzige, was eine Gesellschaft voranzubringen vermag, in der Art, dass die Menschen bei der Auseinandersetzung mit den Aufgaben der Unterschiedlichkeit neue Lebensweisen und Lebensweisheiten erlernen.*" (P43-250) Andere Fundstellen nutzen ästhetische, moralische oder psychologische Wissenselemente. Häufig wird auch alltagsweltliche Langeweile ins Feld geführt, um gegen den

262 An dieser Stelle zeigen sich die Vorzüge qualitativen Vorgehens: Die Auszählung allein hätte vermuten lassen, dass die Phrase „Es ist normal verschieden zu sein" keine große Bedeutung hat. Die Suche mit Hilfe der Varianten: *normal verschieden* und *normal, verschieden* ergab insgesamt 32 Fundstellen, davon aber gehörten allein 25 zu der Patenfrage: „*Ist es normal, verschieden zu sein?*" (Dr. Peter Radtke), nur fünf zu den 10.000 Threads und zwei zu anderen Patenfragen.

Zwang zur Anpassung argumentieren zu können: *„Wenn jeder Mensch gleich wäre, wäre es kein Leben mehr und es wäre langweilig."* (P11-78) Aber auch der Wunsch nach Konformität ist präsent, während wiederum in anderen Fundstellen das Bedürfnis, etwas Besonderes sein zu wollen, herausgestrichen wird. Die vermittelnde Position formuliert die Vorstellung, normal und zugleich individuell sein zu können: *„... ich glaube, ihr habt schon Recht. Aber: Woher kommt der Wunsch vieler Menschen, sich anzupassen? Die meisten wollen doch in gewisser Weise beides: einerseits unterschiedlich und individuell sein, aber andererseits nicht auffallen, also doch als ‚normal' gelten, oder? Und warum?"* (P11-97)

Eine andere, noch ‚radikalere' Position versucht, über das Postulat von der Gleichheit der Verschiedenheit hinaus zu gehen und das Normalfeld bewusst in Unordnung zu bringen bzw. es vollständig zu transzendieren. Sie wurde in dem Subcode „Wir sind alle normal und unnormal" zusammengefasst. An dieser Stelle finden sich Äußerungen, die schlicht und einfach eine Existenz des Normalen bestreiten (*„weil jeder seine Normalität definiert, kann es keine Mehrheit der Normalen geben... Deshalb gibt es auch das Normale gar nicht."* [P11-24]), die auf die Normalität der Nichtnormalen abheben (*„Auch Kinder mit Down-Syndrom gleichen den oben zitieren 'Normalen': Sie kommunizieren, denken, träumen, essen, etc. etc."* [P43-29]) oder auf die Nichtnormalität der Normalen (*„Die Hochkonjunktur beim Phsychologen zeigt uns ja, wie Normal wir alle sind."* [P43-189]). Die Paradoxie der Grenzziehung wird so auf den Punkt gebracht: *„wieso wird [...] eigentlich zwischen behindert und nichtbehindert unterschieden, wir sind doch alle normal unnormal?"* (Thread 9779)

Gleichsam an dieser Stelle kippt die Aussage „Es ist normal, verschieden zu sein" in ihr Gegenteil um. In nahezu klassischer Manier lässt sich folgende für den Normalismus kennzeichnende Dynamik beobachten: Wenn die Gefahr besteht, dass das „Gummiband" (Link 2006a, 356) reißt, das die beiden Pole miteinander verbindet, wenn befürchtet werden muss, dass das gesamte Normalfeld auseinander bricht, dann erfolgt, wie oben erläutert (vgl. 10.3.1), der „Umschlag in den Protonormalismus: *Einziehen* [...], *Festklopfen, Verdicken* der Normalitätsgrenze zu einer neuerlichen *Stigma*-Grenze" (Link 2006a, 356f., Hervorh. dort): *„Allein durch unseren Fortschritt sind wir inzwischen so weit gekommen, behaupten zu können, ob es normal ist, verschieden zu sein. ‚Verschiedene' Personen, netter Euphemismus übrigens, haben überhaupt erst in der heutigen Zivilisation eine Überlebenschance. In der Natur werden solche Aberrationen gemäß der Evolution selektiert. Ich kenne selbst behinderte Menschen und will mich nicht negativ über sie äußern, doch würde ich Behinderungen nicht als natürlich und normal ansehen."* (P11-80)

Tatsächlich zeigt sich auch in anderen Fundstellen, dass das Bemühen um ein Feld ohne strikte Grenzen nicht ohne Wagnis ist. Besorgnis ist zu erkennen und ein

Bewusstsein dafür, dass Versuche, die klare Trennung von normal und unnormal zu verwischen, auch für die so genannten Normalen einiges durcheinander bringen könnten: *„...selbst wenn wir denken heute noch zu den ‚normalen' zu gehören, sind wir es morgen vielleicht schon nicht mehr."* (Thread 9760) Beunruhigende, die Denormalisierungsangst stimulierende Perspektiven, die mit den neuen Technologien vielleicht bald Realität werden könnten: *„F: Was passiert, wenn durch die Möglichkeiten der Genetik die Menschen so verbessert werden, dass die heute Normalen morgen die Behinderten sind?"* (Thread 2981)

### 10.3.4 Die Macht der Gesellschaft

Und wer ist schuld? Natürlich die ‚Gesellschaft'! – So könnte die Quintessenz des untersuchten Diskursstrangs lauten. In einer Vielzahl von Fundstellen mündet das Nachdenken über die Gründe für Differenzbildung[263] in Verweise auf soziale Bedingungen, soziale Strukturen, institutionelle Arrangements, den Staat und die Medien, kurz: auf Instanzen der sozialen Kontrolle. Abgesehen davon, dass die Kategorisierung dieses Argumentationsmusters einige bekannte Strukturelemente wie die Interaktionsproblematik, das Thema des *„Fremden"* (P11-63) etc.[264] ausweist, fällt vor allem eines auf: Die „Repressionshypothese mit ihren „negativen Elementen – Verbote[n], Verweigerungen, Zensuren, Verneinungen –" (Foucault 1983, 22) feiert fröhliche Urständ'. *„Menschen mit Behinderung werden nicht als solche geboren, sondern zu solchen gemacht. Die Gesellschaft schreibt vor, wie man zu sein hat."* (Thread 1406) *„Pfercht man nicht Behinderte in Einrichtungen ein, um ihnen innerhalb der Gesellschaft einen kontrollierten Ort zuzuweisen?"* [P43-7] *„Du musst nicht mal offensichtlich behindert oder anders sein, es zählt dem Menschen zur Feststellung deiner Wertigkeit deine Kleidungswahl, ob du einen Bart hast, braune Haut oder ob du stotterst. Von wegen ‚innere Werte', in der Wirklichkeit interessieren sie nicht, wenn man dafür nicht passend ausschaut."* (P43-185)

Wenn von Gesellschaft die Rede ist, tauchen in dem untersuchten Material nicht die (neo-)liberalen Verheißungen von Freiheit, Flexibilität, Eigenverantwortung und Selbstgestaltung auf, sondern ein ‚stummer Zwang der Verhältnisse', der

263 Auch der ‚meta-diskursive' Code „Grenzziehungen problematisieren" wurde gebildet, angesichts einer größeren Häufung von Äußerungen, die Kategorisierung und Bewertung an sich hinterfragen: Reflektiert wird in diesem Zusammenhang, ob und warum Differenzbildungen notwendig sind und ob es möglich wäre, eine gleichzeitige normative Bewertung zu vermeiden.

264 Thematisiert werden auch der Sozialstaat und das Für und Wider der Heimunterbringung, sozusagen *evergreens*, wenn in interdiskursiver Rede der Gegenstand Behinderung konstruiert wird.

sich als diffuser, gleichwohl prägender, äußerer Druck bemerkbar macht. Offensichtlich werden „die Norm der Disziplin und die Norm der Regulierung" (Foucault 1999a, 293) immer noch zu Gunsten der ersteren mit einander verknüpft. In dem Diskursstrang „Normalität und Behinderung" lassen sich zwar – ähnlich wie beim Thema „der Klon" (vgl. 10.1) – Praktiken flexibler Subjektivierung beobachten; auch bestätigen die heraus gearbeiteten Verschiebungen in den Grenzziehungen – mögen sie auch minimal sein – die Vorannahme einer kreativen Dynamik im Interdiskurs. Insgesamt jedoch hält die Komplexität reduzierende, zu Stereotypisierung neigende, Subjekt-Applikation bietende, interdiskursive Kombinatorik an der altbekannten Dichotomie zwischen (einem ‚unschuldig' agierenden) Individuum und (einer ‚bösen', nämlich diskriminierenden, segregierenden und verständnislosen) Gesellschaft fest. Gewissermaßen als Inversion der ‚Ethik ohne die Anderen' (vgl. 10.2) wird dabei eine ‚Gesellschaft *ohne mich*' gedacht: Sozialer Zwang und Druck, Kontrolle und Disziplinierung – dafür ist eine anonyme Macht verantwortlich und nicht der Einzelne.

Anscheinend ist das Subjekt so sehr mit den allgemeinen Normalisierungsanforderungen beschäftigt, dass es dazu neigt, Gesellschaft vorzugsweise als einengende Kontroll-Maschine zu verstehen. Letztendlich wird damit neoliberalen Lesarten des flexiblen Normalismus, der Vorstellung vom *Anything goes* eine Absage erteilt. Und dennoch fragt man sich: Warum diese Persistenz des Repressionsmodells? Schließlich kommt dabei ein Aspekt zu kurz. Die Erweiterung des Normalfeldes bietet gerade für marginalisierte Gruppen wie ‚die Behinderten' durchaus Chancen. Gesellschaft ist nicht nur ein allgegenwärtiger Disziplinarapparat, sondern gleichzeitig eine – wenn auch ambivalente – Ermöglichungsstruktur. Das ‚Wissen der Leute' ist jedoch vielschichtig genug, um auch diesen Gedanken zum Vorschein kommen zu lassen: *„Ich bin froh, dass es möglich ist, heutzutage damit möglichst ‚ohne Leid' zu leben, aber noch vor einigen Jahrzehnten hätte man auch bei uns als Behinderter nicht so einfach überleben können, und in vielen Ländern der Welt geht dies heute immer noch nicht. Es ist falsch zu behaupten, es seien die anderen, die einen selbst zum Behinderten machen, denn es ist genau andersherum. Andere ermöglichen erst ein normales Leben."* (Thread 4)

# 11 Schlussbemerkungen

Von den Diskursprojekten, die bislang im Bereich der Bioethik veranstaltet wurden, ist das Onlineforum „1000 Fragen zur Bioethik" sicherlich dasjenige mit der größten Publikumswirkung. Als Projektträger fungiert ein zivilgesellschaftlicher Akteur, die private Förderorganisation Aktion Mensch, der es darum geht, die von Experten und Stakeholdern dominierte bioethische Debatte in ‚die Mitte der Gesellschaft' zu holen und damit einen Beitrag zur demokratischen Deliberation zu leisten. Das via Internet gesammelte Material liefert einen Korpus empirischer Daten, der in einzigartiger Weise Einblick in die zivilgesellschaftliche Debatte zu Bio- und Gentechnologie, Reproduktions- und Intensivmedizin ermöglicht.

Mit der wissenschaftlichen Untersuchung dieses Datenkorpus war demzufolge die Hoffnung verbunden, zu neuen Erkenntnissen über den Stellenwert und die Bedeutung des Alltagswissens im Zeitalter des „genetischen Codes" (vgl. Kay 2005) zu gelangen. Zunächst stellte sich – vor dem Hintergrund der Legitimationskrise des Expertenwissens und der Forderungen nach der Partizipation von Laien an der Wissensgesellschaft – die Frage, welchen Beitrag das alltagsnahe ‚Wissen der Leute' zur kontrovers geführten Debatte über biotechnologische Neuerungen überhaupt zu leisten vermag. Dient der übliche Zugang über Meinungsäußerungen, Umfragen und Abstimmungen lediglich dazu, die Verwissenschaftlichung von Lebensbereichen nachträglich zu legitimieren – nach dem Muster: Die Wissenschaft setzt die Agenda, und die Bevölkerung hat nur noch die Entscheidung zu treffen, wie sie damit umgehen will? Oder hat der zivilgesellschaftliche Diskurs bei einer entsprechenden Rahmung das Potenzial, eigene, mit den Spezialdiskursen konkurrierende Wissensordnungen zu entwickeln und durchzusetzen?

Aus der Ausgangsfragestellung ergab sich die Entscheidung, in der empirischen Untersuchung auf wissenssoziologische Perspektiven zu fokussieren. Zugleich forderte das ungewöhnliche Material dazu auf, neue Wege beim Methodendesign zu gehen. In der Auseinandersetzung mit der Diskurstheorie Michel Foucaults wurde bald deutlich, dass dieses ursprünglich für Spezialdiskurse entwickelte Konzept nur teilweise auf den alltagsnahen Interdiskurs angewandt werden konnte. Auch zielte die Fragestellung dieser Untersuchung nicht darauf ab, einen zuvor definierten Diskurs in einem systematisch zusammengetragenen Korpus zu re- oder dekonstruieren; vielmehr ging es um das Auffinden von gegenstandsübergreifenden Regelmäßigkeiten einer stark ‚wuchernden' diskursiven Praxis. Als methodologisch entscheidend erwies sich die Einbeziehung von Jürgen Links Interdiskurstheorie und der wissenssoziologischen Ansätze von Peter L. Berger, Thomas Luckmann und Hans-Georg Soeffner. Um zu einer Systematisierung des ungewöhnlich umfangreichen Datenkorpus zu gelangen, bewährte sich zudem die Orientierung an diskursanalytischen Verfahrensweisen und der *grounded theory*. Der interaktionistische Hintergrund einiger Ansätze hätte dazu verleiten können, an der Oberfläche der im Onlineforum verhandelten Themen zu verharren. Davor bewahrte uns der diskurstheoretische Blick, der darauf ausgerichtet war, die Existenzbedingungen der Aussagen analytisch aufzuspüren.

Als ebenfalls hilfreich erwies sich die Reflexion der thematischen, institutionellen und medialen Rahmenbedingungen von „1000fragen.de". Mit Hilfe der Rahmenanalyse konnte begründet werden, dass die Internetplattform als diskursives Ereignis im Interdiskurs zu konzeptionalisieren war und das spezifische *framing* das Erscheinen von alltagsdiskursiv geprägten Aussagen in der (medial inszenierten) Öffentlichkeit erst ermöglichte. Andere Beteiligungsformen wie Bürgerforen oder Umfragen zeigten sich weitaus restriktiver gegenüber dem subjektivierenden, pragmatischen, Komplexität reduzierenden und mit ungewöhnlicher Kombinatorik jonglierenden Alltagsdiskurs. Die große Offenheit für das Einbringen von Alltagswissen, wie sie für das untersuchte Onlineforum kennzeichnend ist, ermöglichte eine größere Vielfalt an Wissensformen; deutlich wurde auch, dass die alltagsweltlichen Rationalitäten nicht den Spielregeln vernunftgesteuerter Debatten folgten. Zivilgesellschaftliche Muster wie ‚demokratischer Wertekonsens' oder eine bestimmte ‚Diskussionskultur' konnten folglich nicht vorausgesetzt werden.

Auch die gängige Vorstellung, Wissenselemente aus Spezialdiskursen würden einfach in den Alltag hinein diffundieren, erschien zu verkürzt, beruht sie doch auf einer eindimensionalen Sichtweise von Wissen als Wissens*bestand*. Wäre man dieser Auffassung gefolgt, hätte man von einem Laienforum im Internet eigentlich nur ein ‚Rauschen' von ‚verzerrten' Elementen aus den ‚reinen' Expertendiskursen erwarten können. Produktiv war dagegen, Wissen als *Prozess* anzusehen – damit richtete sich die Aufmerksamkeit auf die Art und Weise der Wissensproduktion, die Wissens*formen*. Die Grundannahme dieser Studie lautete folglich: Zivilgesellschaftliche Diskurse weisen in Inhalt und Form ebenso wie Spezialdiskurse Gesetzmäßigkeiten auf. Ausgegangen wurde von dem Postulat, dass es analog zu den drei Diskurstypen – dem Spezialdiskurs der Wissenschaft, dem Alltagsdiskurs und dem zwischen diesen beiden vermittelndem Interdiskurs – auch drei unterschiedliche Wissensformen oder Erkenntnisstile gibt. Als Ergebnis der wissenssoziologischen Reflexion ließ sich für die drei heraus gearbeiteten Wissensformen Spezialwissen, Alltagswissen und interdiskursives Wissen eine empirisch abgesicherte Merkmalssystematik entwickeln. Danach konnte eine Äußerung mit Hilfe der folgenden sechs Dimensionen eindeutig einer Wissensform zugeordnet werden:

1. *Grad der Spezialisierung*: Handelt es sich um ‚elementares', grob generalisierendes oder spezialisiertes Wissen?
2. *Stellenwert des Subjekts*: Beinhaltet die Äußerung eine intensive Subjektivierung, wird eine Subjektapplikation bereitgestellt oder ist sie verobjektivierend?
3. *Handlungsorientierung*: Ist die Äußerung mit Handlungsdruck verbunden, mit Handlungsrelevanz oder besteht keinerlei Handlungsorientierung?
4. *Logik*: Ist die Logik der Äußerung pragmatisch, assoziativ oder folgt sie der Formallogik?
5. *Sprachliche Erscheinungsform*: Ist die Äußerung Bestandteil typischer Textformen des Alltagsdiskurses (biographische Schilderungen, Alltagsweisheiten, Ratschläge), des Interdiskurses (Elemente aus Massenmedien, Literatur, Populärwissenschaft usw.) oder des Spezialdiskurses (Beweisführung, Analyse, Theoriebildung etc.)?
6. *Legitime Sprecherpositionen*: Wessen Äußerungen zum Diskursgegenstand gelten als kompetent? Sind es Betroffene mit subjektiver Erfahrung, zivilgesellschaftliche Institutionen oder wissenschaftliche Experten?

Mittels der empirischen Analyse konnte aufgewiesen werden, dass der Alltagsdiskurs tatsächlich mit einer eigenen Wissensform verknüpft ist. Auch typische Legitimationsweisen ließen sich identifizieren: Die persönliche Erfahrung, im Spezialwissen üblicherweise ausgegrenzt und negativ sanktioniert, hat im Alltagswissen den höchsten Stellenwert. Entsprechend stehen sich die legitimen Sprecherpositionen der jeweiligen Wissensform – ‚Betroffene' auf der einen, ‚Experten' auf der anderen Seite – diametral gegenüber. Auf Grund der empirisch nachgewiesenen Unterschiede zwischen den Wissensformen stellte sich die Frage, ob nicht z.B. die unterschiedlich bewertete Legitimität von Sprecherpositionen zu Konflikten führen müsste. Die Machtwirkung von Diskursen zog sich folglich wie ein roter Faden durch die Untersuchung. Im direkten Aufeinandertreffen der Wissensformen konnten tatsächlich Muster der Beschränkung oder des Ausschlusses von Äußerungen entdeckt werden: Zum einen sprachen sich User, die sich als Betroffene mit subjektiver Erfahrung einbrachten, und User, die sich auf wissenschaftliche Autoritäten beriefen, gegenseitig die Legitimation ab, etwas Gültiges zu einem Thema sagen zu können. Zum anderen waren Bemühungen zu erkennen, diskursive Grenzen der Sagbarkeit zu verschieben – etwa wenn in der Debatte über normative Beschränkungen der individuellen Willensfreiheit ethisches Wissen einfach ausgeblendet wurde.

Anhand der Betrachtung der Wissens*formen* allein konnten jedoch keine eindeutigen Regeln für gegenseitige Abgrenzungen formuliert werden. Darum wurde die Forschungsperspektive auf Verknüpfungen zwischen der inhaltlichen und formalen Ebene der diskursiven Praxis erweitert. So wurde der Frage nachgegangen, ob es empirisch nachweisbare Zusammenhänge zwischen Wissensformen und Diskursgegenständen bzw. Begriffsformationen gibt. Erst wenn diese Annahme bestätigt würde, ließe sich tatsächlich von ‚neuem' Wissen im Alltagsdiskurs sprechen. In zwei Untersuchungsphasen – anhand einer quantitativen Analyse von Begriffsfeldern und der Betrachtung einzelner Diskursgegenstände in den drei Fallstudien – konnte anschaulich gezeigt werden, dass ein direkter Wissenstransfer von Spezialdiskursen in das Alltagswissen in der Regel nicht stattfindet. Alltags- und Spezialwissen liegen auch dann, wenn sie dieselben Begrifflichkeiten verwenden, ‚im Widerstreit', da wesentliche Unterschiede in der Konstruktion von Gegenständen und Subjektivitäten zwischen ihnen bestehen.

Durch den Einsatz bi- und multivariater Verfahren gewannen die Analysen zur Streuung einzelner Begriffe über die Wissensformen hinweg an Aussagekraft. So konnten für die einzelne Wissensform typische Begriffskombinationen offen gelegt werden. Faktorenanalysen wurden unternommen, um – im diskursanalytischen Sinn – Indikatoren für die Formationsregeln von Begriffen zu erhalten: Ohne dass es notwendig war, die einzelnen Äußerungen zu sichten oder gar hermeneutisch zu interpretieren, fanden wir die These bestätigt, dass die alltagsdiskursive Streuung von Äußerungen anderen Regeln folgt und andere Diskursgegenstände erzeugt als eine Streuung um ein ähnliches Begriffsfeld im Spezialwissen. Beispielsweise teilt der „Embryo" des Alltagswissens mit dem „Embryo" des Spezialwissens zunächst nur die Bezeichnung; die diskursive Struktur des Begriffsfelds ist abhängig von der Wissensform, d.h. dem jeweiligen Ort, an dem der Begriff auftaucht. Mit dieser Beobachtung gelang es, Formationsregeln des Interdiskurses ausfindig zu machen, eines Diskurstypus, der auf Grund seiner Mehrdeutigkeit schwieriger zu analysieren ist als etwa der Spezialdiskurs.

Die Analyse der Strukturen im Onlineforum „1000fragen.de" ließ das diskursive Ereignis einige seiner Regeln preisgeben, so dass nun eine Reihe von Äußerungen, die nach den Regeln wissenschaftlicher Logik keinen Sinn ergeben, besser zu ‚verstehen' sind. Wegen der alltagsnahen Rahmung mussten jedoch die vielfältigen, in dem Datenkorpus konstruierten Diskursgegenstände an den Rändern unscharf bleiben. Die Anwendung quantitativer Verfahren stieß hier recht schnell an ihre Grenzen; dagegen sahen sich die qualitativen Analysen mit dem Problem konfrontiert, immer nur einen kleinen Ausschnitt aus dem komplexen Material eingehend untersuchen zu können. Zwar kann diese Studie keine statistische Repräsentativität beanspruchen, jedoch sind sicherlich die Teilstrukturen des Diskursereignisses – wie sie z.B. im Umfeld der Begriffe ‚Klon', ‚individuelle Autonomie' und ‚Normalität/Behinderung' mittels qualitativer Analyse heraus gearbeitet wurden – als ‚typisch' im Sinne stabiler Muster anzusehen, zumal sie sich auch in Wiederholungen und in unterschiedlichen Zusammenhängen als konstant erwiesen haben. Exemplarisch ließ sich das Funktionieren des interdiskursiven ‚Kreativ-Zyklus' aufzeigen: Ob die im Interdiskurs zur Verfügung gestellten Subjektivierungsfolien, die sich zumeist in spezialdiskursiv angereicherten Stereotypien äußern oder die sprachliche Form von ‚Phrasen' und Metaphern annehmen, Akzeptanz finden, darüber entscheidet letztlich der Alltagsdiskurs. Ein weiterer, sehr interessanter Aspekt, der in den Analyseergebnissen aufscheint, kann zum Schluss nur angedeutet werden: Immer wieder – in unterschiedlichen Untersuchungsschritten, bei der Analyse der verschiedenen Begriffe und Gegenstände – zeigte sich die Virulenz sozialdarwinistischen Gedankenguts. Zu erfahren, wie verbreitet dieses Diskursthema in der Bevölkerung ist und ob es Zusammenhänge zwischen ihm und gängigen Diskurspositionen der bioethischen Debatte gibt, könnte für künftige Analysen eine spannende Fragestellung sein.

Für welche Zwecke ist die Untersuchung möglicherweise ertragreich? Die Befunde könnten etwa für die Umfrageforschung hilfreich sein, um etwa Fragebögen, die sich zumeist einseitig am bioethischen Spezialdiskurs orientieren, um alltags- und interdiskursive Wissenselemente zu ergänzen. Auch für die Praxis der Technikfolgenabschätzung erlaubt die Studie Schlussfolgerungen: Beispielsweise sollte das Konzept der Bürgerkonferenz noch einmal überdacht werden, da hier offensichtlich nicht das gesamte Wissen der Bevölkerung zum Tragen kommen kann und insbesondere dessen alltagsweltlichen Elemente wie beispielsweise das subjektive Erfahrungswissen ausgespart bleiben. Im Vergleich zu „1000fragen.de" erweisen sich auch eine Vielzahl massenmedialer Diskursereignisse sowie der politische Diskurs und nicht zuletzt der Deutsche Ethikrat als höchst selektiv. Unter dem Gesichtspunkt der demokratischen Kultur rückt somit die Frage nach zivilgesellschaftlicher Partizipation und damit: der *Legitimation* ins Zentrum der Betrachtung. Das ‚Wissen der Leute' ist vielstimmig, komplex, eigenwillig und manches Mal auch widerspenstig; es zu ignorieren hieße, einen reichen Schatz an Erfahrung und Kenntnis auszublenden. Festzuhalten bleibt: Mit Hilfe unseres komplexen

Forschungsdesigns zeigte sich die bisherige Leerstelle des Alltagsdiskurses als durchaus zugänglich für eine empirische Untersuchung und der interdiskursive ‚Kreativ-Zyklus' erhielt einen wichtigen Stellenwert. Gleichzeitig haben wir aber auch die Erfahrung gemacht, dass der wissenschaftliche Blick immer wieder auf ein ‚unterworfenes Wissen' trifft, das sich allen Ordnungsbestrebungen widersetzt.

# 12 Literatur


Abels, Gabriele / Bora, Alfons. (2004). Demokratische Technikbewertung. Bielefeld (Transcript).

Ach, Johann S. / Runtenberg, Christa. (2002). Bioethik: Disziplin und Diskurs. Zur Selbstaufklärung angewandter Ethik. Frankfurt a. M., New York (Campus).

Adloff, Frank. (2005). Zivilgesellschaft. Theorie und politische Praxis. Frankfurt a. M. (Campus).

Aktion Mensch. (2002a). Schon gefragt? In: Aktion Mensch – Das Magazin. Bioethik: 1000 Fragen gegen vorschnelle Antworten, o. Jg., H. 3, S. 16-21.

—. (2002b). Wir brauchen eine nachdenkliche Gesellschaft. 1000 Fragen: Eine Auswahl. In: Menschen – Das Magazin, o. Jg., H. 4, S. 36-43.

—. (2003a). 1000 Fragen. Die Bioethik-Kampagne der Aktion Mensch. Wohin Gen? In: Menschen – Das Magazin, o. Jg., H. 1, S. 88-91.

—. (2003b). „Was wollen wir, wenn alles möglich ist?" Eine von über 5.000 Fragen zur Bioethik. In: Fakten. Informationen zum 1000Fragen-Projekt. Verlagsbeilage im Journalist, INSIGHT, o. Jg., H. 1, S. 4-19.

—. (2004a). Das 1000 Fragen-Projekt 2004. Die Paten – ihre Fragen & Statements. Bonn (Aktion Mensch). (2., erw. Aufl.).

—. (2004b). In was für einer Gesellschaft wollen wir leben? Bonn (Aktion Mensch).

—. (2004c). Was ändert unsere Diskussion? 70 Fragen zur Bioethik – ausgewählt von den Paten des 1000Fragen-Projekts. Bonn (Aktion Mensch). (3., erw. Aufl.).

Aktion Mensch / Zirden, Heike (Hrsg.). (2003). Was wollen wir, wenn alles möglich ist? Fragen zur Bioethik. München (Deutsche Verlagsanstalt).

Aktuell. (2003). Zweifel an Klon-Baby in China. Link: http://www.1000fragen.de/projekt/aktuell/index.php?pn=90 (19.09.2006).

Anghern, Emil. (1999). Vom Sinn des Fragens. Wege nachmetaphysischen Philosophierens. In: Pestalozzi, Karl (Hrsg.). Der fragende Sokrates. Stuttgart, Leipzig (B.G. Teubner). S. 189-207.

Arendt, Hannah. (1981). Vita activa oder vom tätigen Leben. München, Zürich (Piper).

—. (1993). Was ist Politik? Fragmente aus dem Nachlaß. München, Zürich (Piper).

Arns, Inke. (2002). Netzkulturen. Hamburg (Eva).

Arnswald, Ulrich. (2004). Die Metapher in den Naturwissenschaften – Das unbekannte Medium für Paradigmenwechsel. In: Arnswald, Ulrich/Kertscher, Jens/Kroß, Matthias (Hrsg.). Wittgenstein und die Metapher. Berlin (Parerga). S. 221-249.

Ärzte Zeitung Online. (2005). EU-Parlament verurteilt Handel mit Eizellen. Link: http://www.aerztezeitung.de/docs/2005/03/11/045a0603.asp?cat=/medizin/sex#top (11.03.2005).

Ashenden, Samantha / Owen, David (Hrsg.). (1999). Foucault contra Habermas. London, Thousand Oaks, New Delhi (Sage).

Atteslander, Peter. (2003). Methoden der empirischen Sozialforschung. Berlin, New York (Walter de Gruyter). (10., erw. Aufl.).

Austin, John Langshaw. (1986). How to Do Things with Words. Oxford (Oxford Univ. Press).

Badura-Lotter, Gisela. (2005). Forschung an embryonalen Stammzellen. Zwischen biomedizinischer Ambition und ethischer Reflexion. Frankfurt a. M. (Campus).

Bahl, Anke. (2004). Aufhebung der Ferne. Tendenzen der Online-Kommunikation. In: Föllmer, Moritz (Hrsg.). Sehnsucht nach Nähe. Interpersonale Kommunikation in Deutschland seit dem 19. Jahrhundert. Stuttgart (Steiner). S. 229-240.

Barth, Jürgen / Kufner, Katharina / Bengel, Jürgen. (2005). Ein klares Jein! Einstellungen und Ambivalenzen der deutschen Allgemeinbevölkerung zur Forschung mit extrakorporalen Embryonen. In: Ethik Med, o. Jg., H. 2, S. 127-141.

Baudrillard, Jean. (1983). In the Shadow of the Silent Majorities, or: The End of the Social and Other Essays. New York (Semiotexte).

Bauerkämper, Arnd (Hrsg.). (2003). Die Praxis der Zivilgesellschaft. Akteure, Handeln und Strukturen im internationalen Vergleich. Frankfurt a. M., New York (Campus).

Beck, Stefan / Çil, Nevim / Hess, Sabine / Klotz, Maren / Knecht, Michi (Hrsg.). (2007). Verwandtschaft machen. Reproduktionsmedizin und Adoption in Deutschland und der Türkei. Berliner Blätter: Ethnographische und ethnologische Beiträge, Heft 42. Münster (Lit).

Becker, Frank / Gerhard, Ute / Link, Jürgen. (1997). Moderne Kollektivsymbolik. In: Internationales Archiv für Sozialgeschichte der deutschen Literatur, Nr. XXII, H. 1, S. 70-154.

Benjamin, Walter. (1977). Literarische und ästhetische Essays (Fortsetzung). In: Tiedemann, Rolf/Schweppenhäuser, Hermann (Hrsg.). Walter Benjamin. Gesammelte Schriften II. Frankfurt a. M. (Suhrkamp). S. 407-599.

Berger, Peter L. / Luckmann, Thomas. (2000). Die gesellschaftliche Konstruktion der Wirklichkeit. Eine Theorie der Wissenssoziologie. Frankfurt a. M. (Fischer). (17. Aufl.).

Blumer, Herbert. (1977). Der methodologische Standpunkt des symbolischen Interaktionismus. In: Arbeitsgruppe Bielefelder Soziologen (Hrsg.). Alltagswissen, Interaktion und gesellschaftliche Wirklichkeit. Opladen (Westdeutscher Verlag). S. 80-101.

Bock von Wülfingen, Bettina. (2007). Genetisierung der Zeugung. Eine Diskurs- und Metaphernanalyse reproduktionsgenetischer Zukünfte. Bielefeld (Transcript).

Boehm, Gottfried. (1999). Begriffe und Bilder. Über die Grenzen sokratischen Fragens. In: Pestalozzi, Karl (Hrsg.). Der fragende Sokrates. Stuttgart, Leipzig (B.G. Teubner). S. 238-250.

Bogdal, Klaus-Michael (Hrsg.). (1990). Neue Literaturtheorien. Opladen (Westdeutscher Verlag).

Bogner, Alexander / Menz, Wolfgang. (2006). Wissenschaftskriminalität. Der koreanische Klon-Skandal und die Bedeutung der Ethik. In: Leviathan, 34. Jg., H. 2, S. 270-290.

Bogner, Alexander / Torgersen, Helge (Hrsg.). (2005). Wozu Experten? Ambivalenzen der Beziehung von Wissenschaft und Politik. Wiesbaden (VS Verlag für Sozialwissenschaften).

Bonfadelli, Heinz. (2002). Medieninhaltsforschung. Grundlagen, Methoden, Anwendungen. Konstanz (UVK Verlagsgesellschaft).

Bortz, Jürgen. (2005). Statistik für Human- und Sozialwissenschaftler. Heidelberg (Springer). (6. Aufl.).

Bowker, Natilene / Tuffin, Keith. (2002). Disability Discourses for Online Identities. In: Disability & Society, 17. Jg., H. 3, S. 327-344.

Brähler, Elmar / Stöbel-Richter, Yve. (2004). Die Einstellung der Deutschen zur Reproduktionsmedizin und zur Präimplantationsdiagnostik. Berlin (Bundespressekonferenz).

Brandt, Christina. (2004). Metapher und Experiment. Von der Virusforschung zum genetischen Code. Göttingen (Wallstein).

Bröchler, Stefan / Simonis, Georg / Sundermann, Karsten (Hrsg.). (1999). Handbuch Technikfolgenabschätzung (3 Bände). Berlin (Edition Sigma).

Bublitz, Hannelore. (2003). Diskurs. Bielefeld (Transcript).

Bublitz, Hannelore / Bührmann, Andrea / Hanke, Christine / Seier, Andreas. (1999). Das Wuchern der Diskurse. Perspektiven der Diskursanalyse Foucaults. Frankfurt a. M., New York (Campus).

Bühl, Achim. (1996). Cybersociety: Mythos und Realität der Informationsgesellschaft. Köln (PapyRossa).

Bundeszentrale für gesundheitliche Aufklärung (Hrsg.). (2001). Übersicht über Forschungsprojekte zum Themenkomplex Pränataldiagnostik. Köln (Eigenvertrieb).

Burke, Peter. (2002). Papier und Marktgeschrei. Die Geburt der Wissensgesellschaft. Berlin (Wagenbach).

Butler, Judith. (2001). Psyche der Macht. Das Subjekt der Unterwerfung. Frankfurt a. M. (Suhrkamp).

Butzer, Günter / Günter, Manuela (Hrsg.). (2004). Kulturelles Vergessen: Medien – Rituale – Orte. Göttingen (Vandenhoeck&Ruprecht).

Castells, Manuel. (2001). Das Informationszeitalter Wirtschaft, Gesellschaft, Kultur. Teil I: Der Aufstieg der Netzwerkgesellschaft. Opladen (Leske+Budrich).

—. (2002). Das Informationszeitalter. Teil II: Die Macht der Identität. Opladen (Leske+Budrich).

—. (2005). Die Internet-Galaxie. Internet, Wirtschaft und Gesellschaft. Opladen (Leske+Budrich / Westdeutscher Verlag / VS Verlag für Sozialwissenschaften).

Chaudhary, Nandita. (2004). Listening to Culture. Constructing Reality from Everyday Talk. London, Thousand Oaks, New Delhi (Sage).

Dahl, Edgar / Beutel, Manfred / Brosig, Burkhard / Hinsch, Klaus Dieter. (2003). Preconception Sex Selection for Non-Medical Reasons. A Representative Survey from Germany. In: Human Reproduction, 18. Jg., H. 10, S. 2231-2234.

Dahrendorf, Ralf. (1977). Homo Sociologicus. Opladen (Westdeutscher Verlag).

Deutscher Bundestag. (2002). Schlussbericht der Enquete-Kommission „Recht und Ethik der modernen Medizin". Berlin (Bundestagsdrucksache 14/9020 – 14. Wahlperiode).

—. (2005). Bericht der Enquete-Kommission. „Ethik und Recht der modernen Medizin". Berlin (Bundestagsdrucksache 15/5980 – 15. Wahlperiode).

Dey, Ian. (1999). Grounding Grounded Theory. Guidelines for Qualitative Inquiry. San Diego / London (Academic Press).

Diaz-Bone, Rainer. (1999). Probleme und Strategien der Operationalisierung des Diskursmodells im Anschluss an Michel Focault. In: Bublitz, Hannelore/Bührmann, Andrea/Hanke, Christiane/Seier, Andrea (Hrsg.). Das Wuchern der Diskurse. Perspektiven der Diskursanalyse Foucaults. Frankfurt a. M., New York (Campus). S. 119-135.

—. (2002a). Diskursanalyse und Populärkultur. In: Göttlich, Udo/Albrecht, Clemens/Gebhardt, Winfried (Hrsg.). Populäre Kultur als repräsentative Kultur. Köln (Herbert von Halem). S. 125-150.

—. (2002b). Kulturwelt, Diskurs und Lebensstil. Eine diskurstheoretische Erweiterung der bourdieuschen Distinktionstheorie. Opladen (Leske+Budrich).

—. (2004). Interpretative Analytik. Link: http://www.lrz-muenchen.de/~Diskursanalyse/doc/Diaz-Bone.pdf (18. Juni 2004).

—. (2005). Diskursanalyse als (post)strukturalistische Rekonstruktion sozialer Strukturen. Zur Operativität der empirischen Diskursanalyse. In: KultuRRevolution. Zeitschrift für angewandte Diskurstheorie, o. Jg., H. 49, S. 75-85.

Diekmann, Andreas. (2000). Empirische Sozialforschung. Grundlagen, Methoden, Anwendungen. Reinbek (Rowohlt).

Donati, Paolo R. (2001). Die Rahmenanalyse politischer Diskurse. In: Keller, Reiner/Hirseland, Andreas/Schneider, Werner/Viehöfer, Willy (Hrsg.). Handbuch Sozialwissenschaftliche Diskursanalyse. Theorien und Methoden, Bd. 1. Opladen (Leske+Budrich). S. 145-176.

Döring, Nicola. (1997). Kommunikation im Internet: Neun theoretische Ansätze. In: Batinic, Bernad (Hrsg.). Internet für Psychologen. Göttingen (Hogrefe). S. 267-298.

—. (2003). Sozialpsychologie des Internet. Die Bedeutung des Internet für Kommunikationsprozesse, Identitäten, soziale Beziehungen und Gruppen. Göttingen (Hogrefe). (2., erw. Aufl.).

Dostojewski, Fjodor M. (1988). Eine verfängliche Frage. In: ders. (Hrsg.). Eine bedeutsame Frage. Berlin (Aufbau). S. 490ff.

Dreyfus, Hubert L. / Rabinow, Paul. (1994a). Interview mit Michel Foucault. Zur Genealogie der Ethik: Ein Überblick über laufende Arbeiten. In: Dreyfus, Hubert L./Rabinow, Paul (Hrsg.). Michel Foucault. Jenseits von Strukturalismus und Hermeneutik. Weinheim (Beltz Athenäum). (2. Aufl.). S. 265-294.

— (Hrsg.). (1994b). Michel Foucault. Jenseits von Strukturalismus und Hermeneutik. Weinheim (Beltz Athenäum). (2. Aufl.).

Durkheim, Émile. (1995). Die Regeln der soziologischen Methode. Frankfurt a. M. (Suhrkamp). (3. Aufl.).

Düwell, Marcus / Hübenthal, Christoph / Werner, Micha H. (Hrsg.). (2002). Handbuch Ethik. Stuttgart, Weimar (J.B. Metzler).

Eimeren, Birgit van / Frees, Beate. (2007). Internetnutzung zwischen Pragmatismus und You-Tube-Euphorie. ARD/ZDFOnline-Studie 2007. In: Media Perspektiven, o. Jg., H. 8, S. 362-378.

Elias, Norbert. (1978). Zum Begriff des Alltags. In: Hammerich, Kurt/Klein, Michael (Hrsg.). Materialien zur Soziologie des Alltags. Opladen (Westdeutscher Verlag). S. 22-29.

Engelmann, Jan (Hrsg.). (1999). Michel Foucault. Botschaften der Macht. Der Foucault-Reader. Diskurs und Medien. Stuttgart (Deutsche Verlagsanstalt).

Entmann, Robert M. (1993). Framing: Toward Clarification of a Fractured Paradigm. In: Journal of Communication, 43. Jg., H. 4, S. 51-58.

Faßler, Manfred. (2001). Netzwerke. München (Wilhelm Fink).

Felkendorff, Kai. (2003). Ausweitung der Behinderungszone: Neuere Behinderungsbegriffe und ihre Folgen. In: Cloerkes, Günther (Hrsg.). Wie man behindert wird. Texte zur Konstruktion einer sozialen Rolle und zur Lebenssituation betroffener Menschen. Heidelberg (Universitätsverlag Winter - Edition S). S. 25-52.

Fisch, Stefan / Rudloff, Wilfried (Hrsg.). (2004). Experten und Politik. Wissenschaftliche Politikberatung in geschichtlicher Perspektive. Berlin (Duncker&Humblot).

Foucault, Michel. (1966). Les mots et les choses. Une archéologie des sciences humaines. Paris (Gallimard).

—. (1974). Die Ordnung des Diskurses. München (Carl Hanser).

—. (1976). Mikrophysik der Macht. Über Strafjustiz, Psychiatrie und Medizin. Berlin (Merve).

—. (1977). Überwachen und Strafen. Die Geburt des Gefängnisses. Frankfurt a. M. (Suhrkamp).

—. (1978). Wahnsinn und Gesellschaft. Eine Geschichte des Wahns im Zeitalter der Vernunft. Frankfurt a. M. (Suhrkamp). (3. Aufl.).

—. (1983). Der Wille zum Wissen. Sexualität und Wahrheit 1. Frankfurt a. M. (Suhrkamp).

—. (1984a). Truth and Method. What is Enlightenment? In: Rabinow, Paul (Hrsg.). The Foucault Reader. An Introduction to Foucault's Thought. England (Clays Ltd.). S. 32-50.

—. (1984b). Von der Freundschaft als Lebensweise. Im Gespräch. Berlin (Merve).

—. (1988a). Das Wahrsprechen des Anderen. In: Reuter, Ulrike/Wolfstetter, Lothar/Kocyba, Hermann/Heiter, Bernd (Hrsg.). Das Wahrsprechen des Anderen. Zwei Vorlesungen von 1983/84. Frankfurt a. M. (Materialis). S. 15-42.

—. (1988b). Die Geburt der Klinik. Eine Archäologie des ärztlichen Blicks. München (Fischer).

—. (1989). Die Sorge um sich. Sexualität und Wahrheit 3. Frankfurt a. M. (Suhrkamp).

—. (1990a). Archäologie des Wissens. Frankfurt a. M. (Suhrkamp). (4. Aufl.).

—. (1990b). Die Ordnung der Dinge. Eine Archäologie der Humanwissenschaften. Frankfurt a. M. (Suhrkamp). (9. Aufl.).

—. (1993). Die politische Technologie der Individuen. In: Martin, Luther H./Gutman, Huck/Hutton, Patrick H. (Hrsg.). Technologien des Selbst. Frankfurt a. M. (Fischer). S. 168-187.

—. (1994). Nachwort von Michel Foucault. Das Subjekt und die Macht. In: Dreyfus, Hubert L./Rabinow, Paul (Hrsg.). Michel Foucault. Jenseits von Strukturalismus und Hermeneutik. Weinheim (Beltz Athenäum). (2. Aufl.). S. 243-264.

—. (1996). Der Mensch ist ein Erfahrungstier: Gespräch mit Ducio Trombadori. Frankfurt a. M. (Suhrkamp).

—. (1999a). In Verteidigung der Gesellschaft. Vorlesungen am Collège de France (1975 – 1976). Frankfurt a. M. (Suhrkamp).

—. (1999b). Warum ich die Macht untersuche. Die Frage des Subjekts. In: Engelmann, Jan (Hrsg.). Michel Foucault. Botschaften der Macht. Der Foucault-Reader. Diskurs und Medien. Stuttgart (Deutsche Verlagsanstalt). S. 161-171.

—. (2000). Die Wahrheit und die juristischen Formen. In: Defert, Daniel/Ewald, François (Hrsg.). Michel Foucault: Schriften in vier Bänden – Dits et Ecrits. Band II (1970-1975). Frankfurt a. M. (Suhrkamp). S. 669-792.

—. (2004). Hermeneutik des Subjekts. Vorlesungen am Collège de France (1981/82). Frankfurt a. M. (Suhrkamp).

—. (2005). Schriften in vier Bänden – Dits et Ecrits. Band IV (1980-1988). Herausgegeben von Daniel Defert und François Ewald. Frankfurt a. M. (Suhrkamp).

Foucault, Michel / Gordon, Colin (Hrsg.). (1980). Power/Knowledge: Selected Interviews and Other Writings by Michel Foucault, 1972-1977. New York (Pantheon Books).

Foucault, Michel / Seitter, Walter (Hrsg.). (1974). Michel Foucault. Von der Subversion des Wissens. Frankfurt a. M., Berlin, Wien (Ullstein).

Gaskell, George / Bauer, Martin W. (Hrsg.). (2001). Biotechnology 1996-2000. The Years of Controversy. London (Science Museum).

Gehring, Petra. (2006). Was ist Biomacht? Vom zweifelhaften Mehrwert des Lebens. Frankfurt a. M. (Campus).

Geier, Manfred. (1999). Fake. Leben in künstlichen Welten. Mythos – Literatur – Wissenschaft. Reinbek (Rowohlt).

Gerhard, Ute / Link, Jürgen / Schulte-Holtey, Ernst (Hrsg.). (2001). Infografiken, Medien, Normalisierung. Zur Kartografie politisch-sozialer Landschaften. Heidelberg (Synchron).

Gerhards, Jürgen. (2003). Diskursanalyse als systematische Inhaltsanalyse. In: Keller, Reiner/Hirseland, Andreas/Schneider, Werner/Viehöfer, Willy (Hrsg.). Handbuch Sozialwissenschaftliche Diskursanalyse. Forschungspraxis, Bd. 2. Opladen (Leske+Budrich). S. 299-324.

Gerhards, Jürgen / Schäfer, Mike Steffen (Hrsg.). (2006). Die Herstellung einer öffentlichen Hegemonie. Humangenomforschung in der deutschen und der US-amerikanischen Presse. Wiesbaden (VS Verlag für Sozialwissenschaften).

Glaser, Barney G. / Strauss, Anselm L. (Hrsg.). (1967). The Discovery of Grounded Theory: Strategies for Qualitative Research. New York (Aldine de Gruyter).

—. (1998). Grounded Theory. Strategien Qualitativer Forschung. Bern u.a. (Huber).

Glock, Hans-Johann. (2004). All Kinds of Nonsense. In: Ammereller, Erich/Fischer, Eugen (Hrsg.). Wittgenstein at Work. Method in the Philosophical Investigations. London, New York (Routledge). S. 221-245.

Goffman, Erving. (1980). Rahmen-Analyse. Ein Versuch über die Organisation von Alltagserfahrung. Frankfurt a. M. (Suhrkamp).

—. (1996). Stigma. Über Techniken der Bewältigung beschädigter Identität. Frankfurt a. M. (Suhrkamp).

Goggin, Gerard / Newell, Christopher. (2003). Digital Disability. Lanham, Boulder, New York, Oxford (Rowman&Littlefield).

Gosewinkel, Dieter / Reichhardt, Sven. (2004). Ambivalenzen der Zivilgesellschaft. Gegenbegriffe, Gewalt und Macht. Berlin (WZB).

Graumann, Sigrid. (2002). Was ist Bioethik? Zum wissenschaftlichen Selbstverständnis einer umstrittenen Disziplin. In: IMEW konkret, o. Jg., H. 2.

—. (2003). Die Rolle der Medien in der öffentlichen Debatte zur Biomedizin. In: Schicktanz, Silke/Tannert, Christof/Wiedemann, Peter (Hrsg.). Kulturelle Aspekte der Biomedizin. Bioethik, Religion und Alltagsperspektiven. Frankfurt a. M. (Campus). S. 212-244.

Graumann, Sigrid / Poltermann, Andreas. (2006). Immer wieder Streit ums Klonen. In: Graumann, Sigrid/Grüber, Katrin (Hrsg.). Biomedizin im Kontext. Beiträge aus dem Institut Mensch, Ethik und Wissenschaft. Berlin (LIT). S. 15-32.

Grundmann, Matthias / Beer, Raphael (Hrsg.). (2004). Subjekttheorien interdisziplinär. Diskussionsbeiträge aus Sozialwissenschaften, Philosophie und Neurowissenschaften. Münster (Lit).

Grunwald, Armin. (2002). Technikfolgenabschätzung – eine Einführung. Berlin (Edition Sigma).

Grunwald, Armin / Banse, Gerhard / Coenen, Christopher / Hennen, Leonhard (Hrsg.). (2005). Internet und Demokratie. Endbericht zum TA-Projekt: Analyse netzbasierter Kommunikation unter kulturellen Aspekten. Karlsruhe (Büro für Technikfolgenabschätzung beim Deutschen Bundestag).

Gscheidle, Christoph / Fisch, Martin. (2007). Onliner 2007: Das „Mitmach-Netz" im Breitbandzeitalter. PC-Ausstattung und Formen aktiver Internetnutzung: Ergebnisse der ARD/ZDFOnline-Studie 2007. In: Media Perspektiven, o. Jg., H. 8, S. 393-405.

Habermas, Jürgen. (1971). Strukturwandel der Öffentlichkeit. Untersuchungen zu einer Kategorie der bürgerlichen Gesellschaft. Neuwied, Berlin (Luchterhand). (5. Aufl.).

—. (1973). Legitimationsprobleme im Spätkapitalismus. Frankfurt a. M. (Suhrkamp). (5. Aufl.).

—. (1981a). Kleine politische Schriften 1/4. Frankfurt a. M. (Suhrkamp).

—. (1981b). Theorie des kommunikativen Handelns. Handlungsrationalität und gesellschaftliche Rationalisierung, Bd. 1. Frankfurt a. M. (Suhrkamp).

—. (1981c). Theorie des kommunikativen Handelns. Zur Kritik der funktionalistischen Vernunft, Bd. 2. Frankfurt a. M. (Suhrkamp).

—. (1991). Erläuterungen zur Diskursethik. Frankfurt a. M. (Suhrkamp).

—. (1996). Die Einbeziehung des Anderen. Studien zur politischen Theorie. Frankfurt a. M. (Suhrkamp).

—. (2001). Die Öffentlichkeit der Vernunft und die Vernunft der Öffentlichkeit. Frankfurt a. M. (Suhrkamp).

—. (2005). Die Zukunft der menschlichen Natur. Auf dem Weg zu einer liberalen Eugenik? Frankfurt a. M. (Suhrkamp). (3., erw. Aufl.).

—. (2006). Political Communication in Media Society: Does Democracy Still Enjoy an Epistemic Dimension? The Impact of Normative Theory on Empirical Research. In: Communication Theory, 16. Jg., H. 4, S. 411-426.

Hanke, Christine. (2007). Zwischen Auflösung und Fixierung. Zur Konstitution von ‚Rasse' und ‚Geschlecht' in der physischen Anthropologie um 1900. Bielefeld (Transcript).

Haraway, Donna J. (1989). Primate Visions. Gender, Race, and Nature in the World of Modern Science. London, New York (Routledge).

Hardt, Michael / Negri, Antonio (Hrsg.). (2002). Empire. Die neue Weltordnung. Frankfurt a. M. (Campus).

Hartmann, Frank. (2003). Ansätze einer Medientheorie der Kulturwissenschaften. Wien (WUV).

Heid, Claudia. (2000). Bleistift sucht Hacke – Teil 1: Motiv für ein Projekt. In: Reichert, Dagmar/Fry, Patricia/Heid, Claudia/Steinemann, Ursina (Hrsg.). Wissenschaft als Erfahrungswissen. Wiesbaden (Deutscher Universitäts-Verlag). S. 37-46.

Heinemann, Thomas. (2005). Klonieren beim Menschen. Analyse des Methodenspektrums und internationaler Vergleich der ethischen Bewertungskriterien, Bd. 1. Berlin, New York (Walter de Gruyter).

Heitsch, Ernst. (1999). Frühgriechische Literatur als Antwort. Aus der Geschichte der Frage. In: Pestalozzi, Karl (Hrsg.). Der fragende Sokrates. Stuttgart, Leipzig (B.G. Teubner). S. 7-29.

Hejl, Peter M. (2000). Biologische Metaphern in der deutschsprachigen Soziologie der zweiten Hälfte des 19. Jahrhunderts. In: Barsch, Achim/Hejl, Peter M. (Hrsg.). Menschenbilder. Zur Pluralisierung der Vorstellung von der menschlichen Natur (1850-1914). Frankfurt a. M. (Suhrkamp). S. 146-166.

Hennen, Leonhard. (2003). Experten und Laien. Bürgerbeteiligung und Technikfolgenabschätzung in Deutschland. In: Schicktanz, Silke/Naumann, Jörg (Hrsg.). Bürgerkonferenz: Streitfall Gendiagnostik. Ein Modellprojekt der Bürgerbeteiligung am bioethischen Diskurs. Opladen (Leske+Budrich). S. 37-47.

Hennen, Leonhard / Sauter, Arnold (Hrsg.). (2004). Begrenzte Auswahl? Praxis und Regulierung der Präimplantationsdiagnostik im Ländervergleich. Berlin (Edition Sigma).

Hoffmann, Georg F. / Koch, M. / Richter, Gerd / Zoll, Ralf / Krones, Tanja. (2003). Forschungsbericht: Präimplantationsdiagnostik (PID) zwischen Keimbahngentransfer und selektivem Abort – Befragung von Hochrisikofamilien zu ihren Präferenzen bezüglich frühstmöglicher vorgeburtlicher Diagnostik. Marburg, Gießen, Heidelberg (Univ. Marburg, Gießen und Heidelberg).

Honneth, Axel. (2005). Verdinglichung. Eine anerkennungstheoretische Studie. Frankfurt a. M. (Suhrkamp).

Illouz, Eva. (2006). Gefühle in Zeiten des Kapitalismus. Frankfurter Adorno-Vorlesungen. Frankfurt a. M. (Suhrkamp).

Jachertz, Norbert. (2006). Ethikräte. Tauziehen zwischen Parlament und Regierung. In: Deutsches Ärzteblatt, 103. Jg., H. 28-29, S. A1942.

Jäger, Siegfried. (1999). Kritische Diskursanalyse. Eine Einführung. Duisburg (Duisburger Institut für Sprach- und Sozialforschung). (2. Aufl.).

Jäger, Wieland. (2007). Wissensgesellschaft. In: Schützeichel, Rainer (Hrsg.). Handbuch Wissenssoziologie und Wissensforschung. Konstanz (UVK). S. 662-669.

Jazbinsek, Dietmar. (2006). Die öffentliche Vernunft. Jürgen Habermas spricht in Dresden über politische Kommunikation in der Mediengesellschaft. Link: http://archiv.tagesspiegel.de/archiv/23.06.2006/2616435.asp (07.07.2006).

Jessen, Ralph / Reichardt, Sven / Klein, Ansgar (Hrsg.). (2004). Zivilgesellschaft als Geschichte. Studien zum 19. und 20. Jahrhundert, Bd. 13. Wiesbaden (VS Verlag für Sozialwissenschaften).

Jonsen, Albert R. (1998). The Birth of Bioethics. New York, Oxford (Oxford Univ. Press).

Joss, Simon. (2003). Geschichte und Rolle der Bürgerbeteiligung bei der Bewertung von Technologien. In: Schicktanz, Silke/Naumann, Jörg (Hrsg.). Bürgerkonferenz: Streitfall Gendiagnostik. Ein Modellprojekt der Bürgerbeteiligung am bioethischen Diskurs. Opladen (Leske+Budrich). S. 15-35.

Kalitzkus, Vera. (2003). Leben durch den Tod. Die zwei Seiten der Organtransplantation. Eine medizin-ethnologische Studie. Frankfurt a. M., New York (Campus).

Kammler, Clemens. (1990). Historische Diskursanalyse (Michel Foucault). In: Bogdal, Klaus-Michael (Hrsg.). Neue Literaturtheorien. Opladen (Westdeutscher Verlag). S. 31-55.

Kant, Immanuel. (1974). Was ist Aufklärung? Thesen und Definitionen. In: Kant, Immanuel u.a. (Hrsg.). Was ist Aufklärung? Stuttgart (Reclam). S. 9-17.

Kay, Lily E. (2005). Das Buch des Lebens. Wer schrieb den genetischen Code? Frankfurt a. M. (Suhrkamp).

Keller, Reiner. (2001). Wissenssoziologische Diskursanalyse. In: Keller, Reiner/Hirseland, Andreas/Schneider, Werner/Viehöver, Willy (Hrsg.). Handbuch Sozialwissenschaftliche Diskursanalyse. Theorien und Methoden, Bd. 1. Opladen (Leske+Budrich). S. 113-143.

—. (2004). Diskursforschung. Eine Einführung für SozialwissenschaftlerInnen. Wiesbaden (VS Verlag für Sozialwissenschaften). (2. Aufl.).

—. (2005). Wissenssoziologische Diskursanalyse. Grundlegung eines Forschungsprogramms. Wiesbaden (VS Verlag für Sozialwissenschaften).

Keller, Reiner / Hirseland, Andreas / Schneider, Werner / Viehöver, Willy (Hrsg.). (2005). Die diskursive Konstruktion von Wirklichkeit. Zum Verhältnis von Wissenssoziologie und Diskursforschung. Konstanz (VS Verlag für Sozialwissenschaften).

Kelly, Michael (Hrsg.). (1994). Critique and Power: Recasting the Foucault/Habermas Debate. Cambridge, Massachusetts (MIT Press).

Kerner, Charlotte. (2003). Blueprint. Blaupause. Interpretationshilfe Deutsch. Interpretiert von Hans-Georg Schede. Freising (Stark).

Kettner, Matthias. (2006). 1000 Fragen zur Bioethik. Organisierte Mitverantwortung für Biopolitik in der deliberativen Demokratie. In: Heidbrink, Ludger/Hirsch, Alfred (Hrsg.). Verantwortung in der Zivilgesellschaft. Zur Konjunktur eines widersprüchlichen Prinzips. Frankfurt a. M., New York (Campus). S. 189-217.

Klöppel, Ulrike. (1999). Wundersame Wesen. Grenzgestalten des Menschlichen. In: Hürlimann, Annemarie/Roth, Martin/Vogel, Klaus (Hrsg.). Fremdkörper – Fremde Körper. Von unvermeidlichen Kontakten und widerstreitenden Gefühlen. Ostfildern (Hatje Cantz). S. 153-165.

Knorr-Cetina, Karin. (2000). Sozialität mit Objekten. Soziale Beziehungen in posttraditionalen Wissensgesellschaften. In: Klaus, Amann (Hrsg.). Natur und Kultur. Gentechnik und die unaufhaltsame Auflösung einer modernen Unterscheidung. Dresden (Deutsches Hygiene-Museum). S. 73-112.

Kochte-Clemens, Barbara. (2001). Demokratisierung der Biopolitik? Bürgerdialoge und Konsenskonferenzen. In: Forum Wissenschaft, 18. Jg., H. 4, S. 9-12.

Kocka, Jürgen. (2004). Zivilgesellschaft in historischer Perspektive. In: Jessen, Ralph/Reichardt, Sven/Klein, Ansgar (Hrsg.). Zivilgesellschaft als Geschichte. Studien zum 19. und 20. Jahrhundert. Wiesbaden (VS Verlag für Sozialwissenschaften). S. 29-44.

Korff, Wilhelm / Beck, Lutwin / Mikat, Paul (Hrsg.). (1998). Lexikon der Bioethik. Gütersloh (Gütersloher Verlagshaus).

Krämer, Sybille. (1997). Vom Mythos „Künstliche Intelligenz" zum Mythos „Künstliche Kommunikation", oder: Ist eine nicht-anthropomorphe Beschreibung von Internet-Interaktionen möglich? In: Münker, Stefan (Hrsg.). Mythos Internet. Frankfurt a. M. (Suhrkamp). S. 83-107.

—. (1998). Das Medium als Spur und als Apparat. In: Krämer, Sybille (Hrsg.). Medien, Computer, Realität: Wirklichkeitsvorstellungen und neue Medien. Frankfurt a. M. (Suhrkamp). S. 73-94.

—. (2005). Von der sprachkritischen zur medienkritischen Wende? Ein Kommentar zur Mediendebatte in sieben Thesen. Vortrag im Rahmen der Ringvorlesung: Was ist ein Medium? Geistes- und kulturwissenschaftliche Perspektiven. Link: http://www.wmg-seminar.de/html/texte/sk/von-der-sprachkritischen-zur-medienkritischen-wende.htm (08.07.2006)

Krämer, Tanja. (2006). Wer bestimmt die Moral? In: Die Zeit, o. Jg., H. 44, S. 54, Link: http://www.zeit.de/2006/44/Nationaler-Ethikrat?page=all, (26.11.2006).

Krasmann, Susanne. (2007). Gouvernementalität: Epistemologie, Macht und Subjektivierung. In: Schützeichel, Rainer (Hrsg.). Handbuch Wissenssoziologie und Wissensforschung. Konstanz (UVK). S. 281-289.

Kristeva, Julia. (1994). Die neuen Leiden der Seele. Hamburg (Junius).

Krones, Tanja. (2005). Fortpflanzungsentscheidungen zwischen Schwangerschaftsabbruch und assistierter Reproduktion – Eine kritische Evaluation der deutschen feministischen bioethischen Debatte. In: Feministische Studien. Die Zeitschrift für interdisziplinäre Frauen- und Geschlechterforschung, 23. Jg., H. 1, S. 24-39.

Krysmanski, Hans Jürgen. (2001). Popular Science. Medien, Wissenschaft und Macht in der Postmoderne. Münster (Waxmann).

Kübler, Hans-Dieter. (2005). Mythos Wissensgesellschaft. Gesellschaftlicher Wandel zwischen Information, Medien und Wissen. Eine Einführung. Wiesbaden (VS Verlag für Sozialwissenschaften).

Kuckartz, Udo / Grunenberg, Heiko / Dresing, Thorsten (Hrsg.). (2007). Qualitative Datenanalyse: computergestützt. Methodische Hintergründe und Beispiele aus der Forschungspraxis. Wiesbaden (VS Verlag für Sozialwissenschaften).

Kuhn, Manfred. (1961). Herrschaft der Experten? An den Grenzen der Demokratie. Würzburg (Werkbund).

Kuhse, Helga / Singer, Peter (Hrsg.). (1987). Should the Baby Live? The Problem of Handicapped Infants. Oxford (Oxford Univ. Press).

Laclau, Ernesto. (1996). Emancipation(s). London (Verso).

Lakoff, George / Johnson, Mark. (2004). Leben in Metaphern. Konstruktion und Gebrauch von Sprachbildern (Carl-Auer-Systeme). (4. Aufl.).

Lamnek, Siegfried. (1988). Qualitative Sozialforschung. Methodologie, Bd. 1. München, Weinheim (Psychologie Verlags-Union).

—. (1989). Qualitative Sozialforschung. Methoden und Techniken, Bd. 2. München, Weinheim (Psychologie Verlags-Union).

Lasswell, Harold D. (1941). The World Attention Survey. In: Public Opinion Quarterly, 5. Jg., H. 4, S. 456-462.

Leggewie, Claus. (2003). Modernes Regieren mit Kommissionen und Bürgerkonferenzen. In: Schicktanz, Silke/Naumann, Jörg (Hrsg.). Bürgerkonferenz: Streitfall Gendiagnostik. Ein Modellprojekt der Bürgerbeteiligung am bioethischen Diskurs. Opladen (Leske+Budrich). S. 109-119.

Lehmann, Kai. (2005). Der lange Weg zur Wissensgesellschaft. In: Lehmann, Kai/Schetsche, Micheal (Hrsg.). Die Google-Gesellschaft. Vom digitalen Wandel des Wissens. Bielefeld (Transcript). S. 33-40.

Lemke, Thomas. (2004). Veranlagung und Verantwortung. Genetische Diagnostik zwischen Selbstbestimmung und Schicksal. Bielefeld (Transcript).

Lenk, Hans. (1995). Schemaspiele: Über Schemainterpretationen und Interpretationskonstrukte. Frankfurt a. M. (Suhrkamp).

Link, Jürgen. (1982a). Begriffslexikon. In: KultuRRevolution. Zeitschrift für angewandte Diskurstheorie, o. Jg., H. 1, S. 66.

—. (1982b). Kollektivsymbolik und Mediendiskurse. Zur aktuellen Frage, wie subjektive Aufrüstung funktioniert. In: KultuRRevolution. Zeitschrift für angewandte Diskurstheorie, o. Jg., H. 1, S. 6-20.

—. (1984). Über ein Modell synchroner Systeme von Kollektivsymbolen sowie seine Rolle bei der Diskurs-Konstitution. In: Link, Jürgen/Wülfing, Wulf (Hrsg.). Bewegung und Stillstand in Metaphern und Mythen. Stuttgart (Klett-Cotta). S. 63-92.

—. (1985). Warum Foucault aufhörte, Symbole zu analysieren: Mutmaßungen über „Ideologie" und „Interdiskurs". In: Dane, Gesa/Eßbach, Wolfgang/Karpenstein-Eßbach, Christa/Makropoulos, Michael (Hrsg.). Anschlüsse. Versuche nach Michel Foucault. Tübingen (Edition diskord). S. 105-114.

—. (1993). Neue Lange Märsche durch den Interdiskurs. In: KultuRRevolution. Zeitschrift für angewandte Diskurstheorie, o. Jg., H. 28, S. 80-86.

—. (1999). Diskursive Ereignisse, Diskurse, Interdiskurse: Sieben Thesen zur Operativität der Diskursanalyse, am Beispiel des Normalismus. In: Bublitz, Hannelore/Bührmann, Andrea/Hanke, Christiane/Seier, Andrea (Hrsg.). Das Wuchern der Diskurse. Perspektiven der Diskursanalyse Foucaults. Frankfurt a. M., New York (Campus). S. 149-161.

—. (2001). Kleines Lexikon aktueller Kollektivsymbole, Mythen, Ideologeme und Reizwörter. In: KulturRRevolution: Zeitschrift für angewandte Diskurstheorie, Essen, o. Jg., H. 41/42, S. 81.

—. (2003a). Kulturwissenschaft, Interdiskurs, Kulturrevolution. In: KultuRRevolution. Zeitschrift für angewandte Diskurstheorie, o. Jg., H. 45/46, S. 10-23.

—. (2003b). Zur Frage, was eine kulturwissenschaftliche Orientierung der Literaturdidaktik ‚bringen' könnte. In: KultuRRevolution. Zeitschrift für angewandte Diskurstheorie, o. Jg., H. 45/46, S. 71-78.

—. (2005). Warum Diskurse nicht von personalen Subjekten ‚ausgehandelt' werden. Von der Diskurs- zur Interdiskurstheorie. In: Keller, Reiner/Hirseland, Andreas/Schneider, Werner/Viehöver, Willy (Hrsg.). Die diskursive Konstruktion von Wirklichkeit: Zum Verhältnis von Wissenssoziologie und Diskursforschung. Konstanz (UVK Verlagsgesellschaft). S. 77-100.

—. (2006a). Versuch über den Normalismus. Wie Normalität produziert wird. Göttingen (Vandenhoeck & Ruprecht). (3., erg., überarb. u. neu gest. Aufl.).

—. (2006b). Was versteht Michel Pêcheux genau unter Interdiskurs? Eine Antwort an Rainer Diaz-Bone. In: KultuRRevolution. Zeitschrift für angewandte Diskurstheorie, o. Jg., H. 50, S. 78-80.

Link, Jürgen / Link-Heer, Ursula. (1990). Diskurs/Interdiskurs und Literaturanalyse. In: Zeitschrift für Literaturwissenschaft und Linguistik, Siegen, 20. Jg., H. 77, S. 88-99.

—. (2002). Nicht möglich! Die Interdiskurs-Theorie macht Karriere! In: KultuRRevolution. Zeitschrift für angewandte Diskurstheorie, o. Jg., H. 44, S. 9-11.

Link, Jürgen / Link-Herr, Ursula (Hrsg.). (1991). KultuRRevolution. Historische Analogien – Strukturen und Funktionen. Essen (Klartext).

Lösch, Bettina. (2005). Deliberative Politik: Moderne Konzeptionen von Öffentlichkeit, Demokratie und politische Partizipation. Münster (Westfälisches Dampfboot).

Lovink, Geert. (2003). Dark Fiber. Tracking Critical Internet Culture. Cambridge (The MIT Press).

Luhmann, Niklas. (1981). Veränderungen im System gesellschaftlicher Kommunikation und die Massenmedien. In: Luhmann, Niklas (Hrsg.). Soziologische Aufklärung 3. Soziale Systeme, Gesellschaft, Organisation. Opladen (Westdeutscher Verlag). S. 309-320.

Maasen, Sabine. (1999). Wissenssoziologie. Bielefeld (Transcript).

Matzat, Wolfgang. (1990). Diskursgeschichte der Leidenschaften. Zur Affektmodellierung im französischen Roman von Rousseau bis Balzac. Tübingen (Gunter Narr).

Mayntz, Renate / Holm, Kurt / Hübner, Peter. (1974). Einführung in die Methoden der empirischen Soziologie. Opladen (Westdeutscher Verlag). (4. Aufl.).

Mersch, Dieter. (1999). „Anders denken". In: Bublitz, Hannelore/Bührmann, Andrea/Hanke, Christine/Seier, Andreas (Hrsg.). Das Wuchern der Diskurse. Perspektiven der Diskursanalyse Foucaults. Frankfurt a. M., New York (Campus). S. 162-176.

Merten, Klaus. (1995). Inhaltsanalyse. Einführung in Theorie, Methode und Praxis. Opladen (Westdeutscher Verlag). (2. Aufl.).

Mills, Sara. (2007). Der Diskurs. Begriff, Theorie, Praxis. Tübingen, Basel (A. Francke).

Mitchell, David T. / Snyder, Sharon L. (Hrsg.). (1997). The Body and Physical Difference. Discourses of Disability. Ann Arbor (The University of Michigan Press).

Molander, Bengt. (1992). Tacit Knowledge and Silenced Knowledge. Fundamental Problems and Controversies. In: Göranzon, B./Florin, M. (Hrsg.). Skill and Education. New York (Springer). S. 9-31.

Moyal-Sharrock, Danièle. (2004). The Ladder and the Scaffolding: Wittgenstein's Nonsensical Bounds of Sense. In: Löffler, Winfried (Hrsg.). Wissen und Glauben: Akten des 26. Internationalen Wittgenstein-Symposiums, 3. bis 9. August 2003, Kirchberg am Wechsel (Österreich). Wien (öbv&hpt). S. 52-63.

Münker, Stefan / Roesler, Alexander / Sandbothe, Mike (Hrsg.). (2003). Medienphilosophie. Beiträge zur Klärung eines Begriffes. Frankfurt a. M. (Fischer).

Myers, David. (1987). "Anonymity is Part of the Magic": Individual Manipulation of Computer-Mediated Communication Contexts. In: Qualitative Sociology, 10. Jg., H. 3, S. 251-266.

Neymann, Harald. (2005). Internet: Chancen und Möglichkeiten demokratischer Nutzung. Link: http://www.uni-giessen.de/fb03/vinci/labore/netz/ney_text.htm (16.08.2005).

Nietzsche, Friedrich. (1982). Die fröhliche Wissenschaft. Frankfurt a. M. (Insel).

Noelle-Neumann, Elisabeth. (1996). Öffentliche Meinung. Die Entdeckung der Schweigespirale. Frankfurt a. M. (Ullstein).

Nolte, Paul. (2004). Zivilgesellschaft und soziale Ungleichheit: Konzeptionelle Überlegungen zur deutschen Gesellschaftsgeschichte. In: Jessen, Ralph/Reichardt, Sven/Klein, Ansgar (Hrsg.). Zivilgesellschaft als Geschichte. Studien zum 19. und 20. Jahrhundert. Wiesbaden (VS Verlag für Sozialwissenschaften). S. 305-326.

Paul, Jobst. (2004). Das ‚Tier'-Konstrukt - und die Geburt des Rassismus. Zur kulturellen Gegenwart eines vernichtenden Arguments. Duisburg (Unrast).

Pears, David. (1988). The False Prison. A Study of the Development of Wittgenstein's Philosophy. Oxford u.a. (Clarendon Press).

Pêcheux, Michel. (1969). Analyse automatique du discours. Paris (Dunod).

—. (1984). Metapher und Interdiskurs. In: Link, Jürgen/Wülfing, Wulf (Hrsg.). Bewegung und Stillstand in Metaphern und Mythen. Stuttgart (Klett-Cotta). S. 93-99.

Peters, Bernhard. (2001). Deliberative Öffentlichkeit. In: Wingert, Lutz/Günther, Klaus (Hrsg.). Die Öffentlichkeit der Vernunft und die Vernunft der Öffentlichkeit. Festschrift für Jürgen Habermas. Frankfurt a. M. (Suhrkamp). S. 655-677.

Piepenbrink, Karen (Hrsg.). (2003). Philosophie und Lebenswelt in der Antike. Darmstadt (Wissenschaftliche Buchgesellschaft).

Platon. (2000). Theaitetos. Personen und Schauplatz des einleitenden Gesprächs. Link: http://www.e-text.org/text/Platon%20-%20Theaitetos.pdf (05.12.2005).

Polanyi, Michael. (1985). Implizites Wissen. Frankfurt a. M. (Suhrkamp).

Prechtel, Peter / Burkard, Franz-Peter (Hrsg.). (1999). Metzler-Philosophie-Lexikon: Begriffe und Definitionen. Stuttgart, Weimar (Metzler). (2., akt. Aufl.).

Putzker, Karin. (1996). „Bio-Macht" in den Medien. Erste Ergebnisse eines Analyseprojektes. In: Jäger, Margret/Jäger, Siegfried (Hrsg.). Baustellen. Beiträge zur Diskursgeschichte deutscher Gegenwart. Duisburg (Duisburger Institut für Sprach- und Sozialforschung). S. 338-347.

Raphael, Lutz. (1996). Die Verwissenschaftlichung des Sozialen als methodische und konzeptionelle Herausforderung für eine Sozialgeschichte des 20. Jahrhunderts. In: Geschichte und Gesellschaft, 22. Jg., H. 2, S. 165-193.

Reich, Warren T. (1995). Encyclopedia of Bioethics, Bd. 5. New York (Gale Group).

Reichertz, Jo. (1988). „Die großen, starken Gefühle zum Sterben verurteilt?" - Privates in der Öffentlichkeit der ‚Fröhlichen Guten-Tag-Anzeige'. In: Soeffner, Hans-Georg (Hrsg.). Kultur und Alltag. Göttingen (Schwartz). S. 251-266.

Reuter, Ulrike / Wolfstetter, Lothar / Kocyba, Hermann / Heiter, Bernd (Hrsg.). (1988). Das Wahrsprechen des Anderen. Zwei Vorlesungen von 1983/84. Frankfurt a. M. (Materialis).

Rheinberger, Hans-Jörg. (1999). Strukturen des Experimentierens: Zum Umgang mit dem Nichtwissen. In: Bödecker, Hans Erich/Reill, Peter Hanns/Schlumbohm, Jürgen (Hrsg.). Wissenschaft als kulturelle Praxis, 1750 - 1900. Göttingen (Vandenhoeck&Ruprecht). S. 415-423.

Rheinberger, Hans-Jörg / Hagner, Michael. (1993). Experimentalsysteme. In: Rheinberger, Hans-Jörg/Hagner, Michael (Hrsg.). Die Experimentalisierung des Lebens: Experimentalsysteme in den biologischen Wissenschaften 1850/1950. Berlin (Akademie Verlag). S. 7-27.

Rhodes, P.J. (2001). Polis II. Als politischer Begriff. In: Der Neue Pauly, Nr. 10, H. 23.

Ritsert, Jürgen. (1975). Inhaltsanalyse und Ideologiekritik. Ein Versuch über kritische Sozialforschung. Frankfurt a. M. (Athenäum).

Rorty, Richard. (1989). Kontingenz, Ironie und Solidarität. Frankfurt a. M. (Suhrkamp).

Rosenthal, Gabriele. (2005). Interpretative Sozialforschung. Eine Einführung. Weinheim, München (Juventa).

Rucht, Dieter / Yang, Mundo / Zimmermann, Ann. (2008). Politische Diskurse im Internet und in Zeitungen. Das Beispiel Genfood. Wiesbaden (VS Verlag für Sozialwissenschaften).

Rüggenberg, Sabine. (2007). So nah und doch so fern. Soziale Präsenz und Vertrauen in der computervermittelten Kommunikation. Link: http://kups.ub.uni-koeln.de/volltexte/2007/2136/pdf/Dissertation_rueggenberg.pdf (15.04.2008).

Sandbothe, Mike. (2003). Transversale Medienwelten. Link: http://www.sandbothe.net/43.html (30.04.2008).

Sarasin, Philipp. (2003). Infizierte Körper, kontaminierte Sprachen. Metaphern als Gegenstand der Wissenschaftsgeschichte. In: Sarasin, Philipp (Hrsg.). Geschichtswissenschaft und Diskursanalyse. Frankfurt a. M. (Suhrkamp). (2. Aufl.). S. 191-230.

—. (2004). „Zivilgesellschaft" und Wissenschaftsgeschichte. Ein Beispiel und sechs Thesen zu einem problematischen Konzept. In: Gosewinkel, Dieter/Reichhardt, Sven (Hrsg.). Ambivalenzen der Zivilgesellschaft. Gegenbegriffe, Gewalt und Macht. Berlin (WZB). S. 53-59.

Scheufele, Dietram A. (1999). Framing as a Theory of Media Effects. In: Journal of Communication, 49. Jg., H. 1, S. 103-122.

Schicktanz, Silke. (2003). Die kulturelle Vielfalt in der Bioethik-Debatte. In: Schicktanz, Silke/Tannert, Christof/Wiedemann, Peter (Hrsg.). Kulturelle Aspekte der Biomedizin. Bioethik, Religion und Alltagsperspektiven. Frankfurt a. M. (Campus). S. 263-283.

Schicktanz, Silke / Naumann, Jörg (Hrsg.). (2003). Bürgerkonferenz: Streitfall Gendiagnostik. Ein Modellprojekt der Bürgerbeteiligung am bioethischen Diskurs. Opladen (Leske+Budrich).

Schicktanz, Silke / Schweda, Mark. (2007). Zwischen Expertokratie und Bürgerbeteiligung. In: Gen-ethischer Informationsdienst, 23. Jg., H. 182, S. 57-60.

Schmidt, Siegfried J. (2000). Medien – Die alltäglichen Instrumente der Wirklichkeitskonstruktion. In: Fischer, Hans Rudi/Schmidt, Siegfried J. (Hrsg.). Wirklichkeit und Welterzeugung. Heidelberg (Carl-Auer-Systeme). S. 77-84.

Schulte, Joachim. (2004). The Builder's Language – the Opening Sections. In: Ammereller, Erich/Fischer, Eugen (Hrsg.). Wittgenstein at Work. Method in the Philosophical Investigations. London, New York (Routledge). S. 22-41.

Schütt, Hans-Peter. (2004). Die Spielmetapher in Wittgensteins Sprachspiel. In: Arnswald, Ulrich/Kertscher, Jens/Kroß, Matthias (Hrsg.). Wittgenstein und die Metapher. Berlin (Parerga). S. 335-360.

Schütz, Alfred / Luckmann, Thomas (Hrsg.). (2003). Strukturen der Lebenswelt. Konstanz (UVK Verlagsgesellschaft).

Schützeichel, Rainer. (2002). Sinn als Grundbegriff bei Niklas Luhmann. Frankfurt a. M. (Campus).

Schwab-Trapp, Michael. (2001). Diskurs als soziologisches Konzept. Bausteine für eine soziologisch orientierte Diskursanalyse. In: Keller, Reiner/Hirseland, Andreas/Schneider, Werner/Viehöfer, Willy (Hrsg.). Handbuch Sozialwissenschaftliche Diskursanalyse. Theorien und Methoden, Bd. 1. Opladen (Leske+Budrich). S. 261-283.

Searle, John R. (1971). Sprechakte. Ein sprachphilosophischer Essay. Frankfurt a. M. (Suhrkamp).

—. (2001). Geist, Sprache und Gesellschaft. Philosophie in der wirklichen Welt. Frankfurt a. M. (Suhrkamp).

Seipel, Christian / Riecker, Peter (Hrsg.). (2003). Integrative Sozialforschung. Konzepte und Methoden der qualitativen und quantitativen empirischen Forschung. Weinheim, München (Juventa).

Soeffner, Hans-Georg. (2004). Auslegung des Alltags – Der Alltag der Auslegung. Zur wissenssoziologischen Konzeption einer sozialwissenschaftlichen Hermeneutik. Konstanz (UVK Verlagsgesellschaft). (2., durchges. u. erg. Aufl.).

Stehr, Nico. (1994). Arbeit, Eigentum und Wissen. Zur Theorie von Wissensgesellschaften. Frankfurt a. M. (Suhrkamp).

—. (2003). Wissenspolitik. Die Überwachung des Wissens. Frankfurt a. M. (Suhrkamp).

Strachota, Andrea. (2006). Zwischen Hoffen und Bangen. Frauen und Männer berichten über Erfahrungen mit pränataler Diagnostik. Frankfurt a. M. (Mabuse).

Strauss, Anselm L. (1994). Grundlagen qualitativer Sozialforschung: Datenanalyse und Theoriebildung in der empirischen und soziologischen Forschung. München (Fink).

Strauss, Anselm L. / Corbin, Juliet M. (1998). Basics of Qualitative Research. Techniques and Procedures for Developing Grounded Theory. London, Thousand Oaks, New Delhi (Sage). (2. Aufl.).

Strübing, Jörg. (2004). Grounded Theory. Zur sozialtheoretischen und epistemologischen Fundierung des Verfahrens der empirisch begründeten Theoriebildung. Wiesbaden (VS Verlag für Sozialwissenschaften).

Szondi, Peter. (1975). Einführung in die literarische Hermeneutik. Frankfurt a. M. (Suhrkamp).

Tannert, Christof / Wiedemann, Peter. (2004a). Beteiligte Expertinnen und Experten an der öffentlichen Anhörung der Bürgerkonferenz vom 12. bis 13. März 2004. In: Tannert, Christof/Wiedemann, Peter (Hrsg.). Stammzellen im Diskurs. Ein Lese- und Arbeitsbuch zu einer Bürgerkonferenz. München (Oekom). S. 156-157.

—. (2004b). Übergabe des Bürgervotums an Bundestagspräsident Herrn Wolfgang Thierse, 15. März 2004. In: Tannert, Christof/Wiedemann, Peter (Hrsg.). Stammzellen im Diskurs. Ein Lese- und Arbeitsbuch zu einer Bürgerkonferenz. München (Oekom). S. 157-158.

Thiedeke, Udo (Hrsg.). (2004). Soziologie des Cyberspace. Medien, Strukturen und Semantiken. Wiesbaden (Leske+Budrich / VS Verlag für Sozialwissenschaften).

—. (2007). Trust, but Test! Das Vertrauen in virtuellen Gemeinschaften. Konstanz (UVK Verlagsgesellschaft).

Titscher, Stefan / Wodak, Ruth / Meyer, Michael / Vetter, Eva. (1998). Methoden der Textanalyse. Leitfaden und Überblick. Opladen (Westdeutscher Verlag).

Tolmein, Oliver. (2006). Keiner stirbt für sich allein. Sterbehilfe, Pflegenotstand und das Recht auf Selbstbestimmung. München (C. Bertelsmann).

Tong, Rosemarie. (1997). Feminist Approaches to Bioethics. Theoretical Reflections and Practical Applications. New York (Westview Press).

Treibel, Annette. (2004). Einführung in soziologische Theorien der Gegenwart. Wiesbaden (VS Verlag für Sozialwissenschaften).

Viehöver, Willy. (2001). Diskurse als Narrationen. In: Keller, Reiner/Hirseland, Andreas/Schneider, Werner/Viehöver, Willy (Hrsg.). Handbuch Sozialwissenschaftliche Diskursanalyse. Theorien und Methoden, Bd. 1. Opladen (Leske+Budrich). S. 177-206.

Waldschmidt, Anne. (1996). Das Subjekt in der Humangenetik. Expertendiskurse zu Programmatik und Konzeption der genetischen Beratung 1945-1990. Münster (Westfälisches Dampfboot).

—. (2003a). Forschungsprojektantrag „1000Fragen.de": Ein virtueller Online-Diskurs zur Bioethik – Auswertung der Ergebnisse aus partizipationstheoretischer und wissenssoziologischer Sicht. Köln (Univ. zu Köln, unveröff. Manuskript).

—. (2003b). Ist Behindertsein normal? Behinderung als flexibelnormalistisches Dispositiv. In: Cloerkes, Günther (Hrsg.). Wie man behindert wird. Texte zur Konstruktion einer sozialen Rolle und zur Lebenssituation betroffener Menschen. Heidelberg (Universitätsverlag Winter - Edition S). S. 83-101.

—. (2004a). Individuelle Selbstbestimmung und vorgeburtliche Diagnostik. In: Graumann, Sigrid/Grüber, Katrin/Nicklas-Faust, Jeanne/Schmidt, Susanna/Wagner-Kern, Michael (Hrsg.). Ethik und Behinderung. Ein Perspektivenwechsel. Frankfurt a. M., New York (Campus). S. 163-167.

—. (2004b). Normalität. In: Bröckling, Ulrich/Krasmann, Susanne/Lemke, Thomas (Hrsg.). Glossar der Gegenwart. Frankfurt a. M. (Suhrkamp). S. 190-196.

—. (2005). Disability Studies: Individuelles, soziales und / oder kulturelles Modell von Behinderung? In: Psychologie & Gesellschaftskritik, 29. Jg., H. 1, S. 9-31.

Waldschmidt, Anne / Klein, Anne / Tamayo Korte, Miguel / Dalman-Eken, Sibel / Pilot, Anna. (2006). Dritter Zwischenbericht zum Forschungsprojekt 1000fragen.de. Ein Online-Diskurs zur Bioethik. Auswertung der Ergebnisse aus partizipationstheoretischer und wissenssoziologischer Sicht. Köln (Univ. zu Köln, unveröff. Manuskript).

Walter, Uwe. (1993). An der Polis Teilhaben. Bürgerstaat und Zugehörigkeit im Archaischen Griechenland. In: Historia. Zeitschrift für alte Geschichte, o. Jg., H. 82, S. 211-219.

Weber, Max. (1911). Soziologie des Zeitungswesens. In: Deutsche Gesellschaft für Soziologie (Hrsg.). Schriften der Deutschen Gesellschaft für Soziologie. Verhandlungen des 1. Deutschen Soziologentages vom 19.-22. Oktober 1910 in Frankfurt a. M. Tübingen (Mohr). S. 42-52.

—. (1922). Wirtschaft und Gesellschaft. Grundriß der verstehenden Soziologie. Tübingen (Mohr).

Weber, Stefan. (2001). Medien – Systeme – Netze. Elemente einer Theorie der Cybernetzwerke. Bielefeld (Transcript).

Weigel, Sigrid (Hrsg.). (2002a). Genealogie und Genetik. Schnittstellen zwischen Biologie und Kulturgeschichte. Berlin (Akademie Verlag).

—. (2002b). Generation, Genealogie, Geschlecht. Zur Geschichte des Generationskonzepts und seiner wissenschaftlichen Konzeptualisierung seit Ende des 18. Jahrhunderts. In: Musner, Lutz/Wunberg, Gotthart (Hrsg.). Kulturwissenschaften: Forschung – Praxis – Positionen. Wien (WUV). S. 161-190.

—. (2006). Genea-Logik. Generation, Tradition und Evolution zwischen Kultur- und Naturwissenschaften. München (Wilhelm Fink).

Weigel, Sigrid / Parnes, Ohad / Vedder, Ulrike / Willer, Stefan (Hrsg.). (2005). Generation. Zur Genealogie des Konzepts – Konzepte von Genealogie. München (Wilhelm Fink).

Weingart, Peter. (2001). Die Stunde der Wahrheit? Zum Verhältnis der Wissenschaft zu Politik, Wirtschaft und Medien in der Wissensgesellschaft. Weilerswist (Velbrück Wissenschaft).

—. (2005). Die Wissenschaft der Öffentlichkeit. Essays zum Verhältnis von Wissenschaft, Medien und Öffentlichkeit. Weilerswist (Velbrück Wissenschaft).

Westermayer, Till. (2005). Rezension zu: Stefan Böschen & Ingo Schulz-Schaeffer (Hrsg.) (2003). Wissenschaft in der Wissensgesellschaft. In: Forum Qualitative Sozialforschung, 6. Jg., H. 2, Link:
http://www.qualitative-research.net/fqs-texte/2-05/05-2-15-d.pdf, (13.07.06).

Westphalen, Raban Graf von (Hrsg.). (1997). Technikfolgenabschätzung als politische Aufgabe. München (Oldenbourg). (3. Aufl.).

Wieser, Bernhard. (2006). Inescapable Decisions. Implications of New Developments in Prenatal Testing. In: Science, Technology & Innovation Studies, 2. Jg., H. 3, S. 41-56.

Winkler, Roman / Kozeluh, Ulrike. (2005). Zivilgesellschaft Online: Anspruch und Umsetzung deliberativer Beteiligung am Beispiel der EU Diskussionsplattform „Your Voice in Europe". In: Knodt, Michele/Finke, Barbara (Hrsg.). Europäische Zivilgesellschaft. Konzepte, Akteure, Strategien. Wiesbaden (VS Verlag für Sozialwissenschaften). S. 171-191.

Winter, Carsten. (2003). Medienidentitäten. Identität im Kontext von Globalisierung und Medienkultur. Köln (Herbert von Halem).

Wittgenstein, Ludwig. (1989). Logisch-philosophische Abhandlung. Kritische Edition. Frankfurt a. M. (Suhrkamp).

Yang, Mundo. (2008). Jenseits des „Entweder-Oder": Internet als konventioneller Teil der Demokratie. Link:
http://www.soz.uni-frankfurt.de/K.G/B3_2008_Yang.pdf (29.05.2008).

Zwick, Michael M. (2000). Genetic Engineering: Risks and Hazards as Perceived by the German Public. In: New Genetics and Society, 19. Jg., H. 3, S. 269-281.

**SPRINGER NATURE**

# GPSR Compliance

*The European Union's (EU) General Product Safety Regulation (GPSR) is a set of rules that requires consumer products to be safe and our obligations to ensure this.*

*If you have any concerns about our products, you can contact us on ProductSafety@springernature.com*

In case Publisher is established outside the EU, the EU authorized representative is:

Springer Nature Customer Service Center GmbH
Europaplatz 3
69115 Heidelberg, Germany

FSC
www.fsc.org
MIX
Papier | Fördert
gute Waldnutzung
FSC® C083411

Kolibri 360 GmbH
Ferdinand-Jühlke-Straße 7
99095 Erfurt, Deutschland
produktsicherheit@kolibri360.de